实用临床口腔诊疗及护理

董艳丽 等 主编

上海交通大学 出版社

内容提要

　　口腔医学是一门在科学理论指导下发展起来的学科,随着医疗技术、医疗器材的不断发展,新方法、新技术层出不穷。在本书的组织编写过程中,为了既能反映近年来口腔技术的成果,又能对临床实践起到很好的指导作用,编者查阅了大量国内外资料,同时结合多年来的临床实践经验,以满足广大基层口腔医师的需求,解决一些临床治疗的实际问题。

　　本书对口腔临床医师有较好的参考和指导作用,适用于各级医院使用。

图书在版编目(CIP)数据

实用临床口腔诊疗及护理/董艳丽等主编. —上海:上海交通
大学出版社,2014
ISBN 978 - 7 - 313 - 10926 - 2

Ⅰ.①实… Ⅱ.①董… Ⅲ.①口腔疾病—诊疗②口腔疾病—
护理 Ⅳ.①R78②R473.78

中国版本图书馆 CIP 数据核字(2014)第 040972 号

实用临床口腔诊疗及护理

主　　编:董艳丽　等			
出版发行:上海交通大学出版社		地　　址:上海市番禺路 951 号
邮政编码:200030		电　　话:021 - 64071208
出 版 人:韩建民			
印　　制:常熟文化印刷有限公司		经　　销:全国新华书店
开　　本:787mm×1092mm　1/16		印　　张:20.75
字　　数:470 千字			
版　　次:2014 年 3 月第 1 版		印　　次:2014 年 3 月第 1 次印刷
书　　号:ISBN 978 - 7 - 313 - 10926 - 2/R			
定　　价:45.00 元			

实用临床口腔诊疗及护理

编 委 会 名 单

主 编

董艳丽 李 芳 郭海涛 杨 节 陈圆圆 娄毛毛

副主编（按姓氏笔画排序）

丁大志 丁成梅 王 旭 王 会 王明启 刘雪荣

吕 丽 闫晓会 李 娜 杜 波 罗 冲 张士水

张庆峰 张海鹏 张继萍 张晓培 贺敬才 高 娜

编 委（按姓氏笔画排序）

丁大志 丁成梅 王 旭 王 会 王明启 刘雪荣

吕 丽 闫晓会 李 芳 李 娜 杜 波 张士水

张庆峰 张海鹏 张继萍 张晓培 罗 冲 陈圆圆

杨 节 娄毛毛 贺敬才 郭海涛 高 娜 董艳丽

前　　言

　　口腔医学是一门在科学理论指导下发展起来的学科。随着医疗技术、医疗器材的不断发展,新方法、新技术层出不穷。为了既能反映近年来口腔技术的成果,又能对临床实践起到很好的指导作用,编者在查阅大量国内外资料的基础上,结合多年来的临床实践经验,编写了本书,以满足广大基层口腔医师的需求,解决一些临床治疗的实际问题。

　　全书共分 20 章,分别对临床病历书写、常见各种疾病的诊断及治疗、口腔科常用药物、医学影像学检查等进行了详细叙述,对口腔护理进行了阐述,对口腔科感染控制进行了指导,对口腔科的一些辅助检查作了介绍,本书配有一些相应插图,以便读者阅读时参考。本书内容丰富,科学性、实用性、可操作性强。

　　因编写时间较紧及编者水平有限,书中存在的不足之处,恳请同行批评指正。

董艳丽

2014 年 3 月

目　　录

第一章
绪　论

口腔医学的特点之一,也是它有别于医学之处,就是它除与医学同具生物科学的基础之外,还要求具备理工学的基础。它时时都在利用金属材料、高分子塑料、陶瓷等来进行牙体和牙列的修复。口腔医学是人体工学最前列的开拓学科。

我们可以对口腔医学作一次历史和进展的梳理。

一、口腔医学历史的发展

几乎自有文字以来,就有口腔疾病的记载。例如龋病,在我国最早的文字——殷墟甲骨文中,就有象形文字出现。我国古代最早的医学著作《内经》中记载有一则龋病的病例。在国外,用银汞合金补牙是 19 世纪的事,而我国,在唐代(公元 7~10 世纪)就开始用银汞合金补牙。至于口腔黏膜病,在我国古代医学著作中也有很多叙述,如黄帝《素问》中有"膀胱移热于小肠,鬲肠不便,上为口糜"。此外,也有口疮、茧唇、口苦等多种疾病的记载。

在欧洲,有一个"牙痛之神"的故事流传很久,直到现在还有她的彩色画像,并有多种名贵珍品。牙痛之神原名圣阿波罗(SaintADollonia),是一位女基督教徒,公元 249 年殉道。她为了不改变信仰,被强迫拔掉全部牙齿,并被撕裂皮肤,最后被活活烧死。后人为表示对她的尊崇就称其为"牙痛之神"。13 世纪在米兰发行有铸有阿波罗像的铜币,一手持牙钳。纪念阿波罗受难,是为了使所有的人从牙痛与头痛中解放出来,当然这只是人们良好的愿望。

在古代的医学著作中有不少关于口齿疾病及其治疗方法的记载。印度公元前 6 世纪妙闻(Susruta)的著作中列举了 65 种口齿疾病,并有关于拔牙的记载。古埃及文献中记载有用薄荷、乳香、没药、莨菪等治疗牙痛。我国汉代张仲景(公元 196 年)所著《金匮要略》中记载用雄黄治疗龋齿,雄黄是硫化砷,这是世界上最早记载用砷剂治疗龋齿痛的方法。我国古代有关口齿疾病的大多数著作合并在医学著作之中,如隋代的巢氏病源总论,唐代的《外台秘要》和《千金方》,宋代的《圣惠方》和《圣济总录》,明代的《直指方》和《证治准绳》,清代的《图书集成》等。作为口齿方面的专著不多,张仲景所著的《口齿论》已佚失,唐代邵英俊著《口齿论》一卷、《排玉集》三卷亦均佚失。明代薛己著有《口齿类要》,但只是一本小册子,内容并不丰富。

15世纪后半叶,欧洲文艺复兴,科学技术蓬勃发展,英才辈出。恩格斯说:"这是一个人类前所未有的最伟大的进步的革命"。在牙科医学方面最能反映当时成就的要首推法国人福夏尔(Pierre Fauchard,1678—1761)。他是一个具有丰富医学知识的外科医生,而专门从事牙科医学。他积累了20多年的牙科治疗经验,于1728年完成了外科牙医学(Le Chirurgien den-tists)两卷巨著,内容包括了:牙体解剖生理及胚胎,口腔病理,以及甚为完备的临床病例。全书共863页,列举了103种牙病与口腔病,为口腔医学史上树立了一面里程碑。福夏尔的重大成就是由于18世纪正值科学的黄金时代。当时解剖学已很发达,关于头、颌、牙的解剖知识已很精确,工具器械有了很大的改进,药物学也有所发展,在这种科学和工业发达的基础上,牙病的治疗乃从外科医生之手转移到牙医之手。这在医学科学上是一次大的迈进。福夏尔另一重大贡献是把牙科医学从大外科中分化独立出来,成为一种独立的学科,并把从事这个专业的人称为牙外科医师(surgeon-dentist)。所以,在欧洲把他称作"近代牙科医学之父"。

19世纪的牙科医学,有许多发明创作。牙科医师对麻醉学作出了重大贡献。1844年牙科医生维耳斯(wells)用笑气麻醉拔牙;1846年他的学生毛耳吞(Mor. ton)用乙醚麻醉拔牙,从此,笑气和乙醚被广泛应用到外科手术中。1905年奴佛卡因(Novocain)问世,局部麻醉得到极大的发展,使拔牙全然无痛。1895年伦琴发现X线,成为牙科医学时时不能离开的诊断方法。还应当特别提到19世纪两位贡献很大的美国牙科医师,一位是w. D. Miller(1853—1907),他的大半生在德国Koch研究所进行口腔细菌学的研究,找出多种与龋齿有关的细菌,并且提出细菌发酵成酸导致龋齿发生的"化学细菌学说",也就是酸源学说(acidogenic theory)。另一位是美国著名牙科医师G. V. Black(1831—1915),他既是研究者,又是教育家,他创立了窝洞制备原则,把牙齿治疗方法提高到科学技术原理上,建立了牙体手术学科。

近代工业的发展给牙科医学的发展创造了条件。19世纪英国机械工业发达,乃有脚踏机产生(1864年),用来带动牙钻。20世纪上半叶发展了电机,到20世纪下半叶,使牙科医学最为改观的要算是超速涡轮钻机了,它每分钟的转速在30万次以上,极大地提高了治疗效率,并减轻了患者磨牙时的痛苦。一个现代化的诊室,有符合人体工学的设备,有得心应手的器材,有集中冷光的照明,有超速涡轮牙钻和超声波洁牙机。这一切,全是半个世纪以来工业发达带来的实惠。

近代学院式的口腔医学教育始于19世纪。第一个牙科医学校是1839年美国巴尔迪摩牙医学院(Bal timore College of Dental Surgery),创办人是Htayden和Harris,他们从医学院中独立出来时规模很小,第一期毕业生只有两个人。以后英、法、德、日相继成立牙科医学院校。我国1917年成立了华西协和医科大学牙医学院,现在成为华西医科大学口腔医学院;1934年上海震旦大学内设立牙医学校,1952年与上海牙医专科学校合并,成为如今的上海交通大学医学院口腔医学院;1935年在南京中央大学内设立牙医专科学校,新中国成立后改为第四军医大学口腔医学院;1943年北京大学医学院内设牙医学系,现成为北京大学医学部口腔医学院。早在这几个学校成立之前已经有些牙医专科学校或培训班,像1911年哈尔滨俄立牙医专科学校和1914年北平同仁医院牙医专科学校等,但均未能继续下来。20世纪下半叶统计各国牙科医师人数与人口的比例,在北欧是1:(600~

1 000),在美、日约为1:2 000,而我国约为1:5万。这就肯定了我国口腔医学是短线学科,于是在各省均建立了口腔系,并在中级卫生学校中增招口腔医士班和技士班。

二、现代口腔医学的进展

现代口腔医学的成就,可以列举以下几点:

(1)龋齿发病率有下降趋势。在工业发达国家,如北欧、美、日等,龋齿患病率曾一度达到极为猖獗的状态,目前已有下降趋势。这主要由于:①建立了健全的口腔医疗保健制度;②在儿童及人群中进行了口腔卫生教育;③多种方式使用氟化物防龋,包括氟化水源,牙膏含氟等。这是预防龋齿取得的重大成就。但是,在发展中国家,龋齿还有继续上升的趋势,其原因主要是糖消费量的增加和缺乏对牙齿进行有力的保护措施。因此要进行大面积防治牙病,促进口腔卫生健康。

(2)保存天然牙齿。一个世纪以来,牙髓和根管治疗学不断发展,几乎能够保存患有各种牙髓及根尖炎症的牙齿,牙齿龋坏就要拔掉的时代已经过去了。超速涡轮牙钻能在数十秒内完成开髓和备洞工作,这是划时代的进展。牙髓生物学及病理学的发展,使医生能针对各个不同阶段的牙髓根尖病选择恰当的治疗方法,使大量龋坏牙得以保存,并恢复其功能和外观。细菌学和免疫学的研究,查明了牙周炎是由一些厌氧菌所引起的,因之有针对性地选择治疗药物,并用"缓释"法,保留在牙龈沟内使其达到一定的浓度,这样能够取得较好的效果。所以,第一是保存了牙体病的患牙,第二则是保存牙周病的患牙。

(3)口腔颌面外科。口腔肿瘤、颞颌关节病、外伤、正颌外科等外科学近二三十年发展很快。在基础研究方面建立了多种口腔及涎腺癌的癌株,开展了分子生物学的研究;在临床方面,发展了肿瘤保存器官的手术并结合使用放疗、化疗、激光、微波等提高了治疗效率,减少了颌面部的伤残。还开展了显微外科血管吻合术和游离皮瓣的应用,以及人工种植体在软硬组织修复上的应用。由于牙、牙合、颌、面在解剖生理上是一个系统,任何颌面部的手术离不开牙合关系的恢复与改善。所以颌面外科必须与口腔修复与正畸科密切合作,并且利用X线头影测量和术后面影预测等临床基础研究手段。没有牙合学的充分知识,是不能很好地完成颌面外科手术的。

(4)修复学。牙齿缺失后的修复,虽然有较长的历史,但是获得一个符合解剖生理要求、质地优良而美观的修复体,也不过是半个多世纪以来的事。早在20世纪30年代之前,义齿的牙托还是用硫化橡皮制作的,既笨重而且颜色不佳。口腔修复学的发展主要是以生物力学和咀嚼生理学作为理论基础,以此理论对义齿进行合理的设计。再就是材料学的发展,要有性能良好的金属和高分子塑料,像目前使用的钴铬合金支架及卡环,丙烯酸树脂牙托,以及光固化树脂,修复前牙能使其色泽逼真。现在修复体的种类很多,几乎能适应各种情况的需要,包括嵌体、固定义齿、局部可摘义齿以及全口义齿等。近来正在研究种植义齿。修复学的发展使义齿能够"巧夺天工",所以在今后很长的一个历史阶段,牙体牙列修复理论、材料和技术还会不断发展。只有当预防工作更高度发达,人们能够保留天然的牙体和牙列时,修复工作才会减少。

(5)正畸学。19世纪美国牙科医师Kingsley(1829—1913)设计了腭裂阻塞器及牙间夹板,被认为是现代正畸学的创始人。19世纪末至20世纪初,Angle致力于错牙合畸形矫治的研究,最早使用方丝弓固定矫正器,发展了正畸学科,他的错殆畸形分类法一直沿用到现在。毛燮均教授(1901—1979)既是口腔教育学家又是正畸学家,他根据牙量与骨量比例失调,对错殆畸形所作的分类,被认为是具有科学基础而又有实际意义的分类法。目前,矫正牙齿主要采用方丝弓和 Begg 细丝技术,这种矫治器有高的效能,能使牙齿进行整体移动,并能克服矫治器支抗欠佳的缺点。正畸学不仅是大量错殆儿童所迫切需要的学科,而它又与有关学科合作,发展了外科正畸学,并开展对颞颌关节病和牙周病、颌面整复术前的正畸治疗等。

三、口腔医学发展的四个时代

人们对口腔医学的认识和态度,大致可分为四个时代。

(1)远古以来,很长一个时期,对于牙病是处于无可奈何、放任不治的时代,这个时代的痕迹在当今不发达的地区还有残留。

(2)第二是拔掉患牙代之以义齿修复的时代,这是口腔医学还不发达的时候所作的破坏天然器官的治疗。

(3)第三个时代是保存治疗的时代,即尽力保存天然器官,不轻易拔牙。对龋齿、牙髓病和牙周病进行保留牙齿的治疗。

(4)第四个时代是预防牙病使其根本不发生的时代。随着人们文化和经济水平的提高,充分认识牙、殆、颌面器官的重要性,真正做到"预防为主",国家对预防牙病高度重视并给予指导和拨款。

着眼未来,着眼 21 世纪,积极主动地开展牙病预防工作,从我国实际出发,学习国外先进经验,遵循口腔科学的发展规律,加强医疗队伍与科研队伍的建设,争取经过不断努力,逐步赶上世界先进水平。

(董艳丽)

第二章
口腔颌面部解剖生理

第一节 概 述

一、口腔及颌面部的区域划分

上从发际,下至下颌骨下缘或达舌骨水平,两侧至下颌支后缘或颞骨乳突之间的区域通常称为颜面部。以经过眉间点、鼻下点的二水平线为界,可将颜面部进行 3 等分,即上 1/3、中 1/3 和下 1/3。颜面部的中 1/3 和下 1/3 两部分组成的区域称为颌面部(maxillofacial region),上 1/3 区域称为颅面部,即颌面部是以颌骨为主要骨性支撑所在的区域,而颅面部则是以颅骨(额骨)为主要骨性支撑所在的表面区域。现代口腔医学,尤其是口腔颌面外科学的发展已扩展到上至颅底、下至颈部的区域,但不涉及区内的眼、耳、鼻、咽等组织器官。颌面部为人体最显露、最具特征的部位,是人体形态美与表情最重要的形体表达区域,也是与眼科、耳鼻咽喉科、头颈外科等相交叉的部位。

口腔(oral cavity)位于颌面部区域内,是指由牙、颌骨及唇、颊、腭、舌、口底、唾液腺等组织器官组成的功能性器官。口腔为上消化道的起端,其内牙的主要功能为咀嚼食物,唇的主要功能为吮吸,舌的主要功能为运送食物及辅助食物吞咽,唾液腺的功能则通过分泌的大量涎液,在口腔内混合成唾液,润滑口腔黏膜和食物,并通过其中的淀粉酶对食物进行初步糖化作用。进食时,舌、颊、唇协调运动,将食物与唾液充分拌匀,送入上下牙间便于牙咀嚼,把食物研细、拌匀以利于吞咽。舌体上有多种感受器,其中味觉感受器用于辨别食物的味,可感受酸、甜、苦、辣、麻等味觉,其他感受器可分辨冷热、机械刺激等。唇、舌、牙、腭的协调运动,对完成发音和提高语音的清晰度起到很大作用;鼻腔堵塞时,可通过口腔经咽喉进行呼吸。

口腔颌面部(oral and maxillofacial region)即口腔与颌面部的统称。口腔颌面部的组织器官具有摄食、咀嚼、感受味觉、吞咽、表情及辅助语言和呼吸等功能。口腔的解剖区域可分为口腔前庭部、牙及牙槽骨部、舌部、腭部及口底部等。颌面部的解剖区域可分为额部、眼眶部、眶下部、颧部、鼻部、口唇部、颏部、颊部、腮腺咬肌部、耳部、颞部、颏下部、下颌下部。

　　临床上,常将颌面部分为面上、面中、面下三部分。其划分以两眉弓中间联线为第一横线,以口裂平行线为第二横线。额部发际与第一横线间的区域,称为面上部;第一和第二横线间的区域,称为面中部;第二横线与舌骨平行线间的区域,称为面下部。口腔颌面部的病变多发生于面中部及面下部。

二、口腔颌面部的解剖特点及其临床意义

　　口腔颌面部部位的特殊性及解剖特点赋予其特别的临床意义:①位置显露。口腔颌面部位置外露,容易遭受外伤是其缺点,但罹患疾病后,容易早期发现,获得及时治疗则是其优点。②血供丰富。口腔颌面部血管丰富,使其组织器官具有较强的抗感染能力,外伤或手术后伤口愈合也较快,但是因其血供丰富,组织疏松,受伤后出血较多,局部组织肿胀较明显。解剖结构复杂。口腔颌面部解剖结构复杂,有面神经、三叉神经、唾液腺及其导管等组织器官,这些组织器官损伤后则可能导致面瘫、麻木及涎瘘等并发症的发生。③自然皮肤皮纹。颌面部皮肤向不同方向形成自然的皮肤皱纹,简称皮纹。皮纹的方向随年龄增加而有所变化。颌面部手术切口设计应沿皮纹方向,并选择较隐蔽的区域作切口,如此伤口愈合后瘢痕相对不明显。④颌面部疾患影响形态及功能。口腔颌面部常因先天性或后天性的疾患,如唇、腭裂或烧伤后瘢痕,导致颌面部形态异常,乃至颜面畸形和功能障碍。⑤疾患易波及毗邻部位。口腔颌面部与颅脑及咽喉毗邻,当发生炎症、外伤、肿瘤等疾患时,容易波及颅内和咽喉部,以及相邻的眼、耳、鼻器官。

第二节　口　　腔

一、口腔的表面形态

　　在口腔内,上、下牙列及支撑牙的牙槽骨、附着于牙槽突及牙根表面的牙龈组织将口腔分为口腔前庭(vestibule of mouth)和固有口腔(proper cavity of mouth)两部分。口腔前庭由牙列、牙槽骨及牙龈与其外侧的唇、颊组织器官构成,因此唇、颊器官的表面形态即为口腔前庭的表面形态。固有口腔由牙列、牙槽骨及牙龈与其内侧的口腔内部组织器官舌、腭、口底等构成,因此牙及牙列、牙槽骨及牙龈、舌、腭、口底等组织器官的表面形态即为固有口腔的表面形态。

(一)口腔前庭及其外表形态

　　1. 口腔前庭　位于唇、颊与牙列、牙龈及牙槽黏膜之间的蹄铁形的潜在腔隙。当𬌗处于息止颌位时,口腔前庭经𬌗间隙与内侧的固有口腔交通;而在正中𬌗位时,口腔前庭主要在其后部经翼下颌皱襞及最后磨牙远中面之间的空隙与固有口腔相通。

　　2. 外表形态　口腔前庭区域具有临床意义的体表学解剖外形标志有前庭沟、唇系带、颊系带、腮腺导管口等。

　　(1)口腔前庭沟:又称唇颊龈沟,呈蹄铁形,为口腔前庭的上、下界,为唇、颊黏膜移行于牙槽黏膜的沟槽。前庭沟黏膜下组织松软,是口腔局部麻醉常用的穿刺及手术切口

部位。

（2）上、下唇系带：为前庭沟中线上扇形或线形的黏膜小皱襞。上唇系带一般较下唇系带明显。制作义齿时，基托边缘应注意此关系。儿童的上唇系带较为宽大，并可能与切牙乳头直接相连。随着儿童年龄的增长，唇系带也逐渐缩小，如果持续存在，则上颌中切牙间隙不能自行消失，影响上颌恒中切牙的排列而需要手术治疗。

（3）颊系带：为口腔前庭沟相当于上、下尖牙或前磨牙区的扁形黏膜皱襞，其数目不定。一般上颊系带较明显，义齿基托边缘应注意此关系。

（4）腮腺导管口：腮腺导管开口于平对上颌第二磨牙牙冠的颊黏膜上，呈乳头状突起。挤压腮腺区可见唾液经此口流入口腔内。行腮腺造影或腮腺导管内注射治疗时，须经此口注入造影剂或药液。

（5）磨牙后区：由磨牙后三角及磨牙后垫组成。其中，磨牙后三角位于下颌第三磨牙的后方。磨牙后垫为覆盖于磨牙后三角表面的软组织，下颌第三磨牙冠周炎时，磨牙后垫常显红肿。

（6）翼下颌皱襞：为伸延于上颌结节后内方与磨牙后垫后方之间的黏膜皱襞，其深面为翼下颌韧带。该皱襞是下牙槽神经阻滞麻醉的重要标志，也是翼下颌间隙及咽旁间隙口内切口的标志。

（7）颊脂垫尖：大张口时，平对上、下颌后牙𬌗面的颊黏膜上有一三角形隆起，称为颊脂垫。其尖称颊脂垫尖，为下牙槽神经阻滞麻醉进针点的重要标志。颊脂垫尖的位置有时不恒定，该尖可偏上或偏下，甚或远离翼下颌皱襞，因此麻醉穿刺点应据情况作相应的调整。

（二）固有口腔及其外表形态

固有口腔是口腔的主要部分，其范围上为硬腭和软腭，下为舌和口底，前界和两侧界为上、下牙弓，后界为咽门。牙及牙列、牙槽骨及牙龈、舌、腭、口底等组织器官的表面形态构成固有口腔的外表形态。

固有口腔的外表形态主要为牙冠、腭、舌及口底的外形。

（1）牙冠、牙列或牙弓：在固有口腔内只能见到牙的牙冠部位。不同部位及功能的牙有不同的牙冠表面形态，根据部位可分为前牙、后牙；根据功能及形态可分为切牙、尖牙、前磨牙和磨牙。上、下颌牙分别在上、下颌牙槽骨上排列成连续的弓形，构成上、下牙弓或牙列。牙冠的外表形态除构成牙冠的五面外，还有沟、窝、点隙等标志。

① 唇面（labial surface）或颊面（buccal surface）。前牙靠近唇黏膜的一面称唇面，后牙靠近颊黏膜的一面称颊面。

② 舌面（lingual surface）或腭面（palatal surface）。前牙或后牙靠近舌侧的一面均称舌面，上颌牙的舌面接近腭，故亦称腭面。

③ 近中面（mesial surfaee）与远中面（distal surface）。面向中线的牙面称近中面，背向中线的称远中面，每个牙均有一个近中面和一个远中面。近、远中面统称为邻接面。

④ 𬌗面（occlusal surface）。上下颌牙相对而发生咀嚼作用的一面称为𬌗面。前牙无𬌗面，但有较狭窄的嵴，称为切嵴。

⑤ 牙尖（dental cusp）。牙冠上突出成尖的部分称牙尖。

⑥ 切端结节(mamelon)。初萌切牙切缘上圆形的隆突称切端结节,随着牙的切磨逐渐消失。

⑦ 舌面隆突(cingulum)。前牙舌面近颈缘部的半月形隆起,称舌面隆突,系前牙的解剖特征之一。

⑧ 嵴(ridge)。牙冠上细长形的牙釉质隆起,称为嵴。根据嵴的位置、形状和方向,可分为轴嵴、边缘嵴、三角嵴、横嵴、斜嵴和颈嵴。

⑨ 沟(groove)。牙面上细长的线形凹陷部分称为沟,系牙体发育时叶与叶连接的界限,如颊沟、舌沟。发育沟处的牙釉质因钙化不全而不能密合者称裂沟。

⑩ 点隙(pit)。为发育沟的汇合处或沟的末端处的凹陷。该处牙釉质若钙化不全,则成为点隙裂。裂沟和点隙裂均是龋的好发部位。

⑪ 窝(fossa)。牙冠面上不规则的凹陷称为窝。如前牙舌面的舌窝,后牙舌面的中央窝和三角窝。

(2) 牙槽突、龈沟与龈乳头:

① 牙槽突。上颌牙槽骨向下、下颌牙槽骨向上突起的部分称为牙槽突。牙的牙根位于牙槽突内,拔除牙根后所见到的窝,即牙根所占据的部位称为牙槽窝。

② 龈沟:牙龈的游离龈部分与牙根颈部间的沟状空隙称龈沟。正常的龈沟深度不超过 2 mm。

③ 龈乳头。牙龈位于两相邻牙之间突起的呈乳头状的部分即龈乳头。龈乳头填塞于两邻牙牙颈部的间隙处。

(3) 硬腭与软腭:硬腭(hard palate)被牙弓围绕呈穹隆状。软腭(soft palate)为硬腭向后的延续部分,末端为向下悬垂的腭垂。腭部的解剖标志包括以下几个方面:

① 切牙乳头或腭乳头。为一黏膜隆起,位于腭中缝前端,左右上颌中切牙间之腭侧,其深面为切牙孔,鼻腭神经、血管经此孔穿出向两侧分布于硬腭前 1/3。因此,切牙乳头是鼻腭神经局部麻醉的表面标志。切牙乳头组织致密,神经丰富,鼻腭神经阻滞麻醉时,应从切牙乳头之侧缘刺入黏膜。

② 腭皱襞。位于硬腭前部,为自腭中缝前部向两侧略呈辐射状的软组织嵴,其形状不规则。

③ 上颌硬区及上颌隆突。在上颌硬区硬腭中央部分,黏膜薄且缺乏弹性。在硬区前部有时可出现不同程度的骨质隆起,称上颌隆突。

④ 腭乳头、腭皱襞、上腭硬区及上颌隆突等处,制作义齿基托时应注意此关系,以免压迫引起疼痛或形成溃疡。

⑤ 腭大孔。位于硬腭后缘前方约 0.5 cm 处,上颌第三磨牙腭侧,约相当于腭中缝至龈缘之外、中 1/3 处。肉眼观察此处黏膜稍显凹陷,其深面为腭大孔、腭前神经及腭大血管经此孔向前分布于硬腭后 2/3,该黏膜凹陷为腭大孔麻醉的表面标志。

⑥ 腭小凹、舌腭弓及咽腭弓:软腭前端中线两侧的黏膜,左右各有一对称的腭小凹,可作为全口义齿基托后缘的参考标志。软腭后部向两侧形成前后两条弓形皱襞,前方者向下移行于舌,形成舌腭弓;后方者移行于咽侧壁,形成咽腭弓。两弓之间的三角形凹陷称扁桃体窝,容纳腭扁桃体。腭帆、舌腭弓和舌根共同围成咽门。

（4）口底：

① 舌系带（frenulum of tongue）。舌腹部黏膜返折与舌下区的黏膜相延续在中线形成的带状结构。当舌系带过短时，常造成吮吸、咀嚼及言语障碍，需行手术矫正治疗。舌系带两侧各有一条平行于舌侧缘的黏膜皱襞，其边缘形成许多锯齿状小突起，该皱襞称伞（fimbriated fold）。

② 舌下阜（sublingual caruncle）。为舌系带移行为口底黏膜的两侧的一对丘形隆起。其顶部有下颌下腺导管和舌下腺导管的共同开口，可经此管行下颌下腺造影术。口底的黏膜自舌下阜向两侧的后外方延伸成一对皱褶，称舌下襞（sublingual fold）。

二、口腔的组织器官

1. 唇（lips）　分上唇和下唇。两游离缘间称口裂，两侧联合处形成口角，上唇上面与鼻底相连，两侧以鼻唇沟为界。

唇部组织分皮肤、肌和黏膜三层，故外伤或手术时应分层缝合，恢复其正常解剖结构，才不致影响其外貌和功能。唇外面为皮肤，上唇中央有一浅垂直沟称为人中沟。唇部皮肤有丰富的汗腺、皮脂腺和毛囊，为疖痈好发部位；唇内面为黏膜，在黏膜下有许多小黏液腺，当其导管受到外伤而引起阻塞时，容易形成黏液腺囊肿；唇部皮肤与黏膜之内为口轮匝肌等组织，唇部皮肤向黏膜的移行部称为唇红缘，常呈弓背形，外伤缝合或唇裂修复手术时，应注意恢复其外形，以免造成畸形。唇黏膜显露于外面的部分称为唇红，在内侧黏膜下有唇动脉，进行唇部手术时，在内侧口角区压迫此血管可以止血。

2. 颊（cheeks）　位于面部两侧，形成口腔前庭外侧壁，主要由皮肤、浅层表情肌、颊脂垫体（buccal part of masticatory fat pad）、颊肌和黏膜所构成。颊脂体与颞后及颞下脂体联为一体，当感染时，可通过相连的蜂窝组织互相扩散。

颊肌和黏膜之间，有薄层脂肪和黏液腺组织，与颊脂体不相连续隔以颊肌，称为颊脂垫，它使口内颊部表面的黏膜形成由前向后微凸的三角形；其尖端正对翼下颌皱襞（即翼下颌韧带）前缘，大张口时，此颊脂垫尖略高于下颌支内侧下颌孔的平面，临床上常将此尖作为下牙槽神经麻醉穿刺进针的标志之一。

颊黏膜偏后区域，有时可见黏膜下有颗粒状黄色斑点，称为皮脂腺迷路（aberrant sebaceous glands），有时也可见于唇红部，多见于成年男性，无临床意义。

3. 牙　又称牙体，由牙冠、牙根和牙颈三部分组成。有牙釉质覆盖，显露于口腔的部分为牙冠；由牙骨质所覆盖，埋于牙槽窝内的部分为牙根；牙冠和牙根交界部分为牙颈。

牙体内有一与牙体外形大致相似、为牙髓充塞的腔，称牙髓腔。冠部的称髓室，根部的称根管，根管末端的开口称根尖孔。

（1）牙冠的形态：每个牙行使的功能不同，其牙冠的形态也各异。临床上将牙冠分为唇（颊）面、舌（腭）面、近中面、远中面及咬合面（又称𬌗面）5 个面。以两中切牙之间为中线，靠近中线侧为近中面，远离中线侧为远中面。前牙的咬合面由唇、舌面相交形成切缘，主要用以切割食物；后牙咬合面有尖、窝等结构，主要用以研磨食物；尖牙有尖锐的牙尖，用以撕裂食物。

（2）牙根的数目和形态：牙因咀嚼力的大小和功能不同，牙根数目和大小也不相同。

上、下前牙和第一、二前磨牙为单根牙，但上颌第一前磨牙多为双根，其余磨牙均为多根牙。上颌第一、二磨牙为三根，即近中颊侧根、远中颊侧根及腭侧根；下颌第一、二磨牙为双根，即近中根和远中根；有时第一磨牙为三根，即远中根再分为颊、舌。上、下第三磨牙的牙根变异较多，常呈融合根，所有牙根近根尖部多弯向远中面。有的牙根呈圆锥形，如上颌切牙和尖牙；有的牙根呈扁平形，如下颌切牙和前磨牙；有的多根牙分叉大，如第一磨牙和乳磨牙；有的分叉小，如第二磨牙。了解牙根的数目和形态，对牙髓病的治疗和拔牙手术有很重要的临床意义。

（3）牙的组织结构：牙体组织由牙釉质、牙本质、牙骨质三种钙化的硬组织和牙髓腔内的软组织牙髓组成。

① 牙釉质（enamel）：位于牙冠表面，呈乳白色，有光泽，当牙釉质有磨耗时，则透露出牙本质呈淡黄色。牙釉质是一种半透明的钙化组织，其中含无机盐 96％，主要为磷酸钙及碳酸钙，水分及有机物约占 4％，为人体中最硬的一种组织。

② 牙本质（dentin）：构成牙的主体，色淡黄而有光泽，含无机盐 70％，有机物含量比牙釉质多，约占 30％，硬度比牙釉质低。在牙本质中有神经末梢，是痛觉感受器，受到刺激时有酸痛感。

③ 牙骨质（cementum）：是覆盖于牙根表面的一层钙化结缔组织，色淡黄，含无机盐 55％，构成和硬度与骨相似，但无哈弗管。牙骨质借牙周膜将牙体固定于牙槽窝内。当牙根表面受到损伤时，牙骨质可新生而有修复功能。

④ 牙髓（pulp）：是位于髓腔内的疏松结缔组织，其四周为钙化的牙本质形成的腔壁所包围。牙髓中有血管、淋巴管、神经、成纤维细胞和成牙本质细胞，其主要功能为营养牙体组织，并形成继发牙本质。牙髓神经为无髓鞘纤维，对外界刺激异常敏感，稍受刺激即可引起剧烈疼痛，而无定位能力。牙髓的血管由狭窄的根尖孔进出，一旦发炎，髓腔内的压力增高，容易造成血循环障碍，牙髓逐渐坏死，牙本质和牙釉质则得不到营养，因而牙变色失去光泽，牙体变脆，受力稍大较易崩裂。

（4）牙周组织结构：牙周组织包括牙槽骨、牙周膜及牙龈，是牙的支持组织。

① 牙槽骨（alveolar bone）：是颌骨包围牙根的部分，骨质较疏松，且富于弹性，是支持牙的重要组织。牙根位于牙槽窝内。牙根和牙根之间的骨板，称牙槽中隔。牙槽骨的游离缘称为牙槽嵴。当牙脱落后，牙槽骨即逐渐萎缩。

② 牙周膜（periodontal membrane）：是介于牙根与牙槽骨之间的结缔组织。其纤维一端埋于牙骨质，另一端埋于牙槽骨和牙颈部之牙龈内，将牙固定于牙槽窝内，牙周膜还可以调节牙所承受的咀嚼压力。牙周膜内有纤维结缔组织、神经、血管和淋巴，有营养牙体组织的作用。

③ 牙龈（gum of gingiva）：是口腔黏膜覆盖于牙颈部及牙槽骨的部分弹性；表面有呈橘皮状之凹陷小点，称为点彩。当牙龈发炎水肿时，点彩消失，呈粉红色，坚韧而有弹性。牙龈与牙颈部紧密相连，其边缘未附着的部分为游离龈。游离龈与牙间的空隙为龈沟，正常的龈沟深度不超过 2 mm，龈沟过深则为病理现象。两牙之间突起的牙龈，称为龈乳头，在炎症或食物阻塞时，龈乳头肿胀或被破坏而消失。

4. 舌　舌（tongue）具有味觉功能，能协助相关的组织器官完成语言、咀嚼、吞咽等重要生理功能。舌前 2/3 为舌体部,活动度大,其前端为舌尖,上面为舌背,下面为舌腹,两侧为舌缘。舌后 1/3 为舌根部,活动度小。舌体部和舌根部以人字沟为界,其形态呈倒 V 形,尖端向后有一凹陷处为甲状舌管残迹,称为舌盲孔。

舌是由横纹肌组成的肌性器官。肌纤维呈纵横、上下等方向排列,因此舌能灵活进行前伸、后缩、卷曲等多方向活动。

舌的感觉神经,在舌前 2/3 为舌神经分布(第 5 对脑神经之分支);舌后 1/3 为舌咽神经(第 9 对脑神经)及迷走神经分布(第 10 对脑神经)。舌的运动系由舌下神经(第 12 对脑神经)所支配。舌的味觉为面神经(第 7 对脑神经)的鼓索支支配。鼓索支加入到舌神经内分布于舌黏膜。舌尖部对甜、辣、咸味敏感,舌缘对酸味敏感,舌根部对苦味敏感。

舌背黏膜有许多乳头状突起,当维生素 B 族缺乏或严重贫血时可见乳头萎缩,舌面光滑。舌乳头可分以下 4 种。

(1) 丝状乳头(filifom papillae):为刺状细小突起,上皮有角化故呈白色,数量较多,遍布于整个舌体背面。

(2) 菌状乳头(fungform papillae):呈蕈状,色红,大而圆,散布于丝状乳头间,数量比丝状乳头少,含有味觉神经末梢。

(3) 轮廓乳头(circumvallate papillae):有 8～12 个,较大,呈轮状,沿人字沟排列。乳头周围有深沟环绕,含有味蕾以司味觉。

(4) 叶状乳头(foliate papillae):位于舌根部两侧缘,为数条平行皱襞。正常时不明显,炎症时充血发红,突起而疼痛,有时易被误诊为癌。

舌根部黏膜有许多卵圆形淋巴滤泡突起,其间有浅沟分隔,整个淋巴滤泡称为舌扁桃体。

舌腹面黏膜平滑而薄,返折与口底黏膜相连,在中线形成舌系带。若系带上部分附着靠近舌尖,或其下部分附于下颌舌侧的牙槽嵴上,即产生舌系带过短(绊舌)而致舌活动度受到一定限制。初生婴儿舌系带发育不全,难以判断是否过短。当舌不能伸出口外并向上卷起时,或舌前伸时舌尖部形成沟状切迹,则为舌系带过短,可作舌系带矫正术,矫正时间以 1～2 岁为宜。

若婴儿下中切牙萌出过早,可因频繁咳嗽,舌前后活动增多,或吮乳时舌系带及其两侧软组织与切牙经常摩擦,而发生溃疡,长期不愈,称为褥疮性溃疡或里加-费德病(Riga-Fede disease)。有时这种溃疡呈慢性增殖性改变,形成肉芽组织或纤维性肉芽组织,容易被误诊为肿瘤。

5. 腭　腭(palate)构成口腔的上界,且将口腔与鼻腔、鼻咽部分隔开。前面硬腭的骨质部分由两侧上颌骨的腭突和腭骨水平板组成,口腔面覆盖以致密的黏骨膜组织;后面软腭为可以活动的肌性部分。

硬腭前分正中线有突起的纵行皱襞(lognitudinal plica),其两旁有许多横行突出皱襞伸向两侧,称为腭嵴(transverse rugae)。两中切牙间后面腭部有黏膜突起,称为切牙乳头(incisive papilla),其下方有一骨孔,称为切牙孔(incisive foramen)或腭前孔。鼻腭神经血管通过此孔,向两侧分布于硬腭前 1/3 的黏骨膜与腭侧牙龈,是切牙孔阻滞麻醉进针的标志之一。在硬腭后缘前 0.5 cm,从腭中缝至第二磨牙侧缘的外中 1/3 交界处,左右各有一骨孔,称为腭大孔(greater palatine foramen)或腭后孔,腭前神经血管通过此孔,向前分布于尖牙后的黏骨膜及腭侧牙龈。

软腭呈垂幔状,前与硬腭相续连,后为游离缘,其中间部有一小舌样物体,称为腭垂。软腭两侧向下外方形成两个弓形黏膜皱襞,在前外方者为腭舌弓(咽前柱),在稍后内方者为咽腭弓(咽后柱),两弓之间容纳扁桃体。软腭较厚,主要由几束小肌和腱膜所构成,表面覆盖以黏膜组织,在口腔面黏膜下含有大量黏液腺(腭腺),伴有脂肪和淋巴组织,一直延伸至硬腭前磨牙区。正常情况下通过软腭和咽部的肌肉彼此协调运动,共同完成腭咽闭合,行使语言功能。

6. 口底 口底(floor of the mouth)又称舌下部,为位于舌体和口底黏膜之下,下颌舌骨肌和颏舌骨肌之上,下颌骨体内侧面与舌根之间的部分。在舌腹正中可见舌系带,系带两旁有呈乳头状突起的舌下肉阜,其中有一小孔为下颌下腺导管的开口。舌下肉阜向后延伸部分为颌舌沟,表面凸起的黏膜皱嵴为舌下皱襞,有许多舌下腺导管直接开口于此。颌舌沟前部黏膜下有舌下腺,后部黏膜下有下颌下腺口内延长部分。口底黏膜下有下颌下腺导管和舌神经走行其间。在作口底手术时,注意不要损伤导管和神经。由于口底组织比较疏松,因此在口底外伤或感染时,可形成较大的血肿、脓肿,将舌推挤向上后,易造成呼吸困难或窒息,应特别注意。

三、乳牙与恒牙

人一生中有两副天然牙,根据萌出时间和形态可分为乳牙(deciduous teeth)与恒牙(permanent teeth)。

1. 乳牙

(1) 乳牙的数目、名称、萌出时间和次序:正常乳牙有 20 个,上、下颌的左、右侧各 5 个。其名称从中线起向两旁,分别为乳中切牙、乳侧切牙、乳尖牙、第一乳磨牙、第二乳磨牙。一般从出生后 6～8 个月开始萌出乳中切牙,然后乳侧切牙、第一乳磨牙、乳尖牙和第二乳磨牙依次萌出,2 岁左右乳牙全部萌出。

乳牙可能出现过早或延迟萌出,常见于下中切牙部位。乳牙早萌在婴儿出生时或生后不久即可出现。由于过早萌出而没有牙根,常较松动,过于松动者应拔除,以免脱落误入食管或气管而发生危险。有的新生儿口内牙槽嵴黏膜上,出现一些乳白色米粒状物,数目多少不等,俗称马牙或板牙,它不是实际意义上的牙,而是牙板残余增殖形成被称为角化上皮珠的角化物,一般可自行脱落。

(2) 乳牙的标志与书写:为便于病历记录,常用罗马数字书写表示乳牙。乳牙的位置标志,采取面对患者,用"＋"将全口牙分为上、下、左、右四区,横线上代表上颌,横线下代表下颌,纵线左代表患者右侧,纵线右代表患者左侧,或者以"＋"代表四区。

2. 恒牙

(1) 恒牙的数目、名称、萌出时间和次序:恒牙共 28～32 个,上下颌的左右侧各 7～8 个,其名称从中线起向两旁,分别为中切牙、侧切牙、尖牙、第一前磨牙(又称前磨牙)、第二前磨牙、第一磨牙、第二磨牙、第三磨牙。切牙和尖牙位于牙弓前部,统称为前牙;前磨牙和磨牙位于牙弓后部,统称为后牙。

少数人可有畸形多余牙出现,常位于上颌中切牙间。有时因颌骨体发育不良,恒牙的萌出发生困难或阻生；也可因先天牙胚缺失而少牙。常见第三磨牙缺失，因此牙的数目有所增减。

恒牙的萌出时间和次序如表1所示。恒牙萌出早者可于5岁，晚者可于7岁，一般从6岁左右开始，在第二乳磨牙后方萌出第一恒磨牙（俗称六龄牙），同时恒中切牙萌出，乳中切牙开始脱落，随后侧切牙、尖牙、第一前磨牙、第二前磨牙、第二磨牙及第三磨牙依次萌出。有时第一前磨牙较尖牙更早萌出。

表1　恒牙的萌出时间和次序

牙名称与顺序	萌出时间（岁）		牙名称与顺序	萌出时间（岁）	
	上颌	下颌		上颌	下颌
第一磨牙	5~7	5~7	第一前磨牙	10~12	10~12
中切牙	7~8	6~7	第二前磨牙	11~13	11~13
侧切牙	8~10	7~8	第二磨牙	12~14	11~14
尖牙	11~13	10~12	第三磨牙	17~26	17~26

一般左右同名牙多同期萌出，上下同名牙则下颌牙较早萌出。

（2）恒牙的标志与书写：常用阿拉伯数字表示，标志方法同乳牙。

3. 乳牙与恒牙的替换　从萌出时间和次序来看，一般在6~12岁之间，口腔内乳牙逐渐脱落，恒牙逐渐萌出，恒牙和乳牙发生交替，此时口腔内既有乳牙，又有恒牙，这种乳、恒牙混合排列于牙弓上的时期称为混合牙列期。有时乳牙未脱落，恒牙已错位萌出，此时应拔除乳牙，便于恒牙在正常位置萌出。

第三节　颌面部解剖形态

一、颌骨

（一）上颌骨（maxilla）

1. 解剖特点　上颌骨为面中部最大的骨骼，由左右两侧形态结构对称但不规则的两块骨构成，并于腭中缝处连接成一体。上颌骨由一体、四突构成，其中一体即上颌骨体，四突即为额突、颧突、牙槽突和腭突。上颌骨与鼻骨、额骨、筛骨、泪骨、犁骨、下鼻甲、颧骨、腭骨、蝶骨等邻近骨器官相接，构成眶底、鼻底和口腔顶部。

（1）上颌骨体：分为四壁一腔，为前、后、上、内四壁和上颌窦腔构成的形态不规则骨体。

① 前壁：又称脸面，上方以眶下缘与上壁（眼眶下壁）相接，在眶下缘中部下方约0.6~1.0 cm处有眶下孔，眶下神经血管从此通过。在眶下孔下方，有尖牙根向外形成之骨突，称尖牙嵴。嵴的内侧，切牙的上方有一骨凹，称切牙凹；嵴的外侧，眶下孔下方，有一深凹称尖牙窝，此处骨质菲薄，常经此凿骨进入上颌窦内施行手术。

② 后壁：又称颞下面，常以颧牙槽嵴作为前壁与后壁的分界线，其后方骨质微凸呈结节状，称上颌结节。上颌结节上方有2~3个小骨孔，为上牙槽后神经血管所通过。颧牙

槽嵴和上颌结节是上牙槽后神经阻滞麻醉的重要标志。

③ 上壁：又称眶面，呈三角形，构成眼眶下壁，其中部有由后方眶下裂向前行之眶下沟，并形成眶下管，开口于眶下孔。上牙槽前、中神经由眶下管内分出，经上颌窦前壁和外侧壁分布到前牙和前磨牙。

④ 内壁：又称鼻面，构成鼻腔外侧壁，在中鼻道有上颌窦开口通向鼻腔。施行上颌窦根治术和上颌骨囊肿摘除时，可在鼻道开窗引流。

⑤ 上颌窦：呈锥形空腔，底向内，尖向外伸入颧突，底部有上颌窦开口。上颌窦壁即骨体的四壁，各壁骨质皆薄，内面衬以上颌窦黏膜。上颌窦底与上颌后牙根尖紧密相连，有时仅隔以上颌窦黏膜，故当上颌前磨牙及磨牙根尖感染时，易于穿破上颌窦黏膜，导致牙源性上颌窦炎；在拔除上颌前磨牙和磨牙断根时，应注意勿将根推入上颌窦内。

（2）上颌骨突：包含额突、颧突、牙槽突和腭突。

① 额突：位于上颌骨体的内上方，与额骨、鼻骨、泪骨相连。

② 颧突：位于上颌骨体的外上方，与颧骨相连，向下至第一磨牙形成颧牙槽嵴。

③ 牙槽突：位于上颌骨体的下方，与上颌窦前、后壁紧密相连，左右两侧在正中线相连形成弓形。每侧牙槽突上有 7～8 个牙槽窝容纳牙根。前牙及前磨牙区牙槽突的唇、颊侧骨板薄而多孔，此结构有利于麻醉药液渗入骨松质内，达到局部浸润麻醉目的。由于唇颊侧骨质疏松，拔牙时向唇颊侧方向用力运动则阻力较小。

④ 腭突：指在牙槽突内侧伸出的水平骨板，后部接腭骨的水平板，两侧在正中线相连组成硬腭，将鼻腔与口腔隔开，硬腭前部有切牙孔（腭前孔），有鼻腭神经血管通过。后部有腭大孔（腭后孔），有腭前神经血管通过。腭大孔后方还有 1～2 个腭小孔，腭中、后神经由此通过。

2. 上颌骨的解剖特点及其临床意义

（1）支柱式结构及其临床意义：上颌骨与多数邻骨相连，且骨体中央为一空腔，因而形成支柱式结构。当遭受外力打击时，力量可通过多数邻骨传导分散，不致发生骨折；若打击力量过重，则上颌骨和邻骨均可发生骨折，甚至合并颅底骨折并导致颅脑损伤。由于上颌骨无强大肌附着，骨折后较少受到肌的牵引而移位，故骨折段的移位与所受外力的大小、方向有关。上颌骨骨质疏松，血运丰富，骨折后愈合较快，一旦骨折应及时复位，以免发生错位愈合。发生化脓感染时，疏松的骨质有利于脓液穿破骨质而达到引流的目的，因此上颌骨较少发生颌骨骨髓炎。

（2）解剖薄弱部位及其临床意义：上颌骨存在骨质疏密、厚薄不一，连接骨缝多，牙槽窝的深浅、大小不一致等因素，从而构成解剖结构上的一些薄弱环节或部位，这些薄弱环节则是骨折常发生的部位。上颌骨的主要薄弱环节表现为三条薄弱线：

① 第一薄弱线：从梨状孔下部平行牙槽突底经上颌结节至蝶骨翼突，当骨折沿此薄弱线发生时称上颌骨 Le Fort Ⅰ型骨折，骨折线称为上颌骨 Le Fort Ⅰ型骨折线。

② 第二薄弱线：通过鼻骨、泪骨、颧骨下方至蝶骨翼突，当骨折沿此薄弱线发生时称上颌骨 Le Fort Ⅱ型骨折，骨折线称为上颌骨 Le Fort Ⅱ型骨折线。

③ 第三薄弱线：通过鼻骨、泪骨、眶底、颧骨上方至蝶骨翼突，当骨折沿此薄弱线发生时称上颌骨 Le Fort Ⅲ型骨折，骨折线称为上颌骨 Le Fort Ⅲ型骨折线。

（二）下颌骨（mandible）

下颌骨是颌面部唯一可以活动而且最坚实的骨骼，在正中线处两侧联合呈马蹄形。分为下颌体与下颌支两部分。

1. 下颌体 下颌体分为上、下缘和内、外面，在两侧下颌体的正中处联合，外有颏结节，内有颏棘。下颌体上缘为牙槽骨，有牙槽窝容纳牙根。前牙区牙槽骨板较后牙区疏松，而后牙区颊侧牙槽骨板较舌侧厚。下颌体下缘骨质致密而厚，正中两旁稍内方有二腹肌窝，为二腹肌前腹起端附着处。下颌体外面，相当于前磨牙区上下缘之间，有颏孔开口向后上方，颏神经血管经此穿出。自颏孔区向后上方，与下颌支前缘相连续的线形突起称外斜线，有面部表情肌附着；下颌体内面从颏棘斜向上方，有线形突起称下颌舌骨线，为下颌舌骨肌起端附着处，而颏棘上有颏舌肌和颏舌骨肌附着；在下颌舌骨线前上部有舌下腺窝，为舌下腺所在处；后下部有下颌下腺窝，为下颌下腺所在处。

2. 下颌支 下颌支为左右垂直部分，上方有2个骨突，前者称冠突，呈三角形，扁平，有颞肌附着；后者称髁突，与颞骨关节窝构成颞下颌关节。髁突下方缩窄处称髁突颈，有翼外肌附着。两骨突之间的凹陷切迹，称下颌切迹或乙状切迹，为经颧下途径进行圆孔和卵圆孔麻醉注射的重要标志。

下颌支外侧面较粗涩，有咬肌附着；内侧面中央有一呈漏斗状的骨孔，称下颌孔，为下牙槽神经血管进入下颌管的入口；孔前内侧有一小的尖形骨突，称下颌小舌，为蝶下颌韧带附着之处。内侧面下近下颌角区骨面粗糙，有翼内肌附着。下颌角是下颌支后缘与下缘相交的部分，有茎突下颌韧带附着。

3. 下颌骨的解剖特点及其临床意义 ①解剖薄弱部位：下颌骨的正中联合、颏孔区、下颌角、髁突颈等为下颌骨的骨质薄弱部位，当遭遇外力时，这些部位常发生骨折。②血供较差且骨皮质致密：下颌骨的血供较上颌骨少，且周围有强大致密的肌和筋膜包绕，当炎症化脓时不易得到引流，所以骨髓炎的发生较上颌骨为多。下颌骨骨折愈合时间较上颌骨骨折愈合慢。

二、肌

因功能的不同，口腔颌面部肌分为咀嚼肌群和表情肌群，咀嚼肌群较粗大，主要附着于下颌骨、颧骨周围，位置也较深；而表情肌群则较细小，主要附着于上颌骨，分布于口腔、鼻、眼裂周围及面部表浅的皮肤下面，与皮肤相连。

咀嚼肌群主要附着于下颌骨上，司开口、闭口和下颌骨的前伸与侧方运动，可分为闭口和开口两组肌群，此外还有翼外肌。其神经支配均来自三叉神经下颌神经的前股纤维，主管运动。

1. 闭口肌群 闭口肌群又称升颌肌群，主要附着于下颌支上，有咬肌、颞肌、翼内肌。该组肌发达，收缩力强，其牵引力以向上主，伴有向前和向内的力量。

（1）咬肌：起自颧骨和颧弓下缘，止于下颌角和下颌支外侧面，为一块短而厚的肌，作用为牵引下颌向上前方。

（2）颞肌：起自颞骨鳞部的颞凹，通过颧弓深面，止于冠突。颞肌是块强有力的扇形肌，其作用是牵引下颌骨向上，微向后方。

（3）翼内肌：起自蝶骨翼突外板内面和上颌结节，止于下颌角的内侧面，是一块方形而肥厚的肌块，作用为使下颌骨向上，司闭口，并协助翼外肌使下颌前伸和侧方运动。

（4）翼外肌：起端有上、下两头，上头起于蝶骨大翼之颞下嵴及其下方之骨面；下头起自翼外板之外面，二头分别止于下颌关节盘前缘和髁突颈部。在开口运动时，可牵引下颌骨前伸和侧向运动。

2. 开口肌群　开口肌群又称降颌肌群，主要附着于下颌体上，是构成口底的主要肌。有二腹肌、下颌舌骨肌和颏舌骨肌。其总的牵引方向是使下颌骨向下后方。

（1）二腹肌：前腹起自下颌二腹肌窝，后腹起自颞骨乳突切迹，前后腹在舌骨处形成中间腱，止于舌骨及其大角。作用是提舌骨向上或牵下颌骨向下。前腹由下颌舌骨肌神经支配，后腹由面神经支配。

（2）下颌舌骨肌：起自下颌体内侧下颌舌骨线，止于舌骨体。扁平三角形，两侧在正中线融合，共同构成肌性口底。作用是提舌骨和口底向上，并牵引下颌骨向下。支配神经为下颌舌骨肌神经。

（3）颏舌骨肌：起自下颌骨颏下棘，止于舌骨体。作用是提舌骨向前，使下颌骨下降。支配神经为下颌舌骨肌神经。

面部表情肌多薄而短小，收缩力弱，起自骨壁或筋膜浅面，止于皮肤。肌纤维多围绕面部孔裂，如眼、鼻和口腔，排列成环形或放射状。主要有眼轮匝肌、口轮匝肌、提上唇肌、额肌、笑肌、降口角肌和颊肌等。当肌纤维收缩时，牵引额部、眼睑、口唇和颊部皮肤活动，显露各种表情。由于表情肌与皮肤紧密相连，故当外伤或手术切开皮肤和表情肌后，创口常裂开较大，应予逐层缝合，以免形成内陷瘢痕。面部表情肌均由面神经支配其运动，若面神经受到损伤，则引起表情肌瘫痪，造成面部畸形。

三、血管

1. 动脉　颌面部血液供应特别丰富，主要来自颈外动脉的分支，有舌动脉、面动脉、上颌动脉和颞浅动脉等。各分支间和两侧动脉间，均通过末梢血管网而彼此吻合，故伤后出血多。压迫止血时，还必须压迫供应动脉的近心端，才能起到暂时止血的作用。

（1）舌动脉。自颈外动脉平舌骨大角水平分出，向内上方走行，分布于舌、口底和牙龈。

（2）面动脉又称颌外动脉，为面部软组织的主要动脉。在舌动脉稍上方，自颈外动脉分出，向内上方走行，绕下颌下腺体及下颌下缘，由咬肌前缘向内前方走行，分布于唇、颏、颊和内眦等部。面颊部软组织出血时，可于咬肌前缘下颌骨下缘，压迫此血管止血。

（3）上颌动脉。位置较深，位于下颌骨髁突颈部内侧。自颈外动脉分出，向内前方走行至颞下窝，分布于上、下颌骨和咀嚼肌。

（4）颞浅动脉为颈外动脉的终末支，在腮腺组织内分出面横动脉，分布于耳前部、颧部和颊部。颞浅动脉分布于额、颞部头皮，在颧弓上方皮下可扪得动脉搏动。可在此压迫动脉止血。颌面部恶性肿瘤进行动脉内灌注化疗药物时，可经此动脉逆行插管进行治疗。

2. 静脉　颌面部静脉系统较复杂且有变异；常分为深、浅两个静脉网。浅静脉网由面静脉和下颌后静脉组成；深静脉网主要为翼静脉丛。面部静脉的特点是静脉瓣较少，当受肌收缩或挤压时,易使血液反流。故颌面部的感染,特别是由鼻根至两侧口角三角区的感染,若处理不当,易逆行传入颅内,引起海绵窦血栓性静脉炎等严重并发症。

(1)面静脉又称面前静脉,起于额静脉和眶上静脉汇成的内眦静脉,沿鼻旁口角外到咬肌前下角,在颊部有面深静脉与翼静脉丛相通;由咬肌前下角向下穿颈深筋膜,越下颌下腺浅面,在下颌角附近与下颌后静脉前支汇成面总静脉,横过颈外动脉浅面,最后汇入颈内静脉。因此面静脉可经内眦静脉和翼静脉丛两个途径,通向颅内海绵窦。

(2)下颌后静脉又称面后静脉,由颞浅静脉和上颌静脉汇合而成,沿颈外动脉外侧方,向下走行至下颌角平面,分为前、后两支。前支与面静脉汇成面总静脉;后支与耳后静脉汇成颈外静脉。颈外静脉在胸锁乳突肌浅面下行,在锁骨上凹处穿入深面,汇入锁骨下静脉。

(3)翼静脉丛位于颞下窝,大部分在翼外肌的浅面,少部分在颞肌和翼内、外肌之间。在行上颌结节麻醉时,有时可穿破形成血肿。它收纳颌骨、咀嚼肌、鼻内和腮腺等处的静脉血液,经上颌静脉汇入下颌后静脉。翼静脉丛可通过卵圆孔和破裂孔等与海绵窦相通。

四、淋巴组织

颌面部的淋巴组织分布极其丰富,淋巴管成网状结构,收纳淋巴液,汇入淋巴结,构成颌面部的重要防御系统。正常情况下,淋巴结小而柔软,不易扪及,当炎症或肿瘤转移时,相应淋巴结就会发生肿大,故有重要临床意义。

颌面部常见而且较重要的淋巴结有腮腺淋巴结、颌上淋巴结、下颌下淋巴结、颏下淋巴结和位于颈部的颈浅和颈深淋巴结。

1. 腮腺淋巴结　腮腺淋巴结分为浅淋巴结和深淋巴结两组。浅淋巴结位于耳前和腮腺浅面,收纳来自鼻根、眼睑、颞额部、外耳道、耳郭等的淋巴液,引流至颈深上淋巴结。深淋巴结位于腮腺深面,收纳软腭、鼻咽部等的淋巴液,引流至颈深上淋巴结。

2. 下颌上淋巴结　下颌上淋巴结位于咬肌前、下颌下缘外上方,收纳来自鼻、颊部皮肤和黏膜的淋巴液,引流至下颌下淋巴结。

3. 下颌下淋巴结　下颌下淋巴结位于下颌下三角,下颌下腺浅面及下颌下缘之间,在面动脉和面静脉周围。淋巴结数目较多,收纳来自颊、鼻侧、上唇、下唇外侧、牙龈、舌前部、上颌骨和下颌骨的淋巴液;同时还收纳颏下淋巴结输出的淋巴液,引流至颈深上淋巴结。

4. 颏下淋巴结　颏下淋巴结位于颏下三角,收纳来自下唇中部、下切牙、舌尖和口底等处的淋巴液,引流至下颌下淋巴结及颈深上淋巴结。

5. 颈淋巴结　分为颈浅淋巴结、颈深上淋巴结和颈深下淋巴结。

(1)颈浅淋巴结:位于胸锁乳突肌浅面,沿颈外静脉排列,收纳来自腮腺和耳郭下部的淋巴液,引流至颈深淋巴结。

(2)颈深上淋巴结:位于胸锁乳突肌深面,沿颈内静脉排列,上自颅底,下至颈总动脉分叉处,主要收纳来自头颈部的淋巴液及甲状腺、鼻咽部、扁桃体等的淋巴液,引流至颈深下淋巴结和颈淋巴干。

(3)颈深下淋巴结:位于锁骨上三角,胸锁乳突肌深面。自颈总动脉分叉以下,沿颈内静脉至静脉角,收纳来自颈深上淋巴结、枕部、颈后及胸部等淋巴液,引流至颈淋巴干再到淋巴导管(右侧)和胸导管(左侧)。

五、神经

口腔颌面部的感觉神经主要是三叉神经,运动神经主要是面神经。

(一) 三叉神经(trigeminal nerve)

三叉神经是第 5 对脑神经,为脑神经中最大者,起于脑桥嵴,主管颌面部的感觉和咀嚼肌的运动。其感觉神经根较大,自颅内三叉神经半月节分三支出颅,即眼支、上颌支和下颌支;运动神经根较小,在感觉根的下方横过神经节与下颌神经混合,故下颌神经属混合神经。

1. 眼神经　由眶上裂出颅,分布于眼球和额部。

2. 上颌神经　由圆孔出颅,向前越过翼腭窝达眶下裂,再经眶下沟入眶下管,最后出眶下孔分为睑、鼻、唇三个末支,分布于下睑、鼻侧和上唇的皮肤和黏膜。其与口腔颌面部麻醉密切相关的分支有:

(1) 蝶腭神经及蝶腭神经节。上颌神经在翼腭窝内分出小支进入蝶腭神经节,再由此节发出 4 个分支。

① 鼻腭神经:穿过蝶腭孔进入鼻腔,沿鼻中隔向前下方,入切牙管,自口内切牙孔穿出,分布于两侧上颌切牙、尖牙唇侧的黏骨膜和牙龈,并与腭前神经在尖牙腭侧交叉。

② 腭前神经:为最大的一个分支,经翼腭管下降出腭大孔,在腭部往前分布于磨牙、前磨牙区的黏骨膜和牙龈,并与鼻腭神经在尖牙区交叉。

③ 腭中神经和腭后神经:经翼腭管下降出腭小孔,分布于软腭、腭垂和腭扁桃体。

(2) 上牙槽神经。为上颌神经的分支,根据其走行及部位分为上牙槽前、中、后神经。

① 上牙槽后神经:上颌神经由翼腭窝前行,在近上颌结节后壁处,发出数小支,有的分布于上颌磨牙颊侧黏膜及牙龈;有的进入上颌结节牙槽孔,在上颌骨体内,沿上颌窦后壁下行,分布于上颌窦黏膜、上颌第三磨牙,并在上颌第一磨牙颊侧近中根与上牙槽中神经交叉。

② 上牙槽中神经:在上颌神经刚入眶下管处发出,沿上颌窦外侧壁下行,分布于上颌前磨牙、第一磨牙颊侧近中根及牙槽骨、颊侧牙龈和上颌窦黏膜,并与上牙槽前、后神经交叉。

③ 上牙槽前神经:由眶下神经出眶下孔之前发出,沿上颌窦前壁进入牙槽骨,分布于上颌切牙、尖牙、牙槽骨和唇侧牙龈,并与上牙槽中神经和对侧上牙槽前神经交叉。

3. 下颌神经　为颅内三叉神经半月节发出的最大分支,属混合神经,含有感觉和运动神经纤维。下颌神经自卵圆孔出颅后,在颞下窝分为前、后两股。前股较小,除颊神经为感觉神经外,其余均为支配咀嚼肌运动的神经;后股较大,主要为感觉神经,有耳颞神经、下牙槽神经和舌神经。与口腔颌面部麻醉密切相关的分支有:

(1) 下牙槽神经。自下颌神经后股发出,居翼外肌深面,循蝶下颌韧带与下颌支之间下行,由下颌孔进入下颌管,发出细小分支至同侧下颌全部牙和牙槽骨,并在中线与对侧下牙槽神经相交叉。下牙槽神经在下颌管内,相当于前磨牙区发出分支,出颏孔后称为颏神经,分布于第二前磨牙前面的牙龈、下唇、颊黏膜和皮肤,在下唇和颏部正中与对侧颏神经分支相交叉。

(2) 舌神经。自下颌神经后股发出,在翼内肌与下颌支之间,循下牙槽神经前内方下行,达下颌第三磨牙骨板的右侧,进入口底向前,分布于舌前 2/3、下颌舌侧牙龈和口底黏膜。

(3) 颊神经。为下颌神经前股分支中唯一的感觉神经,经翼外肌二头之间,沿下颌支前缘顺颞肌腱纤维向下,平下颌第三磨牙𬌗面穿出颞肌鞘,分布于下颌磨牙颊侧牙龈、颊部后部黏膜和皮肤。

以上神经分支在翼下颌间隙内,颊神经位于前外侧,舌神经居中,下牙槽神经居后,了解这种关系,对下颌阻滞麻醉有一定临床意义。

(二) 面神经(facial nerve)

面神经为第 7 对脑神经,主要是运动神经,伴有味觉和分泌神经纤维。面神经出茎乳孔后,进入腮腺内分为五支,即颞支、颧支、颊支、下颌缘支和颈支,这些分支支配面部表情肌的活动。面神经损伤可能导致眼睑闭合不全、口角偏斜等面部畸形。

面神经总干进入腮腺实质内,先分为面颞干和面颈干,然后面颞干微向上前方走行,分出颞支、颧支和上颊支;面颈干下行,分下颊支、下颌缘支和颈支。各分支之间还形成网状交叉。各分支由腮腺边缘穿出后,紧贴咬肌筋膜的表面,呈扇形分布于面部表情肌。

1. 颞支　出腮腺上缘,越过颧弓向上,主要分布于额肌。当其受损伤后,额纹消失。

2. 颧支　由腮腺前上缘穿出后,越过颧骨,主要分布于上、下眼轮匝肌。当其受损伤后,可出现眼睑不能闭合。

3. 颊支　自腮腺前缘、腮腺导管上下穿出,可有上、下颊支,主要分布于颊肌、提上唇肌、笑肌和口轮匝肌等。当其受到损伤后,鼻唇沟消失变得平坦,且不能鼓腮。

4. 下颌缘支　由腮腺前下方穿出,向下前行于颈阔肌深面。在下颌角处位置较低,然后向上前行,越过面动脉和面静脉向前上方,分布于下唇诸肌。在下颌下区进行手术时,慎勿损伤该神经,否则可出现该侧下唇瘫痪,表现为口角偏斜。

5. 颈支　由腮腺下缘穿出,分布于颈阔肌。

六、唾液腺

口腔颌面部的唾液腺(salivary glands)组织由左右对称的三大唾液腺,即腮腺、下颌下腺和舌下腺,以及遍布于唇、颊、腭、舌等处黏膜下的小黏液腺构成,各有导管开口于口腔。

唾液腺分泌的涎液为无色而黏稠的液体,进入口腔内则称为唾液;它有润湿口腔、软化食物的作用。唾液内还含有淀粉酶和溶菌酶,具有消化食物和抑制致病菌活动的作用。

1. 腮腺　腮腺是最大的一对唾液腺,位于两侧耳垂前下方和下颌后窝内,其分泌液主要为浆液。其外形呈楔状,浅面为皮肤及皮下脂肪覆盖;深面与咬肌、下颌支及咽侧壁相邻;后面紧贴胸锁乳突肌、茎突和二腹肌后腹;上极达颧弓,居外耳道和颞下颌关节之间;下极达下颌角下缘。

腮腺实质内有面神经分支穿过,在神经浅面的腮腺组织称浅部(叶),位于耳前下方咬肌浅面;在神经深面者称深部(叶),可经下颌窝突向咽旁间隙。

腮腺被致密的腮腺咬肌筋膜包裹,并被来自颈深筋膜浅层所形成的腮腺鞘分成多数小叶,筋膜鞘在上方和深面咽旁区多不完整,时有缺如。由于这些解剖特点,脓肿穿破多向筋膜薄弱区——外耳道和咽旁区扩散。故当腮腺感染化脓时,脓肿多分散,且疼痛较剧。

腮腺导管在颧弓下一横指处,由腮腺浅部前缘穿出,绕咬肌前缘垂直向内,穿过颊肌,开口于正对上颌第二磨牙的颊侧黏膜上。此导管在面部投影标志即耳垂到鼻翼和口角中点连线的中 1/3 段上,在面颊部手术时,注意不要损伤导管。

2. 下颌下腺　位于下颌下三角内,形似核桃,分泌液主要为浆液,含有少量黏液。下颌下腺深层延长部,经下颌舌骨肌后缘进入口内,其导管起自深面,自下后方向前上方走行,开口于舌系带两旁的舌下肉阜。此导管常因涎石堵塞而导致下颌下腺炎症。

3. 舌下腺　位于口底舌下,为最小的一对大唾液腺。分泌液主要为黏液,含有少量浆液。其小导管甚多,有的直接开口于口底,有的与下颌下腺导管相连。

七、颞下颌关节

颞下颌关节(temporomandibular joint)为全身唯一的联动关节,具有转动和滑动两种功能,其活动与咀嚼、语言、表情等功能密切相关。颞下颌关节上部由颞骨关节窝、关节结节构成,下部由下颌骨髁突以及位于两者间的关节盘、关节囊和周围的韧带所构成。

(董艳丽　杜　波)

第三章
口腔颌面部检查

第一节　口腔颌面部常规检查

口腔及颌面部的常规检查是诊断和治疗口腔颌面部疾病的基础,对口腔颌面部疾病要作出正确的诊断,进行合理有效的治疗,必须在进行认真细致的口腔及颌面部常规检查的基础上,结合必要的特殊检查手段或方法,全面深入地了解病情,科学地进行综合分析和判断,才能达到预期目的。另外,口腔及颌面部是整个机体的组成部分,某些口腔颌面部疾病可以影响全身;而全身某些系统性疾病也可在口腔及颌面部出现表征。因此,在作口腔颌面部常规检查时,除着重检查牙、牙周、口腔黏膜和颌面部组织器官时,还需具有整体观念,必要时还应进行全身或系统检查。

一、口腔内常规检查

(一) 常用检查器械

口腔内检查常用器械为口镜、镊子和探针。

1. **口镜**　可用以牵引唇、颊或推压舌体等软组织;反映检查者视线不能直达部位的影像以便观察;反射并聚光于被检查部位以增强照明;其柄还可作牙叩诊之用。

2. **镊子**　为口腔专用镊子,用以夹持敷料、药物;夹除腐败组织和异物;夹持牙以检查其松动度;柄端同样可作叩诊牙之用。

3. **探针**　头尖细,一端呈弧形,另端呈弯角形。用以检查牙各面的沟裂、点隙、缺陷、龋洞以及敏感区;还可用以探测牙周袋的深度和龈下牙石的有无;检查充填物及修复体与牙体的密合程度;检查皮肤或黏膜的感觉功能。另外,还有一种钝头圆柱形有刻度(以毫米计)的专用于检查牙周袋深度的探针。

4. **其他器械**　除上述 3 种最基本器械外,挖匙也是在口腔、牙检查中常用的器械。口腔用的挖匙较小,两端呈弯角,头部呈匙状,用以挖除龋洞内异物及腐质,以便观察龋洞的深浅。

(二) 检查前准备

1. **检查体位** 随着口腔综合治疗椅的不断发展与改进,电子乃至数字化的操控系统已使得口腔综合治疗设备的操作与控制变得非常方便;同时四手操作的规范化,使医生坐于工作椅位上即可完成其诊疗工作。因此,目前常规的口腔内检查方法是检查者取坐位于患者头部右侧或右后侧,患者仰卧于口腔综合治疗椅上,配合医生的护士或助理位于患者头部左侧位。开始检查前,应根据具体情况调节综合治疗椅的位置,使患者既感到舒适,又便于医生操作。

2. **检查光源** 检查中,光源必须充足。现代综合治疗椅均配备了良好的适合于口腔内检查的光源,它能真实地反映牙冠、牙龈和口腔黏膜的色泽。但由于综合治疗椅的光源系统可能发生老化而使其亮度不足,可能影响检查效果,因此应及时更换新的灯具,以保证良好的检查光源。口腔内某些光线不能直射到的部位,可借口镜反映的影像来观察。

(三) 常规检查方法

1. **问诊** 检查前,应先通过问诊以了解患者疾病的发生、发展、检查治疗经过,过去健康状况以及家庭成员健康状况等。问诊的目的主要在于弄清患者的主诉、现病史、既往史和家族史。问诊应包括下述内容。

(1) 主诉:是患者最迫切要求解决的痛苦问题,也是患者就诊的主要原因。询问时,应问清最主要的症状、部位和患病时间。

(2) 现病史:指疾病的发生、发展、演变直至就诊前的整个过程。包括:①发病时间、诱因、原因以及症状,如为牙痛,则应问清何时开始发病,由何诱因或原因引起。牙痛的部位、性质(锐痛、钝痛、自发痛或激发痛等)、时间(白天、黑夜、阵发性或持续性等)和程度(剧烈或轻微)。②病情演变过程,是初发还是反复发作,加重或减轻等情况;有无并发症。③经过哪些检查和治疗,检查结果和治疗效果如何。

(3) 既往史:除了解与现在疾病的诊断与治疗有关的既往情况外,还应着重了解患者过去患过的重要的全身性疾病如心脏病、高血压、糖尿病、血友病等可能影响口腔疾病治疗的全身疾病;肝炎、梅毒等传染性疾病,以及有无药物特别是麻醉药物的过敏史。

(4) 家族史:询问患者家庭成员的健康状况,是否有人患过类似疾病。

2. **视诊** 口腔内观察包括牙、牙龈、舌、口腔黏膜及唾液腺等组织器官。

(1) 牙:应注意其排列及咬合关系;数目、形态、颜色是否正常;有无龋病、残冠、残根及牙石等。

(2) 牙龈:应注意其形态、颜色、质地的变化,包括有无肿胀、增生、萎缩、点彩消失及脓肿形成等;是否有出血、溢脓。

(3) 口腔黏膜:应注意其色泽是否正常,上皮覆盖是否完整,有无疱疹、丘疹、糜烂、溃疡、过度角化、瘢痕、肿块及色素沉着等。

(4) 舌:应注意其舌苔、颜色、表面有无沟裂或溃疡,舌乳头有无肿胀或消失,运动和感觉有无异常,舌体有无肿胀或畸形。

(5) 唾液腺导管口:应注意检查颊部腮腺导管口、口底下颌下腺导管口的情况,有无红肿,挤压腮腺或下颌下腺时导管口处有无涎液流出及涎液的情况。

3. **探诊** 利用前述牙科探针检查并确定病变部位、范围和反应情况。包括检查牙有无龋坏,确定其部位、深浅,有无探痛以及牙髓是否暴露。当有充填物时,探查充填物边缘与牙体是否密合及有无继发龋。牙本质过敏时,可用以探测敏感部位。还可探查牙周袋深度,龈下牙石情况及瘘管的方向等。

4. 叩诊 用口镜柄或镊子柄垂直或从侧方叩击牙有无疼痛,用以检查是否存在根尖周或牙周病变。垂直叩诊主要检查根尖区病变,如有病变,则出现叩痛且声音变浊。侧方叩诊是检查牙周膜某一侧的病变。叩诊时不宜用力过猛,应先叩邻近正常牙,后叩病牙,以便对照比较。

5. 触诊(扪诊) 用手指或用镊子夹棉球扪压龈缘或根尖部牙龈,观察有无溢脓、压痛或波动,有助于牙周病和根尖周病的诊断。用手指扪压在两邻牙的唇(颊)侧颈部,请患者作各种咬合运动,可感知该牙所受猞力的大小,以了解有无创伤性咬合存在。

检查牙的动度,可用牙科镊子操作。前牙以镊子夹持牙冠的唇、舌面;后牙将镊尖合拢置于牙的猞面,摇动镊子,即可查出牙松动情况。按松动程度的轻重,分为:

(1)Ⅰ度松动。牙向唇(颊)舌侧方向活动幅度在 1 mm 以内。

(2)Ⅱ度松动。牙向唇(颊)舌侧方向活动幅度为 1~2 mm,且伴有近远中方向活动。

(3)Ⅲ度松动。牙唇(颊)舌向松动幅度在 2 mm 以上,且伴有近远中及垂直向多方向活动。

6. 嗅诊 借助医师嗅觉以助诊断。如坏疽的牙髓组织有特殊的腐臭味,而坏死性龈炎则有更特殊的腐败腥臭味。某些全身性疾病,如糖尿病患者,其口内常有丙酮样或"烂苹果"气味。

7. 咬诊 通过咬诊,可了解患者咬合时牙有无疼痛;发现早接触的牙和查明早接触点在牙上的具体部位及范围。有空咬法和咬实物法两种方法:前者嘱患者直接咬紧上下牙并作各种咬合运动,观察患者有无疼痛,牙有无松动移位。后者嘱患者咬棉卷或棉签,如有疼痛,则表示牙周组织或根尖周组织存在病变。如有牙本质过敏,咬实物时,亦可出现酸痛。为查清牙的早接触部位,可让患者咬蜡片或蓝纸,然后从蜡片上的咬印或牙面上的蓝点来确定。

二、颌面部常规检查

颌面部的常规检查主要是问诊、望诊、扪(触)诊和听诊。其中,问诊方法及内容同口腔内常规检查的问诊。扪(触)诊是指医师用手指或器械在病变部位作触摸或按压,以探查病变的范围、大小、形状、硬度、活动度以及有无压痛、波动感、发热与否及程度等。颌面部的专科检查方法及内容主要应从下述几个方面入手。

1. 表情与意识神态 颌面部表情的变化既可是某些口腔颌面外科疾病的表征,又可是各种全身疾病的反映。依据面部表情,可了解患者的意识状态、性格、体质及病情的轻重等。

2. 外形与色泽 观察颌面部外形左右是否对称,上、中、下比例是否协调,有无突出或凹陷;皮肤的色泽、质地和弹性的变化对某些疾病的诊断具有临床意义。

3. 颌面部器官

(1) 眼睑、外耳、鼻有无缺损畸形及缺损的部位及范围,睑裂的大小、眶间距及眼睑的动度。

（2）对颌面部损伤患者,特别要注意双侧瞳孔的形态、大小及对光反射情况,以明确有无颅脑损伤;注意检查有无脑脊液耳漏或鼻漏,前者表明颅中窝底骨折,后者代表伴发颅前窝底骨折。若外耳道仅表现为溢血,则可能为髁突骨折引起外耳道破裂。

（3）对于上颌窦癌的患者,患侧鼻阻或血性分泌物为早期症状之一;晚期则可引起眼球突出及运动障碍,出现复视。对于耳部邻近部位（如颞下颌关节及腮腺区）的炎症及肿瘤,尚应检查听力和耳部的情况。

4. 病变部位和性质　对已发现的病变,应进一步触诊检查,注意病变区皮肤的温度、湿度、硬度与弹性,病变的范围、深度、形态、大小以及与深部组织和皮肤或黏膜的关系,病变能否活动,有无波动感、捻发感、触痛等体征;对畸形和两侧不对称者,应注意区别是一侧肿大、膨隆,或是另一侧萎缩、缺损。对口腔颌面部的瘘管、窦道,可用探针进行探诊,必要时注入染色剂或造影检查其走向和深度。

5. 颌面部骨骼的检查　包括眼眶、颧骨、颧弓、上颌骨、鼻骨、下颌支、下颌角及下颌体的检查,应注意其大小、对称性;骨连续性有无中断,有无台阶或凹陷缺损,有无压痛、骨擦音或异常活动;对骨面膨隆者,尚需检查有无乒乓感或波动感。

6. 语音及听诊检查　语音检查对某些疾病的诊断具有特殊意义,如腭裂患儿具有明显的鼻音,即"腭裂语音";舌根部肿块可出现"含橄榄音";动静脉畸形可听到吹风样杂音;颞下颌关节紊乱综合征的患者在关节区可听到不同性质及时间的弹响,对该病的确诊及分型具有帮助。

7. 颌面颈部淋巴结的检查　面颈部淋巴结的扪诊,对颌面部炎症和肿瘤的诊断和治疗具有重要意义。检查时患者应取坐位,检查者应站在其右前方或右后方,患者头稍低,略偏向检查侧,使皮肤、肌肉放松。检查者手指紧贴检查部位,依次从枕部开始,沿耳后、耳前、腮腺、颊部、下颌下、颏下三角,再沿胸锁乳突肌前缘及后缘、颈前后三角,直至锁骨上凹滑动扪诊,仔细检查颈深、浅各组淋巴结有无肿大及其所在部位、大小、数目、硬度、活动度,有无压痛或波动感,与皮肤或基底部有无粘连等情况。

8. 颞下颌关节检查　对颞下颌关节的检查应包括下述内容。

（1）外形与关节动度:面部左右是否对称,关节区、下颌角、下颌支和下颌体的大小和长度是否正常,两侧是否协调一致,注意面部有无压痛和髁突活动度的异常。检查髁突动度有两种方法:①以双手示指或中指分别置于两侧耳屏前（即髁突外侧）,患者作张闭口运动时,感触髁突之动度;②或将两小手指伸入外耳道内,向前方触诊,以了解髁突之活动及冲击感,协助关节疾病的诊断。此外还应注意观察颏部中点是否居中,面下 1/3 部分有无明显增长或缩短。

（2）咀嚼肌:检查咀嚼肌群的收缩力,依次触压各肌是否有压痛点;并嘱患者同时作咬合运动,感受双侧肌运动是否对称、协调。在口内触压各咀嚼肌的解剖部位:下颌支前缘向上触压颞肌前部;上颌结节后上方触压翼外肌下头;下颌磨牙舌侧的后下方及下颌支的内侧面触压翼内肌下部。

（3）下颌运动:①开闭颌运动:检查张口度是否正常及张口型有无偏斜,是否出现关节铰锁等异常现象。②前伸运动:检查下颌前伸的距离及前伸时下颌中线有无偏斜。

③侧颌运动:检查左右侧颌运动是否对称,髁突动度是否一致,并比较咀嚼运动中发挥功能的大小。在下颌作以上各种运动时,还应注意观察有无疼痛、关节弹响或杂音出现;观察弹响出现的时间、性质、次数和响度等。弹响明显者,一般用手指扪诊即可感觉到,必要时可用听诊器协助。

(4)𬌗关系:颞下颌关节疾病与牙、𬌗状态有密切关系,因此应注意检查咬合关系是否正常,有无𬌗紊乱;覆𬌗、覆盖程度及𬌗曲线是否正常;𬌗磨耗程度是否均匀一致;此外还应注意后牙有无缺失,缺失时间长短;后牙有无倾斜及阻生等情况。

9. 唾液腺检查　唾液腺检查的重点是对三对大唾液腺的检查,但是对某些疾病而言,亦不能忽视小唾液腺的检查。

(1)面部对称性:首先应注意两侧面部是否对称,然后观察各腺体所处部位的解剖标志是否存在。对腮腺损伤或恶性肿瘤患者,应观察其面神经各支功能有无障碍;对舌下腺、下颌下腺恶性肿瘤患者,则应注意舌体运动,如伸舌时偏向一侧或患侧舌肌震颤,表明该侧舌下神经已瘫痪。

(2)涎液分泌:应注意导管口有无红肿溢脓现象;按摩挤压腺体时,涎液分泌是否通畅;涎液本身是否清亮、黏稠或脓性。

(3)腮腺肿瘤患者尚应观察咽侧及软腭有无膨隆,如有,则可能为腮腺深叶肿瘤所致。

(4)腺体的触诊应注意有无肿块;如有肿块,则应注意其部位、大小、质地、活动度,以及与周围组织的关系。

(5)唾液腺导管的触诊应注意有无结石存在,还应注意导管的粗细及质地;检查时应从近心端向导管口方向滑行触压,以免将结石推向深部。

(6)唾液腺触诊的方法:腮腺触诊一般以示、中、环三指单独为宜,忌用手指提拉腺体触摸;下颌下腺、舌下腺及腮腺深叶的触诊则应用双手合诊法进行检查。

第二节　口腔颌面部特殊检查

一、牙周探针与牙周袋测量

1. 牙周探诊　用有刻度的钝头牙周探针,探测牙龈与附着龈的关系;了解牙周袋的范围、深度及牙龈与牙的附着关系。检查时应注意支点宜稳,探针尽可能靠牙面,与牙长轴方向一致,力量轻微,以免引起疼痛。

2. 牙周袋测量　指对牙周袋深度的测量检查。按牙的颊(唇)、舌(腭)侧之近、中、远三点作测量记录,检查龈缘至袋底的深度。结合附着丧失的检查,以了解牙周破坏的严重程度。附着丧失的测量应在牙周袋深度测量后进行,为龈缘至釉牙骨质界的距离。若龈缘位于牙骨质界下之根面,则测量记录为负值。附着水平等于牙周袋深度减龈缘至釉牙骨质界距离。

二、牙髓活力测试

正常的牙髓对温度和电流的刺激有一定的耐受量。当牙髓存在病变时,刺激阈会发生变化,对本来可耐受的刺激产生敏感,或相反对过强的刺激反应迟钝,甚至无反应。因此,临床上常用牙髓对温度或电流的不同反应来协助诊断牙髓是否患病、病变的发展阶段以及牙髓的活力是否存在。

正常情况下,牙髓对 20~50℃之间的温度刺激不产生反应。一旦发生炎症,则对温度刺激反应敏感;如发生变性或坏死,则反应迟钝或消失。

温度诊可用冷试法,亦可用热试法。冷试法可用冷水、氯乙烷、无水乙醇、冰棒等。临床上最简便易行者为用冷水,即用水枪喷试。测试过程中要注意掌握一个原则:即在患牙不易确定时喷试时一定要先下颌牙、后上颌牙,先后牙,后前牙,逐个测试,以免造成误诊。热试法可用热水喷注,或烤热的牙胶搁置于牙面以观察其反应。测试时应以相邻牙或对侧同名牙作为对照。

电流检查用电牙髓检测器(亦名电牙髓活力计)来进行测试。其种类繁多,测试者应熟悉其性能及操作方法,并向患者说明目的,取得其合作。测试时,先将牙面擦干,严格隔离唾液,将牙膏涂于活力计探头上,然后放置于被测牙面,将活力计电位从"0"开始逐渐加大到牙有刺激感时,让患者举手示意,记下测试器数值,作为诊断的参考。电流检查时,同样要测试相邻牙或对侧同名牙作为对照。牙髓对外界刺激的反应,可随年龄的增长而逐渐降低。当月经期、妊娠期、精神紧张等又可使其反应增强。故在作牙髓活力检查时,应注意到这些情况。

三、唾液腺分泌功能检查

包括唾液分泌的定性、定量检查及对唾液进行成分分析,对唾液腺疾病及某些代谢性疾病的诊断有一定价值。

1. 定性检查　给患者以酸性物质,如 2%枸橼酸钠、维生素 C 或 1%柠檬酸等,置于舌背或舌缘,使腺体分泌反射性增加,根据腺体本身变化和分泌情况,判断腺体的分泌功能和导管的通畅程度。

2. 定量检查　正常人 24 小时涎液总量为 1 000~1 500 ml,其中 90%来源于腮腺和下颌下腺,舌下腺仅占 3%~5%,小唾液腺分泌则更少。所以唾液腺分泌功能的定量检查是根据在相同程度刺激的条件下,以一定时间内腮腺或下颌下腺的唾液分泌量的检测来协助某些唾液腺疾病的诊断。如急性口炎或重金属中毒等症时唾液分泌增加;而慢性唾液腺炎、涎石症和淋巴上皮病等则唾液分泌减少。

3. 唾液成分分析　唾液中有内源性物质及外源性物质,包括电解质、蛋白质、酶、尿酸、尿素和免疫球蛋白以及药物等,其中的内源性物质在正常人有一定的正常值,在病理条件下,各成分则发生一定程度的改变,对某些疾病的诊断有一定的辅助价值。

第三节　其他检查方法

一、穿刺及细胞学涂片检查

分细针穿刺检查和粗针穿刺检查。细针穿刺检查主要用于口腔颌面部肿物的检查;

粗针穿刺检查主要用于口腔颌面部感染的检查,用以鉴别某些肿块内容物的性质,观察其为脓液、囊液和血液。除肉眼观察外,还可将抽吸出的内容物涂片做细胞学检查。当怀疑为颈动脉体瘤或动脉瘤时,则禁忌行穿刺检查。

1. 细针穿刺检查 多采用 5 号或 7 号针头注射器,或专用细针穿刺装置进行穿刺检查。对肿块进行穿刺检查应注意穿刺时的手感,进针时有无落空感,以探测肿块为实质性或囊性,或有无液化。如穿刺抽取内容物,应观察其颜色、透明度、黏稠度等,可协助诊断;如穿刺未能抽出液体,则应将穿刺针内的组织取出送检,进行病理或涂片检查,进一步明确病变的性质。

2. 粗针穿刺检查 多采用 8 号或 9 号针头进行穿刺。临床诊断为脓肿时应用;穿刺应注意抽出脓液时的进针深度、方向;对脓液应进行细菌培养和药敏试验,以指导临床针对性选择药物。

二、活体组织检查

根据病变的部位、大小、位置、深浅不同,可采用穿刺抽吸、钳切和切取活检,一些较小的病变应行切除活检,以明确病变的性质、类型及分化程度,对诊断和治疗具有决定性意义。但是活检也非绝对可靠,应结合临床和其他检查方法综合分析;有时一次活检不能明确诊断,尚需反复多次活检才能确诊。

在行深部病变活检时,应注意避开重要的组织结构;怀疑为血管瘤、颈动脉体瘤者,应禁忌活检。

三、实验室检查

包括血、尿、唾液的化验检查、细胞学检查、细菌涂片检查或培养等。口腔颌面外科患者应常规行临床检验、生物化学、血清学检验及细菌学检查。

(董艳丽 王 旭)

第四章
病 案 记 录

病案是医疗工作的档案。它既作为疾病诊断、治疗的完整和系统的记录,也是检查医疗质量的重要依据。在一定情况下具有法律性质,可作为判断医疗纠纷的原始资料。其次,病案是临床经验和实践的总结,可用以探索疾病发生、发展的规律,也是科学研究的原始资料,可为各种医学统计提供参考。作为教学的重要环节,通过书写病史可锻炼医师及医学生对疾病的认识和分析能力。完整的病案应包括门诊病史和住院病史两部分。住院病史除一般病史、病程记录等外,还有各种特殊的专门记录。

第一节 病 史

一、病史记录的一般要求

(1)病史记录系永久性档案资料,应一律用钢笔书写,不得用圆珠笔或铅笔,以免日久褪色,并应保持整洁。

(2)字迹应清晰,切忌潦草,尽量避免写错别字。

(3)病史及一切有关记录均应层次分明,重点突出,避免繁琐的平铺直叙。

(4)病史记录叙述应尽可能肯定,避免估计性的文字,例如:"面部大致对称"、"咬合关系一般"等。应通过细致的临床检查,作进一步确切的记述。

(5)记录的内容应力求完整,例如:患者嗜烟、饮酒,应说明烟酒的种类、数量和时间,否则就只有一般概念。

(6)有关病史及各种记录完毕后均应签名,以示负责。

(7)病史及各种记录不宜涂改,如书写后需更正者,可在适当部位书写补充修正意见。

二、门诊病史记录

口腔科门诊患者占绝大多数,因此应写好门诊病史。既要精简,又要完整。书写门诊病史记录应注意以下各点:

（1）首先应该核对患者姓名、性别、年龄、籍贯、职业及住址，以免发生差错，若有疑问时应查明后再行书写。

（2）门诊病史应重点以主诉为中心进行病史及检查的叙述。

（3）有鉴别诊断意义的症状，亦应适当加以描述。

1. 门诊初诊病史 包括以下各项内容：

（1）主诉：为患者就诊要求解决的主要问题。字数应精简，一般一两句话已足，但应包括三个方面，即主要症状、部位和时间。但对某些疾病，例如要求行整复术者则也不一定强求以上形式，直述其要求即可。患者如有两种以上的主诉时，应记录其最主要者，其他次要的主诉，可以选择性地简单记述。

（2）病史：以现病史为主。既往史中有阳性发现者，可于现病史后加以叙述，不必另行列项。现病史应包括：①发病情况、起病日期、有关发病因素等。②病情演变，曾经过治疗否，治疗的方式和疗效（如有可能应列举应用药物名称及剂量，各种治疗方法的名称等）。③目前主要症状和问题。④有关鉴别诊断的症状表现。⑤全身健康状况，如有无高血压病、肺结核以及怀孕、月经等情况，均应酌情予以记录。⑥与现病史有关的既往史、家族史、生活史等。

（3）检查：以口腔颌面部检查为主。如有全身性疾病时，应作必要的体检，如心脏听诊、血压测量等，并记录检查结果。口腔颌面部检查应按先口外后口内的顺序进行记录，以免遗漏。有关鉴别诊断的重要项目亦应记录。

口外检查内容：①面部是否对称，有无肿胀、肿块。如有肿胀或肿块应注明准确部位、周围解剖界限、直径大小（以厘米计）、色泽、性质；必要时可作图以示病变情况。②有无畸形或缺损。除以文字描述外，最好绘图补充说明。③淋巴结有无肿大。如有肿大，应注明部位、数目、性质，有无压痛等。④其他：如有颞下颌关节、涎腺等病变，应按各有关疾病检查常规进行记录。

口内检查内容：①张口度：张口正常者可记录"张口无受限"；有张口受限者最好能准确记录其张口程度（以切牙距为标准），一般可分为三度：轻度张口受限：切牙距在 3 cm 以内，2 cm 以上者。中度张口受限：切牙距在 1～2 cm 者。重度张口受限：切牙距在 1 cm 以内者。②病变部位的描述：病变的准确部位、周界、大小（以厘米直径计）、性质等。③牙列情况：包括现存牙、缺失牙及咬𬌗关系等的检查。④牙周疾病：应写明牙周情况，如牙龈萎缩、牙周袋、牙周溢脓、牙松动度等。⑤牙体疾病：应记录有无龋齿，龋的程度，冷热诊反应，松动度以及叩诊等检查结果，必要时还应记录活力测验的结果。⑥涎腺疾病：应记录各导管的情况，有无红肿，脓液分泌，有无结石等。⑦黏膜疾患：应记录全口黏膜（包括唇、舌、颊、腭及口底、牙龈）检查结果，必要时还应检查咽部黏膜。⑧口腔卫生情况：牙结石沉积量等。⑨口内已有修复体或充填物的情况。⑩其他。

（4）诊断：根据病史及检查分析结果写出诊断。应依主次逐一排列。如有疑问时可于其后加"？"或将诊断改写为"印象"。

（5）处理：即对主诉疾病所进行的治疗或化验等。如当时未行处理或患者拒绝治疗者，可记录标明。

（6）建议或治疗计划：即对主诉疾病的治疗意见，以及次要疾病处理的建议，应按主次先后逐一写出。

(7) 签名：负责治疗的医师签名，实习医师应有上级医师签名，以示负责。

2. 门诊治疗记录 治疗工作非由初诊医师直接进行者，治疗医师应于治疗完毕后在初诊病史上写明治疗情况，治疗后的医嘱，并签名。

3. 门诊复诊记录 应包括以下内容：①上次就诊后病情的演变，治疗反应情况。②目前的主要症状及问题。③记录本次检查结果，应注意与上次就诊的情况比较，以肯定病情是好转或恶化。④有关上次的化验、摄片或其他检查结果。⑤如上次诊断有错误者，应予更正，并说明理由。上次诊断未能完全确定，而此次获得确诊者，亦应将所获得的诊断依据加以叙述。⑥处理及治疗建议。⑦签名。

三、住院病史记录

住院病史应在患者入院后 24 小时内完成。记录力求详尽，应按住院病史要求逐项叙述。

1. 一般记录 包括姓名、性别、年龄、籍贯、民族、婚姻状况、职业、入院日期、住院号以及门诊诊断等。为以后随访的需要，地址非常重要，除临时地址外，应填写永久通讯地址。外埠患者居住本埠亲友家者，除注明地址外，尚应有亲友姓名的记载。小儿患者应写明父母姓名和职业及工作地址；小儿患者还应注明病史提供者。

2. 主诉 同门诊病史要求。

3. 现病史 同门诊病史要求，但记录更要详尽。

4. 过去史 过去史的记录基本与内科病史相同。但应特别注意损伤史、手术史、出血史、输血反应史以及抗生素和其他药物应用史的描述。

5. 个人史 包括出生、生长地区、个人嗜好（如为烟酒应注明种类、量及时间）、工作环境、思想状况、婚姻状况等。

6. 生长发育史 限于儿童患者。应记录出生情况（第×胎、第×产、顺产或难产等）。喂养及发育情况等。本项亦可并入个人史中叙述。

7. 月经生育史 限于女性患者。应记录初潮年龄，行经情况，闭经时间，怀孕及生产次数，是否有早产、流产史等。

8. 家族史 以直系亲属为主。包括亲属的健康情况和接触情况，有无类似家族病史。

9. 体格检查 体格检查分全身检查与专科检查两部分书写。

1) 全身检查

(1) 一般情况：包括体位，面色、神志、对答、营养发育、呼吸、脉搏、体温、血压等。如为中西医结合治疗者还应记录脉象、舌质、舌苔。

(2) 皮肤与淋巴结：指属于专科检查范围以外的部分，凡属与专科检查有关的内容则应记入专科检查内。皮肤检查主要记录色泽、湿度、淤斑、出血点以及疤痕、手术切口等。如为整形患者，可能与手术有关的供皮区，如胸腹部、上臂及大腿内侧的皮肤质地、性质均应有详细的记载。淋巴结检查主要是腹股沟、腋下等淋巴结。面、颈部淋巴结检查应列入专科检查内。

（3）头部：是否对称，有无畸形，毛发生长分布情况，婴幼儿还应记录前后囟情况。眼：活动度，对光调节反射，巩膜黄染，角膜混浊，结膜束状疤痕等。耳：外形、听力、分泌物等。鼻：外形，鼻阻塞，溢液、溢脓，鼻甲情况，有无息肉，鼻旁窦区有无压痛等。咽喉：咽部有无充血，扁桃体、增殖腺情况等。上述如与专科检查有关者，皆应列入专科检查范围内。

（4）颈部：有无强直，有无静脉怒张等。

（5）胸部：分心、肺，按望、触、叩、听四诊记录。

① 肺。望诊：胸廓形态，呼吸动度是否对称，呼吸运动的范围等。触诊：呼吸动度及语颤。叩诊：叩诊之音度及界限。听诊：呼吸音正常否，有无罗音，性质及部位等。

② 心。望诊：心尖冲动范围。触诊：心尖冲动范围、位置，有无猫喘等。叩诊：确定心界范围、大小、形态。听诊：心率、心律是否规则，各瓣膜区有无杂音，比较肺动脉与主动脉区第二音的轻重。

（6）腹部：按望、触、叩、听记录。望诊，两侧是否对称，呼吸动度，有无蠕动可见，腹壁静脉有无曲张等。触诊，柔软或紧张，有无包块、压痛，肝脾是否触及，大小、性质等。叩诊，鼓音或浊音，有无移动性浊音等。听诊，肠鸣音存在否，有无亢进或消失。

（7）四肢脊柱：有无畸形，功能活动有无障碍等。

（8）肛门及生殖器：女性可不检查，男性除有主诉外亦可略去；但先天性畸形患者不能省略。

（9）神经系统。深反射：膝反射、跟腱反射等。浅反射：腹壁反射、提睾反射等。病理反射：巴彬斯基(Babinski)征、克尼格(Kernig)征、布氏(Brudzinski)征等。以上神经系统检查如临床无特殊可以不必检查，或仅选择正常深浅反射1～2项检查，病理检查则不需进行；但如在临床需要，还可以根据要求，多做一些其他神经系统检查。

2）口腔颌面部专科检查

与门诊检查相同，但应根据病种不同要求更为详尽。

10. 记录　主要化验、X线片及病理诊断结果，并应将报告单（包括门诊有意义的化验结果）贴于病史页以备查考。

11. 诊断　应按主次列出。

12. 治疗计划　按顺序提出必要的检查和治疗措施。如需手术者，应初步估计手术次数及手术方法。

13. 签名　书写病史者签名。

第二节　其他各种记录

一、病程记录

病程记录对观察病情演变及总结疗效，提高医疗质量的关系至为密切。病程记录的次数应视病情变化而定，一般慢性患者变化不大者，可酌情2～3日记录一次；重危患者应随时记录。长期住院患者，每月应书写阶段性小结一次。病程记录应有条有理、有分析，避免机械公式化的记录。一般可包括以下一些内容：

（1）首次病程记录。由值班医师在患者入院 8 小时内完成。应对病史作概括性的小结，并提出诊治的步骤和安排，包括病例特点、诊断、诊断依据、鉴别诊断、诊疗计划等。

（2）病情演变。包括主诉及检查所得，换药和创口的变化，诊断的改变，并发症的发生，请求他科会诊与转科的意见等。

（3）疗效观察。包括特殊治疗的疗效与反应。

（4）重要的化验、X 线摄片和病理检查等结果。

（5）手术经过及术后情况。

（6）上级医师查房的诊断、分析与医嘱；床位医师本人对病情的估计、分析或建议。

二、医嘱

医嘱是病房医疗工作中的执行记录，一般应由护理人员执行。

1. **医嘱的一般要求**

（1）医嘱应填写于病史中的治疗记录单上。

（2）医嘱书写必须字迹清楚，内容明确，条理清楚。写错时勿涂改，应在其后加写"作废"二字，以免发生差错。

（3）医嘱停止执行必须及时，每日查房应及时修改医嘱。

（4）医嘱开始和停止执行，必须在治疗单上写明日期和时间。

（5）一般不执行口头医嘱，以免遗漏或发生差错。

（6）医嘱一旦执行后，应于执行栏内签名，表示已经执行。

2. **医嘱的种类** 按医嘱性质分类。

（1）长期医嘱：执行一次以上的医嘱。一律写于治疗记录单"长期医嘱"栏内。此种医嘱必须签署停止或修改医嘱后，才能停止执行。

（2）临时医嘱：执行一次的医嘱。手术前准备的医嘱以及所谓"立即（st.）"医嘱均属此类。临时医嘱应一律写于治疗记录单"临时医嘱"栏内。此种医嘱执行一次后即失效，不必再签署停止执行医嘱。

（3）权情医嘱：根据情况而执行的医嘱。如"Luminal 0.1 S. O. S."。这种医嘱根据时间的差异而有不同的拉丁处方用语：超过 24 小时的长期权情医嘱为"P. R. N."，应写于长期医嘱栏内；而在 24 小时以内的长期权情医嘱则为"S. O. S."，应写于临时医嘱栏内。

3. **各类常用医嘱的结构和组成**

（1）入院医嘱：在接到患者入院通知和检视患者后应立即开出医嘱，内容包括：①休息体位。②体温、脉搏、呼吸（或血压）等的测量次数。③饮食。④血常规、出血及凝血时间。⑤二便常规。⑥胸透。①、②、③为长期医嘱，④、⑤、⑥为临时医嘱。

根据患者不同的具体情况，必要时再开出其他医嘱。急诊入院患者的各种化验可加开"急"字。

（2）出院医嘱：一般应于前一日或当日开出，在临时医嘱栏内开"明日/今日出院"即可。对患者的医嘱可书写于出院记录和门诊病史上。

（3）术前医嘱：术前医嘱应于前一日开出于临时医嘱栏内，内容包括：①手术时间，手术名称和麻醉方式。②皮肤准备应注明部位，如有特殊要求更应写清楚。③手术前晚应用安眠、镇静药物的剂量及给药方法(儿童可免去)。④手术前饮食:全麻禁食,局麻可略去本项。⑤手术日麻醉前用药(应由麻醉科开出本项医嘱)。⑥其他特殊准备事项。如:"配血×××毫升"等。

(4)术后医嘱:术后医嘱分全麻、局麻两类。由医师自行开于治疗记录单内。无论全麻、局麻医嘱皆应写在术前医嘱以后,并隔以红线以资区别。

全麻术后医嘱:①体位(多采用平卧位)。②体温、脉搏、呼吸的测定次数。③血压测定的时间和要求。④醒后饮食及进食时间。⑤清醒前后护理要求。⑥液体补充或输血量医嘱。⑦其他特殊治疗医嘱,如留置导尿管、负压引流等。

局麻术后医嘱:除无清醒前后护理,醒后进食时间等特殊要求外,余与全麻后医嘱基本相同。

三、急症入院记录

急症入院患者需立即手术,或因其他原因不能立即完成全部住院病史者,应先完成急症入院记录。这种记录一般应由床位医师完成;如床位医师休息或因手术等其他原因不在时,应由值班医师书写。

急症入院记录具有小结性质,应将患者主诉及主要病情演变情况和主要检查结果扼要总结写出,最后确定诊断及紧急处理措施以备查考。急症入院患者除抢救及其他特殊情况外,一般在未完成急症入院记录前不得先进行手术治疗工作。

四、再入院记录

患者再次入院者,因已有过去的病史记录,故仅写第二次或第三次入院记录即可。内容包括:①一般项目的填写与第一次入院病史相同。②上次及以往住院的诊断与病史摘要。③上次出院后至此次入院期间病情演变情况。④此次入院的主要要求,全身体检及局部检查情况。全身体检阴性者可不必详细记录,但专科情况必须详细记录。⑤此次入院后的诊断、治疗计划或建议。

五、手术记录

手术记录一般由手术者或第一助手填写于手术记录簿上,床位医师或实习医师将同样内容记录于病史中的术后首次病程记录单上。手术记录内容如下:

(1)一般项目。手术日期、时间、姓名、性别、年龄、住院号、床号、术前诊断、拟施手术、术后诊断、手术名称、手术者、助手、麻醉方式、麻醉用药、麻醉者等。患者手术在2次以上者还应注明第×次手术。

(2)手术情况。最好按手术步骤逐一描述,主要内容有:①切口部位、大小等。②手术重要步骤及发现,包括手术野探查情况、分离切除或结扎和重要组织、血管、缝合方式、有无引流等。③手术中患者情况、术中用药、输血、补液种类及量、麻醉效果是否满意等。④手术毕的即时效果。此点对整复手术至为重要。例如唇裂整复术,应确切记录二侧唇高是否相等,人中凹是否清晰,鼻孔是否对称,鼻翼是否塌陷等,以便日后随访对比。

(3)术后标本是否作病理切片、细菌培养等。

六、特殊治疗记录

除手术外，所有特殊治疗，于治疗告一段落（或完成）后均应书写特殊治疗小结，例如术前化学治疗、放射治疗、冷冻治疗、激光治疗等。特殊治疗小结的内容应包括：

（1）治疗方式、剂量、次数。

（2）疗效。疗效应有客观指标说明，例如肿瘤是否缩小，应有治疗前后体积或面积的对比数据。

（3）不良反应。应包括全身（例如血象变化、胃肠道反应等）及局部（治疗区）的不良反应。

七、术前小结记录

每次手术前应由床位医师作术前小结。内容应包括术前诊断、手术指征、拟施手术、对术中可能出现问题的估计及其防治具体措施、预后等。对术中术后可能出现的问题，包括各种并发症、后遗症都应在术前向家属交代清楚。在征得家属同意后，应请家属在术前小结之后或手术申请单上签字，以示理解和负责。

八、会诊记录

请他科会诊者应填写会诊申请单。内容包括主要病史、阳性发现及诊断、请求会诊的目的和要求等。

九、抢救记录

患者病危时除病程记录中应详细记录抢救情况外，还应填写重病或病危通知单，分送家属及院部。该项通知单的内容包括：①一般项目：姓名、性别、科别、床号等。②诊断和主要病情。③已进行的抢救措施。④目前存在的问题、措施和建议。

十、转科记录

本科患者经他科会诊同意转科者应填写转科记录单，随同病史一同转出。其内容包括：①一般项目的填写（同前述）。②病史摘要。③本科主要诊断及次要诊断。④本科已施治疗内容。⑤转科诊断。⑥转科目的。⑦签名。

他科患者经本科同意转入本科者，应在病程记录上书写转科记录，其内容包括：①病史摘要。②目前主要情况包括症状、诊断与检查所得。③本科诊断。④治疗计划或处理意见。

十一、护理记录

护士在护理过程中，应将主要病情变化记录于护理记录单内。需要特殊护理者应记录于特殊记录单内，如记录 24 小时出入量等。

十二、知情同意书

在临床医疗工作中，习惯将医疗告知与知情选择简称为知情同意。医疗活动中的告知与知情选择,应当是医患双方互相告知和双向选择。即在医疗活动中,不但医方须如实告知患者病情、诊疗措施、医疗风险等有关的诊疗信息,让患方做出选择;患方也应向医方介绍病史、配合查体等,让医方能够选择适宜的诊疗方案。

医疗告知的形式包括口头告知、书面告知、公示告知。具体采用何种形式依告知的具体情况而定。

在医疗活动中,对于重大疾病、有可能发生严重并发症、医疗后果难以准确判定的有创检查(有创治疗)或医疗费用高昂或临床试验性的诊疗措施,应当履行书面知情同意手续,医患双方签署书面的知情同意书,如手术同意书、麻醉同意书、输血(血液制品)治疗知情同意书、特殊检查、治疗同意书、病危(病重)通知书、其他知情同意书等。

十三、出院记录

患者出院后 24 小时内应完成、出院记录,由床位医师填写,其内容包括:①一般项目记录(同前述)。②入院诊断。③入院主诉。④病史及体检摘要。⑤主要检验结果(包括化验、X 线、病理检查等)。⑥治疗摘要。⑦有无并发症。⑧出院时的情况。⑨最后诊断应按主次分别列出。⑩治疗结果按统一规定分为治愈、好转、未愈、无变化、未治等。⑪出院医嘱。

除住院病史的出院记录外,应将最后诊断、治疗摘要、出院医嘱填写于门诊卡或专用记录单上,作为患者继续在门诊复诊的参考。

十四、死亡记录

患者死亡后 24 小时内应完成死亡记录,其包括:①一般项目填写(同前述)。②主要病情演变和抢救经过。③最后诊断。④死亡原因分析。为进一步提高医疗水平,应尽一切可能争取患者家属同意进行尸体解剖,最后将尸体解剖报告书附于病史中。

十五、住院病史封面记录及排列

住院病史封面应由床位(住院)医师填写并签名。主治医师、主任医师在审阅后亦应签名。其内容包括:①一般项目填写(同前述)。②主要诊断。③次要诊断。④手术名称(手术在两次以上者应分别列出)。⑤麻醉方式及药物。⑥有无并发症及后遗症。⑦治疗结果。

患者出院后病史应按下列次序排列装订:①病史封面。②病史。③手术记录。④麻醉记录。⑤各种会诊单。⑥化验单。⑦医嘱单。⑧体温单。⑨护士记录单。

(董艳丽　刘雪荣)

第五章
医学影像检查

第一节　X线平片检查

　　X线平片为目前口腔医学临床应用最为普遍的检查方法,包括口内片和口外片两大类。口内片包括根尖片、𬌗翼片、𬌗片等;口外片包括上、下颌第三磨牙口外片、下颌骨侧位片、下颌骨后前位片、下颌骨升支切线位片、鼻颏位片、颧弓位片、颅底位片、颞下颌关节侧斜位片、髁状突经咽侧位片、口腔体腔摄影片及 X 线头影测量片等。

一、根尖片:根尖片分角线投照技术

　　1. 患者位置　患者坐在专用口腔治疗椅上,在椅子上呈直立姿势,头部靠在头托上,矢状面与地面垂直。投照上颌后牙时,外耳道口上缘至鼻翼之连线(听鼻线)与地面平行。投照上颌前牙时,头稍低,使前牙的唇侧面与地面垂直。投照下颌后牙时,外耳道口上缘至口角的连线(听口线)与地面平行。投照下颌前牙时,头稍后仰,使前牙的唇侧面与地面垂直。

　　2. 胶片放置及固定　胶片放入口内应使胶片感光面紧靠被检查牙齿的舌(腭)侧面。投照前牙时,胶片竖放,边缘要超出切缘 7 mm 左右,投照时,应以牙的切缘为标准;投照后牙时,胶片横放,边缘要超出𬌗面 10 mm 左右。胶片放好后,嘱患者用手指固定。

　　3. X线中心线

　　(1) X线中心线角度:使用分角线技术投照时,X线中心线需要倾斜一定的角度,使 X线中心线与被检查牙齿的长轴和胶片之间的分角线垂直。在投照正确时,胶片上图像牙齿长度应与牙齿实际长度相同。目前在临床工作中最常应用的 X 线中心线投照角度,一般可显示比较正确的牙齿图像。如遇上腭较高或口底较深的患者,胶片在口内的位置较为垂直,X线中心线倾斜的角度应减少;而全口无牙、上腭低平、口底浅的患者,则胶片在口内放置的位置较平,X线中心线倾斜的角度应增加。儿童因牙弓发育尚未完成,上腭低平,X线中心线倾斜的角度应增加 5°～10°。

　　(2) X线中心线位置:投照根尖片时,X线中心线需通过被检查牙根的中部,其在体

表的位置如下：①投照上颌牙齿时，以外耳道口上缘至鼻尖连线为假想连线，X线中心线通过部位分别为：投照上中切牙通过鼻尖；投照上单侧中切牙及侧切牙时，通过鼻尖与投照侧鼻翼之连线的中点；投照上单尖牙时，通过投照侧鼻翼；投照上双尖牙及第一磨牙时，通过投照侧自瞳孔向下的垂直线与外耳道口上缘和鼻尖连线的交点，即颧骨前方；投照上第二、三磨牙时，通过投照侧自外眦向下的垂线与外耳道口上缘和鼻尖连线的交点，即颧骨下缘；②在投照下颌牙齿时，X线中心线均在沿下颌骨下缘向上 1 cm 的假想连线上，然后对准被检查牙齿的部位射入。

4. 根尖片分角线投照技术优缺点　根尖片分角线技术操作简便，患者本人用手指固定胶片，无需特殊持片器和定位投照装置，为其优点。但由于投照时 X 线中心线与牙齿长轴和胶片不垂直，而是根据一条假想的角平分线来调整 X 线中心线的方向，往往不够准确，因而所拍摄出的牙齿图像往往失真变形，特别是在拍摄多根牙时，图像失真、变形会更为明显。这是分角线技术的最大缺点。

5. 正常图像　牙齿由 4 种组织构成，即牙釉质、牙本质、牙骨质及牙髓。牙周组织包括牙周膜、牙槽骨和牙龈。①牙釉质：X 线片上影像密度亦最高，似帽状被覆在冠部牙本质表面。其在后牙殆面及前牙切缘最厚，由胎面和切缘向侧方至牙颈部逐渐变薄，终止于牙颈部。②牙本质：X 线影像密度较牙釉质稍低。③牙骨质：在 X 线片上显示影像与牙本质不易区别。④牙髓腔：在 X 线片上显示为密度低的影像。下颌磨牙髓腔似 H 形，上颌磨牙髓腔呈圆形或卵圆形。年轻牙齿髓腔宽大，老年人髓室较年轻人小，根管亦细。⑤牙槽骨：在 X 线片上显示的影像比牙齿密度稍低。上牙槽骨骨密质薄，骨松质多，骨小梁呈交织状，X 线片显示为颗粒状影像。下牙槽骨骨密质厚而松质骨少，骨小梁呈网状结构，牙间骨小梁多呈水平方向排列，而根尖部有时见放射状排列，骨髓腔呈三角形和大小不等的圆形低密度影像。牙槽骨的正常高度应达到牙颈部。⑥骨硬板：X 线片上显示为包绕牙根的、连续不断的高密度线条状影像。⑦牙周膜：X 线片上显示为包绕牙根的连续不断的低密度线条影像，厚度约为 0.15～0.38 mm，其宽度均匀一致。

二、颌翼片

1. 投照技术　殆翼片投照技术所用胶片是由 3 cm×4 cm 的根尖片改制而成，其方法是在根尖片的长轴中线（投照后牙时用）或短轴中线（投照前牙时用）外套一胶皮圈，在胶片感光面胶皮圈内穿一较硬的纸片；并折叠成与胶片垂直的翼片，以利胶片固位时用。

2. 切牙位患者体位　坐于牙科椅上，使听鼻线与地面平行，头矢状面与地面垂直。请患者张口，将胶片长轴与切牙长轴平行，放于上下颌切牙舌侧，胶片长轴位于两中切牙之间，短轴在上颌切牙下缘。请患者用上下切牙缘咬住翼片。X 线中心线以＋8。角对准两中切牙之间，通过上颌切牙缘向上 0.5 cm 射入，并使 X 线水平角度与被照牙邻面平行。

3. 磨牙位患者体位　坐于牙科椅上，使头的矢状面与地面垂直，听口线与地面平行。请患者张口，将胶片短轴与磨牙长轴平行，放于下颌磨牙舌侧，将翼片放于被照牙殆面上，然后请患者轻轻用正中殆位咬住翼片。X 线中心线以＋8。角对准胶片中心，通过上颌磨牙殆面向上 0.5 cm 射入，并使 X 线水平角度与被照牙邻面平行。

4. 正常图像　常用于检查邻面龋、髓石、牙髓腔的大小，邻面龋与髓室是否穿通和穿通程度,以及充填物边缘密合情况等,主要用于前磨牙和磨牙区检查。此外尚可清晰地显示牙槽嵴顶,可用于确定是否有牙槽嵴顶的破坏性改变。在儿童尚可用于观察滞留乳牙根的部位及位置、恒牙胚的部位及其与乳牙根的关系以及乳牙根的吸收类型等。

三、上颌前部颌片

1. 投照技术　患者坐于牙科椅上,头矢状面与地面垂直,听鼻线与地面平行。用 6 cm×8 cm 胶片,胶片长轴与头矢状面平行,放置于上、下颌牙齿之间,嘱患者于正中殆位咬住胶片。X 线中心线以向足侧倾斜 65°角对准头矢状面,由鼻骨和鼻软骨交界处射入胶片中心。

2. 正常图像　此位置可显示上颌前部全貌,包括切牙孔、鼻中隔、上颌窦、鼻泪管、上前牙及腭中缝等结构。常用于观察上颌前部骨质变化及乳、恒牙的情况。

四、上颌后部颌片

1. 投照技术　患者位置同上颌前部殆片,用 6 cm×8 cm 正常上颌前部殆片胶片。将胶片置于上、下颌牙齿之间,尽量向后并向被检查侧放置。胶片长轴与头的矢状面平行,嘱患者于正中殆咬住胶片。X 线中心线向足侧倾斜 60°角,水平角度与被检查侧双尖牙邻面平行,对准被检测眶下孔的外侧射入。

2. 正常图像　此片可显示被检查侧上颌骨后部的影像,包括第一双尖牙至第二磨牙牙齿及牙槽突和该侧上颌窦底部。常用于观察一侧上颌后部骨质变化的情况。

五、下颌横断颌片

1. 投照技术　患者坐于椅上,头的矢状面与地面垂直,听鼻线与地面垂直。用6 cm×8 cm 胶片,置于上、下颌牙齿之间,尽量向后放置。胶片长轴与头的矢状面平行,嘱患者于正中殆咬住胶片。X 线中心线以 0°角对准头矢状面,由颏部射入。

2. 正常图像　此片可显示下颌体和牙弓的横断面影像,常用于检查下颌骨体部骨质有无颊、舌侧膨胀,以及异物、阻生牙定位和颌下腺导管结石等。

六、双侧上、下颌第三磨牙口外投照片

第三磨牙 X 线片,一般采用口内投照法,常引起患者恶心、呕吐,给患者带来很大痛苦,且往往由于胶片不能向后放置,水平阻生的第三磨牙根端不能拍摄于 X 线片上。而使用口外投照法,则克服了这一缺点。

1. 投照技术　患者坐于牙科椅上,转成侧位,被检查侧靠片,颏部前伸,使下颌骨体长轴与暗盒短轴平行,听鼻线与地面平行,使被检查侧的颧骨、鼻翼、下颌尖牙区三处紧贴暗盒,头矢状面与暗盒成 45～50°角。暗盒后缘与外耳道相齐,暗盒下缘与下颌骨体下缘相平齐。胶片用 12.5 cm×17.5 cm 的 1/2,置于暗盒的一端,竖放于摄影架上,使暗盒与地面成 75°角。以铅板遮盖暗盒一侧的 1/2。投照一侧完毕,将铅板遮盖已曝光的部分,再进行另一侧投照。X 线中心线以 0°角对准对侧下颌角后方 1 cm,再向上 1 cm 处射入,经被检侧,上颌第二磨牙颊舌侧穿出。焦点胶片距离为 40 cm。

2. **正常图像**　此片可清楚地显示双侧第三磨牙的影像及上颌结节部位。可用于观察第三磨牙的形态及萌出情况、阻生方向等；也可用于观察确定儿童第三磨牙牙胚的发育情况。

七、鼻颏位片

又称为华特位片(Water　position)或枕颏位片。

1. **投照技术**　患者坐于摄影架前，面向暗盒，头矢状面与暗盒垂直。使颏部靠暗盒下缘，头后仰，使外耳道口上缘与外眦的连线(听眦线)与胶片成37°角，鼻尖与上唇间的中点放于暗盒中心。采用12.5 cm×17.5 cm胶片，横放于摄影架上，并与地面垂直。X线中心线对准上唇与鼻尖间的中点，与暗盒垂直射入胶片中心，焦点胶片距离为100 cm。投照时用遮线筒、滤线器。

2. **正常图像**　主要用来观察鼻窦的情况，特别是上颌窦影像显示最佳。可用于观察上颌窦、额窦、筛窦、眼眶、鼻腔、上颌骨、颧骨、颧弓、下颌喙突在上颌与颧弓之间的位置以及颌间间隙等情况。在上颌骨肿瘤、炎症及外伤时常用此片观察颌面骨的情况。

八、颅底位片

又称为颏顶位片。

1. **投照技术**　为使患者舒适及减少操作困难，投照时应使用颅底固位架。将固位架置于摄影台上，使固位架中线对准摄影台中线。患者仰卧于固位架的斜面上，头部正中矢状面对固位架中线，头后仰。根据患者颈部长短的不同，调节暗盒架使头顶与暗盒接触，使外耳道上缘与眶下缘连线(听眶线)与暗盒平行。暗盒上缘超出前额部，下缘超出枕外隆凸。使用20 cm×25 cm胶片。暗盒长轴置于暗盒架中线上。X线中心线对准两侧下颌角连线中点与暗盒垂直射入胶片中心，焦点胶片距离为100 cm，投照时用遮线筒、滤线器。

2. **正常图像**　本片可显示颅底的影像。片中可清楚显示两侧上颌窦、鼻腔、蝶窦、翼突内、外板、卵圆孔、棘孔、破裂孔、舌骨、髁状突等结构。临床上常用来检查颅底、上颌后部及颞下凹病变。

九、颧弓位片

1. **投照技术**　使用颅底位投照固位架，患者位置与颅底位相同，唯头部后仰，使听鼻线与暗盒短轴平行，将颧骨置于胶片中心。采用12.5 cm×17.5 cm胶片，置于暗盒的一端，使胶片短轴平行于暗盒长轴。X线中心线对准颧弓中点，与暗盒垂直射入胶片中心。焦点胶片距离为100 cm。投照时用遮线筒、滤线器。

2. **正常图像**　此片可清楚地显示投照侧颧骨、颧弓的影像，位于颞骨及下颌骨的外方，主要用于检查颧骨及颧弓骨折。

十、下颌骨侧位片

1. **投照技术**　患者坐于椅上，转成侧位。被检查侧靠片，颏部尽量前伸，使下颌体长轴与暗盒平行,紧贴暗盒,使暗盒下缘超出下颌体下缘 3 cm。使用 12.5 cm×17.5 cm 胶片。暗盒横放于摄影架上,使暗盒与地面成 65～70°角,X 线中心线以 0°角对准对侧下颌角下方 1 cm 处射入,经被检侧,下颌第三磨牙颊舌侧穿出,焦点胶片距离为 40 cm。

2. 正常图像　此片可清楚地显示下颌骨体磨牙区及下颌升支,但下颌骨体尖牙区与对侧下颌骨重叠,髁状突则和部分关节凹重叠。观察此片时需注意咽腔呈低密度、宽而整齐的影像与下颌升支重叠,不要误诊为骨质破坏。下颌管呈宽约 0.3 cm 的长条形低密度影像,其两侧高密度线条状影像为下颌管管壁。下颌管壁前部影像常显示不清晰。

十一、X 线头影测量片

1. 投照技术　头颅定位仪是进行 X 线头影测量必不可缺的设备。

2. 侧位　患者坐于椅上,调至外耳道口与耳塞相齐,然后将两侧耳塞放进外耳道口内。此时,头矢状面与暗盒平行。眶针尖端应指在眶下缘最低点,嘱患者轻轻咬在正中𬌗位。使用 20 cm×25 cm 或 25 cm×30 cm 胶片,直放暗盒架上,与地面垂直。X 线中心线对准外耳道口,垂直暗盒投照。焦点至头矢状面距离为 150 cm,头矢状面至胶片为 15 cm。投照时用遮线筒、滤线器。

3. 正位　将头颅定位仪的下圆盘转运 90°,嘱患者坐于椅上,面向暗盒,然后调至外耳道口与耳塞相齐,再将两侧耳塞放进外耳道口内,此时,头矢状面与暗盒垂直。使听眶线亦与暗盒垂直。其他条件同侧位。

4. 应用范围　X 线头影测量片常用于研究分析正常及错𬌗畸形患者牙、颌、面形态结构,研究颅面生长发育及记录矫治前后牙、颌、面形态结构的变化。

第二节　体层摄影检查

口腔颌面部常用的体层摄影检查方法包括上颌侧位体层摄影,上颌后前位体层摄影,颞下颌关节侧位体层摄影、矫正颞下颌关节侧位体层摄影及曲面体层摄影等。

一、颞下颌关节侧位体层片

1. 投照技术　投照时将体层摄影定位架置于摄影台上,其中线与台面中线重合。患者体位俯卧于摄影台上,头侧转,使被检查侧靠台面。头矢状面与台面平行,听鼻线与台面短轴平行,使被检查侧的外耳道口位于定位架近台面侧的耳塞上,将定位架上方耳杆的耳塞插入对侧外耳道内。采用 12.5 cm×17.5 cm 胶片纵向的 1/2,置入暗盒长轴的上半部或下半部。使暗盒长轴与摄影台短轴平行放在活动滤线器内固定,以铅板遮盖其 1/2,投照一侧完毕后,再将铅板移向已曝光侧遮盖,进行另一侧投照。如此在一张胶片上可以显示两侧颞下颌关节闭口侧位体层影像。焦点胶片距离为 100 cm,X 线管移动角度为50°。X 线管处于正常垂直位时,X 线中心线对准颞下颌关节中心。选择髁状突侧位中间层,距台面约 2 cm(应再加定位架板厚度)。

2. 正常图像　此片可显示经关节窝中部的关节侧位体层影像。髁状突表面光滑,有均匀、致密的骨密质板。关节结节为圆弧形突起,曲线光滑。关节上间隙稍大于后间隙,关节后间隙稍大于前间隙。

二、曲面体层摄影片

曲面体层摄影以全口牙位最为常用。

1. 投照技术 投照时患者取立位或坐位，颈椎呈垂直状态或稍向前倾斜，下颌颏部置于颏托正中，用前牙切缘咬在𬌗板槽内，头矢状面与地面垂直，听眶线与听鼻线的分角线与地面平行，用额托和头夹将头固定。采用 15cm×30 cm 胶片，将装好胶片的暗盒固定在胶片架上。X 线管向头侧倾斜 7° 角。层面选择在颏托标尺零位。

2. 正常图像 全口牙位曲面体层片可以在一张胶片上显示双侧上、下颌骨，上颌窦、颞下颌关节及全口牙齿等，常用于观察上下颌骨肿瘤、外伤、炎症、畸形等病变及其与周围组织的关系。

第三节　普通造影检查

口腔颌面部常用普通造影检查包括涎腺造影、颞下颌关节造影、血管瘤瘤腔造影、鼻咽腔造影以及窦腔、窦道、瘘管造影等。

一、涎腺造影检查

一般只限于腮腺及颌下腺，因为腮腺和颌下腺有较大的导管口可供注射造影剂。

1. 适应证 涎腺的慢性炎症、舍格伦综合征、涎腺良性肥大、肿瘤、涎瘘、导管阴性结石以及需要确定涎腺周围组织病变是否已浸及腺体及导管时均可进行涎腺造影。

2. 禁忌证 对碘过敏者以及涎腺急性炎症期间为涎腺造影禁忌证。此外，阳性涎腺导管结石，为避免注射造影剂时将结石向后推移，亦不宜进行涎腺造影检查。

3. 造影技术

(1) 腮腺造影：首先将颊部向外牵开，找到导管口，用 1% 碘酊在导管口局部黏膜消毒。用一特制针头(头皮针磨平钝、光滑)经一充满造影剂的细软塑料导管与装有造影剂的注射器相连接。用圆头探针扩张导管口后，将上述针头插入导管口。缓慢注射 60% 泛影葡胺，成人一般用量约 1.5 ml，但常需根据病变性质及患者年龄和反应情况加以调整。注射完毕后，擦净溢至口内的少量造影剂，嘱患者闭口立即投照。如用油剂造影剂(40% 碘化油)时，则将造影用针头直接与注射器相连接，注射完毕后，用纱卷压住导管口，拔出针头，擦净溢至口内之造影剂，嘱患者闭口，即可投照。

(2) 颌下腺造影：注射用针头平钝圆滑，针头前端弯曲成 125° 角。针头插入导管方向是向后外方进入，以适应导管走行方向。颌下腺注入量一般为 1 ml，但亦需根据病变性质、患者年龄及注射时反应来进行调整。造影剂可用 60% 泛影葡胺或 40% 碘化油。如使用油剂造影剂时，在注射完毕后，用纱卷压住导管口，拔出针头，擦净溢至口内之造影剂后，即可投照；如使用水剂造影剂时，则需注射造影剂后保留针头投照。

4. 投照技术 注入造影剂后应立即投照，在临床诊断为腮腺炎症性疾患时，可只拍侧位片，如临床诊断为腮腺占位性病变时，则需拍摄侧位片及后前位片两种。颌下腺造影一般只拍侧位片。

在对腮腺肿瘤患者进行腮腺造影检查时,尚可进行腮腺造影体层摄影检查。一般选用40%碘化油作造影剂。在拍摄侧位体层片时,患者取俯卧头侧位,肿瘤所在处皮肤紧贴摄影台面,选层深度为0.5~2.5 cm,拍摄1~2层(间隔0.5 cm)。拍摄前后位体层片时,患者取仰卧位,被检侧升支置于台面中线,升支后缘与台面平行;以肿块中心至台面的距离作为选层深度。腮腺造影体层摄影可以显示体积较小的肿瘤及腮腺深叶和腺体边缘的肿瘤,而且所显示肿瘤的轮廓和边界亦较清楚。

颌下腺造影一般只拍摄侧位片。拍摄颌下腺造影侧位时,应利用头颅定位仪投照,可使两侧下颌骨影像重叠在一起。患者坐于椅上,被检侧靠暗盒,调至外耳道口与耳塞平齐,然后将两侧耳塞放进外耳道内。此时,头矢状面与暗盒平行。下颌颏部尽量前伸,使下颌体长轴放于暗盒长轴上;暗盒上缘包括髁状突,前缘包括颏部。X线中心线对准对侧下颌角,垂直暗盒投照。焦点胶片距离150 cm,投照时用遮线筒、滤线器。

5. 正常图像

(1)腮腺造影侧位片:此片可显示腮腺导管系统及腺实质的侧位影像。一张充盈良好的造影片,应清楚地显示导管系统及少量腺泡充盈影像。导管口位于上颌第二磨牙相对颊黏膜处,主导管在下颌升支上斜向后下走行。正常主导管长约5 cm,最大管径0.9~4 mm,平均2 mm。主导管入口处因绕过嚼肌前缘的走行不同,在本片上可显示为直线、略呈膝状弯曲或呈扭结状弯曲后再向后下走行。主导管走行以直线形和凹面向上的弧形者多见,表现为乙状形及分叉形者少见。分支导管与主导管相连处近于直角。导管系统在腺体内逐级分支,由粗至细,最后进入腺实质内。根据造影剂注入量的多少,可分别显示出主导管、叶间导管及小叶间导管。主导管及各级分支导管边缘光滑。分支导管自主导管分出较早、主导管较短者称为干线型;分支导管几乎在主导管近腺体的1/3端同时分出,主导管较长者称为分散型;干线型较为常见。

(2)腮腺造影后前位片:可显示腮腺后前位影像。腺体紧贴下颌升支外侧,其上下两端较薄,中间稍厚,外缘呈整齐的弧形,腺泡影像分布均匀。主导管自导管口向外侧伸延,在离下颌升支外缘约1 cm多处转向后方并向上、下逐级分支。大部分导管分支位于下颌升支外侧;小部分导管分支可延伸至下颌升支内侧。

(3)颌下腺造影侧位片:此片可显示颌下腺侧位影像。颌下腺导管口位于舌下区前部。主导管长5~7 cm,管径2~4 mm,由前上向后下方向走行。主导管多呈直线形、弧形;呈乙状形及分叉形者甚少。主导管走行至下颌角前约呈直角向下弯曲。在弯曲部下方向两侧分出分支导管。颌下腺分支导管较少且较短而粗。颌下腺腺体外形似梨形。

二、颞下颌关节造影检查

颞下颌关节造影按造影部位分为关节上腔造影和关节下腔造影两种,按使用造影剂不同分为单纯碘水造影和双重造影两种。单纯碘水造影使用有机碘水溶液(20%~30%泛影葡胺)作为造影剂,而双重造影则同时使用无菌空气和泛影葡胺作为造影剂。

1. 适应证 凡平片或体层摄影检查有关节骨质改变或明显的关节间隙异常;临床检查发现关节内有连续摩擦音而疑有关节盘穿孔;临床检查发现有关节弹响、绞锁、髁状突运动明显受限等关节结构紊乱症状而需进一步明确属何种类型的改变;估价殆夹板治疗效果;观察关节盘复位术或关节盘穿孔修复术后情况;以及为进一步证实、诊断关节内游离体或某些占位性病变时,均可进行颞下颌关节造影检查。

2. **禁忌证** 凡有碘过敏反应史及关节局部皮肤有感染者,不宜进行关节造影检查。患有出血性疾患及使用抗凝血药物治疗的患者,一般亦不宜做关节造影检查。

3. **造影技术**

(1) 关节上腔单纯碘水造影:常规碘酒、酒精消毒局部皮肤后,嘱患者大开口,于耳屏前 1 cm 处进针,在髁后区注入约 1 ml 2%利多卡因后将针退回到皮下组织,再将针尖斜向前、上、内,抵达关节结节后斜面。此时,操作者有刺及软骨的感觉,将针尖退回少许,注入 0.1~0.2 ml 利多卡因,如无阻力而且可以回吸,则一般可确认已进入关节上腔。将注入关节上腔的利多卡因全部吸出,更换盛有造影剂的针管,注入造影剂(20%~30%泛影葡胺)。正常成人关节上腔容量为 1.0~1.2 ml,颞下颌关节紊乱病患者关节上腔容量可以增加 30%~50%。

(2) 关节下腔单纯碘水造影:常规碘酒、酒精消毒皮肤。嘱患者小开口,做左侧关节造影时,在相当于髁状突后斜面 2 点处进针;做右关节造影时,在相当于髁状突后斜面 10 点处进针。于髁状突后区注入 2%利多卡因 1 ml 后,将针尖退回到皮下组织,再向前并稍向内,直抵髁状突后斜面。此时针尖可随髁状突活动。然后将针尖向上、向内滑入关节下腔,注入 2%利多卡因 0.1~0.2 ml,如无阻力且可回吸,则一般可以确认针已进入关节下腔。有条件者可在荧光增强透视屏幕下进行复核。关节下腔容量在正常成人为 0.5~0.8 ml,颞下颌关节紊乱病患者可以增加 30%左右。

(3) 关节双重造影:颞下颌关节上下腔均可做双重造影。其穿刺方法与单纯碘水造影法相同,唯所用造影剂为 30%泛影葡胺和无菌空气。穿刺入关节腔成功后,首先注入泛影葡胺,然后注入无菌空气。一般上腔注入 30%泛影葡胺 0.3~0.4 ml,无菌空气 0.5~1.0 ml;下腔注入 30%泛影葡胺和无菌空气各 0.2~0.4 ml。注射完毕后嘱患者做 3~5次开闭口运动,以便使造影剂均匀分布于关节腔内。

4. **正常图像**

(1) 关节上腔典型正常碘水造影图像。

① 侧位体层闭口位片。可见关节上腔充以致密、阻射 X 线的造影剂,显示为"S"形态。中段造影剂影像较窄。其前方造影剂所显示影像为关节上腔的前上隐窝,其后方造影剂所显示的影像为关节上腔后上隐窝。前上隐窝前端在关节结节稍前方,后上隐窝后界在外耳道前壁的前方。前、后隐窝造影剂分布均匀。造影剂下缘即为关节盘本体部及其颞前、后附丽的上缘影像,自前而后依次为颞前附丽、关节盘本体部及颞后附丽。关节盘本体部上缘呈中间凹陷而前、后上凸的形态;中间凹陷部位为关节盘中带,其前、后上凸部分分别为关节盘前带和后带。关节盘本体部位于关节结节后斜面和髁状突前斜面之间,关节盘后带位于髁状突横嵴之上。

② 侧位体层开口位片于最大开口位时。髁状突位于关节结节顶下方或稍超过关节结节顶部。在此位置上,可见前上隐窝造影剂基本消失,后上隐窝明显扩张,为造影剂所充满,占据关节窝全部空间。造影剂下缘前部清楚地显示关节盘本体部的影像,三带分界

比位于关节结节顶下方者,关节盘略呈扁平的中间凹陷状态,关节盘中带恰对髁状突横嵴部。在髁状突位于关节结节稍前下方者,关节盘本体部上缘中间凹陷及其前、后方的上凸颇为明显,符合关节盘前、中、后三带的结构;关节盘本体部位于髁状突后上方,髁状突横嵴可达关节盘前带部位。关节盘颞后附丽的形态为圆弧形或斜线形。

③ 许勒位片上腔造影剂亦显示为"S"形态,为关节上腔外部造影剂的影像,中间较窄。关节上腔中部和内侧的造影剂形成半月形影像遮盖部分髁状突影像。前上隐窝和后上隐窝造影剂分布均匀。"S"形造影剂与髁状突之间低密度影像主要为关节盘所占据,相当于髁状突横嵴上部此影像带最宽,为关节盘后带所处的位置。

在侧位体层开、闭口位片及许勒位片上,均可见上腔造影剂与关节窝、关节结节骨密质之间有一细窄、低密度线条影像,平滑而均匀,为关节结节后斜面的纤维软骨和关节窝纤维结缔组织覆盖的影像。

④ 前后位体层片。可见造影剂充满上腔,呈圆弧形,内侧造影剂多于外侧。造影剂与髁状突之间低密度阴影主要为关节盘所占据的空间,外侧较窄,中部及内侧较宽。

(2) 关节下腔典型正常碘水造影图像。关节下腔造影侧位体层闭口位片可见髁状突表面为造影剂所覆盖。髁状突前方造影剂所显示的影像为关节下腔的前下隐窝;髁状突后方造影剂所显示的影像为关节下腔的后下隐窝。髁状突凸面处造影剂甚薄。关节窝底与造影剂上缘之间的空隙主要为关节盘所占据。开口时,随髁状突向前运动,造影剂自前下隐窝流入后下隐窝,使后下隐窝的形态类似半个心脏。在大开口时,前下隐窝造影剂基本消失,而流入后下隐窝。在造影剂与髁状突骨密质之间常可见一低密度、均匀的线条影像,为髁状突表面软骨覆盖的影像。

(3) 典型正常关节双重造影图像。其基本图像特征与单纯碘水造影者相同,唯造影剂为泛影葡胺和无菌空气的混合物,关节腔的周围轮廓为一层碘剂所勾画,其中充以气体,影像清楚。

三、鼻咽腔造影检查

鼻咽腔造影术在口腔颌面部最常用于检查腭裂术后的腭咽闭合情况。

1. 造影技术 用钡剂做鼻咽部造影,在摄片前可先让患者将鼻咽腔内的分泌物排净,然后用注射器将稀而黏的钡剂一滴一滴地滴入患侧鼻孔。边滴边嘱患者做吸气动作,帮助钡剂向鼻咽部流入并使流成一条直线。当患者感觉舌背上有钡剂时,表示钡剂已流过鼻咽部到达口咽,可停止滴入。分别于静止位和患者发"依"音时拍摄鼻咽腔造影侧位片。注意钡剂滴入不可过多,最好不超过 3 ml。钡剂以钡粉、阿拉伯胶和水的体积按 1:1:2 的比例调匀制成,比较适用。有条件者可进行鼻咽腔造影动态 X 线录像观察。

2. 正常图像 静止位片可见覆盖有造影剂的软腭下垂,在发"依"音时摄片可见软腭大幅度向后上方提升,以整个中 1/3 部将鼻咽腔的下口堵塞,形成堵塞式闭合。

四、窦道、瘘管造影检查

临床上多用于检查鳃裂瘘、甲状舌管瘘等疾病以及炎症、损伤引起的窦道或瘘管;用以诊断窦道或瘘管的走行方向,以协助确定治疗方案。可直接从瘘管或瘘管口注入造影剂。一般采用40%碘化油,它在瘘管或瘘管内停滞较久,易于使造影成功。

第四节　数字减影造影检查

数字减影造影检查在口腔颌面部的应用主要包括数字减影颞下颌关节造影、数字减影涎腺造影及数字减影血管造影。

一、数字减影颞下颌关节造影检查

1. 适应证　基本与普通关节造影相同,特别是对于普通关节造影怀疑有关节盘穿孔、关节内占位性病变而不能明确诊断时,更为适用。

2. 禁忌证　基本与普通关节造影相同。此外,对于因身体状况影响不能在检查过程中保持头位稳定者不宜进行数字减影关节造影检查。

3. 操作技术　关节上、下腔穿刺技术与普通关节造影者相同。在基本上确认针尖已进入关节腔后,留置针头,并使之与数字减影关节造影延伸导管连接,导管后端连接2 ml注射器。导管及注射器内均充满30%泛影葡胺。在X线荧光透视监视下,按许勒位摆好患者头位,用头带固定。在做减影造影过程中,嘱患者保持头位固定,不得移动。首先注入少量造影剂(约0.1 ml),开始进行减影,以最后证实针尖位置。如该造影剂很容易离开针尖进入关节腔,则立即在减影状态下注入总量造影剂,上腔用1.0~1.5 ml,下腔用0.8~1.0 ml。

在确定针尖位置时,如在最初注射少量造影剂时无阻力,且在关节上腔造影时造影剂沿关节窝、关节结节后斜面迅速流注,继而或几乎同时进入关节上腔内侧而投影于髁状突下方时,或在做关节下腔造影,造影剂迅速沿髁状突表面分布时,表明针尖确已在关节腔内。如在最初注射此少量造影剂时有阻力,造影剂围绕针尖分布而不进入关节腔内时,则表明为关节腔外注射,需重新调整针尖位置,直至确认针尖已进入关节上腔时,再注入总量造影剂。

数字减影关节造影结束后,即可通过多幅片拍摄系统拍摄不同减影阶段的照片,并可进行减影全过程逐片连续观察,以进行分析。

4. 正常图像　与普通关节造影许勒位图像基本相同,唯数字减影造影图像由于消除了颅骨影像的干扰,而使造影图像更为清晰。通过拍摄不同减影阶段的照片,可以观察造影剂连续充盈过程,更有利于图像分析。

二、数字减影涎腺造影检查

1. 适应证　数字减影涎腺造影适应证与普通涎腺造影基本相同,但由于数字减影涎腺造影检查能消除无关结构的干扰,因而特别适用于腮腺副腺体或腺体前部与下颌升支相重叠的病变,涎腺内较小的占位性病变,导管内阴性结石以及在普通造影不能确定末梢导管点状扩张征是否存在的患者。

2. 禁忌证　与普通涎腺造影基本相同对于因身体状况影响不能在检查过程中保持头位固定的患者,不宜行数字减影涎腺造影检查。

3. 操作技术　首先于坐位从涎腺导管口插入塑料管,然后在 X 线荧光透视监视下,用头带将患者头部于侧位固定在检查床上。将插入涎腺导管内的塑料管,通过连接管与高压注射器相连,在减影状态下注入 1 ml 60%泛影葡胺,速度为 0.5 ml/s。做腮腺造影行正位检查时,应待腮腺内造影剂完全排空后(可用 X 线荧光透视观察确定),再将患者头部于正位用头带固定,其余操作同侧位。颌下腺检查一般仅用侧位。

4. 正常图像　与普通涎腺造影图像基本相同,但由于消除了颌骨影像的重叠干扰,使造影图像更为清晰。

第五节　CT扫描检查

一、口腔颌面部CT常规扫描检查

1. 检查方法

(1)横断扫描:为最基本的扫描方法,患者取仰卧位,以听眦线为基准线,由此线平行向下,直至颌下区,扫描 6～8 层,层厚 3～10 mm。

(2)冠状位扫描:扫描平面与听眦线成 90°角,由耳屏前至鼻翼共扫描 8～9 层,层厚5～10 mm。

2. 正常图像　横断面扫描正常图像:在不同层面上,可显示不同结构的图像。经眼眶平面扫描时,可显示眼球、眶壁、眼内、外直肌、视神经、筛窦及蝶窦等结构的影像;经颅底平面扫描可见中颅窝底的卵圆孔、破裂孔。后方可见枕骨基底部及两侧颞骨岩部。前方显示筛窦和蝶窦。在颧弓和中颅窝外侧壁间可见颞肌影像;经上颌窦上部平面扫描可清楚地看到上颌窦腔和窦壁、鼻腔、翼内外板、翼腭窝以及翼外肌、喙突、颞下窝等;经上颌窦中部平面扫描可显示鼻咽腔、下颌升支、嚼肌、茎突、乳突及腮腺等;经上颌窦底部扫描时,可见上颌窦底部、腮腺、翼内肌、嚼肌、咽旁间隙及咽腔等结构。

冠状面扫描正常图像:经鼻咽腔平面扫描时,可显示中颅窝底部、蝶窦、茎突、下颌角、咽缩肌、翼内肌、腮腺、咽旁间隙等结构;在经上颌窦后部冠状面扫描时,可见上颌窦、鼻腔、鼻甲、后组筛窦、眶后间隙及颞肌等结构;经上颌窦中部冠状面扫描时,可见清晰的上颌窦及其诸骨壁、眶后间隙、眶下裂、筛窦、口咽部、上下牙槽突等结构。

二、颞下颌关节CT扫描检查

1. 检查方法

(1)横断面扫描和冠状面扫描:横断面扫描方法是使患者仰卧并保持正中矜位,听眶线-听鼻线夹角的平分线与水平面垂直,并将此平分线作为基线。自此基线上 1.5 cm 至基线下 1.5 cm 进行横断面扫描。根据不同需要可选择 1.5～5 mm 不同层厚及不同扫描层数。行冠状面扫描时,可使患者呈俯卧位,头呈颏顶位,冠状面与扫描机架平行。一般选用经外耳道平面为基准平面,向前扫描包括整个关节,约 30 mm,层厚一般为 1.5～3 mm。

(2)横断面扫描后矢状面重建:现代高分辨率 CT 装置可于横断面扫描后,重建出矢状面图像。在重建的矢状面图像可用调节"闪烁"功能的方法,直接显示关节盘的影像。

"闪烁"法可通过闪现高亮度的白光显示特殊的组织密度。可用于通常难于区别的、精细的组织密度。

（3）直接矢状面扫描：其方法是使患者仰卧于一辆置于扫描架外侧并与扫描装置推动床呈45°角或90°角的担架车上，面部向上，头部在扫描架内，侧向定位固定，然后自关节外侧向内侧做连续的2 mm层厚的开闭口扫描。可用"闪烁"法显示关节盘影像。

2. 正常图像

（1）横断面平扫图像：可显示关节不同横断面的影像，以过基线的横断面扫描图像最为清晰。可清楚地显示双侧髁状突、关节结节、关节后结节的横断面及关节前后间隙。

（2）冠状面平扫图像：可显示关节冠状位不同层面的影像，以过关节中部冠状面显示关节结构最为清楚。可见髁状突、关节窝及关节上间隙。

（3）经横断面扫描、矢状面重建图像：主要用于观察关节盘的影像。以经关节窝中心的矢状面重建图像显示关节结构最佳。

（4）直接矢状面扫描图像：图像特点与普通关节侧位体层片相同，唯图像更为清晰。应用并不广泛，已为磁共振检查所取代。

三、腮腺CT扫描检查

腮腺CT扫描检查主要用于腮腺肿瘤的检查，特别是浸及范围广泛的肿瘤、腮腺深叶肿瘤、与颈内动静脉相邻的肿瘤及复发性肿瘤等。

1. 检查方法　扫描技术可分为平扫、常规静脉增强、动态增强扫描及腮腺造影后扫描4种。

（1）平扫：为基本的CT扫描法。一般采用横断面扫描，也可取近似轴位或半轴位（头伸直，支架向颅顶方向倾斜15°～20°）。以听眦线为基线进行横断面扫描，由此线平行向下，直至腮腺组织消失，一般至下颌角即可。层厚5～10 mm。冠状位扫描时，以外耳道孔中心处为标志，在该点后方2 cm开始，向前连续扫描，达颧骨前部。

（2）常规静脉增强扫描：经静脉注射增强剂，增强剂可用60%泛影葡胺，扫描时连续滴注100～150 ml，也可扫描前静脉推注50～100 ml。

（3）动态增强扫描：经静脉快速注射增强剂，并且边扫描边注射，使大血管中有很高的造影剂浓度，从而能清楚地显示颈内动静脉，了解肿瘤与颈内动静脉的关系。

（4）腮腺造影后扫描：腮腺造影后扫描在显示肿瘤影像方面远优于平扫和常规静脉增强扫描。使用碘油作为腮腺造影剂易使腮腺充盈完全，优于用碘水造影。

2. 正常图像　在不同层面上，腮腺的形态不同，在相当于下颌升支内侧下颌小舌的平面上，观察腮腺的形态较完整。腮腺是脂性腺组织，在CT片上，其密度低于周围的肌肉，高于皮下组织、颞下窝及咽旁间隙的脂肪。因无密度对比，腮腺的导管系统和面神经不能显示。腺体的实际密度根据脂肪和腺体成分的相对含量而改变。在腮腺造影CT扫描片上，腮腺的密度增高，与骨密质相似，并可见腮腺导管影像。腮腺内及腮腺深部的淋巴结，在CT片上一般不易见到。淋巴结肿大时则可显示，其密度稍高于腮腺，但常低于肿瘤，对周围组织无浸润。在腮腺造影CT扫描片上，面后静脉、颈外动脉及其周围的间隙可形成密度减低区。

四、颌下腺CT扫描检查

1. 检查方法 颌下腺CT扫描的方法基本上与腮腺相同,可采用平扫或常规静脉增强。为了更清楚地显示肿瘤,了解肿瘤与颌下腺、口底及舌骨等周围组织的关系,也可采用颌下腺造影后扫描。颌下腺检查多采用横断扫描,扫描基线平行于听眦线,自甲状切迹下2 cm向上扫描,一般超过下颌骨体部即可,层厚5~10 mm。

2. 正常图像 在横断面CT图像上,颌下腺前方及前外方与下颌骨相连,前内侧与下颌舌骨肌、舌骨舌肌相连,后方为胸锁乳突肌,后内侧可见颈内动静脉。颌下腺的密度高于腮腺,同肌肉相近,CT值约40 H。

第六节 B型超声检查

1. 适应证 ①涎腺疾病:确定有无占位性病变;鉴定囊、实性肿物,为估价肿瘤性质提供信息,根据肿瘤的形态、边界回声及内部回声,初步估价肿瘤的性质;初步定位,作为CT检查的筛选手段。②口腔颌面部其他软组织肿瘤。③颈淋巴结转移性肿瘤。④辅助血管性疾病的诊断。⑤可借助超声引导进行脓肿穿刺及针吸活检等操作。

2. 禁忌证 在有开放性创口的部位不宜行超声检查。

3. 操作技术 以腮腺最为常用,故以腮腺为例。仪器频率为7~10 MHz的高分辨率的实时扫描仪最为适用。体位患者取侧卧位,以下颌升支及下颌体作为参考标志,换能器定位平行于下颌体,作横切面扫描,此时声像图与轴位CT图像一致。将探头旋转90°,即可获得纵切面图像。探头与皮肤之间涂矿物油做耦合剂,以便接触良好。

4. 正常图像 不同组织有不同的超声声像图,本节仅叙述正常涎腺超声声像图表现。

腮腺组织显示为细而均匀的中等回声结构,其浅面为低回声的皮下脂肪,前方深面为回声低而粗糙的嚼肌。腮腺与周围组织显示有分界,但不清晰。纵切面上,腮腺呈长梭形,深方常能见到面后静脉。横切面上,腮腺呈三角形,可依下颌骨延长线为标志进行腮腺的超声分叶。此线浅面相当于浅叶,此线深方相当于深叶,横跨此线部分相当于颌后区。

正常颌下腺为横椭圆形,呈均匀一致的中等回声。其浅层为皮下组织和颈阔肌,深层为二腹肌前后腹,与颌下腺之间有清晰界限。前方可见平行的管状回声,为颌下腺导管。外界伴有声影的强回声带系下颌骨。

第七节 磁共振成像检查

磁共振成像是自20世纪80年代开始应用于临床的一种检查技术。由于其可以相当清晰地显示软组织影像,可以在患者不更换体位的情况下,直接显示与身体长轴任意角度的断面图像以及对人体无放射损害等优点,已在发达国家得到了较广泛的应用。近年来,在我国也已广泛用于临床检查。在口腔颌面部,主要用于部位深在的肿瘤及颞下颌关节紊乱病的检查。

一、检查技术

在进行口腔颌面部常规检查时，一般进行头横断面、冠状面及矢状面检查，可根据需要进行不同层数的连续扫描；必要时也可进行斜位扫描，以从不同角度观察病变范围。进行颞下颌关节检查时，作者所使用的方法为：应用直径为 6.5 cm 的表面接收线圈。对检查侧关节矢状面连续扫描，共扫描 6 个不同深度的层面，层厚 3 mm。每一层面均在正中胎位，5 mm、10 mm 开口位，及最大开口位进行扫描，获得 T1 图像（T_R＝800 ms，TE＝20 ms）。在头冠状面扫描时，前后共扫描 15 层，以观察关节及其周围有关肌肉，层厚 5 mm，获得 Tz 图像（T_R＝1 800 ms，TE＝80 ms）和质子密度图像（T_R＝1800 ms，TE＝25 ms）。必要时亦可进行关节斜位扫描。

二、正常图像

头横断面、冠状面及矢状面所显示不同断面的解剖结构与 CT 相同，但图像特点不同。在磁共振图像上，骨密质呈黑色无信号影像，而脂肪组织因含有大量可移动的氢离子，磁共振信号甚强，呈现为高信号影像。骨髓内含有较多的脂肪组织，因而显示信号亦较高。其他软组织则因其含有成分不同而显示不同的信号强度。腮腺和颌下腺为脂性腺体组织，其信号强度高于周围的肌肉组织。

颞下颌关节矢状面正常图像表现为：闭口位时可见关节盘本体部呈双凹形态，其影像信号强度明显低于周围软组织。关节盘双板区信号相对较高。在关节盘双板区和后带之间可见明显的分界，关节盘后带位于髁状突顶部，相当于 12 点的部位。正常开口位图像可见关节盘本体部形态更为清晰，前、中、后三带易于分辨。关节盘双板区轮廓亦更为清楚，并可见其影像明显增宽、拉长。髁状突、关节窝及关节结节的骨密质均显示为低信号的线条影像，髁状突骨髓及关节结节内的骨髓均显示为较高信号影像。在关节中部矢状面上可清楚地显示翼外肌的上下头影像。

颞下颌关节冠状面正常图像表现：以经关节中部冠状面显示关节图像较为满意。可见髁状突内外径向的影像，骨髓质信号较高，表面有一层均匀的黑色线条围绕，为髁状突表面的骨密质，在髁状突顶部可见一信号偏低的窄条状关节盘影像，内外端分别附于髁状突内、外极。同时尚可见翼外肌、翼内肌、嚼肌及颞肌的影像。

（董艳丽　郭海涛）

第六章
口腔科常用药物

本内容主要介绍口腔科临床常用的局部药物,包括西药制剂和部分中药制剂。全身用药不在此叙述。

第一节 防 龋 剂

防龋剂的要求:① 能防止龋齿发生;② 使初龋停止发展;③ 使用简便,易于普及。

1. 75%氟化钠糊

【成分】 氟化钠 75 g,白陶土 25 g,甘油适量。

【制法】 将过筛后的氟化钠和白陶土均匀混合,逐渐加入甘油研磨成糊剂。

【作用】 氟化钠有较好的防龋效果,具有抗酸、抗菌、抗酶和生物效应。氟化物进入牙齿的硬组织釉质中可改变牙齿的结构,增强其抗酸性,不易产生龋齿。

【用途】 定期涂擦牙面防龋。也可用作牙齿脱敏剂。

【用法】 防唾隔湿。吹干后用小棉球蘸药涂擦牙面 2~3 min。每周涂 1 次,4 次为一疗程。

2. 酸性氟磷酸盐溶液(APF)

【成分】 氟化钠 2 g,85%正磷酸 1.02 ml,蒸馏水加至 100 ml。

【制法】 将氟化钠溶于 pH 4.0 的磷酸盐缓冲液内。本剂含氟量约 0.9%,应以 0.15 M 磷酸调节 pH。

【作用】 此溶液可降低釉质在酸中的溶解度。APF 的弱酸性有利于氟化物在釉质表面滞留,还可促进氟磷灰石和氟化钙形成。抗龋作用持久,此外 APF 的酸性可促进氟化物在釉质中的渗透,促进初龋再矿化。

【用途及用法】 每半年应用一次 APF,龋易感者可增加使用次数。使用方法主要为牙面涂擦、含漱等。高浓度 APF 可每年使用 2~3 次,低浓度的可每天使用。应用时应注意使该液与牙齿持续接触 3~4 min,涂后半小时内不进食和喝水,以增强牙齿对氟化物的吸收。

3. 0.2%氟化亚锡溶液

【成分】 氟化亚锡 2 g,蒸馏水加至 1 000 ml。

【作用】　氟化亚锡对菌落形成和菌斑内变形链球菌的影响主要是锡离子的作用。氟化亚锡使菌斑产酸减少,产生对变形链球菌不利的生态环境,有利于防龋,此外还可消除龈下菌斑。

【用途及用法】　每天用 0.2% 氟化亚锡含漱或每周 1～2 次,每次约 15 ml,可降低龋患率。1.64% 的 SnF$_2$ 也可用于牙周袋内冲洗,每日一次,能消除龈下菌斑,明显改善牙周情况。

4. 氨硝酸银溶液

【成分】　硝酸银 60 g,蒸馏水 20 ml,浓氨溶液适量。

【制法】　取硝酸银研细加蒸馏水,必要时水浴加热使溶解,冷至室温,滴加浓氨溶液直至生成的黑色沉淀物几乎完全溶解(约 30 ml),过滤即得。

【作用】　硝酸银与人体组织和细菌的蛋白质结合而使其沉淀,变为蛋白银。低浓度时使组织收敛,抑制细菌生长,高浓度时能杀灭细菌,对组织有腐蚀作用。硝酸银遇有机物或组织中的氯化物即形成蛋白银或不溶的氯化银,此时,其沉淀蛋白的作用即终止,因此硝酸银的作用有一定的自限性。沉淀银逐渐变为黑色的金属银,继续放出微量的银离子而起抑菌作用。氨硝酸银的毒性小于硝酸银,且对蛋白质和牙本质小管的渗透性均较大,因为它不被组织内的氯化物所沉淀。使用硝酸银处理牙齿后,应以丁香油(酚)或 10% 福尔马林液、碘酊、氯化物等还原。用丁香油(酚)还原后,形成黑色的金属银粒子,沉淀于牙本质小管内,可持久地抑制细菌生长;用碘酊,形成白色的碘化银沉淀;用盐形成白色的氯化银沉淀。

【用途及用法】　① 龋齿治疗:氨硝酸银浸镀法用于乳牙龋坏较广者,可使龋齿停止进展。亦有用硝酸银浸镀年轻恒牙的窝沟以达到防龋目的者,但效果不确切。以上为利用银粒子的堵塞小管、裂沟作用和持久的抑菌作用,故应用丁香油酚或福尔马林还原。将牙面吹干,涂氨硝酸银 1 分钟后,再用还原剂处理,立即使牙面变黑。② 窝洞消毒:原理和操作同上。但对年轻恒牙及洞深近髓者禁用,因易引起对牙髓的激惹。又使牙齿变色,故较少用。③ 根管消毒:对后牙细而弯的感染根管,可用氨硝酸银滴入,数分钟后用丁香油酚还原,银粒子可渗入牙本质小管,除有消毒作用外,还可堵塞牙本质小管的开口。银粒子在死髓牙的牙本质小管中的渗透性比在生活的牙本质小管中为大。④ 牙本质脱敏:10% 硝酸银或氨硝酸银均可用于胎面或牙颈部的敏感处,可使该处牙本质小管内的蛋白质沉淀。10% 硝酸银用碘酊还原,氨硝酸银用丁香油酚还原。但应注意勿烧灼软组织。此外,用丁香油(酚)还原还会使牙齿变色,故不用于前牙。⑤ 10% 硝酸银可腐蚀溃疡面、息肉等。亦可用于坏死性龈炎。

【注意事项】　硝酸银遇阳光后变色,应放于有色瓶中,以免变质。

5. 氟化氨银溶液

【成分】　氧化银 28 g,氟化铵 2.5 g,浓氨溶液适量,蒸馏水加至 100 ml。

【制法】　取氟化铵置烧瓶中,加少量蒸馏水使溶,逐渐加入氧化银细粉,然后滴加浓氨溶液(约 30 ml),不断振摇,促其反应(由于反应放热,可用冷水冷却),使黑色氧化银溶解,加足量蒸馏水,混匀(必要时垂熔漏斗过滤)即得。

【作用】　有些学者提倡用氟化氨银溶液作为防龋剂。由于氟和银均能起作用,其效果优于单纯使用氨硝酸银和氟化钠。氟化氨银溶液抗龋作用可能与其抑制致龋链球菌的能力以及促进再矿化作用有关。

【用途和用法】 可用作防龋、早期龋的处理及牙本质脱敏用。对乳前牙抑龋效果更好。

6. 再矿化液Ⅰ号

【成分】 氯化钙 8.9 g,氟化钾 0.2 g,磷酸二氢钠 6.6 g,氯化钾 11.1 g,蒸馏水加至 1 000 ml。

【作用】 防龋。

【用途与用法】 治疗早期牙釉质龋。牙面涂擦或含漱,每日数次。

7. 再矿化液Ⅱ号

【成分】 磷酸钙 32.5 g,磷酸氢钙 32.5 g,盐酸(0.1 mol) 12.5 ml,氢氧化钠(0.1 mol) 1 ml,氟化钠(800 ppm) 1 ml,蒸馏水加至 1 000 ml。

【作用】 防龋。

【用途与用法】 用于氟牙症或四环素变色牙,酸化脱色后再矿化。活髓牙脱色后,用无水乙醇棉球涂擦牙面,热气吹干,敷贴矿化液棉片,每 1 min 更换 1 次,共 1 小时。也可留贴患者的牙面 10 min,每日 2 次,连续 1 个月。

第二节 窝洞消毒剂

窝洞消毒剂的要求:①杀菌力强、渗透性大,能在短期内杀灭龋洞内的细菌;②不损害牙髓组织;③不使牙齿变色。

1. 樟脑酚溶液(简称 CP)

【成分】 樟脑 6 g,95%酒精 1 ml,酚 3 g。

【制法】 将樟脑放入量杯后,加入酒精时立即凝固成乳白色块状,再加入微温的酚时即溶解。

【作用】 樟脑有较好的镇痛作用和弱的防腐作用,并可减轻酚的腐蚀作用,加强其渗透性。本处方中酚的浓度较低,有防腐和镇痛作用。

【用途】 消毒窝洞及感染较轻的根管。急性牙髓炎开髓后放穿髓孔处止痛。牙周脓肿或逆行性牙髓炎时敷于牙周袋中止痛。

【用法】 局部涂用,或以棉捻蘸药封入根管内 3~5 天。

2. 25%麝香草酚醑

【成分】 麝香草酚 5 g,95%酒精加至 20 ml。

【制法】 将麝香草酚放入量杯中,再加入酒精,搅拌至完全溶解。

【作用】 本品防腐力大,刺激性小,能渗入牙本质小管内。对腐败物质有分解作用。有轻微的镇痛作用。

【用途】 窝洞消毒、牙本质脱敏,亦可用于根管消毒。

【用法】 局部涂用。脱敏时用小棉球蘸药放过敏处,用烧热的器械熨烫,可增加脱敏效果。

【注意事项】 密闭瓶口,以免酒精挥发。

3. 氨硝酸银溶液(见本章第一节)

第三节　根管消毒剂

根管消毒剂的要求:①有强的渗透性,能消毒牙本质小管及侧支根管;②杀菌力强,不受脓液和坏死组织的影响;③不损害根尖周围组织;④不使牙齿变色。

1. 甲醛甲酚溶液(简称 FC)

【成分】 甲酚 40 ml,甲醛溶液 40 ml,乙醇 20 ml。

【制法】 取甲酚、甲醛溶液及乙醇混匀即得。

【作用】 甲醛的作用是凝固蛋白质,甲酚为原生质毒,有杀菌、腐蚀和止痛作用,其杀菌力比酚大 3 倍,而毒性却小于酚。甲醛甲酚溶液为较常用的根管消毒剂中消毒力最强的一种,但刺激作用也较大。如果药物流出根尖孔,会引起化学性根尖周围炎,应避免连续多次使用。对黏膜也有强烈的刺激作用,可引起渗出性炎症和坏死,故使用时应避免接触黏膜,也不可放于开放的龋洞中。

甲醛甲酚具有强烈的刺激性。近年来不少国内外学者研究指出它因有半抗原而可作用于牙髓和根尖周组织。大量的遗传毒理学实验结果和动物致癌实验资料证实,甲醛具有致突变和致癌性,但对人类致突变的危险仍未得到证实。

【用途】 用以消毒坏疽或感染严重的根管;处理干髓治疗的根髓断面;根管内有少量残髓时,封入甲醛甲酚可使残髓失去活力,并消毒之。

【用法】 用棉捻或小棉球蘸药密封于髓腔中,使其挥发气体而消毒根管,有利于渗出物的引流,或用纸捻蘸少量药液封入根管内。

2. 木馏油(杂酚油)

【成分】 为酚和酚类衍生物的混合物,从木焦油中分馏而得。主要成分为愈创木酚和甲酚等。

【作用】 木馏油的消毒力大于酚 2~3 倍。而略次于甲醛甲酚;镇痛作用胜过酚,而刺激作用小于酚和甲醛甲酚,对尖周组织仍有一定刺激性。遇脓液、坏死组织等有机物时仍有消毒作用。缺点是有焦臭特殊异味。

【用途】 消毒化脓、腐败的根管。

【用法】 同甲醛甲酚溶液。

3. 樟脑酚溶液(见本章第二节)

4. 丁香油(酚)(丁香油精)

【成分】 丁香油为在丁香的干燥花蕾中通过蒸气蒸馏所得的挥发油。其有效成分为丁香酚,含量不得少于 85%。

【作用】 丁香油(酚)为原生质毒,故有防腐作用,防腐力与酚相等。而其刺激性和腐蚀性较小。有较好的镇痛作用,口腔科应用主要利用其镇痛作用。

【用途】 用于化学性、机械性根周膜炎时或活髓拔除后封入根管,有较好的止痛作用。急性牙髓炎开髓后,于穿髓孔处放丁香油(酚)棉球可迅速止痛。与氧化锌调合成糊剂,用于牙髓充血的安抚治疗,深龋洞垫底,窝洞暂封剂和根管充填剂。还可作硝酸银的还原剂。

5. 麝香草酚醑(见本章第二节)

6. 碘仿糊(见本章第五节)

7. 2％氯胺—T溶液(氯亚明)

【成分】 氯胺—T 20 g,蒸馏水加至 1 000 ml。

【制法】 取氯胺—T溶于适量蒸馏水中过滤,自滤器上加蒸馏水使成 1 000 ml,搅匀即得。

【作用】 氯亚明能缓慢放出次氯酸,有较强的杀菌力,其杀菌作用比漂白粉慢而持久,溶液较稳定。但与其他根管消毒剂相比较,则其消毒力短暂,故不用以封入根管中。对健康组织无刺激性,与次氯酸钠比较对有机物缺乏任何溶解作用。

【用途】 2％～5％浓度用于冲洗或擦洗根管,对腐败、坏疽的牙髓,于拔髓前先滴入氯亚明,可防止将感染物推出根尖孔外。

【用法】 将氯亚明滴入根管,用细拔髓针反复振荡,然后用过氧化氢液冲洗,这就是所谓的根管洗荡法。在根管机械预备后,用棉捻蘸氯亚明擦洗根管壁。

【注意事项】 避光、密闭保存。

8. 樟脑氯酚薄荷剂

【成分】 对氯酚 4.5 g,樟脑 4.9 g,薄荷脑 0.6 g。

【作用】 樟脑氯酚所含的氯和酚有强的杀菌力,不凝固蛋白质。因此,对根尖周组织有轻微刺激性。樟脑和薄荷脑均有较好的镇痛作用。

【用途及用法】 用纸捻蘸少许药液置于根管内。有报道个别病例用药后有过敏反应。

9. 抗生素 可用于根管消毒的抗生素种类很多,如多西环素、金霉素、螺旋霉素、土霉素、四环素等,同时可用生理盐水、丁香油酚或樟脑氯酚薄荷合剂调拌成糊状。有的学者建议在抗生素中加入少量激素,如地塞米松、氢化可的松等,以增加其疗效。

10. 戊二醛 戊二醛是近年来用于牙髓治疗的药物,它是一种五碳醛,高温、中性或碱性 pH 值都能使戊二醛发生聚合失去醛基,并降低交联能力。它为一种优良的蛋白质固定剂。有两个醛基与蛋白质反应结合牢固,不可逆转。并且不对牙齿根尖组织造成化学刺激,因戊二醛分子不易逸出根尖孔。戊二醛可软化牙本质碎屑,使无机物溶解。可封闭牙本质小管及根尖孔,使根管内的病原刺激物不能对根尖组织造成危害。它比甲醛有某些优点:如甲醛与蛋白质反应是可逆的,产物不稳定;甲醛具有强烈刺激性;甲醛分子小,易于逸出根尖孔,对根尖组织可造成化学性根尖炎。2％的戊二醛溶液是一种优良的消毒剂,使用 7 小时或更长时间与杀菌剂效力相似,用缓冲剂调至 pH 8.5 时对抗微生物更加有效,并能维持其效力达 2 周。

戊二醛对革兰阳性、阴性细菌、真菌、病毒、芽孢等都有杀灭作用。将器械浸泡在本溶液中 20 min,可杀灭真菌、病毒、细菌,包括引起结核病的微生物,但对芽孢需注意浸泡时间更长些。

本溶液有一定刺激性,遇肥皂时失效。

目前有用戊二醛替代甲醛的趋向,除作消毒灭菌剂外,还可作根管消毒和干髓治疗时代替甲醛甲酚固定根髓。

第四节　根管清洗剂

根管洗涤剂要求:①具有良好的机械作用、化学作用和抗菌作用;②可溶解根管内坏死组织;③有助于根管系统的消毒,对根尖周组织无刺激;④不使牙齿变色。

1. 2.5%次氯酸钠溶液

【成分】　次氯酸钠12.5 ml,蒸馏水500 ml。

【作用】　是一种强防腐剂,pH 12,杀菌力强,对革兰阳性菌及阴性菌均有效,对芽孢菌也有作用。此外它还有润滑作用,同时可使牙本质碎屑乳化。根据它的性能,次氯酸钠应为首选的感染根管洗涤剂。

【用途及用法】　2.5%~5%溶液作根管冲洗用。冲洗时切勿加压,以免损伤根尖周组织。冲洗液量要足够,边冲洗边吸引,冲洗液要不断更新。0.5%NaOCl可用作器械消毒、手术区消毒等,也可用作义齿洗涤剂。

2. 3%过氧化氢溶液

【作用】　过氧化氢遇到组织中的过氧化氢酶时立即分解释出新生氧,而发挥杀菌作用和除臭作用。但其作用时间短(仅在产生氧气泡时有效),且受有机物的影响,故杀菌作用较弱。主要用以清洗污秽的创面,因气泡能将创伤或根管中的脓块、血块及坏死组织松动而排出。但因产气快,在深部腔、窝中有引起栓塞及扩大感染的危险。在冲洗细窄的根管时,压力不要过大,并应使气泡有逸出的通路。否则大量气泡进入根尖孔外的组织中会引起剧痛。少量氧气气泡进入组织内,压迫毛细血管,可有轻微的止血作用。市售的3%过氧化氢液为酸性,对黏膜有一定刺激,长期使用时,应加少量的小苏打液,以中和其酸性。

【用途】　可用于冲洗和洗荡感染根管,可与次氯酸钠交替冲洗,边扩大根管边冲洗。冲洗时勿6压。口炎时含漱和湿敷(可用蒸馏水稀释或与等量的0.1%利凡诺混合使用),尤其对厌氧微生物的感染如坏死性龈口炎等,疗效显著。牙髓和牙龈出血时可用于止血。30%过氧化氢可作牙龈的氧化疗法,并对牙齿有一定的漂白作用。

3. 2%氯亚明(见本章第三节)

4. 0.05%氯己啶(洗必泰)溶液(见本章第十三节)

第五节　根管充填剂

根管充填剂要求:①要有持续的消毒作用;②不收缩,能与根管壁密;③不使牙齿变色;④能促进根尖周病变愈合;⑤X线阻射。

1. 氢氧化钙及其制剂

目前国外使用氢氧化钙作根充剂较为普遍,并一致认为效果最好。它可使肉芽组织纤维化,类牙本质和类牙骨质的形成活跃,同时可促进牙槽骨增生。根充后根尖周的结缔组织修复良好。

钙维他(calvital)糊剂是在氢氧化钙中加入碘仿和抑菌药物,增加其抗菌作用,并阻射X线,便于检查。使用钙维他充填根管,可诱导根尖封闭和根尖孔形成(详见本章第九节)。

2. 碘仿糊剂

【成分】 碘仿 3.0 g,氧化锌 3.1 g,凡士林 3.7 g,丁香油酚 0.2 ml。

【制法】 将碘仿与氧化锌混匀后加入凡士林及丁香油(酚),调成糊剂。

【作用】 碘仿本身并无杀菌作用,当其遇到醇、醚、脂肪和某些细菌的产物时,缓慢分解产生游离碘,从而产生杀菌作用,并使细菌产物氧化。化脓创面的渗出物中有大量脂肪类物质,可促使其释出游离碘,故碘仿对创口为良好的消毒剂和除臭剂,其消毒作用持久。碘仿对组织无刺激作用,能减少创面的渗出物,并促进其吸收,使创面干燥,并可使肉芽组织生长,促进伤口愈合。

【用途】 可用作暂时根充剂。如根尖区有大量渗出,叩痛久不消失者,可用碘仿糊剂封入根管中 10～14 天,对减少渗出、促进根尖区炎症消退有明显效果。碘仿纱条用于干槽症、脓腔以及术后的无效腔填塞,可防腐、除臭、止痛和促进愈合。亚砷酸引起的化学性坏死(龈乳头或根尖区组织)可用碘仿解毒。

【用法】 蘸于棉捻上封入根管,或直接填入根管中。

【注意事项】 避光、密闭保存。

3. 氧化锌丁香油(酚)糊剂

【成分】 粉—氧化锌,液—丁香油(酚)适量。

【作用】 氧化锌丁香油糊剂可普遍用作根充剂,再加入牙胶尖,弯曲根管宜用银尖。优点是使用方便,必要时也便于取出。本糊剂具有组织亲和性,无明显收缩,牙胶尖易于压缩,不变质。X线阻射,不刺激尖周组织。

【用途及用法】 取其粉末与丁香油(酚)调匀成糊剂状,用螺旋充填器低速送入根管内,也可用光滑髓针将糊剂送入根管内。

第六节 牙髓塑化液

塑化液的要求:①渗透性强,能渗入牙本质小管和侧支根管中而封闭这些通路,防止根管再感染;②在数分钟内成为固态,以免液体从根尖孔或洞缘流失;③有一定的消毒力。

酚醛树脂塑化液:

【成分】 A 液:甲酚 12 ml,甲醛溶液 62 ml,乙醇 6 ml;

B 液:间苯二酚 45 g,蒸馏水 55 ml;

C 液:氢氧化钠 50 g,蒸馏水加至 100 ml。

【制法】 A 液取甲酚、甲醛溶液、乙醇 6 ml 混匀,即得。B 液取间苯二酚溶于蒸馏水中即得。C 液取氢氧化钠溶于适量蒸馏水中,加水使成 100 ml,混匀,即得。

【用途】 根管内残髓的塑化,细小弯曲和不通畅的根管充填。

【用法】　第一、第二、第三液应按 0.5 ml、0.25 ml 和 0.12 ml 的比例混匀,在 5～15 min 内缩合变硬。按此比例配制的酚醛树脂其硬固时间和硬固后的性质均较理想。临床可将三液分别放在带滴管的瓶内,将各液所用体积折合为滴数,混合后略加搅拌,至溶液开始转为棕红并产热时即可使用。

第七节　牙髓失活剂

失活剂的要求:①失活效果确切,能在一定的时间内无痛地处理牙髓;②封药期间不产生剧烈疼痛;③对周围组织安全。

1. 亚砷酸(三氧化二砷)

【成分】　无水亚砷酸 4.0 g(牙髓失活),麝香草酚 0.5 g(防腐),盐酸麻黄碱 0.8 g(镇痛),盐酸丁卡因 0.06 g(收缩血管),依沙吖啶(利凡诺)0.5 g(着色剂),蒸馏水 2.0 ml,丁香油(酚)0.5 ml(止痛促吸收),消毒小棉块适量(约 2 g)。

【制法】　将无水亚砷酸、盐酸丁卡因、麝香草酚、麻黄碱放在研钵内研化,将蒸馏水、丁香油(酚)、利凡诺也逐渐加入,研匀后,加入小棉块,使药均匀地浸入到棉块中,然后将棉块分开,放在密闭器皿中备用。

【作用】　亚砷酸是强烈的原生质毒,与细胞酶系统的 SH—基结合,破坏了细胞的氧化过程,使组织坏死。作用于组织后首先使血管扩张、充血,形成血栓,血管破裂出血。同时也作用在神经末梢,使轴索和髓鞘破坏。亚砷酸的作用无自限性,直至组织坏死。

【用途】　使牙髓失活。因失活过程中牙髓出血,血色素分解后使牙齿变色,故不能用于前牙。无自限力,故不用于乳牙。根尖孔未形成者慎用。

【用法】　取适量棉片置于窝洞露髓处密封 24～48 h,严防泄漏。

2. 金属砷

【成分】　金属砷 1.0 g(使牙髓失活),盐酸丁卡因 1.0 g(止痛),苯酚适量(防腐、止痛),棉块适量(赋形)。

【制法】　将金属砷研细,加盐酸丁卡因混合,再加苯酚研成糊状,然后将棉块浸入。

【作用】　金属砷与牙髓接触后氧化成三价砷,发生失活作用,作用缓慢。封药较长时间后使牙髓液化。

【用途】　用于乳牙失活牙髓。需封药 5～7 天。

【用法】　同亚砷酸。

3. 蟾酥制剂

【成分】　粉—蟾酥提取剂 2 g,盐酸地卡因 1 g;液—乙醇、甘油各等量。

【制法】　将蟾酥提纯粉剂研细,以 95％乙醇和甘油混合液调拌成糊剂。

【作用】　蟾酥是蟾蜍的腮腺和皮脂腺所分泌的浆液,具有细胞毒性,失活作用较缓和,比砷剂安全。蟾酥内含蟾酥灵具有较强的局部麻醉作用,使神经纤维的传导发生障碍而失去痛觉。其局部麻醉作用比可卡因大 30～60 倍。

【用途及用法】　与砷剂相同。注意本制剂宜新鲜配制,因水解或遇热均可变质。

第八节 干 髓 剂

干髓剂的要求:①能长期保持残存牙髓无菌。②使残髓组织干化,固定在根管内。③扩散迅速,对根管组织没有刺激性。④不使牙齿变色。

1. 三聚甲醛干髓剂

【成分】 三聚甲醛 1.5~3.0 g(使牙髓干化),麝香草酚 0.5 g(防腐,使糊剂变稀),盐酸丁卡因 0.3 g(止痛),羊毛脂 0.2 g(赋形),氧化锌 6.0 g(赋形)。

【制法】 将三聚甲醛、麝香草酚、地卡因研匀共融后,加入羊毛脂,再研匀后加入氧化锌,充分研匀,即成白色糊剂。

【作用】 三聚甲醛为甲醛的聚合物,在接触碱性组织和水分时,缓慢释出甲醛气体,后者有凝固蛋白作用,故能消毒和固定牙髓组织。三聚甲醛以甲醛饱和溶液形态溶解于牙髓组织液内,数小时后,甲醛由三聚甲醛中游离出来,速度缓慢,有助于牙髓的持久干化。

【用途】 干髓治疗。用作失活剂时,适合于乳牙。若用于恒牙,则由于失活过程较长(需 10~14 天),易引起疼痛及感染扩散。

【用法】 将干髓剂覆盖于根管口上方约 1 mm 厚度,使干髓剂紧密贴在根髓面上,勿加压。

【注意事项】 密闭、避光保存。

2. 新三锌糊剂

【成分】 粉:多聚甲醛 10.0 g,麝香草酚 3.0 g,无水硫酸锌 5.0 g,丙烯酸酯粉 30 g,氧化锌 82.0 g;

液:麝香草酚 0.1 g,蒸馏水 100 ml。

【作用及用途】 主要作用是多聚甲醛可缓慢释放甲醛,使根髓固定,木乃伊化,达到消毒防腐作用。用途用法同多聚甲醛干髓剂。

第九节 活髓保存剂

1. 氢氧化钙盖髓剂

【成分】 粉:氢氧化钙粉末 10 g,碘仿粉末 2 g,将二者研细混匀,放消毒瓶内备用。

液:生理盐水 10 ml,盐酸丁卡因 0.2 g,苯甲酸钠 0.05 g(防腐用),洋红适量,将前三种药物混匀,搅拌溶解后,加入适量洋红,备用。

【作用】 氢氧化钙为强碱性(pH 9~12),可抑制细菌生长。因此用氢氧化钙覆盖牙髓时,可不必消毒洞底。由于它所产生的碱性环境,可以中和炎症的酸性产物,减少对牙髓的刺激。氢氧化钙还可促进碱性磷酸酶的活动。加上含有大量的钙,可使初步软化脱钙的牙本质重新钙化。当用于生活牙髓表面覆盖时,可促使牙本质形成,以修复创面。

【用途】 直接和间接覆盖牙髓,活髓切断术后覆盖根髓断面。

【用法】 用时将粉和液体调成干糊状,取适量糊剂放于穿髓孔或根髓断面上,外封氧化锌丁香油(酚)糊剂,不可加压。

【注意事项】　放于有色瓶中无菌保存。因氢氧化钙遇空气中的二氧化碳后,即生成不溶解的碳酸钙而失效。

2. DYCAL 是一种可硬化的氢氧化钙护髓剂。由两种氢氧化钙糊剂混合组成。

【成分】　第一管:56.7%二氧化钛——在水杨酸乙二醇中的基质。

第二管:53.5%氢氧化钙,9.7%氧化锌——在乙基苯磺酰胺中的催化剂。用时等量调匀,催化剂的量与糊剂的硬固时间有直接关系。

【作用】　能诱导造牙本质细胞的分化并形成牙本质桥。

3. CALVITAL(钙维他)

【成分】　粉:氢氧化钙 78.5%,碘仿 20.0%,抑菌药物 1.5%;

液:丙二醇 0.5%,蒸馏水 99.0%,盐酸丁卡因 0.5%。

【作用及用途】　以上各种氢氧化钙制剂可用于下列各种情况。①深龋——氢氧化钙制剂可促使健康牙本质矿化,使软化牙本质再矿化,消毒感染的牙本质。②覆盖牙髓——用于生活牙髓表面覆盖,可促使牙本质形成,修复创面。③活髓切断——用作活髓切断剂,可能是通过促进牙髓中的成纤维细胞分化为成牙本质细胞,而促进新生牙本质形成屏障,保护根部牙髓。④根管充填——可阻止内吸收和外吸收的发展,重建牙周膜和硬骨板。对牙根未发育完全的病例用氢氧化钙制剂充填根管后,根尖周骨质可完全修复,并促使根尖继续发育完成,故称为根尖诱导成形术。⑤根管侧穿——在侧穿处放置氢氧化钙制剂可促使骨质修复,形成钙化屏障。⑥牙根折断——可促使缺损处和根折愈合。

4. 硝酸钾(又名硝石)

【成分】　硝酸钾饱和溶液与聚羧酸粘固粉调成糊剂。

【作用、用途及用法】　最早用于脱敏,1983 年始用于牙髓炎治疗。对牙髓无刺激性,对链球菌和乳酸杆菌具有抗菌作用,同时能刺激牙髓的修复反应,作用与氢氧化钙一致。使用时先用饱和硝酸钾溶液清洗窝洞 1~2 min,再用该糊剂覆盖在近髓面上,硬固后可充填。目前有软管包装不易凝固,使用更方便。

第十节　牙本质脱敏剂

牙本质脱敏剂的要求:①对牙髓无刺激;②疗效持久。

1. 碘酚

【成分】　碘 200 g,液化酚 200.0 ml,碘化钾 100.0 g,蒸馏水 100.0 ml。

【制法】　将碘化钾溶于水中,加碘片搅拌至完全溶解,再加入液化酚搅匀。

【用途及用法】　涂擦牙齿过敏区。

2. 酚醛树脂塑化液

【成分】　(见第六节)。

【作用与用法】　利用酚醛树脂良好的渗透性,涂擦牙齿过敏区,使其渗透进牙本质小管,并缩聚成树脂堵塞牙本质小管。效果好,但因可使牙齿变色,只适用于后牙。

注:以上各种牙本质脱敏制剂的作用,多有一定腐蚀性,使牙本质蛋白质凝固变性;利用药物产生不溶性沉积物堵塞牙本质小管,阻止或减少牙本质小管内液体的流动性,而减轻敏感;氟化物等可促进牙本质的继续钙化或产生修复性牙本质,隔绝外界刺激。

3. 氨硝酸银(见第一节)

4. 10%硝酸银(见第十一节)

5. 25%麝香草酚醑(见第二节)

6. 75%氟化钠糊(见第一节)

7. 酚(见第十一节)

第十一节 口腔黏膜用药

1. 5%酚

【成分】 酚 5 g,乙醇加至 100 ml。

【制法】 将酚放入量杯,再加入酒精,搅拌使其溶解。

【作用】 酚为原生质毒,能破坏和凝固蛋白质,对细菌及人体均有破坏作用,故为防腐剂和腐蚀剂。1%~5%溶液接触皮肤、黏膜后,最初皮肤发白,出现麻刺或烧灼感,随即由于感觉末梢的麻痹、局部麻木,最后组织坏死,脱落。因此,酚是一种疼痛性镇痛剂,但用浓酚作为腐蚀剂时,几乎不引起疼痛。酚的自限性较小,故用酚消毒窝洞或腐蚀软组织后,须用酒精处理,以防止其继续向深处渗透。油溶液比水溶液的作用和刺激性均小,若不慎烧灼正常黏膜,可立即用酒精、甘油、醚等有机溶剂将酚洗去。

【用途】 腐蚀溃疡面或创面的肉芽组织以及息肉。穿髓孔用酚处理后再封失活剂,可减少封药后疼痛。残髓用酚棉捻处理后,可无痛拔髓。可用于牙本质脱敏。用酚消毒窝洞时易引起对牙髓的刺激,故少用。

【注意事项】 密闭,避光保存,以防潮解和变质。遇光后变粉红色,但不影响药效。

2. 10%硝酸银溶液

【成分】 硝酸银 10 g,蒸馏水加至 100 ml。

【制法】 将硝酸银放入量杯内,再加蒸馏水,搅拌至完全溶解。

【作用】 (见第一节)

【用途】 口腔溃疡初起时,腐蚀溃疡面,可促使愈合。治疗重症的坏死性龈炎。可作牙本质脱敏(用碘酊还原,称碘化银法)。

3. 维甲酸鱼肝油糊剂

【成分】 维甲酸 3 g,氧化锌 1 000 g,浓鱼肝油 450 ml(均匀调成糊剂)。

【作用】 维甲酸可刺激上皮新的细胞增生,且还可干扰上皮角化过程,在维甲酸过量时,角质蛋白的前身合成受到抑制。浓鱼肝油含丰富的维生素 A 和 D,维生素 A 对维持上皮的结构十分重要。不良反应偶有局部烧灼,脱皮或充血、糜烂等,停药后自愈。

【用途及用法】 适用于白斑,扁平苔癣。将口腔黏膜擦干后涂于患处。因该药遇水能聚合而失效,宜早饭后及晚上睡前涂药。如配合使用类固醇激素软膏可减轻副作用。目前也有制成复方维甲酸药膜,可维持时间较长,约 1~2 h。

4. 5%氟尿嘧啶霜剂(简称5-Fu)

【成分】 5-Fu 5 g,三乙醇胺 2.0 g,硬脂酸 9.0 g,白凡士林 17 g,甘油 20 g,羊毛脂 1.9 g,尼伯金 0.1 g,香料适量,蒸馏水 45 g,共制成 100 g。

【作用】 是一种抗代谢药。局部使用可使黏膜表层角化消退,有人认为能抑制白斑病变的上皮增生,防止癌变。

【用途及用法】 用于黏膜白斑和黏膜角化疾病。5-Fu 可与维甲酸合用,疗效更好,因维甲酸可抑制角化及溶解角质。局部涂擦患处。

5. 1%甲苯胺蓝

【作用】 甲苯胺蓝为嗜酸性、异染性核染料,此染料与胞核内的 DNA 及胞质内的 RNA 有强的亲和力,故癌部位易染色。

【用途】 对口腔黏膜的原位癌、早期浸润癌及上皮不典型增生(癌前病变)有诊断意义,但注意有假阳性。

【用法】 先用 1%醋酸清洗局部,涂甲苯胺蓝后再用 1%醋酸脱色,若病变部位有蓝紫色着色,即为甲苯胺蓝染色阳性。

6. 达可罗宁

【作用】 毒性低,对黏膜穿透力强,作用迅速,并有杀菌作用,是一种安全有效的表面麻醉剂。

【用途】 适用于口腔黏膜溃疡、糜烂等病损的暂时止痛。

【用法】 0.5%溶液或制成 1%糊剂或霜剂局部涂敷。

7. 口腔溃疡膏

【成分】 地塞米松 0.15 mg,金霉素粉 25 g,盐酸丁卡因 17 g,醋酸维生素 E 30 g,无水亚硫酸氢钠 0.5 g,薄荷油适量,羊毛脂加至 500 g。

【制法】 取地塞米松片研细、过筛,与金霉素、丁卡因及无水亚硫酸氢钠共研混匀,再加入适量熔化近冷的羊毛脂研匀后,加入维生素 E 油、薄荷油混研均匀,再加入剩余的羊毛脂至全量(注意少量递加,随加随研才能保持均匀)。

【作用】 本方具有消炎止痛,改善微循环和上皮代谢,促进溃疡愈合的作用。

【用途】 各种急性感染性口炎及复发性口腔溃疡、糜烂型扁平苔藓及其他口腔糜烂、溃疡等症。

【用法】 病损处局部涂敷,每日 3 次。

8. 素高捷疗

【作用】 本品为不含蛋白和抗原的幼牛血液透析物,为细胞代谢促进剂。它能激发细胞内的能量代谢及细胞膜的物质转运,提高高能磷酸盐的贮存量,增进受损细胞对氧的利用,激活创面纤维作用而促进纤维母细胞生长,达到创面组织修复、加速口腔黏膜和溃疡愈合的目的。

【用途与用法】 近年来国内临床已使用素高捷疗眼膏和素高捷疗口腔膏,其中口腔膏除具有修复创面和溃疡作用外,内含低浓度表面麻醉药聚醚醇能迅速解除疼痛,呈现较持久止痛作用。可用于黏膜、牙龈、唇的疼痛,溃疡及黏膜损伤,如口炎、多发性口炎、疱疹性口炎、放射性口炎、系列红斑、口角炎、托牙口炎等。

9. 西地碘片(华素片)

【作用】 本品系利用分子分散技术制成的氧化分子态的碘,西地碘在唾液作用下,迅速释放出的碘分子,可直接氧化和卤化菌体蛋白质,对多种微生物包括细菌繁殖体、真菌、芽孢、病毒等均有杀灭作用。

【用途与用法】 本品为口腔、咽喉局部消毒抗感染药物。含化用于治疗慢性咽喉炎、白色念珠菌感染性口炎、口腔溃疡及糜烂型扁平苔癣等。

【注意】 对碘过敏者慎用;正在测试甲状腺功能的患者,则应考虑可能吸收的影响;因吸收的碘能通过胎盘屏障,并在乳汁中排出,故怀孕或授乳妇女应避免使用。

第十二节　牙周病用药

1. 复方碘液(浓合液)

【成分】 碘化锌 18 g,碘 30 g,蒸馏水 8 ml,甘油 40 ml。

【制法】 将碘化锌溶解于蒸馏水中后,再加入碘片及甘油。当时不能溶解,搅拌后放瓶中盖紧,每天搅拌,数日后可完全溶解。

【作用】 碘为防腐剂,锌离子有收敛作用,并可腐蚀上皮及肉芽组织。复方碘液对黏膜有轻度刺激作用。本药对牙龈炎症具有消炎、收敛作用。

【用途】 用于龈炎、牙间乳头炎、冠周炎和牙周袋的消炎。可腐蚀瘘管的上皮,故可用于慢性牙槽脓肿的瘘管通过法。亦有用于根管消毒者。

【用法】 用生理盐水或过氧化氢液冲洗牙周袋并擦干后,用镊尖取本药液,送入牙周袋内,然后用棉球擦去多余的药液,以免刺激附近黏膜。

2. 碘甘油

【成分】 碘 1.25 g,碘化钾 2.50 g,薄荷 0.75 ml,蒸馏水 2.50 ml,甘油 100.0 ml。

【制法】 以上成分混匀溶解成液体。

【作用】 同复方碘液,但收敛和腐蚀作用弱。

【用途】 治疗龈炎、冠周炎等。

【用法】 同复方碘液。

3. 牙周塞治剂

【成分】 粉:氧化锌 1 g,松香 1 g;

液:丁香油酚适量。

【制法】 先将松香研成细末,过筛后,加入氧化锌混合均匀。

【作用】 氧化锌有轻微的收敛和防腐作用,松香可增加黏性,使糊剂易于贴附牙面和牙龈上。如能加入少许石棉末,则能起加强作用而不易脱落。

【用途】 牙龈切除术、龈瓣翻治术后,敷于牙龈和牙颈部,以保护创面和止血,防止肉芽组织增生和止痛。

【用法】 在消毒洁净的玻璃板上,将粉和液调至面团状。分成小块,形成锥形,逐块放入牙间隙中,并在颊(舌)侧连成薄层,覆盖创面,注意勿妨碍唇、颊、舌系带的活动和咬合。

4. 牙龈按摩剂

【成分】 五倍子 10.0 g,三聚甲醛 2.0 g,氟化钠 0.1 g,氯化钠 1.0 g,薄荷脑 0.5 g,丁香油(酚) 0.5 ml,白陶土 47.0 g,甘油 45～50 ml。

【制法】 将前四者放入研钵内,研成粉末,并混匀,加入白陶土,再混匀,加甘油和丁香油酚调成糊剂。

【作用】 五倍子和氯化钠可使牙龈收敛,水肿消退。三聚甲醛和氟化钠可使暴露的牙根面脱敏。

【用途】 在洁治和刮治术后,牙龈仍有水肿、松软和炎症性增生时,可用此药按摩牙龈,促进消炎、消肿,并有脱敏作用。

【用法】 用清洁的手指蘸按摩剂,稍用力在牙龈上揉按数分钟,早晚各一次。

5. 菌斑显示液

【成分】 碱性品红 1.5 g,乙醇 100 ml,水适量。

【制法】 将碱性品红放入量杯内,再加 95% 酒精及少量水,搅拌至完全溶解。

【作用】 牙菌斑经过染色后较易被观察和定量。除了用碱性品红外,还可用 2% 四碘荧光素钠或其他染料,如俾斯麦褐、煌绿等。

【用途及用法】 用作菌斑检查,确定菌斑指数。检查时先让受试者用清水认真漱口,然后用碱性品红染牙面,再用清水漱口,牙面菌斑被染成红色。根据染色面积大小来确定牙菌斑的量。

第十三节 口腔含漱剂

1. 氯己定溶液(洗必泰)

【成分】 葡萄糖酸洗必泰 1.2～2 g,蒸馏水加至 1 000 ml。

【制法】 取葡萄糖酸洗必泰,溶于 800 ml 水中,冷却后过滤,加水至全量,搅匀。

【作用】 为强的广谱杀菌、抑菌剂,对革兰阳性菌、阴性菌和真菌都有较强的抗菌作用,且不易产生耐药菌株。有明显抑制菌斑形成的作用。毒性低,低浓度时无刺激性。洗必泰对牙面和口腔上皮表面有显著亲和力,易吸附而缓慢释出,但不能被肠道黏膜吸收。

【副作用】 可使牙齿、充填体和舌背染成褐色,停药后或洁治后能消失。该药味苦,有的患者会有一过性的味觉改变。少数患者有牙龈或前庭黏膜上皮剥脱或敏感,停药后均可消失。使用期间牙石比较容易形成。

【用途及用法】 用 0.12%～0.2% 溶液 10 ml,每天含漱 2 次,每次 1 min,能有效地减少口腔内的细菌数目及牙面菌斑的形成,是目前已知最有效的化学抑菌斑剂。可用于下列情况:①牙周手术及其他口腔内手术后含漱,可预防伤口感染,促进愈合。②长期卧床不能自理口腔卫生者,用此液含漱可减少菌斑形成,防止龈炎和龋齿。与氟化钠同用,效果更佳。③口腔黏膜有广泛溃疡或真菌感染者,可用 0.05% 溶液含漱,或以 0.12% 液频频局部涂于溃疡面,有止痛作用。④0.05% 作根管冲洗,0.1% 作根管封药,0.2% 用于牙周袋冲洗,每日一次。⑤0.5% 作器械浸泡消毒。

2. 依沙吖啶溶液（利凡诺）

【成分】 依沙吖啶 1 g，蒸馏水加至 1 000 ml。

【制法】 搅拌溶解。

【作用】 利凡诺为色素类抗菌剂，能抑制革兰阳性和少数革兰阴性细菌繁殖。小药对组织无毒、无刺激。

【用途】 口炎、唇炎时含漱，湿敷或清洗创面，常与 3% 过氧化氢等份混合使用。亦可用于冲洗伤口。

3. 3% 过氧化氢溶液（见本章第四节）

第十四节 离子导入药剂

离子导入是指以电导法使药物在短时间内定向进入作用部位达到预期的治疗目的，具有选择性和定向性，即只允许预期具药理作用的离子直接进入病灶区，减少药物副作用。此法能使难于通过渗透的药物离子进入到深层组织。主要用于根管消毒，牙周组织疾病，颌面部急、慢性炎症，面神经麻痹，增殖性瘢痕，下牙槽神经损伤，牙本质过敏等各种口腔疾患。通常用含碘、钙、锌、氟等离子，抗生素，维生素，局部麻醉等药物电解质溶液。

1. 碘化钾溶液

【成分】 碘化钾 10 g，蒸馏水加至 100 ml。

【作用】 导入碘离子使局部呈现碘的消毒杀菌作用。

【用途】 用于根管和根尖组织的抗菌消炎。

【用法】 隔离唾液，擦干根管，于根管中注入电解质，插入银制针状电极，阴极通电，使电源缓慢上升至患者有感觉时为止。

【注意】 本品禁用于对碘过敏者，根管内有坏死组织或脓液不得使用离子导入碘，否则易引起根尖部肿胀疼痛加剧。

2. 氯化钙溶液

【成分】 氯化钙 15 g，蒸馏水加至 100 ml。

【作用】 导入钙离子有消炎止痛解痉等作用。

【用途与用法】 用于颞下颌关节功能紊乱。

第十五节 消 毒 液

消毒液的要求：①杀菌力强，能在短时间内达到消毒目的；②无腐蚀性，不使器械生锈、变质；③对皮肤、组织无损伤、无刺激性；④经济、方便。

1. 清洗消毒剂（84 消毒液）

【成分】 主要为 5% 次氯酸钠。

【作用】 含有效氯 5%，是一种新型含氯清洗消毒剂。对细菌、病毒、芽孢均有高效，杀灭作用迅速。特别对甲、乙型肝炎病毒洗消效果可靠。可作预防传染病，避免交叉感染的理想消毒剂。

注:不宜加热的器械可用 0.2‰～0.3‰过氧乙酸、2‰次氯酸钠、2‰漂白粉上清液浸泡 30 min。对易腐蚀的金属器械用 2‰碱性戊二醛浸泡 30 min。或甲醛高锰酸钾熏蒸消毒。消毒剂要定期更换,保持有效浓度,定期监测消毒效果。

2. 苯扎溴铵消毒液(新洁尔灭消毒液)

【成分】　苯扎溴铵溶液(5‰)20 ml,亚硝酸钠 5.0 g,碳酸氢钠 0.5 g,蒸馏水加至 1 000 ml。

【制法】　取亚硝酸钠、碳酸氢钠溶于约 800 ml 蒸馏水中,加入苯扎溴铵溶液(5‰),再加蒸馏水使成 1 000 ml,轻轻搅匀即得。

【作用】　为强有力的阳离子清洁剂,低浓度时即能杀死多种革兰阳性和革兰阴性细菌,还能杀死部分真菌和病毒。有效浓度时,作用快,穿透力强,毒性低无刺激,并有去垢作用。溶液稳定,能长期保存。缺点是不能杀死芽孢,杀菌作用能被有机物、血浆等所降低。

【用途】　器械消毒(浸泡半小时)。手术前皮肤消毒,手术人员消毒手部。

【注意事项】　新洁尔灭水溶液与肥皂或其他合成洗涤剂接触时,迅速降低杀菌效力。遇水质硬度过高时,使用浓度可略提高。对许多无机盐类为配伍禁忌。避免使用铝制器械。密闭避光保存。浸泡金属器械时,必须加亚硝酸钠防锈。

3. 氯己定(洗必泰)溶液(见本章第十三节)

4. 过氧乙酸(过醋酸)

【成分】　过氧化氢和乙酸的混合物,含过氧乙酸量约 20‰～40‰。

【作用】　对皮肤有腐蚀性,遇有机物释出新生氧而起氧化作用。缺点是遇热不稳定,高热可发生爆炸。

【用途】　常用作消毒口腔器械或空气消毒对金属有腐蚀性,宜用新鲜配制液体。

5. 碘伏

【成分】　本品系由表面活性剂与碘结合而成的络合物,其中有 80‰～90 ‰的结合碘可解聚成游离碘。随其表面活性剂的种类不同形态各异,常用液态碘伏含有效碘 0.5‰～10‰(W/W);固态碘含有效碘 10‰～20‰(W/W)。

【作用】　本品解聚出游离碘为广谱杀菌剂,能杀灭病毒、细菌、芽孢、真菌、原虫等。0.5‰溶液在 1 min 内能杀死各种细菌繁殖体,杀死真菌需 1.5 h,杀结核杆菌较长,对芽孢则需更长时间。5‰溶液在 10 min 即能破坏乙肝表面抗原(HBsAg)。

【用途与用法】　常作外用消毒剂。用于皮肤、黏膜、医疗器械、伤口感染化脓性预防和治疗性消毒等。

第十六节　其他常用制剂

1. 骨蜡

【成分】　白蜂蜡 80～90 g,凡士林 20 g。

【制法】　调匀后高压灭菌,备用。

【用途】　手术中涂于骨的创面止血。

2. 碘仿纱条

【成分】 碘仿 100 g,蒸馏水 300 ml。

【制法】 因碘仿遇高温即还原而失效,故不能用高压灭菌,必须在无菌条件下制作。制作者应按手术常规消毒双手,并戴无菌橡皮手套,所用材料、器械均应事先灭菌,最好在手术室内或无菌隔内制作。将碘仿和蒸馏水放入无菌盆内,再将消毒肥皂(可事先将肥皂泡于 75％酒精中 1 h)放入盆中研磨,使碘仿与水逐渐混合均匀,至呈糊状为止。将预先折叠好的消毒纱条放入盆内,轻轻挤压,使碘仿混合液均匀地浸入纱条内。将纱条绕成小卷,用多层布包好,放高压锅内烘干(0.75 千克力,5 min 后即取出)。注意不可使压力过高,时间过长,否则碘仿变为黑色灰烬。制作完毕的纱条,应密封存放在消毒罐内备用。

另一种较简易的制作法是:先用 2 倍于碘仿的乙醚溶解碘仿,然后倒入与碘仿等量的 75％酒精和甘油(甘油应事先消毒好)。将纱条放入混悬好的碘仿溶液中搅拌,使纱条完全浸透。将碘仿纱条卷好,放入玻璃罐内(勿用搪瓷器皿),盖口上要用橡皮条封好,放阴暗处保存。此法较省时间,但需用乙醚和甘油。全部操作过程仍应严格遵守无菌原则。

【作用】 能减少创面的渗出物,使创面干燥,并可使肉芽组织生长,促进伤口愈合。

【用途】 填塞于干槽症的拔牙窝内或颌面部手术后开放的伤口中,可压迫止血、防止感染、保护创面,促进牙周组织生长,以利伤口的愈合,并可减少换药次数。

第十七节　口腔常用中药制剂

1. 牙周败毒饮

【组成】 生地黄 20 g,黄芩 12 g,玄参 12 g,紫花地丁 15 g,生石膏 30 g,板蓝根 15 g,大黄 6 g。

【制法】 生石膏先煎半小时,余药共煎半小时,过滤。上药重煎半小时,过滤,二次滤液合并浓缩成 100 ml,分两次服下。每日 2 次,每次 25 ml。

【功能】 清热凉血,解毒消肿,泻火通便。

【主治】 急性牙龈牙周炎症,牙龈脓肿,智齿冠周炎,早期蜂窝组织炎间隙感染等。

【禁忌】 腹泻者及孕妇慎服。

2. 苔藓饮

【组成】 龙胆草 10 g,柴胡 10 g,栀子 10 g,当归 12 g,枸杞子 12 g,郁金 12 g,枳壳 10 g,黄芩 12 g,白藓皮 12 g,赤白芍各 10 g,赤苓皮 15 g,女贞子 12 g,旱莲草 15 g。

【功能】 清热解郁,滋阴养血。

【主治】 口腔扁平苔藓,盘状红斑狼疮,多形性红斑等症。

3. 小儿口炎糖浆

【组成】 银花 15 g,板蓝根 15 g,葛根 12 g,大青叶 10 g,淡竹叶 10 g,黄芩 10 g,麦冬 10 g,生地 15 g,焦三仙 30 g,薄荷 6 g,荆芥 6 g,桔梗 10 g,甘草 6 g。

【制法】 上药除荆芥、薄荷后加外,共煎煮二次,浓缩后加入适量糖浆。

【功能】 疏风解表,清热解毒。

【主治】 急性疱疹性口炎,急性感染性口炎及其他并发的早期口腔炎症。

4. 口腔溃疡散 2 号

【组成】 明腰黄 2 份,牛黄 1 份,青黛 2 份,黄柏 1 份,龙胆草 1 份,冰片 2 份。

【制法】 分别研极细粉末混匀外用。

【功能】 养阴生肌,消肿止痛。

【主治】 复发性口疮,各种口炎。刺激性小,适用于急慢性溃疡。

5. 养阴清热汤

【组成】 生地 15 g,熟地 15 g,白芍 12 g,天冬 10 g,麦冬 10 g,黄芩 12 g,丹皮 12 g,玄参 12 g,栀子 10 g,桔梗 12 g,山药 12 g,地骨皮 12 g,女贞子 12 g,生甘草 10 g。

【功能】 滋阴清热。

【主治】 复发性口疮、口腔扁平苔藓、干燥综合征,盘状红斑狼疮等属阴虚火旺者。除局部病损外,可伴有口燥咽干,口渴喜冷饮,头晕目眩,心烦急躁,手足心热,失眠多梦,腰膝酸软,便干尿黄,舌质偏红,舌苔薄黄,脉细弦或细数等症状。

【加减】 可酌情选用生龙骨、生牡蛎以加强平肝潜阳收敛之功;加知母、黄柏增强滋阴降火之功并清中下焦之热;加茯苓、泽泄、车前子增加健脾淡渗利湿之效。

6. 苔藓平颗粒(冲剂)

【组成】 女贞子 120 g,旱莲草 120 g,熟地黄 160 g,当归 96 g,郁金 120 g,香附 96 g,枳壳(炒)80 g,黄芩 120 g,栀子 96 g,龙胆草 48 g,薏苡仁 240 g,茯苓皮 120 g。

【功能】 滋阴清热,疏肝理气,养血益肾。

【主治】 口腔扁平苔藓,盘状红斑狼疮等。

（李　芳　董艳丽）

第七章
口腔局部麻醉与牙拔除术

第一节 口腔常用局部麻醉药物

一、2%普鲁卡因注射液(奴弗卡因)

【成分】 盐酸普鲁卡因 2.0 g,氯化钠 0.9 g,重蒸馏水。

【制法】 将双蒸馏水过滤后,加入普鲁卡因及氯化钠,混合,待完全溶解,再过滤装瓶,封口,高压灭菌。

【作用】 本品穿透力弱,毒性低。注射后 1~3 min 奏效,可持续 30~60 min。常与 1∶10 万~1∶20 万肾上腺素合用,使血管收缩,延长麻醉时间。心脑血管病者慎用。

【用途】 用于局部浸润麻醉或传导麻醉。口炎时可用 1%~2%溶液含漱止痛。 0.5%~2%溶液可用于颞颌关节周围封闭或颈交感神经节封闭等。

【注意事项】 用前皮试,严格灭菌。

二、2%盐酸利多卡因注射液(赛罗卡因)

【成分】 盐酸利多卡因 2 g,氯化钠 4.8 g,注射用水加至 1 000 ml。

【作用】 作用迅速,约 2~3 min 后生效,易被黏膜吸收。心、肝功能不全者应慎用。

【用途及用法】 麻醉深度较普鲁卡因强,持续时间长 1 倍,常用 2%含肾上腺素的溶液,作局部浸润麻醉或传导麻醉。有一定毒性,故总剂量不宜超过 10 ml。亦可用作表面麻醉喷雾剂,约 2~3 min 生效。

三、盐酸丁卡因溶液

【成分】 盐酸丁卡因 2 g,蒸馏水加至 100 ml,洋红适量。

【制法】 将丁卡因溶于蒸馏水中,搅拌至完全溶解后,加入适量洋红。

【作用】 麻醉效力比普鲁卡因大 10~15 倍,毒性大 10~20 倍,故只作表面麻醉用。

【用途】 用于黏膜、牙髓、溃疡面等表面麻醉。

四、复方盐酸阿替卡因(碧兰麻)

【成分】　4%盐酸阿替卡因与肾上腺素 1∶1 000 000。

【作用】　起效时间为 2～3 min,组织渗透性强,麻醉效能高,毒副作用小。

【用途及用法】　用于局部浸润麻醉或传导麻醉。

第二节　口腔局部麻醉方法

一、表面麻醉

将局麻药涂布或喷雾于皮肤或黏膜表面,使末梢神经麻痹,达到镇痛的目的。

【用途】　主要用于(1)表浅的黏膜下脓肿切开引流。

(2)松动的乳牙或恒牙拔除。

(3)舌根、软腭、咽部检查。

(4)气管插管前黏膜表面麻醉。

二、浸润麻醉

将局麻药物注射于组织内,以阻断用药部位神经末梢的传导,产生镇痛的麻醉效果。

【用途】　适用于口腔颌面部软组织范围内的手术以及牙、牙槽突的手术。

【麻醉方法】　(1)皮丘注射法。

(2)骨膜上浸润法。

(3)牙周膜注射法:适应于对疼痛耐受性强,有出血倾向或牙周膜有炎症,单用骨膜浸润或组织麻醉效果不好者。

三、阻滞麻醉

将局麻药物注射到神经干或主要分支周围,以阻断神经末梢传入的刺激,使该神经分布区域产生麻醉效果。

优点:可以远离病变部位进行注射,对整形手术和感染病例尤为适用。

【麻醉方法】

(1)上牙槽后神经阻滞麻醉:称上颌结节注射法,常用口内注射法。

【进针点】　第二磨牙远中颊根的前庭沟处;若上颌磨牙缺失,以颧牙槽嵴的前庭沟为进针点。

【体位】　头稍后仰,上𬌗平面与地面成 45°角,针头与上𬌗颌平面成 45°角,向后上方刺入,沿上颌结节外后面的弧形骨表面滑动,向后上、内方向进针深约 2 mm,回吸无血,推药 2 ml。

【注意】　进针不宜过深,防止刺破翼静脉丛,引起深部血肿。

【麻醉范围】　除第一磨牙颊侧近中颊根外的同侧上颌磨牙、牙槽突及颊侧的牙周膜、骨膜、龈黏膜。

(2)腭前神经阻滞麻醉:称腭大孔注射法。

【进针点】 第二磨牙腭侧龈缘至腭中线连线的中外 1/3 处,软硬腭交界前约 0.5 cm。

【体位】 头后仰,上𬌗平面与地面成 60°角,从对侧下颌尖牙与第一磨牙之间向后、上、外方向进针,刺入腭黏膜回抽,注药 0.5 ml。

【注意】 在注射点稍前方注射。若注射点过于向后,注射剂量过多,引起恶心、呕吐反应。

【麻醉范围】 同侧上颌磨牙、前磨牙的腭侧牙龈、黏骨膜和骨组织。

(3)鼻腭神经阻滞麻醉:腭前孔或切牙孔注射法。

【进针点】 腭侧,切牙乳头处。

【体位】 头后仰,大张口,针尖从侧面刺入腭乳头的基底部,然后将注射器摆到中线,注射器与牙轴平行,进入切牙孔,达 0.5 cm,注 0.5 ml。

【注意】 该处组织致密,压力大,针头易脱落,防止滑入气管或食道。

【麻醉范围】 两侧尖牙连线前方的腭侧牙龈、黏骨膜和牙槽突。

(4)眶下神经阻滞麻醉:眶下孔或眶下管注射法。

【眶下孔表面标志】 眶下缘中点下方 0.5~1.0 cm 处,体表投影为鼻尖至眼外眦的中点。

【体位】 取坐位,头稍后仰,上下颌牙闭合。

① 口外注射法:眶下孔内下方 1 cm,鼻翼外侧约 1.0 cm,注射针与皮肤成 45°角,斜向上后外直接刺入眶下孔。进针深度 0.5 cm 左右,不可太深,以免损伤眼球,注射麻药 2 ml。

② 口内注射法:不易进入眶下孔。

【麻醉范围】 同侧下睑、鼻、眶下部、上唇及上颌前牙和前磨牙的唇颊侧龈黏膜、骨膜和牙槽骨。

(5)下牙槽神经阻滞麻醉:下颌孔注射法。

【进针点】 常用口内注射法。为颊脂垫尖,翼下颌皱襞外侧 0.3~0.4 cm,下牙颌磨牙𬌗面 1 cm,无牙𬌗患者上下牙槽嵴连线中点外侧 0.3~0.4 cm 处。

【体位】 取坐位,大张口,下颌牙𬌗平面与低平面平行,注射器在对侧下颌前磨牙区,与中线成 45°角向后外方进针,深达 2~2.5 cm,触及下颌升支骨面,回吸无血,推注药物 2~3 ml。

【注意】 进针深度<2 cm,说明部位靠前;进针深度>2.5 cm 还未触及骨面,说明部位过于靠后。

【麻醉范围】 同侧下颌骨、下颌牙、牙周膜、前磨牙至中切牙的唇颊侧牙龈、粘骨膜和下唇。

(6)舌神经阻滞麻醉。

【方法】 下牙槽神经阻滞后,退出 1 cm,注射药物 1 ml,或边退边注射药物。

【麻醉范围】 同侧舌侧牙龈、黏骨膜、口底黏膜以前舌前 2/3 黏膜。

(7)颊神经阻滞麻醉。

【方法】 下牙槽神经和舌神经阻滞麻醉后,针尖退至黏膜下,推药物 1 ml 即可麻醉颊神经。

【麻醉范围】　下颌磨牙颊侧及颊部黏膜肌肉和皮肤。

第三节　局部麻醉的并发症和防治

一、晕厥

【病因】　是由于一时性中枢缺血导致突发性、暂时性的意识丧失,一般可由患者精神紧张、恐惧、疲劳、饥饿、体质差异及疼痛等因素诱发。

【临床表现】　前驱症状有头晕、胸闷、面色苍白、全身冷汗、四肢厥冷无力、脉快而弱、恶心和呼吸困难。未经处理则可出现心率减慢,血压急剧下降,短暂的意识丧失。

【防治】　(1)术前检查患者全身及局部情况。

(2)术中有症状者,放平椅位,头低脚高,保证呼吸道通畅,严重者指压人中、吸氧、推高渗糖。

【护理】　(1)术前问好病史;协助医师耐心解释,消除患者紧张情绪。

(2)根据医师要求选择合适的麻醉工具。

(3)协助医师观察麻醉后全身及局部反应。

(4)给予吸氧、抢救药物的准备。

二、过敏反应

【病因】　患者对使用的麻醉药物过敏。

【临床表现】　分为延迟反应和即刻反应:延迟反应常是血管神经性水肿,偶见荨麻疹、药疹、哮喘和过敏性紫癜;即刻反应是用极少量药后,立即发生极严重的中毒症状,突然惊厥、昏迷、呼吸心搏骤停而死亡。

【防治】　(1)询问有无过敏史。

(2)推注局部麻药时要慢,出现过敏症状,立即停止注射。

(3)轻者按晕厥处理重者立即抢救,给予静脉推安定、吸氧、解痉、升血压等对症处理。对延迟反应给予抗过敏药物。

【护理】　(1)术前问好病史,特别是药物过敏史。

(2)协助医生选择麻醉药物。

(3)协助医师观察麻醉后全身及局部反应。

(4)给予吸氧、抢救药物的准备。

三、中毒

【病因】　单位时间内血液中麻醉药物浓度超过了机体的耐受力,引起各种程度的毒反应。

【临床表现】　中毒反应的表现可分为兴奋型与抑制型两类:兴奋性表现为烦躁不安、多话、颤抖、恶心、呕吐、气急、多汗及血压上升,严重者出现全身抽搐、缺氧、发绀;抑制型上述症状不明显,迅速出现脉搏细弱、血压下降、神志不清,随即呼吸、心跳停止。

【防治】 (1) 知道麻醉药的最大剂量、毒性。

(2) 推注麻药要回抽。

(3) 一旦发生中毒反应,立即停止注射。

(4) 症状轻者按晕厥处理,症状重者立即给予吸氧、输液、升血压、抗惊厥、应用激素等抢救措施。

【护理】 (1) 协助医生选择麻醉药物。

(2) 监控医师麻醉药物的最大药量。

(3) 注意查对麻药。

(4) 协助医师观察麻醉后全身及局部反应。

(5) 给予吸氧、抢救药物(如激素、升血压、抗惊厥药物)的准备。

四、注射区疼痛和水肿

【原因】 ①局部麻醉药物变质;②注射针头弯曲或有倒钩;③注射针头刺入到骨膜下,造成骨膜撕裂;④未执行无菌操作;⑤患者对疼痛敏感。

【防治】 ①认真检查麻醉药物和注射针头,执行无菌操作,注射针头在骨膜上滑行;②一旦发生疼痛、水肿,给予局部热敷、理疗、封闭及消炎止痛药物。

【护理】 (1) 协助医生认真检查麻醉药物和注射针头。

(2) 严格执行无菌操作。

(3) 协助医生作好解释工作。

(4) 嘱咐患者给予局部热敷、理疗或服用消炎止痛药物。

五、血肿

【原因】 在注射过程中刺破血管,导致组织内出血。

【防治】 ①正确掌握穿刺点、进针方向、角度及深度,针尖无倒钩;②一旦发生血肿,立即压迫止血,24 h 内冷敷,之后局部热敷,必要时给予消炎、止血药物。

【护理】 (1) 协助医生认真检查麻醉药物和注射针头。

(2) 协助医生作好解释工作。

(3) 嘱咐患者给予局部 24 h 内冷敷,之后局部热敷,必要时给予消炎、止血药物。

六、感染

【原因】 ①注射部位和麻醉药物消毒不严;②注射针头被污染及注射针穿过感染灶。

【临床表现】 (1) 注射后 1~5 天局部红、肿、热、痛明显,甚至有张口受限或吞咽困难。

(2) 偶尔引起全身症状。

【防治】 (1) 认真检查麻醉药物和注射针头,执行无菌操作,避免在感染灶注射。

(2) 一旦发生感染,抗感染治疗。

【护理】 (1) 协助医生认真检查麻醉药物和注射针头。

（2）严格执行无菌操作。

（3）协助医生作好解释工作。

（4）嘱咐患者服用抗生素。

七、注射针折断

【原因】 ①注射针质量差，缺乏弹性；②术者操作不当；③突然改变用力方向；④注射中患者突然摆动头位。

【防治】 ①认真检查注射针；②患者需配合；③操作轻柔，不要突然改变用力方向；④注射针要有 1 cm 留在组织外；⑤若发生注射针折断，立即夹住针头将其拔出。

【护理】 （1）协助医生认真检查注射针头。

（2）根据操作需要供应器械。

（3）协助医生作好患者心理护理。

八、暂时性面瘫

【原因】 一般鉴于下牙槽神经口内阻滞麻醉时，注射部位过深，将麻醉药物注入腮腺内，麻醉面神经，导致暂时性面瘫。

【防治】 ①正确掌握穿刺点、进针方向、角度、深度及麻醉药物的剂量；②出现暂时性面瘫，药物作用消失后可自行恢复；③如刺伤面神经，给予营养神经药物。

【护理】 （1）麻醉后可能发生的反应都必须在注射前向患者详细地说明，以取得患者谅解与合作。

（2）协助医生作好患者心理护理。

第四节　拔牙的适应证和禁忌证

【适应证】

（1）龋病。因龋坏、牙冠严重破坏以不能修复，而且牙根或牙周情况不适合作桩冠或覆盖义齿。

（2）牙周病。晚期牙周病，牙松动度Ⅲ°，牙周溢脓，影响咀嚼功能。

（3）牙髓坏死。牙髓坏死或不可逆牙髓炎，患者不愿作根管治疗或根管治疗失败的病例。严重的根尖周病变，不能用根管治疗，根尖手术或牙再植术保留。

（4）额外牙、埋伏牙、错位牙导致邻牙及组织创伤，影响美观，或导致牙列拥挤。

（5）乳牙滞留，影响恒牙正常萌出；或根尖外露造成口腔黏膜溃疡。

（6）阻生牙。反复引起冠周炎，引起邻牙牙根吸收和破坏，位置不正，不能完全萌出的阻生牙。一般指下颌第三磨牙。

（7）牙外伤。牙外伤导致牙冠折断达牙根，无法修复的牙齿。

（8）治疗需要的牙。因正畸需要进行减数的牙和因义齿修复需拔除的牙。

（9）颌骨良性肿瘤累及的牙，恶性肿瘤进行放疗前为预防严重并发症而需拔除的牙。

（10）病灶牙。引起上颌窦炎、颌骨骨髓炎、颌面部间隙感染的病灶牙，可能与某些全身性疾病，如风湿病、肾病、眼病有关的病灶牙，在有关科室的要求下拔牙。

【禁忌证】

（1）血液系统疾病：患有贫血、白血病、出血性疾病的患者，拔牙后可能发生创口出血不止以及严重感染。如需拔牙，应慎重对待。在拔牙前、后进行相应系统的治疗。轻度贫血，Hb 在 80 g/L 以上，可以拔牙。

（2）心血管系统疾病：重症高血压、近期心肌梗死、心绞痛频繁发作，心功能Ⅲ～Ⅳ级，心脏病合并高血压等应禁忌或暂缓拔牙。①血压高压 180/100 mmHg，应先治疗，再拔牙。②心功能Ⅰ～Ⅱ级，可以拔牙，但需镇痛完全。③风心病、先心病患者，为预防细菌性心内膜炎，术前、术后应使用抗生素。④冠心病患者，准备速效救心丸，硝酸甘油，请心内科医师协助，在心电监护下拔牙。

（3）糖尿病：当血糖＜8.9 mmol/L，无酸中毒时，方可拔牙，术前、术后应使用抗生素预防感染。

（4）甲状腺功能亢进：基础代谢率控制在＋20 以下，脉搏不超过 100 次/分，方可拔牙。

（5）肾脏疾病：各种急性肾炎均应暂缓拔牙，慢性肾病，处于肾功能代偿期，临床无明显表现症状，术前术后使用大量的抗生素，方可拔牙。

（6）肝疾病：①急性肝炎不能拔牙。②慢性肝炎，术前后给予足量维生素 K 及 C 以及其他保肝药物，术中应加止血药物。③注意严格消毒，防止交叉感染。

（7）月经及妊娠期：①月经期暂缓拔牙。②妊娠期前 3 月和后 3 月不能拔牙，易导致流产和早产，第 4、5、6 月拔牙较为安全。

（8）急性炎症期：是否拔牙根据其具体情况。①急性颌骨骨髓炎患牙已松动，拔除患牙有助于建立引流，减少并发症，缩短疗程。②急性蜂窝织炎，患牙为复杂的阻生牙——暂缓拔牙。③对于下颌第三磨牙急性冠周炎、腐败坏死性龈炎、急性传染性口炎、年老体弱的患者暂缓拔牙。

（9）恶性肿瘤：①位于恶性肿瘤范围的牙，应与肿瘤一同切除。②对于位于放疗部位的患牙，在放疗 7～10 天前拔牙。③放疗时及放疗后 3～5 年不能拔牙，避免成颌骨骨髓炎。

第五节　拔牙前准备

【术前准备】　（1）详细询问病史，是否有禁忌证，必要时进行化验等辅助检查。

（2）检查患牙是否符合拔牙适应证。

（3）向患者介绍病情，拔牙的必要性，难易程度，术中术后可能出现的情况，以及术后修复问题。

（4）一般指拔除一个象限的牙齿。先上后下，先后再前。

【患者体位】　（1）上颌牙，头后仰，上牙𬌗平面与地面成 45°～60°角，上颌与术者肩部同高。

（2）下颌牙,下牙𬌗平面与地面平行,下颌与术者肘部平齐。

【手术区的准备】 （1）术前反复漱口。

（2）术区用碘伏消毒。

【器械准备】 常规检查器械＋拔牙器械,阻生牙拔除时,需添加手术器械。

第六节 拔牙的基本步骤

【基本步骤】 （1）局部麻醉,肯定麻醉效果。

（2）核对牙位。

（3）分离牙龈:牙龈分离器深入牙沟,沿牙颈部推动剥开,防止牙龈撕裂,术后牙龈出血。

（4）再次核对牙位。

（5）挺松患牙。

（6）安放牙钳:正确选用牙钳,将患牙夹牢,核对牙位。

（7）拔除患牙的三种力:摇动＋扭转＋牵引。

　① 摆动:唇舌向、颊腭向摆动,使牙槽窝扩大。适用扁根及多根牙。

　② 扭转:圆锥形的上颌前牙,撕裂牙周膜,扩大牙槽窝。适用圆锥形根的牙。

　③ 牵引:应从阻力小的方向进行,前牙向唇侧,后牙向颊侧,而不是垂直牵引。

（8）拔牙创的处理:

　① 检查创口内有无牙碎片、骨髓片、牙结石及肉芽组织。用刮匙清理拔牙创。

　② 修整过高的骨嵴、牙槽中隔或牙槽骨板。

　③ 手指垫纱布行牙槽窝复位。

　④ 对切开、牙龈撕裂者,应进行牙龈对位缝合。

　⑤ 拔牙创内有鲜血充满,咬纱布 30 min。

【拔牙后注意事项】 （1）拔牙后 24 h 内不能漱口,不能用舌尖舔或吮吸伤口。

（2）当天进流质、半流质或软食,食物不宜过热,避免用患侧。

（3）唾液带血丝正常。若拔牙后大量鲜血流出,应及时复诊。

（4）必要时服用止痛药。

（5）一般可以不给予抗生素药物治疗;若急性期拔牙或阻生牙拔除,可术前后给抗生素。

【护理】

（一）术前准备

（1）拔牙前应再次询问有无全身或局部疾患,以便作好术前准备及术后护理。

（2）对待患者态度要和蔼、耐心;应向患者作必要的解释工作,以消除患者的恐惧、作好配合。

（3）必须做到五对二看,即对姓名、对性别、对年龄、对牙位、对麻药;看皮试结果、看收费单。

（4）调节椅位患者头与躯干应成一直线。拔下颌牙时,下颌牙𬌗面与地面平行;拔上颌后牙时,则头位可略向后仰,上颌牙殆面与地面成 45°角。枕靠应放在头后枕骨下缘正中;椅背应放于两侧肩胛下缘。

(5) 胸前铺围巾,并用夹固定。

(6) 拔牙前用 1/8 000 高锰酸钾溶液漱口,天冷时宜加温。

(7) 器械准备:口镜 1 把、镊子 1 把、5 ml 针筒及 5 号针头 1 副、抽好麻醉剂 5 ml、牙龈分离器 1 把、挺子 1 把(前牙不用)、拔牙钳、副匙 1 把(前牙直、后牙弯)、0.5%碘伏小棉球两只,小纱布 4～5 块。如拔两颗牙以上或切开拔牙时,须准备缝针、缝线、持针器、剪刀;如骨尖突出时,必须准备咬骨钳。

(8) 做好术前灯光调节,光源要集中在手术野。

(9) 做好巡回工作,主动配合,及时供应医生所需物品;并注意患者在术中的情况。

(二) 术后护理

(1) 嘱患者轻轻咬住纱布,半小时后吐出,不要多吐口水。

(2) 拔牙后 2 h 再进食。

(3) 拔牙后 24 h 内不要漱口,切勿用手摸或用舌去舔创口。

(4) 拔牙后 24 h 内,口水里带有血丝是正常的现象,告诉患者不必惊慌;若有大量出血,可立即来院治疗。

(5) 一般拔牙不须复诊;若手术时间较长,或行缝合者,嘱患者 5 天后来院复诊和拆线。

(6) 对老、弱患者,必要时协助扶出治疗室。

(7) 患者离开前应检查牙与器械。在器械方面,应检查针头、缝针与挺子有无折断,断端是否已取出。若有疑问,应及时与医生取得联系。

第七节　阻生牙拔除术

【术前准备】 (1) 询问全身情况及药物过敏史。

(2) 详细检查阻生牙的情况,了解阻生牙的位置、类型及与邻牙的关系。有条件者,应作 X 线摄片检查。

(3) 检查邻牙及阻生牙周围组织情况:邻牙是否有龋、松动或叩痛等;周围软组织是否有充血、炎症等情况。

(4) 若用普鲁卡因麻醉,应作皮试并核对。

【手术注意事项】 (1) 拔上颌埋伏阻生前牙时,如临床不能确定手术进路在唇侧或腭侧,术前应先摄 2～3 张定位标准牙片:如埋伏牙阴影与光源移动方向一致者,表明该牙在腭侧;反之在唇侧。或埋伏牙的移动度大于标记牙者,应位于标记牙的唇侧;反之在腭侧。切开牙龈黏骨膜,去除覆盖埋伏牙的骨板,显露牙冠,用牙挺挺出,或挺松后拔除。

(2) 拔下颌埋伏阻生第三磨牙时,主要用劈牙的方法去除阻力,然后将劈开的牙分别挺出。因此,设计和掌握好劈牙的方向,是去除阻力、顺利拔牙的关键,所以应注意以下几点:

① 劈牙以采用双面刃骨凿为宜。

② 骨凿安放的位置应在裂沟处,一般放在近中颊侧发育沟底,与牙成点状接触。

③ 骨凿长轴的方向就是将劈开的劈裂线方向,因此必须使骨凿长轴的方向与设计的劈裂线方向一致。

④ 锤击时,速度要快,采用冲击力,不宜用力过猛或次数过多。

(3) 使用牙挺时,必须用左手食指、拇指,严密保护邻牙,防止挺子滑脱。

(4) 埋伏阻生牙拔除后,龈瓣复位缝合不宜过紧,必要时,可放引流条引流,以减少术后肿胀。

【护理】

1. 术前准备　与一般牙拔除术相同,但口周及面部应用 0.5% 碘伏棉球消毒,并铺消毒巾于胸前。术前还应借好 X 线片。器械准备除一般牙拔除术器械外应加:骨膜分离器 1 把、阻生牙凿及骨凿各 1 把、金属榔头 1 只、11 号尖刀片,以及缝针、缝线、持针器等。

2. 术中护理　协助医生牵拉口镜,暴露术野;用吸唾器吸去患者口腔中的液体。若需要凿骨,必须向患者说明,用左手托住患者。下颌第三磨牙阻生牙手术过程中,常需用骨凿凿去部分阻生的骨质或将牙冠劈开,方可将牙取出。手术时震动较大,患者下颌无法固定,因此,凿骨或劈牙时需协助医师将患者下颌骨托起固定,以减少震动。应用左手紧托患者下颌角下缘,右手持锤敲击,注意掌握敲击力度;若需要劈冠,同样必须向患者说明,用左手紧托患者下颌角下缘,右手持锤,看清医生持凿的位置和方向,用"闪电法"敲击,力求一次成功。医生缝合时,协助牵拉患者口角、止血,保持术野清晰,负责剪线。术后用湿棉球擦净患者口周血迹。拔牙全过程保持与患者的沟通,有畏惧表现的患者给予适当的安慰和心理辅导。手术过程注意观察患者的表现;如有异常立即报告医生,清楚了解手术并发症发生时需要使用的药物和放置处,按医嘱配合进一步处理。

3. 术后护理　与一般拔牙相同,但因手术较复杂,时间较长,故术后反应也较大:如局部水肿、吞咽疼痛、出血等。这些手术后可能发生的反应都必须在手术前向患者详细地说明,以取得患者谅解与合作。为减轻水肿和疼痛,可嘱患者术后局部冷敷 24 h。

第八节　牙根拔除术

包括拔除残根和断根两种。

(1) 残根:取并破坏或死髓牙牙冠折断后遗留在牙槽窝内时间较长,根周和根间存在慢性炎症和肉芽组织,根尖吸收,牙根缩短而松动,易于拔除。若无明显炎症,无松动,可治疗后作桩冠或覆盖义齿。

(2) 断根:拔牙过程中,牙根折断,断面锐利有光泽,拔除困难。若短小,仅为根尖部折断,可将其留在牙槽窝内。

拔除牙根的常用方法有以下几种:①根钳拔除法;②根挺拔出法;③翻瓣去骨法:死髓牙的牙根,根端肥大以及牙根与牙槽骨壁粘连牙周间隙消失等情况。方法:在牙根的颊侧牙龈作角形或梯形切口,深达骨面,基底要宽,下方不超过前庭沟。

【术前准备】　(1) 牙拔除后,发现牙根有残缺时,应仔细检查折断的部位和断面的斜行方向。

（2）残根无法保留时应拔除。

（3）准备好照明设备及拔牙器械。

（4）向患者进行解释工作，以取得合作。

【手术注意事项】 （1）残根或断根位置较高时，可用小薄刃的牙挺插入牙根斜面高点侧与牙槽壁之间，以牙槽骨壁作支点，挺子边插边转动，将牙根挺出，或挺松后用根钳拔除。

（2）两根中有一根折断者，可用三角挺插入已取出根的牙槽窝内，向断根方向转动，将牙槽中隔与断根取出。

（3）如残根或断根位置较低时，欲使视野清晰，必须止血良好。止血时，应以纱布直达牙根的断面。看清楚断根的斜面后，立即将根尖挺插入牙根斜面高点侧与牙槽壁之间，以楔力和转动力，将牙根挺出。如术中出血较多，可用小棉球蘸 $1:1\,000$ 的肾上腺素压迫几分钟，待出血基本停止后再取根。

（4）对比较难取的残根或断根，可采用翻瓣去骨法取根。

（5）取上颌磨牙，特别是第一磨牙腭侧根时，应避免盲目上推，以防将牙根推入上颌窦内。如发现牙根已进入上颌窦，应立即停止再向深部探查，并立即拍摄 X 线片，明确牙根的位置。如牙根在牙槽窝孔的附近，可在颊（腭）侧翻瓣取根；如果已滑至窦内，可以自扩大的牙槽窝内用盐水冲出；或用油纱条填塞后抽出。上述方法均失败时，采用上颌窦开窗取根法或请耳鼻喉会诊应用内镜技术取出。

（6）取下颌第三磨牙舌侧根时，根挺应避免向舌侧用力过猛，以防舌侧骨板穿破，牙根进入翼下颌间隙。如已发现或怀疑牙根已进入翼下颌间隙时，应立即在舌侧翻瓣，用骨钳将舌侧骨板剪去，并用手指在第三磨牙舌侧下方压紧，以免牙根进一步向下滑动，同时用合适的器械取出牙根。如此法失败或进入其他间隙时，立即拍摄 X 线片，明确牙根的位置后，再考虑从口内或口外径路取出牙根。

【护理】 （1）同一般拔牙术。

（2）根据手术需要供应器械：如根挺、根尖挺、丁字挺、骨膜分离器、骨凿、骨钳、缝针、缝线等。

（3）在照明条件不良时，护士应协助增加照明条件，如用特殊装置的冷光灯及电筒等光源，以酒精消毒照明灯头后置于口内；注意灯光应集中于牙槽窝内。

（4）如有引流条者，应在术后 $24\sim48\,h$ 取出。

（5）如行上颌窦开窗或内镜取根术后，应嘱患者勿用力擤鼻及喷嚏，鼻腔滴入麻黄碱；如行下鼻道引流者，沙条应在术后第三日开始逐步抽除。

第九节 拔牙术后常见并发症及防治

一、软组织损伤

牙龈组织撕裂伤最常见。

【原因】　（1）在安放牙钳之前，分离牙龈不彻底，安放牙钳时，钳喙咬住牙龈，在摇动、旋转和牵拉时牙龈仍与患牙附着而将其撕裂。

（2）使用牙挺时，未掌握好支点，用力不当，缺乏保护，导致牙挺滑脱刺伤口腔软组织。

（3）使用牙钳夹持时，未将口角牵开，牙钳的关节夹住下唇而导致下唇损伤。

（4）翻瓣手术时，切开的深度不够，瓣过小，导致黏骨膜瓣撕裂等。

【防治】　（1）拔牙前认真仔细地分离牙龈

（2）安放牙钳时将钳喙紧贴牙面推向牙颈部，避免夹住牙龈，同时注意上下唇是否被牙钳夹住。

（3）操作时用左手防护，使用牙挺时注意掌握好支点，缓慢加力，左手加以保护，防止牙挺滑脱。

（4）翻瓣手术应设计足够大小的龈瓣，切口要深达骨面，如发生软组织撕裂伤，应仔细复位缝合，防止术后出血。

【护理】　（1）护士了解患者全身情况后，先安慰患者使其消除恐惧，再作局部检查。

（2）注意观察患者生命体征情况，并通知医生作适当处理。

（3）协助患者在牙椅坐好，胸前铺治疗巾，调节椅位、灯光，准备好器械和药物。

（4）术中护士协助医生拉开口角、止血、置吸唾器于患侧舌下以吸净唾液和血液，清晰手术视野，根据医嘱传递器械和药物。医生进行缝合时，要协助拉开患者口角并用棉球擦净血液，保持术区清晰，手术中注意无菌操作。

（5）处理完毕后，向患者交代注意事项。

二、牙根折断

断根是拔牙术的常见并发症。

【原因】　（1）牙龋坏严重，根尖弯曲，根分叉大，根肥大，牙根与牙槽骨粘连等牙本身的原因。

（2）术者拔牙操作不当，如牙钳安放不当，用力不当，牵引方向不当而造成断根。

【防治】　（1）术者在熟悉牙根解剖的基础上，按正规操作。

（2）如发现牙根折断，则根据断根的情况，用适当的方法拔除断根。

【护理】　（1）同一般拔牙术。

（2）根据手术需要供应器械：如根挺、根尖挺、丁字挺、骨膜分离器、骨凿、骨钳、缝针、缝线等。

（3）在照明条件不良时，护士应协助增加照明条件，如用特殊装置的冷光灯及电筒等光源，以酒精消毒照明灯头后置于口内；注意灯光应集中于牙槽窝内。

（4）处理完毕后，向患者交代注意事项。

三、牙槽骨损伤

【原因】　（1）牙与牙槽骨板发生粘连时，由于拔牙过程中用力不当，可造成牙槽骨折断。

（2）使用暴力。

【防治】　（1）有骨性粘连不应强行用力,应尽量避免损伤牙槽骨。

（2）如有阻力,拍摄 X 线片后,再决定手术方法。

（3）下颌第三磨牙在劈冠和使用牙挺时,应注意用力的方向和大小,避免损伤舌侧骨板。

（4）如发现牙槽骨折断时,不要强行拉出,应先剥离黏骨膜,再将骨板取出。如骨板与牙无粘连,而且骨板与黏骨膜相连,可将其复位缝合。

【护理】　（1）器械准备:骨膜分离器 1 把以及缝针、缝线、持针器等。

（2）协助医生牵拉口镜,暴露术野;用吸唾器吸去患者口腔中的液体。医生缝合时,协助牵拉患者口角、止血,保持术野清晰,负责剪线。术后用湿棉球擦净患者口周血迹。

（3）手术过程注意观察患者的表现;如有异常立即报告医生。

（4）清楚了解手术并发症发生时需要使用的药物和放置处,按医嘱配合进一步处理。

（5）处理完毕后,向患者交代注意事项。为减轻水肿和疼痛,可嘱患者术后局部冷敷 24 h。

四、口腔上颌窦相通

【原因】　（1）上颌第二前磨牙,以及第一、二磨牙的根尖距上颌窦底很近,有的仅隔一层薄的骨板,有时甚至只有上颌窦黏膜相隔。当上颌后牙断根后,取根易将牙根推入上颌窦内。

（2）根尖有炎症,拔牙后出现上颌窦与口腔交通。

【防治】　（1）当拔除上颌后牙时,术前仔细观察 X 线片,了解牙根与上颌窦的关系,尽量避免断根。

（2）如出现断根,应仔细检查断根的情况,在视野清楚的情况下插入根挺,用力的方向不要垂直,楔力与旋转力相结合。

（3）如牙根与牙槽骨有粘连,薄刃的根尖挺不易插入时,可考虑翻瓣去骨取根法。

（4）对于有根尖病变的牙槽窝,不必搔刮;需清除肉芽组织时,应用刮匙紧贴牙槽窝壁插入,轻轻地刮除肉芽组织。

（5）如怀疑上颌窦与口腔相交通,可令患者鼻腔鼓气,测试是否出现上颌窦底穿孔。如穿孔小于 0.2 cm,可按拔牙后的常规处理,压迫止血,待其自然愈合。同时嘱患者术后避免鼻腔鼓气和用吸管吸饮,以免压力增加使血凝块脱落。一个月后复查,一般情况下可痊愈。如穿孔未愈合,也可等待创口的进一步缩小。半年后仍未愈合,可考虑上颌窦瘘孔修补术。

（6）如断根被推入上颌窦内,一般很难取出。如窦底穿孔很大,可令患者改变头位,使其从牙槽窝内掉出,或用生理盐水冲洗,使其流出。如穿孔小或牙根在窦底黏膜之外,可不作处理,术后抗感染治疗,观察。

【护理】　（1）同一般拔牙术。

（2）根据手术需要供应器械。

（3）在照明条件不良时,护士应协助增加照明条件,如用特殊装置的冷光灯及电筒等光源,以酒精消毒照明灯头后置于口内;注意灯光应集中于牙槽窝内。

（4）如行上颌窦开窗或内镜取根术后,应嘱患者勿用力擤鼻及喷嚏,鼻腔滴入麻黄碱;如行下鼻道引流者,沙条应在术后第三日开始逐步抽除。

（5）术后如医生给予抗生素,应指导患者服药。

（6）常规术后护理,交代拔牙后注意事项。

五、其他损伤

牙拔除术中会遇到出血、神经损伤、颞下颌关节脱位以及下颌骨骨折等并发症。

【原因】　（1）术中出血过多可能与患者有凝血功能障碍的疾病、拔牙术中损伤血管有关。

（2）神经损伤最多见的是下颌第三磨牙拔除时,损伤下牙槽神经,导致下唇麻木。另外也可有舌神经、颊神经、鼻腭神经和颏神经损伤。

（3）习惯性颞下颌关节脱位的患者,拔牙时易发生关节脱位。

（4）有颌骨肿瘤特别是巨大囊肿的患者以及骨质疏松等疾病的患者,拔牙时易出现下颌骨骨折,但这种病例很少见。

【防治】　（1）拔牙术前详细了解患者有无出血史,有无拔牙禁忌证。术中出血较多,应压迫止血,并给予相应的处理。

（2）拔除下颌阻生智牙时,应拍摄 X 线片。了解下颌管与牙根的关系,避免损伤神经;使用牙挺及劈冠时,避免用力过大,以免引起下颌骨骨折。

（3）尽量避免过长时间的大张口。如出现颞下颌关节脱位,应立即手法复位。

（4）对可能发生下颌骨病理性骨折的病例,术前要拍摄 X 线片,一旦发生下颌骨骨折,应按下颌骨骨折的治疗原则处理。

【护理】　（1）护士了解患者全身情况后,先安慰患者使其消除恐惧,再作局部检查。

（2）注意观察患者生命体征情况,测体温、脉搏、呼吸及血压,观察神志的变化,并通知医生作适当处理。

（3）协助患者在牙椅坐好,胸前铺治疗巾,调节椅位、灯光,准备好器械和药物。

（4）术中护士协助医生拉开口角、止血、置吸唾器于患侧舌下以吸净唾液和血液,清晰手术视野,根据医嘱传递器械和药物。

（5）处理完毕后,向患者交代注意事项。

六、拔牙后出血

【原因】　出血的原因有全身因素和局部因素。

（1）全身原因包括各种血液疾病、高血压、肝胆疾病等。

（2）局部原因是牙龈撕裂、牙槽骨骨折、牙槽窝内有肉芽组织或异物、血凝块脱落或继发感染等。

【防治】　（1）术前详细询问病史,对有全身疾病的患者,应请有关科的医师会诊,必要时转科治疗。

（2）拔牙操作应仔细,减小创伤。

（3）拔牙创要认真处理，向患者和家属仔细交代拔牙后的注意事项。

（4）拔牙创伤大、有出血倾向的患者，在拔牙创咬纱布棉卷半小时后，经检查无异常方可离开。

（5）发生拔牙后出血，首先应进行局部检查并立即处理。处理方法是：先清除高出牙槽窝的凝血块，检查出血部位，用生理盐水冲洗，局部外用止血药，再次压迫止血；如牙槽窝内有异物，可在局麻下彻底搔刮牙槽窝，让牙槽窝充满新鲜血液后，再压迫止血；如出血明显，可在牙槽窝内填塞吸收性明胶海绵或碘仿纱条，然后将创口拉拢缝合。在局部处理后，与全身因素有关的患者需进行化验和对症处理，如输鲜血或凝血因子等。

【护理】

1. 治疗护理

（1）拔牙后出血患者急诊求治，情绪紧张焦虑、恐慌、面色苍白，护士了解患者全身情况后，先安慰患者使其消除恐惧，再作局部检查。

（2）根据患者拔牙创口出血情况，问明情况，估计出血量，注意观察患者生命体征情况，测体温、脉搏、呼吸及血压，观察神志的变化，并通知医生作适当处理。

（3）协助患者在牙椅坐好，胸前铺治疗巾，调节椅位、灯光，准备好急救器械和药物，在救治过程中，要有整体护理观念，协助医生检查拔牙创口同时要注意体征变化，一旦发现有危及生命征象时，应立即协同医生进行抢救，绝不忙于处理创口，而延误全身病情。

（4）器械和药物：检查盘一套、持针钳、血管钳、剪刀、刮匙、缝线缝针、注射器、棉球、拉钩、麻药、过氧化氢和生理盐水冲洗液、碘仿纱条、明胶海绵、止血宝、凝血酶等。

（5）术中护士协助医生拉开口角、止血，置吸唾器于患侧舌下以吸净唾液和血液，清晰手术视野，根据医嘱传递器械和药物，医生进行缝合时，要协助拉开患者口角并用棉球擦净血液，保持术区清晰，手术中注意无菌操作。

（6）处理完毕后，向患者交代注意事项，观察半小时，伤口无出血后，让患者离去。

2. 预防护理

（1）患者来医院门诊要求拔牙，护士应主动热情接待拔牙患者，大多数患者因害怕拔牙疼痛出血，不能吃东西等，产生紧张、恐惧心理，应耐心解释，协助医生向患者简要介绍拔牙过程的情况；消除不良因素。

（2）询问有关病史，有高血压病史者，应给予测量血压，并了解手术晚睡眠情况，精神状态，如血压过高，精神紧张，睡眠差，可嘱患者先降血压，待全身情况良好，再作拔牙手术。

（3）有血液病、出血倾向者，术前应作凝血时间和血小板测定，必要时先服用止血药物或输血输液。

（4）炎症期可建议患者先消炎后拔牙。在月经期拔牙，有可能发生代偿性出血主张患者延缓手术。

（5）拔牙时，护士应协助吸唾、吸血液，拉开患者口角，使视野清晰，准备好用物，缩短手术时间，减少损伤，术中注意无菌操作。

（6）拔牙中出现牙龈撕裂，牙槽骨骨折，损伤大，护士要准备碘仿纱条、明胶海绵及止血药物,准备缝合。感染伤口要准备刮匙,清除牙槽窝残留炎性肉芽组织及骨碎片。如医生给予止血药物和抗生素,应指导患者服药。

3. 常规术后护理 交代拔牙后须知,告诉患者拔牙后 24 h 内,唾液中混有淡红色血丝属正常现象,嘱患者咬住棉球 1 h 后取出,不能留置时间过长,以免增加感染和出血机会,拔牙当天不能漱口或只能轻轻漱口,以免冲掉血凝块,影响伤口愈合,拔牙伤口不能用舌舔吸,不要反复吐唾、吮吸,以免口腔内负压增加,造成血凝决脱落出血,可进温凉软流食,不宜吃太热太硬食物,并按时复诊。

七、拔牙创感染

1. 急性感染
【原因】 (1)拔牙局部创伤大。
(2)拔牙前有局部感染灶。
(3)患者有糖尿病等。
【防治】 (1)严格掌握拔牙适应证。
(2)拔牙术中坚持无菌操作。
(3)尽量减少手术创伤。
(4)有局部感染灶者拔牙后严禁粗暴的搔刮,以免引起感染扩散。
(5)糖尿病患者在病情得到控制的前提下,才能进行拔牙。
(6)术前术后给予抗生素治疗。

2. 干槽症
【原因】 与手术创伤和细菌感染有关。组织病理学表现为牙槽窝骨壁的浅层骨炎或轻微的局限型骨髓炎。
【防治】 (1)术中应严格遵守无菌操作,减少手术创伤。
(2)一旦发生干槽症,治疗原则是彻底清创以及隔离外界对牙槽窝的刺激,促进肉芽组织的生长。治疗方法是在阻滞麻醉下,用 3% 过氧化氢和生理盐水反复冲洗清洗,去除腐败坏死物质,直至牙槽窝干净,无臭味为止,在牙槽窝内放入碘仿纱条。一般愈合过程为 1～2 周,8～10 天后可取出碘仿纱条,此时牙槽窝骨壁上已有一层肉芽组织覆盖,并可逐渐愈合。

3. 慢性感染
【原因】 主要由牙槽窝内遗留残根、肉芽组织、牙石、碎牙片或碎骨片等异物局部感染所致。
【防治】 (1)牙拔除术后应仔细清理牙槽窝。
(2)多根牙拔除时应防止残根遗留。
(3)一旦发生感染,拍摄 X 线片,了解牙槽窝内病变情况,在局麻下重新进行牙槽窝刮治。
(4)给予口服抗生素。
【护理】 (1)作好术前准备,尽量减少手术创伤,注意无菌操作。
(2)术中及术后协助医生检查拔牙创口,切勿遗留炎性肉芽组织、碎牙片与碎骨片等。

（3）术后如医生给予抗生素，应指导患者服药。

（4）常规术后护理，交代拔牙后注意事项。

（丁大志　李　娜　陈圆圆　吕　丽）

第八章
牙体牙髓病的诊治与护理

第一节　龋病的诊治与护理

【概念】　龋病是牙在以细菌为主的多种因素影响下发生慢性进行性破坏的疾病。

【临床特征】　是牙体硬组织即釉质、牙本质和牙骨质在颜色、形态和质地等方面均发生变化。龋病初期牙体硬组织发生脱矿，釉质呈白垩色。继之病变部位有色素沉着，局部呈黄褐色或棕褐色。随着无机成分脱矿、有机成分破坏分解的不断进行，牙体组织疏松软化，发生缺损，形成龋洞。牙因缺乏自身修复能力，一旦形成龋洞，则不可能自行恢复。

【病因】　龋病发生于易感的牙、致龋菌群及牙菌斑、蔗糖等细菌底物及一定的时间等4种因素共同作用的基础上。

1. 细菌　口腔中的主要致龋菌是变形链球菌，其次为某些乳杆菌和放线菌属。这些细菌具有利用蔗糖的产酸能力、对牙体表面的附着能力以及耐酸能力等致龋特性。在牙菌斑存在的条件下，细菌作用于牙，致使龋病发生。

2. 食物　蔗糖等糖类食物在口腔中可作为细菌分解产酸的底物。

3. 宿主　影响龋病发病的宿主因素主要包括牙和唾液。

4. 时间　龋病的发病需要一定时间才能完成。

【临床表现】　根据龋病的临床表现，可按其进展速度、解剖部位及病变深度进行分类。

(一) 按进展速度分类

1. 急性龋　又称湿性龋，多见于儿童或青年人。龋损呈浅棕色，质地湿软。病变进展较快。

2. 猖獗龋　又称放射性龋，常见于颌面及颈部接受放射治疗的患者，多数牙在短期内同时患龋，病程发展很快。Sjögren 综合征患者及有严重全身性疾病的患者，由于唾液分泌量减少或未注意口腔卫生，亦可能发生猖獗龋。

3. 慢性龋　又称干性龋，临床多见。龋损呈黑褐色，质地较干硬。病变进展较慢。

4. 静止龋　是一种特殊的慢性龋表现，在龋病发展过程中，由于病变环境的改变，牙体隐蔽部位外露或开放,原有致病条件发生了变化,龋损不再继续发展而维持原状,如牙邻面龋,由于相邻牙被拔除,龋损表面容易清洁,龋病进程自行停止。又如骀面龋,由手咀嚼作用,可能将龋损部分磨平,菌斑不易堆积而病变停止,成为静止龋。

5. 继发龋　龋病治疗后,由于充填物边缘或窝洞周围牙体组织破裂,形成菌斑滞留区;或修复材料与牙体组织不密合,形成微渗漏,都可能产生龋病,称继发龋。继发龋也可因治疗时未除净病变组织发展而成。

(二) 按解剖部位分类

1. 窝沟龋和平滑面龋　窝沟龋指磨牙、前磨牙咬合面、磨牙颊面沟和上颌前牙舌面的龋损。窝沟龋损呈锥形,底部朝牙本质,尖向釉质表面。有些龋损的釉质表面无明显破坏,具有这类临床特征的龋损又称潜行性龋。

平滑面龋损可分为两个亚类:发生于牙的近、远中面的损害称邻面龋;发生于牙的颊面或舌面,靠近釉牙骨质界处为颈部龋。釉质平滑面龋损害呈三角形,三角形的底边朝釉质表面,尖向牙本质。当龋损到达釉牙本质界时,即沿釉牙本质界向侧方扩展,在正常的釉质下方发生潜掘性破坏。

2. 根面龋　在根部牙骨质发生的龋病损害称为根面龋,多发生于老年人牙龈退缩、根面外露的牙。

3. 线形釉质龋　是一种非典型性龋病损害,常见于美洲和亚洲的儿童乳牙列。主要发生于上颌前牙唇面的新生线处,龋病损害呈新月形。

(三) 按病变深度分类

根据病变深度可分为浅龋、中龋和深龋。

【诊断】　浅龋分为窝沟龋和平滑面龋。窝沟龋的龋损部位色泽变黑,用探针检查时有粗糙感或能钩住探针尖端。平滑面龋一般呈白垩色、黄褐色或褐色斑点。患者一般无主观症状,对冷、热、酸、甜刺激亦无明显反应。X线片检查有利于发现隐蔽部位的龋损,还可采用荧光显示法、显微放射摄影方法或氩离子激光照射法帮助诊断。

中龋的龋洞已形成,洞内牙本质软化呈黄褐或深褐色。患者对酸甜饮食敏感,过冷过热饮食也能产生酸痛感觉,冷刺激尤为显著,但刺激去除后症状立即消失。颈部牙本质龋的症状较为明显。

深龋的龋洞深大,位于邻面的深龋洞,外观略有色泽改变,洞口较小而病损破坏很深。如食物嵌入洞中,可出现疼痛症状。遇冷、热和化学刺激时,产生的疼痛较为剧烈。

【治疗】

1. 化学疗法

(1) 75%氟化钠甘油糊剂、8%氟化亚锡溶液、酸性磷酸氯化钠(APF)溶液、含氟凝胶(如1.5% APF凝胶)及含氟涂料等。前后牙均可使用。在早期釉质龋损处定期用氟化物处理,可使脱矿釉质沉积氟化物,促进再矿化,从而使龋病病变停止。

(2) 10%硝酸银和氨硝酸银。硝酸银应用于龋损区,生成的还原银或碘化银可渗入釉质和牙本质中,有凝固有机质、杀灭细菌、堵塞釉质孔隙和牙本质小管的作用,从而封闭病变区,终止龋病过程。一般用于乳牙和后牙,不可用于牙颈部龋。

2. 再矿化疗法　再矿化液含有不同比例的钙、磷和氟。将浸有药液的棉球置于患处,每次放置数分钟,反复 3～4 次。亦可配制成漱口液,每天含漱。

3. 窝沟封闭　窝沟封闭是窝沟龋的有效预防方法。主要用于窝沟可疑龋。

窝沟封闭剂由树脂、稀释剂、引发剂及一些辅助成分,如填料、氟化物、染料等组成。临床操作步骤包括清洁牙面、隔湿、酸蚀、涂布及固化封闭剂。

4. 修复性治疗　根据患牙部位和龋损类型,可选择不同的修复材料进行充填修复。常用的垫底材料有氧化锌丁香油酚粘固剂、聚羧酸锌粘固剂及玻璃离子粘固剂。充填选用适当的修复材料如银汞合金或复合树脂材料等,填入预备好的窝洞,恢复牙的外形和功能。

【预防】　(1)进行口腔保健知识教育,同时也要注重对患者现有口腔健康行为正确程度的了解并加以指导。让大家在理解的基础上,逐渐养成好习惯。

(2)低频率摄入蔗糖,减少口腔 pH 值降低时间,防止脱钙,降低获龋概率。

(3)刷牙行为:学会正确的刷牙方法。要选择合乎口腔卫生要求的保健牙刷,同时选用含氟牙膏,除每天早晚刷牙外,每餐后亦要坚持刷牙,单纯的餐后漱口不能代替刷牙。刷牙时最好采用竖刷的方法,力量适度,时间在 3 min 左右,太大力的根刷法容易造成牙齿损伤。

(4)使用牙线:除坚持刷牙外,清洁牙缝亦是非常重要的。因为有时牙缝较宽,牙齿稀松,光靠刷牙,还不足以保持清洁,在有条件的情况下,推荐使用牙线,这样可帮助清洁牙邻面的软垢和牙菌斑,有效地防止根面龋的发生。

(5)使用漱口水:进食后漱口的习惯能很好地控制口腔内牙菌斑的数量和其毒性作用,从而达到防龋的效果。

(6)定期看牙医,定期复查。

(7)合理的饮食行为,每日在饮食中适当选择一些粗糙富含纤维质的食物,使牙面能获得较多的摩擦机会,促进牙面清洁,减少菌斑形成。

(8)使用氟化物,因其具有防龋的作用。

【护理】

口腔门诊对于初诊患者,特别是老年及儿童患者,护理是极为重要的环节,应充分考虑老年人及儿童的特点。

(1)首先应以良好的态度对待,对治疗过程进行必要解释,减轻患者的精神压力,建立良好的医患关系,降低患者恐惧心理。

(2)老年人行动迟缓,可帮助搀扶其至牙椅上,治疗时可使用吸液器或将牙椅调至坐位以便于吐唾液或漱口。老年人身体耐受性差,容易疲劳,治疗中可适当让患者休息片刻,以减轻长时间张口所致的疲劳。

(3)治疗中应控制张口度,可将牙椅调成与地面成 30°～50°角,注意防止吸入或吞入异物。

(4)儿童治疗牙齿有恐惧心理,治疗过程应耐心细致,同时术中可适当转移患者的注意力,可有效地减低患者的紧张心理。

(5)协助医生调拌各种充填材料。

(6)治疗完毕后及时告之患者以解除其紧张心情。预先讲解术后可能出现的一些常见现象及注意事项。

（7）口腔保健指导。建议龋齿患者多吃富含纤维素食物，多行咀嚼以产生较多唾液便于清除食物残渣。

第二节　四环素牙的诊治与护理

【概念】　四环素牙是指四环素族药物引起的着色牙。

【病因】　在牙的发育矿化期服用四环素族药物，可被结合到牙组织内，使牙着色。四环素还可在母体通过胎盘引起乳牙着色。前牙比后牙着色明显；乳牙又比恒牙着色明显。四环素对牙的主要影响是着色，有时也合并釉质发育不全。

在牙发育期服用四环素可引起牙着色和釉质发育不全，6～7 岁后再给药，一般不再引起牙着色。

【治疗】　（1）复合树脂修复法注意磨去唇侧釉质 0.1 mm 或不磨牙。

（2）烤瓷冠修复。

（3）脱色法。可试用于不伴有釉质缺损者。

① 外脱色法：清洁牙面，用凡士林涂龈缘，将浸过 30％过氧化氢液的吸药纸片贴敷于前牙唇面，与龈缘应留有少许距离，红外线或白炽灯照射 10 min；疗程共 5～8 次。也可采用凝胶漂白。

② 内脱色法：按常规行牙髓摘除术后，将根管充填物降至颈下 2～3 mm，在髓室中封入 30％过氧化氢液或 30％过氧化氢液与过硼酸钠调成的糊剂脱色。每 3 日换药 1 次，共 4～6 次。当色泽满意时，用复合树脂充填窝洞。

（4）冷光美白法。冷光牙齿美白是在继承传统美白方式的基础上，引入了高科技冷光。所有的牙齿脱色，都是采用以过氧化物为主的美白成分来清除牙齿的色素，冷光美白的药剂，除了有以过氧化物为主的漂白剂之外，还添加有感光催化剂。感光催化剂在高纯度冷光照射下，大大提高了漂白剂的效率，使美白时间缩减到传统美白的 1/10～1/20，只需要 30 min 就能完成全过程。30 min 之后，牙齿的颜色可以提升 5～14 个色阶，变化会十分显著。冷光牙齿美白优点：见效时间快，安全，敏感度小，是牙齿美白方法效果比较突出的一种。缺点：24 h 之内牙齿会有些许敏感。牙齿着色较深的患者可以隔一个月再做一次。但这种美白只是对牙齿表面起作用，经过一段时间，牙齿就会恢复原色。通常冷光美白的牙齿可以保持两年以上，建议大家两年去做一次冷光处理。在冷光美白后，大多数的患者会感觉牙齿有些许不适，这其实是牙齿的敏感所致。一般情况下，在治疗后的 6～24 h 就会消失，但是如果情况较为严重，可在医生的指导下服用止痛药或者按照医生的要求进行其他治疗。

【预防】　牙的发育矿化期中禁止服用四环素族药物。

【护理】　（1）协助医师对治疗过程进行必要解释。

（2）准备操作用器械及材料。

（3）治疗完毕后及时告之患者，预先讲解术后可能出现的一些常见现象及注意事项。

（4）口腔保健指导，注意保持口腔卫生。

（5）冷光美白后，尽量避免食用咖啡、可乐、红酒等有色食物，建议食用白色或者无色的食物，且食物不宜过冷或者过热，以免刺激治疗后的敏感牙齿。

第三节　楔状缺损的诊治与护理

【概念】　楔状缺损是牙唇、颊侧颈部硬组织发生缓慢消耗所致的缺损，缺损呈楔形。

【病因】　①刷牙尤其是横刷法刷牙是发生楔状缺损的主要原因。②牙颈部釉牙骨质界处的结构比较薄弱，易被磨去，有利于缺损的发生。③龈沟内的酸性渗出物的作用亦与缺损有关。④颊侧牙颈部是𬌗力应力集中区，长期的咀嚼压力使牙体组织疲劳，于应力集中区出现破坏。

【临床表现】　（1）典型楔状缺损，由两个平面相交而成，有的由 3 个平面组成。缺损边缘整齐，表面坚硬光滑，有时可有不同程度的着色。

（2）浅和较深的缺损可无症状，也可发生牙本质过敏症。深至穿髓的缺损可有牙髓病、根尖周病症状，甚至发生牙横折。

（3）好发于前磨牙，尤其是第一前磨牙。因其刷牙时受力大，一般有牙龈退缩。

（4）年龄愈大，楔状缺损愈严重。

【诊断】　根据临床表现容易诊断。

【治疗】　（1）改正刷牙方法。牙体缺损少者，不需作特别处理。

（2）有牙本质过敏症状时，可用脱敏疗法。

（3）缺损较大者可用玻璃离子粘固剂或复合树脂充填。洞深或有敏感症状时，充填前应先垫底。

（4）有牙髓炎症状者，作根管治疗。

【预防】　掌握正确的刷牙方法，不要横刷牙。

【护理】　（1）协助医师对治疗过程进行解释。

（2）准备操作用器械及材料。

（3）治疗完毕后及时告之患者，预先讲解术后可能出现的一些常见现象及注意事项。

（4）口腔保健指导，掌握正确的刷牙方法。

第四节　牙本质过敏症的诊治与护理

【病因】　磨耗、楔状缺损、牙折、龋病以及牙周萎缩致牙颈部暴露等各种牙体疾病，在其釉质破坏、牙本质暴露时均可发生牙本质过敏症。

【临床表现】　牙本质过敏症的主要表现为刺激痛，当刷牙，吃硬物，遇酸、甜、冷、热等刺激时均引起酸痛，尤其对机械刺激最敏感。发作迅速，疼痛尖锐，时间短暂。患者多能指出患牙。

【诊断】　（1）探诊用探针探查牙本质暴露区可找到敏感点，敏感点多位于𬌗面釉牙本质交界处和牙颈部釉牙骨质交界处。可将患者的主观反应分为 4 级，0 度：无不适；1 度：轻微不适或疼痛；2 度：中度痛；3 度：重度疼痛。

（2）温度试验通过牙科椅的三用气枪将室温的空气吹向敏感牙面，判断牙的敏感程度。

（3）主观评价用患者的主观评价方法来判断牙的敏感程度，包括疼痛 3 级评判法和数字化疼痛评判法。

【治疗】 （1）氟化物多种氟化物制剂可用于治疗牙本质过敏症。方法多为局部涂擦，疗效常因人而异。

（2）修复治疗。对药物脱敏无效者，以及磨损接近牙髓者，可考虑牙髓治疗，并作全冠修复。

【预防】 （1）良好的饮食习惯，少吃硬食物，避免冷、热温度的骤然变化对牙髓产生刺激。

（2）掌握正确的刷牙方法。

（3）龋病及时充填治疗；及时镶牙，以减轻过重负担造成的余留牙重度磨耗等。

（4）定期检查，防止牙龈萎缩。

【护理】 （1）护士应热情接待，尽早熟悉情况，消除紧张、恐惧的心理。

（2）协助医生耐心细致地对其讲解所患疾病的诊断，治疗方案，预后等以及各种并发症的预防措施。使患者对自己所患的疾病能够做到"心知肚明"。

（3）规劝其安心养病，服从治疗，树立康复的信心。

（4）指导患者建立良好的口腔卫生和保健，养成良好的饮食习惯。

（5）按时复查。

第五节　牙髓病和根尖周病的诊治与护理

一、急性牙髓炎

【病因】 （1）慢性牙髓炎急性发作的表现，龋源性者尤为显著。

（2）牙髓受到急性的物理损伤、化学刺激以及感染等情况下，如手术切割牙体组织等导致的过度产热、充填材料的化学刺激等。

（3）免疫因素。进入牙髓抗原物质可诱发机体的特异性免疫反应，导致牙髓损伤。

【临床表现】 （1）剧烈疼痛，疼痛性质具有下列特点：①自发性阵发性痛；②夜间痛；③温度刺激加剧疼痛；④疼痛不能自行定位。

（2）患牙可查及极近髓腔的深龋或其他牙体硬组织疾患，或见牙冠有充填体存在，或有深牙周袋。检查时可能见到较深的龋洞，用探诊探查时牙齿疼痛明显。或可能发现畸形中央尖、畸形舌侧窝等可能导致牙髓炎的情况。

（3）探诊常可引起剧烈疼痛，有时可探及微小穿髓孔。

（4）温度测验时，患牙的反应极其敏感。刺激去除后，疼痛症状要持续一段时间。进行牙髓活力电测验时，患牙在早期炎症阶段，其反应性增强；晚期炎症则表现为迟钝。

（5）处于晚期炎症的患牙，可出现垂直方向的轻度叩痛。牙齿的 X 线片可以帮助确定较难发现的邻面龋、继发龋及牙周病等引起的牙髓炎。

【诊断】 典型的疼痛症状。可见有引起牙髓病变的牙体损害或其他病因。牙髓活力测验、温度测验及叩诊反应可帮助定位患牙。

【治疗】 （1）开髓减压，做根管治疗。

（2）药物止痛，樟脑酚小棉球放入龋洞内。

（3）中药辅助治疗。

（4）针刺止痛，针刺双侧合谷穴或同侧平安穴（在对耳屏与口角连线的中点），也可取得良好止痛效果。

【预防】 （1）保持口腔卫生清洁。

（2）良好的饮食习惯。

（3）手术切割牙体组织时要正确操作，并选择合适的充填材料。

【护理】

1. 心理护理　患者如有焦虑不安，护士可在一旁进行心理护理，以解决患者不安的情绪，消除恐惧感。

2. 术前护理

（1）个人防护。标准防护，操作前洗手戴手套，戴防护面罩。

（2）患者准备。安置患者上椅位，给患者围胸巾，打开漱口水，递纸巾，戴防护镜，与患者沟通，做去髓术的健康指导，调整最佳的治疗椅位角度。

（3）常规准备。整理操作台，准备椅位，戴一次性防护套（头枕、扶手、照明灯把手、三用气枪、操作台），口腔检查常规器械，安装手机（快、慢各一）吸唾管，查对药品和材料名称，有无污染、过期。

（4）物品准备。合适的车针，扩大针，拔髓针，根管冲洗液（3%H_2O_2，0.9%NS），测量尺，根管测长仪，干棉条，酒精棉球，0.1%碘酊棉球，麻药，侧压针，调拌刀，玻板，打火机，酒精灯，纸捻，根冲糊剂，主、副牙胶尖，水门汀充填器，挖匙，窝洞充填材料，银汞合金或复合树脂。

3. 术中护理

（1）局部麻醉。首先要询问患者有无麻药过敏史，是否进食，有无高血压、心脏病史，查对麻药有无过期，确认牙位后，递0.1%碘酊棉球给医生，及时吸唾，调节光源，递局麻药进行局部麻醉。

（2）开髓拔髓。安装合适的车针，吸唾，协助暴露术区，递拔髓针，递3%H_2O_2冲洗根管，及时吸唾。

（3）根管预备及消毒。传递较细的扩大针，扩大疏通根管，备测长仪和尺子，测量根管长度，标记扩大针测量后的长度，逐号递给医生，每更换一次扩大针，递3% H_2O_2及0.9%NS交替冲洗，直至根管预备完成。如果对根管长度不确定可插牙胶尖试尖，拍牙片，看根管预备长度是否合适。

（4）根管充填。吸唾及吸干术区，递隔湿棉条，传递纸捻干燥根管，选择与主锉相同型号的牙胶尖，标出工作长度，试尖，用烧热的挖匙一端烫掉多余牙胶，嘱患者拍术中牙片。遵医嘱备好根充糊剂，备糊剂输送器并蘸糊剂递与医生（重复数次），递侧压针和足够的副尖直至充填严密，递烧热的挖匙一端烫掉多余牙胶，垂直加压器加压，清理根管口，嘱患者拍术后牙片。

（5）充填窝洞。及时吸唾，协助暴露术区，再次清理干燥窝洞，遵医嘱递调拌基底材料。根据医嘱或患者的要求选择合适的充填材料（银汞合金或复合树脂），充填完毕后递合适的抛光钻进行调和抛光。

4. 术后护理

（1）患者护理。取下护目镜，解开胸巾，协助患者整理面容，嘱患者漱口。

（2）整理用物。及时清理玻板、调拌刀和用过的器械，撤防护套，冲洗痰盂，弃去一次性用物，桌椅归位。

（3）健康教育。交待术后注意事项，多加休息，遵医嘱口服抗生素，禁咬过硬食物，冠保护等。保持口腔卫生，如有不适及时就诊。牙椅清洁消毒。留患者联系方式，进行日后随访记录。

5. 健康指导

（1）根据病情向患者介绍牙髓炎的不同治疗方法及步骤，治疗时间、预后及并发症、治疗费用等，及时修正患者的过高要求。

（2）向患者说明根管充填后可能出现不同程度的不适，属正常现象。如无名显肿痛，轻度不适会在治疗 2～3 天后消失，如出现较明显的肿胀或疼痛，应及时就医复诊，在医生的指导下服用抗生素或止痛药。

（3）银汞合金充填的患者 2 h 内禁饮食，24 h 内禁饮热水，避免用患侧咀嚼食物，禁咬硬物；复合树脂充填的患者避免进食过冷过热的刺激性食物，少食用含色素类食物或饮料，如红酒、酱油、咖啡等，进食后要漱口，注意口腔卫生。

（4）去髓术后牙体组织变脆，大面积充填者，为防止牙体崩裂，嘱患者及时行冠修复。

（5）若不宜立即充填者，应备上根管消毒药物和失活剂，调拌氧化锌丁香油水门汀暂封，遵医嘱按不同治疗方法预约复诊时间，开放引流者 2～3 天复诊，根管消炎者 5～7 天复诊，根管失活按时复诊。

二、慢性牙髓炎

【病因】 （1）细菌因素牙髓由细菌感染所致。

（2）物理因素：

① 急性牙外伤和慢性创伤可造成根尖部血管的挫伤或断裂，使牙髓血供受阻，引起牙髓退变、发炎或坏死。

② 过高的温度刺激或温度骤然改变，会引起牙髓充血，甚至转化为牙髓炎。

③ 用牙钻备洞而无降温措施时，所产生的热会导致可复性牙髓炎或不可复性牙髓炎。

④ 用银汞合金材料充填深洞未垫底时，外界温度刺激可导致牙髓变性，甚至坏死。对修复体进行抛光时所产生的热也可能刺激牙髓，导致牙髓损伤。

（3）化学因素：

① 充填材料具有一定的毒性，导致充填后发生牙髓炎症反应。

② 用酚处理深洞后，会导致严重的牙髓病变。

（4）免疫因素进入牙髓和根尖周的抗原物质可诱发机体的特异性免疫反应,导致牙髓和根尖周的损伤。

（5）急性牙髓炎迁延不愈,转化为慢性牙髓炎。

【临床表现】 （1）一般不发生剧烈的自发性疼痛,有时可出现阵发性隐痛或钝痛。

（2）病程较长。

（3）患者可诉有长期的冷、热刺激痛病史。

（4）患牙常表现有咬合不适或轻度的叩痛。

（5）患者一般多可定位患牙。

（6）查及深龋洞、冠部充填体或其他近髓的牙体硬组织疾患。

（7）探诊洞内患牙感觉较为迟钝。

（8）患牙对温度测验和电测验表现为迟钝或敏感。

【诊断】 （1）可以定位患牙,有长期冷、热刺激痛病史和（或）自发痛史。

（2）可查到引起牙髓炎的牙体硬组织疾患或其他病因。

（3）患牙对温度测验的异常表现。

（4）叩诊反应。

【治疗】 根管治疗。

【预防】 （1）保持口腔卫生清洁。

（2）良好的饮食习惯。

（3）切割牙体组织时要正确操作,并选择合适的充填材料。

（4）有龋齿及时治疗。

【护理】 同急性牙髓炎。

三、残髓炎

【病因】 根管治疗后残留少量根髓发炎。

【临床表现】 （1）临床症状与慢性牙髓炎的疼痛特点相似,常表现为自发性钝痛、放射性痛、温度刺激痛。

（2）患牙多有咬合不适感。

（3）患牙牙冠有作过牙髓治疗的充填体。

（4）测验反应可为迟缓性痛或稍有感觉。

（5）轻度疼痛（＋）或不适感（±）。

（6）患牙充填物,探查根管深部时有感觉或疼痛。

【诊断】 （1）有牙髓治疗史。

（2）有牙髓炎症状表现。

（3）强温度刺激患牙有迟缓性痛以及叩诊疼痛。

（4）探查根管有疼痛感觉。

【治疗】 重新根管治疗术

【预防】 根管治疗应认真仔细,不要余留残髓。

【护理】 （1）心理护理 患者如有焦虑不安,护士可在一旁进行心理护理,以解决患者不安的情绪,消除恐惧感。

(2) 常规准备口腔检查器械。

(3) 根据病情向患者介绍治疗方法及步骤,治疗时间、预后及并发症、治疗费用等,及时修正患者的过高要求。

(4) 向患者说明根管充填后如出现较明显的肿胀或疼痛,应及时就医复诊,在医生的指导下服用抗生素或止痛药。

四、逆行性牙髓炎

【病因】 感染来源于患牙牙周病所致的深牙周袋。袋内的细菌及毒素通过根尖孔或侧、副根管逆行进入牙髓,引起根部牙髓的慢性炎症。

【临床表现】 (1) 患牙可表现为典型的急性牙髓炎症状,也可呈现为慢性牙髓炎的表现。患牙均有长时间的牙周炎病史,可诉有口臭、牙松动,咬合无力或咬合疼痛等症状。

(2) 患牙有深达根尖区的牙周袋或较为严重的根分叉病变,牙龈水肿、充血,牙周袋溢脓,牙可有不同程度的松动。无引发牙髓炎的深龋或其他牙体硬组织疾病。

(3) 对多根患牙牙冠的不同部位进行温度测验,其反应可为激发痛、迟钝或无反应。

(4) 患牙对叩诊的反应为轻度疼痛(＋)～中度疼痛(＋＋)。

(5) X 线片显示患牙有广泛的牙周组织破坏或根分叉病变。

【诊断】 (1) 患者有长期的牙周炎病史。

(2) 近期出现牙髓炎症状。

(3) 患牙未查及引起牙髓病变的牙体硬组织疾病。

(4) 患牙有严重的牙周炎表现。

【治疗】 根管治疗＋牙周治疗

【预防】 (1) 保持口腔卫生清洁。

(2) 及时治疗牙周病。

【护理】 (1) 护士应热情接待,尽早熟悉情况,消除紧张、恐惧的心理。

(2) 协助医生耐心细致地对其讲解所患疾病的诊断,治疗方案,预后等以及各种并发症的预防措施。使患者对自己所患的疾病能够做到"心知肚明。"

(3) 向患者说明根管充填后若现较明显的肿胀或疼痛,应及时就医复诊,在医生的指导下服用抗生素或止痛药。

(4) 指导患者建立良好的口腔卫生和保健,养成良好的饮食习惯。

(5) 按时复查。

五、牙髓坏死

【病因】 (1) 由各型牙髓炎发展而来。

(2) 可因创伤、温度、化学刺激等因素引起。

【临床表现】 (1) 患牙一般无自觉症状。

(2) 牙冠可存在深龋洞或其他牙体硬组织疾患,或是有充填体、深牙周袋等。

(3) 牙冠变色,呈暗黄色或灰色,失去光泽。

（4）牙髓活力测验无反应。

（5）X线片显示患牙根尖周影像无明显异常。

【诊断】 （1）无自觉症状。

（2）牙冠变色、牙髓活力测验结果和X线片的表现。

【治疗】 根管治疗术。

【预防】 （1）良好的口腔卫生习惯，主要包括合理饮食、正确的刷牙方法、辅助使用牙线、牙缝刷和漱口水等。

（2）进行口腔检查，以便问题早发现早处理。

（3）有龋齿应及时充填龋洞，其他牙病应尽早进行治疗，防止牙髓病的发生。

【护理】 同慢性牙髓炎

六、牙髓钙化

【病因】 目前，关于牙髓钙化有两种观点：一些学者认为牙髓钙化是牙髓病理性矿化，髓石的形成和根髓弥散性钙化属于牙髓变性的一种类型。牙髓钙化可能是在某些因素影响下发生的一种营养障碍性矿化，当细胞发生变性时，细胞膜内的转运系统不能正常维持，细胞膜对钙离子的通透性增加，钙磷酸盐首先沉积于细胞线粒体内，然后以变性的细胞、血栓或胶原纤维为核引发牙髓组织的钙化。也有学者认为牙髓钙化时常缺乏明显的组织变性，因此不属于营养障碍性矿化。另一种观点认为髓石和根髓弥散性钙化不应属于牙髓变性，而可能是牙髓细胞的一种主动性修复结果。一般认为髓石是由于某些刺激，致牙髓细胞变性、坏死，成为钙化中心，周围层层沉积钙盐而形成。

（1）遗传因素：研究发现多种与遗传相关的疾病和综合征常伴随有牙髓病理性矿化。一些学者报道髓腔广泛矿化以及牙根膨大的岁患者，其子女及兄弟也具有相同症状。另有学者报道末端黏合症患者除了表现指（趾）关节、颧弓、全身骨骼发育畸形外，口腔病损表现为髓石的形成，此病可遗传给子代。

（2）生理因素：Ninomiya等将髓石脱矿后制成不同的切片，并用Ⅰ型胶原蛋白以及非胶原蛋白，即骨桥蛋白、骨连接蛋白、骨钙素的特异抗体进行免疫组化染色。研究发现Ⅰ型胶原蛋白均匀分布于髓石，提示它是髓石中一种主要的基质成分；骨桥蛋白位于髓石的周围，呈现强染色；未检测到骨连接蛋白和骨钙素的存在。由于骨桥蛋白在许多病理性矿化组织中普遍存在，因此认为牙髓细胞产生的骨桥蛋白和髓石基质的矿化密切相关。

（3）物理因素：一些学者认为牙髓病理性矿化可能与慢性磨损、外力撞击、正畸矫治力等物理因素有关。研究使用片段弓矫治器和橡皮圈牵引牙齿萌出的过程对牙髓的影响，结果表明在矫治期内未出现牙髓炎以及修复性牙本质形成；但少量病例有广泛的髓石形成（17.5%），以及出现成牙本质细胞吸入牙本质小管现象（22.5%）。

（4）化学因素：对比出生后持续应用氟化物防龋儿童与未应用氟化物防龋儿童无龋磨牙的牙髓状况，发现应用氟化物防龋组儿童的磨牙髓腔中有纤维牙本质样矿化组织形成，并髓室底部沿着牙本质壁向髓腔发展，取代退化的牙髓组织；并且有根分歧与牙槽骨发生粘连。

（5）感染因素：纳米细菌是在人与牛的血清中发现并命名的新菌种，纳米细菌独特的生物学特性以及它在肾结石、胆结石、牙髓结石，牙周结石等病理性矿化疾病中的高检出率，显示纳米细菌与病理性矿化作用关系密切。通过乙酸双氧铀染色，发现在纳米细菌的菌体周围有一层黏蛋白基质，认为磷灰石晶体的生长可能是通过菌体表面的这层黏蛋白介导的矿化作用。纳米细菌感染成纤维细胞后，能诱导细胞内外产生针状矿化晶体，形成钙化球，其结构与许多病理性钙化组织中的钙化物结构相似。

【临床表现】 （1）髓石一般不引起临床症状，个别情况出现与体位有关的自发痛。

（2）患牙对牙髓活力测验的反应可异常，表现为迟钝或敏感。

（3）X线片显示髓腔内有阻射的钙化物（髓石），或呈弥漫性阻射影像而致原髓腔处的透射区消失。

【诊断要点】 （1）X线检查结果可作为重要的诊断依据。

（2）有外伤或氢氧化钙治疗史可作为参考。

【治疗】 临床上常采用根管治疗术、根尖周手术及牙拔除术，其中后两种方法对机体创伤较大。

【预防】 （1）良好的口腔卫生习惯。

（2）进行口腔检查，以便问题早发现早处理。

（3）有龋齿应及时充填龋洞，其他牙病应尽早进行治疗，防止牙髓病的发生。

【护理】 同慢性牙髓炎

七、急性根尖周炎

【病因】 （1）感染。最常见的感染来自牙髓病，其次是牙周病通过根尖孔、侧副根管及牙本质小管而继发，血源性感染比较少见。

（2）创伤。牙齿遭受外力，如打击、碰撞、跌倒等，可致牙体硬组织、牙周组织及尖周组织损伤；咬硬物、如咬到饭内的砂子、咬核桃、咬瓶盖子等，创伤性咬合均可导致尖周损害。

（3）肿瘤。波及尖周损害的肿瘤有淋巴癌、肺癌及乳腺癌转移、颌骨肉瘤、骨髓瘤和造釉细胞瘤。

（4）牙源性因素。牙髓及根管封药过量，根管器械穿出根尖，正畸用力不当、快速分离牙齿、拔牙不慎伤邻牙等均能引起尖周损伤。

【临床表现】 （1）患牙有咬合痛，自发性、持续性钝痛。患者因疼痛而不愿咀嚼，影响进食。患者能够指明患牙。

（2）患牙可见龋坏、充填体或其他牙体硬组织疾患，有时可查到深牙周袋。

（3）牙冠变色。牙髓活力测验无反应，但乳牙或年轻恒牙对活力测验可有反应，甚至出现疼痛。

（4）叩诊疼痛（＋）～（＋＋）～（＋＋＋），扣压患牙根尖部有不适或疼痛感。

（5）患牙可有Ⅰ度松动，甚至松动Ⅱ～Ⅲ度。

（6）严重的病例可在相应的颌面部出现蜂窝织炎，牙龈红肿，移行沟变平，有明显的压痛，扣诊深部有波动感。相应的下颌下淋巴结或颏下淋巴结可有肿大及压痛。影响睡眠和进食，可伴体温升高、乏力等全身症状。

【诊断】　（1）患牙典型的咬合疼痛症状。

（2）对叩诊和扪诊的反应。

（3）对牙髓活力测验的反应。

（4）患者有牙髓病史或外伤史以及牙髓治疗史等。

（5）主要依据患牙所表现出来的典型的临床症状及体征，由疼痛及红肿的程度来分辨患牙所处的炎症阶段。

【治疗】　（1）开髓引流。

（2）脓肿切开引流。

（3）局麻下调改过高牙尖，预防创伤殆。

（4）根管治疗。

【预防】　（1）注意口腔卫生保健，积极预防龋病，防止补过的牙齿再次发生龋病。

（2）急性炎症期间，应选择营养丰富、质软而易于消化的食物，如米粥、面条、牛奶、鱼汤、蔬菜等。

（3）发现龋齿、牙髓炎及根尖周炎的症状出现，应及早到医院诊治。

（4）根尖周炎的复诊次数较多，患者应按医嘱按时复诊，配合医生使治疗顺利进行，以求得彻底治愈。治疗前可口服抗生素或磺胺药。

（5）不用补过的牙咬过硬的食物，2 h内不予进食，24 h内不要用患牙侧咀嚼食物。必要时可用冠套保护患牙。

（6）加强锻炼，提高身体的抵抗力。

【预防】　避免牙齿受伤，保持口腔卫生，养成早晚刷牙的良好习惯。

【护理】　（1）按医嘱给予抗生素、镇痛剂、维生素等药物治疗。

（2）嘱患者注意适当休息，发热患者多饮水，进食流质及半流质食物，注意口腔卫生。

（3）为达到根治目的，嘱患者急性炎症消退后，继续进行相应的治疗，如根管治疗或牙髓塑化治疗。

（4）健康指导　让患者了解根尖周炎的发病原因和治疗过程，告知患者开髓减压及脓肿切开后继续根管治疗或牙髓塑化治疗的重要性。

八、慢性根尖周炎

【病因】　（1）感染。最常见的感染来自牙髓病，其次是牙周病通过根尖孔、侧副根管及牙本质小管而继发，血源性感染比较少见。现代认为，尖周病感染的主要致病菌是以厌氧菌为主体的混合感染，产黑色素类杆菌是急性尖周炎的主要病源菌。细菌内毒素是慢性尖周炎的致炎因子，更是尖周肉芽肿的主要致病因素。

（2）创伤。牙齿遭受外力，如打击、碰撞、跌倒等，可致牙体硬组织、牙周组织及尖周组织损伤。咬硬物如咬到饭内的砂子、咬核桃、咬瓶盖子等，创伤性咬合均可导致尖周损害。

（3）肿瘤波及尖周。损害的肿瘤有鳞癌、肺癌及乳腺癌转移、颌骨肉瘤、骨髓瘤和造釉细胞瘤。

（4）牙源性因素。牙髓及根管封药过量，根管器械穿出根尖，正畸用力不当、快速分离牙齿、拔牙不慎伤邻牙等均能引起尖周损伤。

【临床表现】 (1)一般无明显的自觉症状,有的患牙咀嚼时有不适感。患牙有牙髓病史、反复肿痛史或牙髓治疗史。

(2)患牙可查及深龋洞或充填体,以及其他牙体硬组织疾患。

(3)牙冠变色,探诊及牙髓活力测验无反应。

(4)叩诊反应无明显异常或仅有不适感,一般不松动。

(5)有窦型慢性根尖周炎者,可查及位于患牙根尖部的唇、颊侧牙龈表面的窦管开口。

(6)根尖周囊肿可由豌豆大到鸡蛋大。较大的囊肿,可在患牙根尖部的牙龈处呈半球状隆起,有乒乓感,富有弹性,并可造成邻牙移位或使邻牙牙根吸收。

(7)X线表现:①根尖周肉芽肿的患牙根尖部有圆形的透射影像,边界清晰,周围骨质正常或稍显致密。透影区范围较小,直径一般不超过 1 cm;②慢性根尖周脓肿的透影区边界不清楚,形状也不规则,周围骨质较疏松而呈云雾状;③根尖周囊肿可见较大的圆形透影区,边界清楚,并有一圈由致密骨组成的阻射白线围绕;④根尖周致密性骨炎表现为根尖部局限性的骨质致密阻射影像。

【诊断】 (1)患牙 X 线片上根尖区骨质破坏的影像为确诊的依据。

(2)患牙牙髓活力测验结果、病史及患牙牙冠情况也可作为辅助诊断指标。

【治疗】 (1)根管治疗

(2)根尖切除术

(3)根尖周囊肿刮治术。

【护理】 (1)准备器械、妥善安置患者。护理人员备齐器械,协助患者躺在牙科椅上,根据牙位调整椅位并将光源对准患牙。

(2)心理护理。术前心理护理的核心是让患者了解治疗的基本过程和通过治疗要达到的目的、最终效果,使其了解治疗过程和治理中可能出现的问题,治疗中应充分体现人文关怀,调动患者的心理因素,主动配合治疗。告诫患者牙髓已坏死钻牙时并不疼痛,医生在治疗时要求患者头、舌固定不动,口张至最大,有需求举手示意。

(3)治疗中护理宣教。护理人员要向患者讲明在开髓治疗、瘘管搔刮症状消退后,一定要定期复诊。慢性根尖周炎治疗时需一个较常的周期,有时甚或需要 1~2 个月的复诊过程,患者往往在症状减轻之后,不按医嘱复诊。要特别告诫患者不定期复诊的危害,让患者知道只有将根管充填后,治疗才能终止,以保持治疗的连续性,达到最佳的治疗效果,并向患者说明此类严重根尖周炎治疗如果失败,只能拔除患牙。

(李　娜　张海鹏　娄毛毛　陈圆圆)

第九章
牙龈、牙周病的诊治与护理

第一节 牙龈病的诊治与护理

一、慢性龈缘炎

【病因】 慢性龈缘炎的始动因子是牙菌斑、牙石、食物嵌塞、不良修复体等,可促使菌斑积聚,引发或加重牙龈的炎症。

【临床表现】 病损局限于游离龈和龈乳头。牙龈色泽变为深红或暗红色,炎性充血可波及附着龈。龈乳头圆钝肥大,附着龈水肿时,点彩消失,表面光滑发亮。牙龈松软脆弱,缺乏弹性。龈沟可加深达 3 mm 以上,形成假性牙周袋,但上皮附着(龈沟底)仍位于正常的釉牙骨质界处,这是区别牙龈炎和牙周炎的重要指征。牙龈轻触即出血,龈沟液渗出增多,患者常因刷牙或咬硬物时出血而就诊。

【诊断】 根据上述主要临床表现,结合局部有刺激因素存在即可诊断。

【鉴别诊断】

1. 早期牙周炎 主要的鉴别要点为牙周附着丧失和牙槽骨吸收。牙龈炎时龈沟可加深超过 2 mm,但结合上皮附着的位置仍位于釉牙骨质界处。而患牙周炎时,结合上皮已向根方迁移,形成真性牙周袋,袋底位于釉牙骨质界的根方。X 线片(尤其殆翼片)有助于判断早期牙槽骨吸收。牙周炎早期可见牙槽嵴顶高度降低,硬板消失,而牙龈炎的骨高度正常,可疑时摄 X 线片,观察有无早期牙槽嵴顶吸收,以鉴别早期牙周炎。

2. 血液病 对于以牙龈出血为主诉且同时也有牙龈炎症表现者,应与某些全身性疾病所引起的牙龈出血鉴别,例如白血病、血小板减少性紫癜、再生障碍性贫血等。血常规有助于鉴别。

3. 坏死性溃疡性龈炎 是以牙龈出血和疼痛为主要症状,但其牙龈边缘有坏死为其特征。

4. 艾滋病相关龈炎(HIV‐G) 是艾滋病感染者最早出现的相关症状之一。临床可见游离龈缘呈明显的火红色线状充血,附着龈可有点状红斑,刷牙后出血或自发性出血。

在去除牙石或牙菌斑后,牙龈充血仍不消退。

【治疗原则】 通过洁治术彻底清除菌斑和牙石,其他如有食物嵌塞、不良修复体等刺激因素也应予以彻底纠正,可用1‰~3‰过氧化氢液冲洗龈沟,碘制剂龈沟内上药,必要时可用氯己定抗菌类漱口剂含漱。

【预防】 (1)龈缘炎能预防,关键是要做到坚持每天彻底清除牙菌斑,口腔医务人员要广泛开展口腔卫生教育,教会患者正确的刷牙方法,合理使用牙签、牙线等。坚持早晚刷牙、饭后漱口,以控制菌斑和牙石的形成。这些对预防牙龈炎的复发也极为重要。

(2)慢性龈缘炎由于病变部位局限于牙龈,在去除局部刺激因素后,炎症消退快,牙龈组织恢复正常。因此,慢性龈缘炎是可逆性病变,预后良好。

【护理】 (1)治疗后需注意口腔卫生的维护。

(2)教会患者正确的刷牙方法,坚持早晚刷牙、饭后漱口,保持口腔清洁,以巩固疗效。

二、青春期龈炎

【病因】 青春期少年未养成良好的刷牙习惯,在错𬌗拥挤、口呼吸以及戴各种正畸矫治器的情况下,前牙、替牙部位易发生牙龈的炎症。青春期内分泌特别是性激素的改变,可使牙龈组织对微量局部刺激物产生明显的炎症反应。

【临床表现】 好发于前牙唇侧的牙间乳头和龈缘。唇侧龈缘明显肿胀,乳头呈球状突起;龈色暗红或鲜红,光亮,质地软,龈袋形成;探诊易出血。患者一般无明显自觉症状,或有刷牙、咬硬物时出血以及口臭等。

【诊断】 患者的年龄处于青春期,局部有上述刺激因素存在,牙龈炎症反应较重。

【治疗原则】 洁治术去除菌斑和牙石,或可配合局部药物治疗,如龈袋冲洗及袋内上药,给以含漱剂清洁口腔。病程长且牙龈过度肥大增生者,常需手术切除。

【预防】 (1)患者平时要少吃或不吃坚硬、粗糙的食物,多吃新鲜蔬菜、水果及富含维生素 B1、B2 和维生素 C 的食品。

(2)经常按摩牙龈,可促进血液循环,减轻症状。

(3)多注意口腔卫生。

(4)定期看牙医,有牙结石或菌斑的要清除。必要时配合药物治疗。

(5)学会正确的刷牙方法,洁牙工具(牙签、牙线)的正确使用。

(6)对于准备接受正畸治疗的青少年,应先治愈原有的牙龈炎,并教会他们正确的控制菌斑的方法。在正畸治疗过程中,定期做牙周检查和预防件的洁治。正畸矫治器的设计和制作应有利于菌斑控制。避免造成对牙周组织的刺激和损伤。

【护理】 (1)必须教会患者正确刷牙和控制菌斑的方法,养成良好的口腔卫生习惯。

(2)嘱患者完成治疗后应定期复查,以防止复发。

三、妊娠期龈炎

【病因】 妊娠期妇女不注意维护口腔卫生,致使牙菌斑、牙石在龈缘附近堆积,引起牙龈发炎,妊娠期雌激素升高可加重原有的病变。

【临床表现】　妊娠前可有龈缘炎,从妊娠 2～3 个月后出现明显症状,分娩后约 2 个月,龈炎可恢复至妊娠前水平。可发生于少数牙或全口牙龈,以前牙区为重。龈缘和龈乳头呈鲜红或发绀、松软、光亮、肿胀、肥大,有龈袋形成,轻探易出血。

妊娠期龈瘤发生于个别牙列不齐或有创伤性骀的牙间乳头区。一般发生于妊娠第 4～6 个月,瘤体常呈扁圆形,向近远中扩延,可有蒂,一般不超过 2 cm。分娩后,妊娠龈瘤能逐渐自行缩小,但必须去除局部刺激物才能消失。

【诊断】　育龄妇女的牙龈出现鲜红色,高度水肿、肥大,且极易出血等症状者,或有妊娠期龈瘤特征者,应询问月经情况,若已怀孕便可诊断。

【治疗原则】　去除一切局部刺激因素,如菌斑、牙石、不良修复体等。认真进行维护治疗,严格控制菌斑。牙龈炎症明显、龈袋有溢脓时,可用 1% 过氧化氢液和生理盐水冲洗,加强漱口。

体积较大的妊娠龈瘤,可手术切除。手术时机应选择在妊娠期的 4～6 个月内,以免引起流产或早产。

【预防】　(1)保持口腔清洁,及时治疗原有的牙龈炎,严格控制菌斑,可大大减少妊娠期牙龈炎的反应。

(2)及早地去除一切局部因素,如牙菌斑、牙石及不良修复体,由于孕妇牙龈易出血,故操作时应特别仔细,动作要轻,尽可能减少出血。

(3)对于病情严重的患者,如牙龈炎红肿、增生肥大、牙龈袋溢脓时,可用 1% 过氧化氢和生理盐水冲洗、局部放药、漱口等方法,避免口服用药。

(4)定期口腔检查,在孕前、孕早期、孕中期和孕晚期都要及时进行口腔检查,以及时获得必要的口腔保健指导,使已有的口腔疾患得到及时的治疗。

【护理】　(1)帮助孕妇了解妊娠期龈炎的病理性过程及生理上的改变;正确认识和应对妊娠中牙龈出现的各种不适和常见症状,及时到医院就诊。

(2)营养指导。增加营养摄入,保持营养平衡。除了充足的蛋白质外,维生素 A、D、C 和一些无机物如钙、磷摄入也十分重要。怀孕期间增加摄入营养素,不仅可以起到保护母亲的作用,使肌体组织对损伤的修复能力增强,对胎儿牙齿的发育也很有帮助。

(3)健康教育。对患者给予细致的口腔卫生指导,在这里特别要提到刷牙的重要性。重视怀孕期口腔卫生,掌握口腔保健的方法,坚持每日两次有效刷牙。

(4)帮助孕妇树立起信心,解除对妊娠期龈炎的焦虑、恐惧心理。

(5)复诊随访计划的实施,做好定期口腔检查和适时的口腔治疗。孕期里口腔疾病会发展较快,定期检查能保证早发现、早治疗,使病灶限于小范围。对于较严重的口腔疾病,应选择妊娠中期(4～6 个月)相对安全的时间治疗。

四、急性坏死性溃疡性龈炎(ANUG)

【病因】

(1)微生物的作用。在 ANUG 病损处常能找梭形杆菌和螺旋体,并发现中间普氏菌也是此病的优势菌。ANUG 是一种由多种微生物引起的机会性感染,在局部抵抗力降低的组织和宿主,这些微生物造成 ANUG 病损。

（2）存在的慢性龈炎或牙周炎是本病发生的重要条件。深牙周袋内或冠周炎的牙龈适合螺旋体和厌氧菌的繁殖，当存在某些局部组织的创伤或全身因素时，细菌大量繁殖，并侵入牙龈组织，发生 ANUG。

（3）烟的影响。绝大多数急性坏死性溃疡性龈炎的患者有大量吸烟史。吸烟可能使牙龈小血管收缩，影响牙龈局部的血流。据报道吸烟者白细胞的趋化功能和吞噬功能均有减弱，IgG 水平低于非吸烟者，唾液中 IgA 水平亦有下降，还有报道吸烟的牙周炎患者其龈沟液中的 TNF - α 和 PGE4 水平均高于非吸烟的患者。这些因素都会加重牙龈的病变。

（4）身因素与本病的发生密切相关。患者常有精神紧张、睡眠不足、过度疲劳、工作繁忙等情况，或受到精神刺激。在上述各种因素的影响下，通过增强皮质激素的分泌和自主神经系统的影响而改变牙龈的血液循环、使免疫力下降等，局部组织抵抗力降低而引发本病。精神压力又可能使患者疏忽口腔卫生、吸烟增多等。

（5）机体免疫功能降低的某些因素如营养不良的儿童，特别是维生素 C 缺乏，某些全身性消耗性疾病如恶性肿瘤、急性传染病、血液病、严重的消化功能紊乱等易诱发本病。艾滋病患者也常有类似本病的损害，须引起高度重视。

【临床表现】

（1）好发人群常发生于青壮年，以男性吸烟者多见。在不发达国家或贫困地区亦可发生于极度营养不良或患麻疹、黑热病等急性传染病的儿童。

（2）病程本病起病急，病程较短，常为数天至 1～2 周。

（3）以龈乳头和龈缘的坏死为其特征性损害：①初起时龈乳头充血水肿，在个别牙龈乳头的顶端发生坏死性溃疡，上覆有灰白色污秽的坏死物，去除坏死物后可见牙龈乳头的颊、舌侧尚存，而中央凹下如火山口状。早期轻型患者应仔细检查龈乳头的中央，以免漏诊。龈乳头被破坏后与龈缘成一直线，如刀切状。②病变迅速沿牙龈边缘向邻牙扩展，使龈缘如虫蚀状，坏死区出现灰褐色假膜，易于擦去，去除坏死组织后，其下为出血创面。③病损以下前牙多见。病损一般不波及附着龈。

（4）患处牙龈极易出血患者常诉晨起时枕头上有血迹，口中有血腥味，甚至有自发性出血。

（5）疼痛明显急性坏死性溃疡性龈炎的患者常诉有明显疼痛感，或有牙齿撑开感或胀痛感。

（6）有典型的腐败性口臭由于组织的坏死，患者常有特殊的腐败性恶臭。

（7）全身症状重症患者可有低热，疲乏等全身症状，部分患者下颌下淋巴结可肿大，有压痛。

（8）坏死物涂片检查，可见大量梭形杆菌和螺旋体。

（9）急性期如未能及时治疗且患者抵抗力低时，坏死还可波及与牙龈病损相对应的唇、颊侧黏膜，而成为坏死性龈 El 炎。在机体抵抗力极度低下者还可合并感染产气荚膜杆菌，使面颊部组织迅速坏死，甚至穿孔，称为"走马牙疳"。此时患者有全身中毒症状甚至导致死亡。

（10）若在急性期治疗不彻底或反复发作可转为慢性坏死性龈炎。其主要临床表现为牙龈乳头严重破坏,甚至消失,乳头处的龈高度低于龈缘高度,呈反波浪状,牙龈乳头处颊舌侧牙龈分离,甚至可从牙面翻开,其下的牙面上有牙石和软垢,牙龈一般无坏死物。

【诊断】　(1)起病急、病程短、自发性出血、疼痛。

(2)牙龈边缘及龈乳头顶端出现坏死,受累黏膜形成不规则形状的坏死性深溃疡,上覆灰黄或灰黑色假膜。

(3)具有典型的腐败性口臭,唾液增多并黏稠。

(4)坏死区涂片可见到大量梭状杆菌和螺旋体,这有助于确诊。

(5)实验室检查:①外周血白细胞总数和中性粒细胞显著增多。②涂片检查可见大量梭状杆菌和螺旋体。③组织病理改变为非特异性炎症改变,上皮破坏,有大量纤维素性渗出,坏死上皮细胞、多形核白细胞及多种细菌和纤维蛋白形成假膜。固有层有大量炎症细胞浸润。基层水肿变性,结缔组织毛细血管扩张。

(6)其他辅助检查:必要时做胸片,B超等检查,注意除外其他感染性疾病。

【鉴别诊断】　(1)慢性龈炎:病程长,为慢性过程,无自发痛。一般无自发性出血,牙龈无坏死,无特殊的腐败性口臭。

(2)疱疹性龈(口)炎:为单纯疱疹病毒感染所致,好发于6岁以下儿童。起病急,开始有1～2天发热的前驱期。牙龈充血水肿波及全部牙龈而不局限于龈缘和龈乳头。典型的病变表现为牙龈和口腔黏膜发生成簇状小水疱,溃破后形成多个小溃疡或溃疡互相融合。假膜不易擦去,无组织坏死,无腐败性口臭。病损可波及唇和口周皮肤。

(3)急性白血病:该病的牙龈组织中有大量不成熟的血细胞浸润,使牙龈有较大范围的明显肿胀、疼痛,并伴有坏死。有自发性出血和口臭,全身有贫血和衰竭表现。血象检查白细胞计数明显升高并有幼稚血细胞,这是该病诊断的重要依据。当梭形杆菌和螺旋体大量繁殖时,可在白血病的基础上伴发坏死性龈炎。

(4)艾滋病:患者由于细胞免疫和体液免疫功能低下,常由各种细菌引起机会性感染,可合并坏死性龈炎,并可发生坏死性牙周炎,坏死病损可延及深层牙周组织,引起牙槽骨吸收、牙周袋形成和牙齿松动。坏死性牙周炎大多见于艾滋病患者。

【治疗】　(1)去除局部坏死组织。急性期应首先轻轻去除牙龈乳头及龈缘的坏死组织,并初步去除大块的龈上牙石。

(2)局部使用氧化剂。1%～3%过氧化氢溶液局部擦拭、冲洗和反复含漱,有助于去除残余的坏死组织。当过氧化氢遇到组织和坏死物中的过氧化氢酶时,能释放出大量的新生态氧,能杀灭或抑制厌氧菌。必要时,在清洁后的局部可涂布或贴敷抗厌氧菌的制剂。

(3)全身药物治疗。全身给予维生素C,蛋白质等支持疗法。重症患者可口服甲硝唑或替硝唑等抗厌氧菌药物2～3天,有助于疾病的控制。

(4)及时进行口腔卫生指导。立即更换牙刷,保持口腔清洁,指导患者建立良好的口腔卫生习惯,以防复发。

(5)对全身性因素进行矫正和治疗。

(6)急性期过后的治疗急性期过后,对原已存在的慢性牙龈炎或牙周炎应及时治疗,通过洁治和刮治术去除菌斑、牙石等一切局部刺激因素,对外形异常的牙龈组织,可通过牙龈成形术等进行矫正,以利于局部菌斑控制和防止复发。

【预防】 (1)合理喂养,增强体质。

(2)养成口腔卫生的好习惯,对于体弱儿、久病儿,特别在牙齿萌出期间,更要加强口腔护理。

(3)及时更换新的牙刷、牙具等,以有效防止本病发生。

(4)遗留牙龈残损等须进一步口腔治疗。

(5)积极治疗全身系统疾病。

【护理】 (1)健康教育。对患者给予细致的口腔卫生指导,掌握口腔保健的方法。

(2)帮助患者树立起信心,解除焦虑、恐惧心理。

(3)制订随访计划,定期检查能保证早发现、早治疗。

(4)合理喂养,增强体质,有效防止本病发生。

五、增生性龈炎

【病因】 (1)青少年时期由于组织生长旺盛,对菌斑、牙石、食物嵌塞、邻面龋、咬合异常、不良修复体、正畸装置等局部刺激易发生增殖性反应。

(2)口腔卫生习惯不良,口呼吸、内分泌改变等诸因素,使牙龈对局部刺激的敏感性增加,因而易患本病。

【临床表现】 (1)早期表现以上、下前牙唇侧牙龈的炎症性肿胀为主,牙龈呈深红或暗红色,松软光亮,探之易出血。龈缘肥厚,龈乳头呈球状增生,甚至盖过部分牙面。

(2)使龈沟深度超过 3 mm,形成龈袋或假性牙周袋。

(3)按压龈袋表面,可见溢脓。自觉症状较轻,有牙龈出血、口臭或局部胀、痒感觉。

(4)病程较长者,牙龈的炎症程度减轻,龈乳头和龈缘呈坚韧的实质性肥大,质地较硬而有弹性。

【诊断】 根据发病年龄,部位以及牙龈形态及色泽、质地的变化,有龈袋形成,可作出诊断。

【治疗原则】 去除局部刺激因素,施行洁治术。口呼吸患者应针对原因进行治疗。龈袋内可用3%过氧化氢液冲洗,放碘制剂。牙龈纤维增生的部分,可施行牙龈成形术,以恢复生理外形。

【预防】 注意口腔卫生,掌握正确的刷牙方法,纠正不良的习惯。

【护理】 口腔卫生宣教、指导。

六、药物性牙龈增生

【病因】 (1)长期服用抗癫痫药苯妥英钠,可使原来已有炎症的牙龈发生纤维性增生。服药者约有 40%～50%,发生牙龈增生,年轻人多于老年人。但对药物引起牙龈增生的真正机理尚不十分清楚。一般认为增生的程度与口腔卫生状况和原有的炎症程度有明显关系。人类和动物实验证明:如果没有明显的刺激物和牙龈炎症,药物性牙龈增生可大大减轻或避免发生。但增生也可发生于无局部刺激物的牙龈。

(2)环孢素和硝苯地平也可引起药物性牙龈增生。环孢素为免疫抑制剂,常用于器官移植或某些自身免疫病患者。据报道,服此药者约有 30%～50% 发生牙龈纤维增生。与硝苯地平联合应用时,牙龈增生的发生率为 51%。硝苯地平为钙通道阻断剂,对高血压、冠心病患者具有扩张周围血管和冠状动脉的作用。

(3) 局部刺激因素虽不是药物性牙龈增生的原发因素,但菌斑、牙石、食物嵌塞等引起的龈炎能加速病情的发展。

【临床表现】 (1) 苯妥英钠所致的牙龈增生一般开始于服药后 1～6 个月。

(2) 增生起始于唇颊侧或舌腭侧龈乳头和边缘龈,呈小球状突起于牙龈表面。

(3) 增生的乳头继续增大相连,覆盖部分牙面,严重时波及附着龈。龈乳头可呈球状、结节状或桑葚状。

(4) 增生的牙龈组织质地坚韧,略有弹性,呈淡粉红色,一般不易出血。

(5) 局部无自觉症状,无疼痛。

(6) 严重增生的牙龈可影响口唇闭合而致口呼吸,菌斑堆积,合并牙龈炎症。

(7) 药物性牙龈增生常发生于全口牙龈,但以前牙区较重,增生的牙龈常将上前牙区牙挤压移位。

(8) 牙龈增生只发生于有牙区,拔牙后,增生的牙龈组织可自行消退。

【诊断】 (1) 应仔细询问全身病史。

(2) 根据牙龈实质性增生的特点以及长期服用上述药物史可作诊断。

【鉴别诊断】 (1) 遗传性牙龈纤维瘤病　此病无长期服药史但可有家族史,牙龈增生范围广泛,程度重。

(2) 增生性龈炎　一般炎症较明显,好发于前牙的唇侧,增生程度较轻,覆盖牙冠一般不超过 1/3,有明显的局部刺激因素,无长期服药史。

【治疗】 (1) 停药或更换其他药物是最根本的治疗,但患者的全身病情往往不允许,因此可在内科医生的协助下,采取药物交替使用等方法,以减轻副作用。

(2) 去除局部刺激因素作洁治术以消除菌斑、牙石。用 3% 过氧化氢液冲洗龈袋,在袋内放入药膜或碘制剂,并给以抗菌含漱剂。

(3) 在全身病情稳定时,可进行手术切除并修整牙龈外形。但术后若不停药和保持口腔卫生,仍易复发。

【预防】 对于需长期服用苯妥英钠、环孢素等药物者,应在开始用药前先检查口腔,消除一切可引起龈炎的刺激因素,并教会患者控制菌斑保持口腔卫生的方法,积极治疗原有的龈炎,将能减少本病的发生。

【护理】 (1) 口腔卫生宣教、指导。

(2) 服药期间要认真刷牙、注意口腔卫生、半年清洁一次牙齿。

(3) 制订随访计划,定期检查能保证早发现、早治疗。

七、牙龈瘤

【病因】 (1) 菌斑、牙石、食物嵌塞或不良修复体等的刺激而引起局部长期的慢性炎症,致使牙龈结缔组织形成反应性增生物。

(2) 妇女怀孕期间内分泌改变容易发生牙龈瘤,分娩后则缩小或停止生长。

【临床表现】　女性患者较多,青年及中年为常见。多发生于唇、颊侧的牙龈乳头处,为单个牙。肿块呈圆或椭圆形,一般直径由几毫米至 $1\sim2$ cm。肿块可有蒂如息肉状,一般生长较慢。

较大的肿块可被咬破感染。还可发生牙槽骨壁的破坏,X 线片可见骨质吸收、牙周膜间隙增宽现象。牙可能松动、移位。

【诊断】　根据上述临床表现诊断并不困难,病检有助于确诊牙龈瘤的类型。

【治疗】　彻底的手术切除。将肿块连同骨膜完全切除,并凿去基底部位的牙槽骨,刮除相应部位的牙周膜组织,以防止复发。

【预防】　(1)要养成良好的口腔卫生习惯。

(2)发现病情早去医院治疗牙龈炎、牙周炎等口腔疾病,就能有效地预防牙龈瘤的发生。

(3)女性妊娠期要注意保持口腔卫生,通常在妊娠期过后,牙龈瘤就缩小或停止生长。

【护理】　(1)口腔卫生宣教、指导。

(2)术后保护伤口,不要食硬物,24 h 内不要刷牙、漱口。不要吃辛辣、刺激性食物。

(3)漱口水含漱,防止感染。

(4)牙龈症状明显的孕妇,应及时到医院请医生治疗,而不要随意服用药物,以免对胎儿造成不良影响。

八、急性龈乳头炎

【病因】　牙龈乳头受到机械或化学的刺激,是引起急性龈乳头炎的直接原因。

(1)食物嵌塞造成牙龈乳头的压迫及食物发酵产物的刺激可引起龈乳头的急性炎症。

(2)不适当地使用牙签或其他器具剔牙,过硬、过锐食物刺伤,邻面龋尖锐边缘的刺激也可引起急性龈乳头炎。

(3)充填体的悬突、不良修复体的边缘、义齿的卡环尖以及不良的松牙固定等均可刺激龈乳头,造成龈乳头的急性炎症。

【临床表现】　(1)局部牙龈乳头发红肿胀,探触和吸吮时易出血,有自发性的胀痛和明显的探触痛。

(2)女性患者常因在月经期而疼痛感加重。

(3)有时疼痛可表现为明显的自发痛和中等度的冷热刺激痛,易与牙髓炎混淆。

(4)如与食物嵌塞有关,常表现为进食后疼痛更明显。

(5)检查可见龈乳头鲜红肿胀,探触痛明显,易出血,有时局部可查到刺激物,牙可有轻度叩痛,这是因为龈乳头下方的牙周膜也有炎症和水肿。

【诊断】　根据局部牙龈乳头的红肿、易出血、探触痛的表现及局部刺激因素的存在可诊断。

【鉴别诊断】

牙髓炎:牙髓炎常表现为阵发性放射痛、夜间痛,常存在邻面深龋等引起牙髓炎的病原因素,牙髓温度检测可引起疼痛等。

【治疗】 (1)除去邻面的牙石、菌斑、食物残渣以及其他刺激因素。

(2)用1%～3%过氧化氢溶液冲洗牙间隙,然后敷以碘制剂、抗生素等。

(3)急性炎症消退后,充填邻面龋和修改不良修复体等。

【预防】 (1)要养成良好的口腔卫生习惯及饮食习惯。

(2)发现病情早去医院治疗。

(3)充填及修复时要认真仔细。

(4)正确使用牙线。

【护理】 (1)口腔卫生宣教、指导,向患者解释口腔保健的重要性。

(2)指导患者掌握正确刷牙及使用牙线的方法。

第二节 牙周炎的诊治与护理

一、成人牙周炎

【病因】 (1)牙菌斑:牙周病的主要原因是牙菌斑。牙菌斑的主要成分是细菌,并交杂着一些口内已脱落细胞及一些有机物,但不是一般大块的食物残渣。牙菌斑通常肉眼难见,必须使用牙菌斑染色剂才能显示。如果任凭牙菌斑滋长,则会看到牙齿表面堆积着一层黄白色略呈颗粒状的东西,这就是一层很厚的牙菌斑。

(2)牙石:牙石是沉积在牙面或修复体上的已钙化或正在钙化的菌斑及沉积物,由唾液或龈沟液中的矿物盐逐渐沉积而成。牙石形成后不能用刷牙的方法去除,其表面覆盖大量菌斑,是牙龈出血、牙周袋加深、牙槽骨吸收和牙周病发展的一个重要致病因素。

(3)𬌗创伤:不正常的𬌗接触关系或过大的𬌗力,造成咀嚼系统各部位的病理性损害或适应性变化,是牙周炎发展的局部促进因素。

(4)食物嵌塞:是导致局部牙周组织炎症和破坏的常见原因之一,可引起牙龈炎和牙周炎,也可以加重牙周组织原已存在的病理变化。

(5)不良修复体:不适当的牙体治疗和修复体可引起牙周炎症和牙周组织的破坏。

(6)解剖因素:某些牙体和牙周组织发育异常或解剖缺陷,常成为牙周疾病发生的有利条件,或加重牙周病的进程。

(7)增龄性变化的影响:随着年龄的增长,牙周组织发生增龄性萎缩性病变,其主要特征是牙龈结缔组织萎缩,使全口牙龈缘和牙槽骨同时退缩而暴露牙根。

(8)内科系统疾病:如糖尿病、免疫功能紊乱、骨质疏松症等均可增加牙周组织的患病率。

(9)患者抵抗力下降:如精神压力、肿瘤晚期降低了机体的抵抗力,致使菌斑堆积过多而加重牙周炎。

【临床表现】 (1)牙龈炎的基本病变:包括牙龈红肿、牙龈出血、牙龈溢脓、脓肿形成、点彩消失、龈裂。

(2)牙龈增生性病变:包括牙龈肥大、牙龈增生、龈缘突等。

（3）牙周萎缩、牙根暴露、牙齿松动。

（4）牙周袋形成。

【诊断】 （1）局部有刺激因素存在，如菌斑、牙石、食物嵌塞、不良修复体等。

（2）一般侵犯全口多数牙，少数患者仅发生于一组牙（如前牙）或个别牙。

（3）病程长达十余年甚至数十年。

（4）牙龈颜色暗红或鲜红，质地松软，点彩消失，牙龈水肿，边缘圆钝。探诊袋内壁有出血、溢脓。

（5）早期有牙周袋和牙槽骨吸收，但因程度较轻，牙尚不松动。晚期深牙周袋形成后，牙松动，咀嚼无力或疼痛。常可出现其他伴发症状，如：①牙移位；②食物嵌塞；③继发性𬌗创伤；④牙根暴露，对温度敏感或发生根面龋；⑤急性牙周脓肿；⑥逆行性牙髓炎；⑦口臭。

（6）X线片显示牙槽骨有吸收。

【治疗原则】 成人牙周炎需要采取一系列综合治疗，并针对各个患牙的具体情况，逐个制定治疗计划。

（1）控制菌斑应检查和记录菌斑控制的程度，使有菌斑的牙面只占全部牙面的20%以下。

（2）彻底清除牙石，平整根面，以洁治术清除龈上牙石，以龈下刮治或深部刮治清除龈下牙石，刮除暴露在牙周袋内含有大量内毒素的病变牙骨质，使根面平整光滑，使牙龈结缔组织有可能重新附着于根面，形成新附着（new attachment）。洁治术和刮治术是牙周病的基础治疗。

（3）牙周袋及根面的药物处理可用复方碘液、甲硝唑、四环素及其同族药物如米诺环素（minocy-cline）、氯己定等。

（4）牙周基础治疗后1个月复查疗效，若仍有4 mm以上的牙周袋、牙石、探诊出血，需进行牙周手术。在直视下彻底刮除根面或根分叉处的牙石及肉芽组织；修整牙龈和牙槽骨的外形、植骨或截除严重的患根等。

牙周组织引导性再生手术能使病变区发生牙骨质、牙周膜和牙槽骨的新附着。

（5）建立平衡的关系通过松动牙的结扎固定，各种夹板、调𬌗等治疗，使患牙消除创伤而得到稳固，改善咀嚼功能。

（6）尽早拔除有深牙周袋、过于松动确已无保留价值的患牙。

（7）对患有某些系统疾病如糖尿病、消化道疾病、贫血等的成人牙周炎患者，应积极治疗并控制全身病，以利牙周组织愈合。吸烟者对牙周治疗的反应较差，应劝患者戒烟。

（8）牙周支持疗法。坚持菌斑控制以及定期对病情的复查监测和必要的治疗，可预防牙龈炎症及牙周袋的复发。

【预防】 （1）注意口腔卫生，控制菌斑，防止牙周组织炎症感染，注意牙龈按摩。

（2）矫治和防止食物嵌塞。

（3）掌握正确的刷牙方法，每天3次，每次3 min。

（4）饭后，睡前漱口，保持口腔清洁。

（5）对不易去除的食物碎屑，软垢，菌斑，用牙线，牙签，牙刷清洁。

（6）定期检查，龈上洁治半年 1 次。

（7）养成良好的生活及饮食习惯。

（8）积极治疗全身系统疾病。

（9）去除不良修复体，重新制作。

【护理】　（1）首先对治疗过程进行必要解释，减轻患者的精神压力，建立良好的医患关系，降低患者恐惧心理。

（2）对于老年患者，生活不能自理者，应由护理人员进行口腔清洁，可用消毒棉球蘸生理盐水仔细擦拭口腔的各个部位，清理食物残渣。

（3）老年人在手术前应进行全面体检，了解有无心脑血管病、高血压、糖尿病、肝肾疾病、贫血等手术禁忌证。

（4）手术前作好心里护理，手术时协助医生作好心电监护。

（5）治疗完毕后及时告之患者以解除其紧张心情。预先讲解术后可能出现的一些常见现象及注意事项。

（6）指导患者建立良好的口腔卫生和保健。按时复查。

二、青少年牙周炎

【病因】　（1）伴放线杆菌是青少年牙周炎的主要致病菌。

（2）患者外周血的中性多核白细胞和（或）单核细胞的趋化功能降低，吞噬功能障碍，这种缺陷带有家族性。

【临床表现】　（1）局限性即病变局限于切牙和第一恒磨牙，患者年龄一般较小。弥漫型则波及全口多数牙，年龄相对稍大。

（2）局限性青少年牙周炎主要发生于青春期至 25 岁的青少年，早期无明显症状，女性多于男性。早期患者的菌斑、牙石量很少，牙龈炎症轻微，但却有深牙周袋，牙周组织破坏程度与局部刺激物的量不成比例。深袋部位有龈下菌斑，袋壁有炎症和探诊后出血，晚期还可以发生牙周脓肿。好发牙位为第一恒磨牙和上下切牙，全口患牙不超过 14 个（切牙、第一磨牙，外加任何两个牙位），多为左右对称。

（3）弥漫型青少年牙周炎则可侵犯全口多数牙。X 线片可见第一磨牙的近远中均有垂直型骨吸收，形成典型的"弧形吸收"；切牙区多为水平型骨吸收；还可见牙周膜间隙增宽，硬骨板模糊，骨小梁疏松等。牙周破坏速度比成人牙周炎快 3～4 倍，在 4～5 年内，牙周附着破坏可达 50%～70%，患者常在 20 岁左右即已需拔牙或牙自行脱落。早期出现切牙和第一恒磨牙松动，自觉咀嚼无力。切牙呈扇形散开排列，后牙可出现食物嵌塞。

（4）家族中常有多人患本病，患者的同胞有 50% 的患病机会，以母系遗传为多。

【诊断】　（1）年轻患者。

（2）牙石等刺激物不多，炎症不明显，局部刺激因子与病变程度不一致，可作早期诊断。

（3）拍摄 X 线片，殆翼片有助于发现早期病变。

（4）微生物学检查，发现伴放线杆菌，或检查中性多核白细胞有无趋化和吞噬功能的异常。

(5) 对于患者的同胞进行牙周检查,有助于早期发现其他病例。

【治疗原则】 (1) 早期进行洁治、刮治和根面平整等基础治疗,彻底消除感染。

(2) 加强定期复查和必要的后续治疗。

(3) 服用抗生素作为辅助疗法。口服四环素 0.25 g,每天 4 次,共服 2~3 周;或小剂量多西环素 50 mg,每天 2 次。口服甲硝唑和阿莫西林,两者合用效果优于单一用药。

(4) 用六味地黄丸为基础的固齿丸(膏)调整机体防御功能。

(5) 病情不太严重而有牙移位的患者,可在炎症控制后,用正畸方法将移位的牙复位排齐。

【预防】 (1) 掌握正确的刷牙方法,每天 3 次,每次 3 min。

(2) 饭后、睡前漱口,保持口腔清洁。

(3) 对不易去除的食物碎屑、软垢、菌斑,用牙线、牙签、牙刷清洁。

(4) 定期检查,龈上洁治半年 1 次。

(5) 一旦发生牙周炎应早期治疗,因为其预后与病变严重程度有关。牙周炎治疗分四阶段:第一阶段为基础治疗阶段,目的在于选用牙周病常规的治疗方法,清除或控制临床炎症和咬致病因素,包括口腔自洁,拔除预后差和不利修复的牙,龈上洁治,龈下刮治以清除菌斑、牙石,选用抗菌药控制炎症,咬颌调整等。第二阶段为牙周手术治疗和松动牙固定。第三阶段为永久性修复治疗,一般手术后 2~3 个月后进行。第四阶段为复查复治阶段,每半年一次,包括以进一步拟订治疗计划。牙周治疗成功与否关键有两点:一是周密的治疗计划和医生细致、精湛的治疗,二是定期口腔检查及患者的维护。后者较前者更为重要,否则医生的工作将是事倍功半,疾病也将再度发生。

【护理】 (1) 检查菌斑控制情况,拍片检查。

(2) 复诊随访计划的实施,做好定期口腔检查和适时的口腔治疗。由于本病治疗后较易复发,且患者年龄较轻,因此更应加强维护期的复查和治疗,一般每 2~3 个月 1 次,至少持续 2~3 年,以后仍需每年复查,以便及时发现病变并予以治疗。

(3) 卫生宣教,鼓励患者坚持良好的自我菌斑控制

三、快速进展性牙周炎

【病因】 (1) 微生物的作用:主要的微生物有牙龈卟啉单胞菌、中间普氏菌、福赛类杆菌、侵蚀艾肯菌、核梭形杆菌、直肠弯曲菌、牙密螺旋体等。

(2) 约有 66%~80% 的患者有中性多核白细胞的趋化功能低下或自体混合淋巴细胞反应异常。

(3) 有些患者对胶原、IgG 等有自身免疫反应。

【临床表现】 (1) 患者的年龄在青春期至 35 岁之间,个别患者可在 40 岁以下。

(2) 病损呈弥漫型,累及大多数牙。

(3) 某些病例以前有过青少年牙周炎病史。

(4) 有严重及快速的骨破坏,然后破坏过程自然停止或显著减慢。

(5) 在活动期,牙龈有急性炎症,呈鲜红色,并可伴有龈缘区肉芽性增殖,易出血,并

有溢脓。

（6）菌斑牙石的沉积量在各病例间相差悬殊。

（7）多数患者有中性粒细胞及（或）单核细胞的功能缺陷。

（8）有时伴有体重减轻、抑郁及全身不适等全身症状。

（9）一般患者对常规治疗如刮治和全身药物治疗有明显的疗效，但也有少数患者经任何治疗都效果不佳，病情迅速加重直至牙丧失。

【诊断】　（1）以年龄为 35 岁以下和全口大多数牙的重度牙周破坏作为诊断 RPP 的标准，在作出此诊断前，应先排除一些明显的局部和全身因素。

（2）如有条件检测患者外周血的中性粒细胞和单核细胞的趋化、吞噬功能，血清 I gG 水平或微生物学检测，则有助于诊断。

（3）有时阳性家族史也有助于诊断本病。

【治疗原则】　（1）实施洁治、根面平整、牙周手术、调等彻底的局部治疗。

（2）通过微生物学检查，明确龈下菌斑中的优势菌后，选用针对性的抗生素。常用的口服药有甲硝唑 0.2 g，每天 3 次，共服 7 天。

（3）可在根面平整后的深牙周袋内放置缓释的甲硝唑、米诺环素、氯己定等抗菌制剂。

（4）进入维护期后，应进行牙周支持疗法，如维生素 C、固齿丸内服。强调定期复查，严密监控病情，同时给予必要的口腔卫生指导和洁治。

（5）牙周宁是一种植物油不皂化物制剂，每次 6 片，每日 3 次，连服 3～6 个月。

【预防】　（1）有效提高牙齿及口腔的免疫能力，建立良好的口腔卫生和保健。注意锻炼身体，增强机体免疫力。

（2）关键是控制和消除牙菌斑，目前最有效的方法是每天坚持正确刷牙，按摩牙龈，促进牙龈血液循环，增强牙龈组织的抗病能力。

（3）养成健康的饮食习惯。注意饮食结构要营养均衡，不抽烟，少喝酒。补充含有丰富维生素 C 的食品，可调节牙周组织的营养，有利于牙周炎的康复。

（4）除去局部刺激因素，清洁牙齿和刮除牙周的牙石、牙垢，矫正不良修复体及矫治食物嵌塞。

（5）牙周病发病后应积极治疗，初期疗效尚好，病变很易阻止，晚期疗效较差，以致可丧失牙齿。

（6）定期进行口腔保健检查。

【护理】　（1）养成良好的卫生习惯，饭后一定要刷牙、漱口，提倡应用牙线去除牙间隙的菌斑，用含氟牙膏或抗牙石牙膏辅助刷牙去除牙菌斑，防止牙石牙垢的形成。

（2）定期作口腔保健检查。

（3）进行早期有效的治疗。

（4）加强身体锻炼，提高机体抵抗力。积极治疗全身性疾病，如营养障碍、糖尿病、内分泌紊乱、骨质疏松等，纠正开口呼吸等不良习惯。

（5）注意饮食营养。多吃青菜、水果、豆制品、牛奶、鱼、蛋类、粗粮、纤维多的食物，戒烟戒酒。

四、青春前期牙周炎

青春前期牙周炎为一种独立的疾病,病因不明。本病患者的龈下菌群中伴放线杆菌的检出率较高。

【临床特点】 本病初起于乳牙萌出期,发病年龄可在 4 岁左右或更早。

(1)弥漫性:①全口多数牙的牙龈有明显的重度炎症,并有增殖和龈缘退缩或龈裂;②牙槽骨破坏的速度很快,牙松动,甚至自动脱落;③中性粒细胞和单核细胞功能缺陷;④常伴有中耳炎、皮肤及上呼吸道反复感染等;⑤对抗生素治疗反应欠佳;⑥可累及所有乳牙,恒牙可能受累。

(2)局限性:①少数乳牙受累,部位不定;②牙龈炎症较轻或为中等程度,但可有深牙周袋;③牙槽骨破坏的速度比弥漫性者缓慢;④可有中性粒细胞或单核细胞趋化功能障碍,但不是两者同时出现;⑤全身健康;⑥治疗反应尚佳;⑦患者血清中有抗伴放线杆菌或二氧化碳噬纤维菌的特异性抗体。

【治疗原则】 由家长协助及督促,用抗菌药物含漱或作牙周冲洗,以彻底清除菌斑。进行洁治及龈下刮治可能阻止局限型的病情进展,而弥漫性的病例预后很差,病情不易控制。

【预防】 (1)口腔卫生保健,应用软毛牙刷。

(2)用洗必泰漱口可以起到一定的预防作用。

【护理】 (1)口腔卫生宣教、指导,向患者解释口腔保健的重要性。

(2)指导患者掌握正确刷牙的方法。

(3)要求 4 岁左右的儿童做到严格控制菌斑的发生很困难,但这又很重要,应让家长协助督促患儿坚持用软毛牙刷仔细刷牙,并让患儿用洗必泰等抗菌药液含嗽或牙周冲洗。

(杨 节 高 娜 闫晓会 吕 丽)

第十章
口腔黏膜常见病的诊治与护理

第一节　口腔单纯性疱疹的诊治与护理

【病因】　（1）单纯疱疹病毒感染的患者及带病毒者为传染源，主要通过飞沫、唾液及疱疹液接触传染。

（2）胎儿还可经产道感染。

（3）HSV-1可能与口腔黏膜癌前损害的发生发展有关。

【临床表现】

1. 原发性疱疹性口炎　由Ⅰ型单纯疱疹病毒引起，以6岁以下儿童较多见，尤其是6个月至2岁更多；成人亦常发病。

原发性单纯疱疹感染，发病前常有疱疹病损患者接触史。①前驱期：有4～7天潜伏期，以后出现发热、头痛、疲乏不适、全身肌肉疼痛，甚至咽喉肿痛等急性症状，下颌下和颈深上淋巴结肿大、触痛。患儿流涎、拒食、烦躁不安。经过1～2天后，El腔黏膜、附着龈和缘龈广泛充血水肿；②水疱期：口腔黏膜呈现成簇小水疱，似针头大小，疱壁薄、透明；③糜烂期：水疱溃破后可引起大面积糜烂，上覆黄色假膜；④愈合期：糜烂面逐渐缩小、愈合，整个病程约需7～10天。

2. 复发性疱疹性口炎　原发性疱疹性口炎中30％～50％的病例可能发生复发性损害。一般复发感染的部位在口唇处，故又称为复发性唇疱疹。复发的口唇损害常为多个成簇的疱，并在原先发作过的部位或附近发作。诱使复发的刺激因素包括阳光、局部机械损伤、感冒等；情绪因素也能促使复发。患者开始可感到轻微的疲乏与不适，很快在将要发生复发损害部位出现刺痛、灼痛、痒、张力增加等症状。约在10 h以内，出现水疱，周围有轻度的红斑。一般情况下，疱可持续24 h，随后破裂、糜烂、结痂。病程约10天，但继发感染常延缓愈合，愈合后不留瘢痕。

【诊断】　原发性感染多见于婴幼儿，急性发作，全身反应重，口腔黏膜出现成簇的小水疱，破溃后形成浅溃疡，在口周皮肤形成痂壳。复发性感染多见于成人，全身反应轻，口角、唇缘及皮肤出现成簇小水疱。

（1）通过涂片查找包涵体，电镜检查受损细胞中是否含有不成熟的病毒颗粒进行形态学诊断。

（2）通过抗原抗体检测，进行免疫学检查。

【治疗】

1. 抗病毒药物

（1）阿昔洛韦：对1型和2型单纯疱疹病毒有较强的抑制作用和高度选择性。本品口服或静脉注射后在体内较稳定，大部分呈原形经肾排出。

阿昔洛韦抗病毒能力依次为HSV-1、HSV-2、水痘带状疱疹病毒及EB病毒。用药方法及剂量为：一般原发性患者，200 mg口服，每4 h一次（每天5次，成人），服5～7天，复发性口腔HSV-1感染者为3～5天。有免疫缺陷的患者或有并发症的患者（如HSV脑炎）可用静脉滴注，5～10 mg/kg，每8 h1次，连续5～7天。

（2）利巴韦林：又名病毒唑，口服每天0.6～1 g，分3～4次；肌内注射每千克体重10～15 mg，分2次；0.1%溶液滴眼治疗疱疹性结膜炎。本品不宜大量长期使用，以免引起严重的肠胃反应，孕妇禁用。

（3）干扰素和聚肌胞：每天1～2次，肌注或皮下注射后均在4～8 h内达到血药峰值。聚肌苷酸（聚肌胞）（polyⅠ：c）是人工合成的干扰素诱生剂，采用肌内注射，12～24 h达到血药峰值，每天或隔天给药。

（4）疫苗和免疫球蛋白：疫苗是预防病毒感染最有效的方法，但HSV疫苗尚在研究中。注射免疫球蛋白可使机体获得短暂的抗病毒能力（即被动免疫），在HSV感染流行时，在一定的人群中使用，有预防和治疗的效果。

2. 免疫调节剂

（1）胸腺素、转移因子、左旋咪唑：胸腺素1～5 mg肌注，每天1次。

（2）环氧合酶抑制剂：吲哚美辛（消炎痛）25 mg，每天3次，口服；布洛芬每次服200 mg，每天4次，使用1个月至数月。

3. 局部用药

（1）0.1%～0.2%葡萄糖酸氯己定（洗必泰）溶液，复方硼酸溶液（多贝尔漱口液），0.1%依沙吖啶（利凡诺）溶液漱口。

（2）5%金霉素甘油糊剂，或5%四环素甘油糊剂局部涂搽。0.5%达克罗宁糊剂局部涂搽可止痛。

（3）锡类散、养阴生肌散、西瓜霜粉剂局部使用。

（4）葡萄糖酸氯己定片（5 mg）、溶菌酶片（20 mg）、华素片等含化。

（5）5%磺贰的二甲基亚砜液皮肤局部涂搽。

（6）5%阿昔洛韦软膏、酞丁胺（增光素）软膏或人白细胞干扰素软膏局部涂搽。

（7）温生理盐水、0.1%～0.2%氯己定液或0.01%硫酸锌液湿敷。

4. 物理疗法可用氦氖激光治疗　局部照射点功率密度100 mW/cm，每处照射60 s，照射3～5处；每次共照射3～5 min，每天1次，共治疗6～7次。重型复发性疱疹治疗10次。

5. 对症和支持疗法

6. 中医中药治疗

【预防】　（1）复发性单纯疱疹感染，是由于体内潜伏的单纯疱疹病毒被激活以后而引起的，目前尚无理想的预防复发的方法，主要是消除诱发的刺激因素。

（2）单纯疱疹的传染途径是接触传染，病毒由碰触黏膜表面（例如：口、眼、鼻、生殖器）或是破损的皮肤进入人体。除了保养自己的身体避免再次复发，在发病的期间，更要保护家人及朋友，不要被自己传染。

（3）接触过伤口记得洗手，以免病毒由双手四处扩散。

（4）避免接触眼睛、亲吻、不可共享餐具、毛巾、唇膏、口腔清洁用品、刮胡刀等。

【护理】　（1）注意锻炼身体，增强机体免疫力。由于口唇疱疹长在显而易见的脸上，容易引起注意，其实大部分的人体内都有单纯疱疹病毒，只是并非每个人都会引发疱疹的症状。一旦发作，则复发的概率相当高，尤其在身体状况不好、抵抗力变差的时候，例如：生病、疲劳、熬夜、压力大、情绪差、女性生理期、过度日晒等。

（2）避免与感染者或无症状排毒者接触。

（3）生活用品专人专用，不能混用。

第二节　口腔念珠菌病的诊治与护理

口腔念珠菌病是真菌-念珠菌属感染所引起的口腔黏膜疾病。近年来，由于抗生素和免疫抑制剂在临床上的广泛应用，造成菌群失调或免疫力降低，口腔黏膜念珠菌病的发生率相应增高。

【病因】　（1）念珠菌为单细胞真菌，25％～50％的健康人可带有念珠菌，但并不发病；当宿主防御功能降低时，这种非致病性念珠菌转化为致病性菌。白色念珠菌和热带念珠菌致病力最强，也是念珠菌病最常见的病原菌。白色念珠菌感染所引起的雪口病是最常见的口腔念珠菌病。

（2）宿主的防御功能降低。

（3）药物及其他因素对机体防御力的影响：

① 皮质类固醇激素的滥用，常引起念珠菌感染。

② 免疫抑制剂和抗代谢药物，造成了真菌繁殖扩散的条件。

③ 广谱抗生素可造成菌群失调，破坏人体消化道内细菌和真菌的平衡状态，能抑制有抗真菌作用的某些革兰氏阴性菌和能合成维生素B族的细菌的生长。

④ 维生素B族的缺乏，也可导致细胞氧化作用的辅酶受抑，使组织抵抗力降低，因而有利于真菌生长。

（4）宿主的全身性疾病：

① 先天性免疫功能低下：如胸腺萎缩、接受较大量X线照射以及影响免疫功能的网状内皮系统疾病如淋巴瘤、霍奇金病、白血病等都容易并发念珠菌病。

② 血清铁代谢异常被认为是念珠菌病病因之一，这可能是缺铁而引起机体酶系统异常而造成免疫功能的缺陷。

③ 内分泌功能低下：如甲状腺功能低下、爱狄森病、脑下垂体功能低下者，均易患念

珠菌病。

④ 糖尿病患者皮肤表面的 pH 值低下，含糖量较高，利于白色念珠菌的生长和侵袭。亦有人认为由于糖尿病患者表皮角化层的脂肪酸含量较低，抑制真菌的能力减弱所致。

⑤ 严重的免疫缺陷病，常合并口腔念珠菌感染。

（5）其他因素：

① 环境因素和工作条件均与白色念珠菌发病有关，如在高温潮湿的条件下工作，易于发生皮肤念珠菌病。

② 慢性局部刺激：如义齿、正牙器、过度吸烟等，均可为白色念珠菌感染的因素。

③ 接触传染，也是致病的重要因素。

④ 在产院婴儿室中，病原菌可来源于产妇的阴道，使初生儿发生鹅口疮。

【临床表现】

1. 念珠菌性口炎

（1）急性假膜型（雪口病）：急性假膜型念珠菌口炎，可发生于任何年龄，但以新生儿最多见，发生率为 4%，又称新生儿鹅口疮或雪口病。

新生儿鹅口疮多在出生后 2～8 天内发生，好发部位为颊、舌、软腭及唇，损害区黏膜充血，有散在的色白如雪的柔软小斑点，可相互融合为白色或蓝白色丝绒状斑片，严重者蔓延扁桃体、咽部、牙龈，早期黏膜充血较明显，斑片附着不十分紧密，稍用力可擦掉，暴露红的黏膜糜烂面及轻度出血。患儿烦躁不安、啼哭、哺乳困难，有时有轻度发热，但少数病例可引起念珠菌性食管炎或肺念珠菌病，并发幼儿泛发性皮肤念珠菌病、慢性黏膜皮肤念珠菌病。

（2）急性红斑型：急性红斑型念珠菌性口炎，又称为萎缩型者，多见于成年人，常由于长期应用广谱抗生素而致，且大多数患者原患有消耗性疾病，如白血病、营养不良、内分泌紊乱、肿瘤化疗后等。某些皮肤病在大量应用青霉素、链霉素的过程中，也可发生念珠菌性口炎，因此，本型又被称为抗生素口炎。主要表现为黏膜充血、糜烂及舌背乳头呈团块萎缩，周围舌苔增厚。患者常首先有味觉异常或味觉丧失，口腔干燥，黏膜灼痛。

（3）慢性肥厚型：本型或称增殖型念珠菌口炎，可见于颊黏膜、舌背及腭部。本型的颊黏膜病损，常对称地位于口角内侧三角区，呈结节状或颗粒状增生；或为固着紧密的白色角质斑块，类似一般黏膜白斑。腭部病损可由义齿性口炎发展而来，黏膜呈乳头状增生。

（4）慢性红斑型：本型又称义齿性口炎，损害部位常在上颌义齿腭侧面接触的腭、龈黏膜，多见于女性患者。黏膜呈亮红色水肿，或有黄白色的条索状或斑点状假膜。

2. 念珠菌性唇炎　多发于高龄（50 岁以上）患者。一般发生于下唇，可同时有念珠菌口炎或口角炎。

糜烂型者在下唇红唇中份长期存在鲜红色的糜烂面，周围有过角化现象，表面脱屑。颗粒型者表现为下唇肿胀、唇红皮肤交界处常有散在突出的小颗粒。镜检念珠菌唇炎糜烂部位边缘的鳞屑和小颗粒状组织，可发现芽生孢子和假菌丝。

3. 念珠菌口角炎（candidal angular cheilitis）　双侧口角区的皮肤与黏膜发生皲裂，常有糜烂和渗出物，或结有薄痂，张口时疼痛或溢血，邻近的皮肤与黏膜充血。多发生于儿童、身体衰弱患者和血液病患者，儿童唇周皮肤呈干燥状并附有细的鳞屑，伴有不同程度的瘙痒感。

【诊断】　根据病史和临床特征诊断，实验室检查包括涂片检查病原菌、分离培养、免疫学和生化检验、组织病理学检查和基因诊断等。

【治疗】

1. 局部药物治疗

（1）2％～4％碳酸氢钠（小苏打）溶液：用于哺乳前后洗涤婴幼儿口腔。轻症患儿病变在 2～3 天内即可消失，为预防复发，需继续用药数天。在哺乳前后用本药洗净乳头，以免交叉感染或重复感染。

（2）甲紫（龙胆紫）水溶液：1/2 000（0.05％）浓度，每天涂搽 3 次，以治疗婴幼儿鹅口疮和口角炎。1％甲紫醇溶液可用于皮肤病损。

（3）氯己定：选用 0.2％溶液或 1％凝胶局部涂布，冲洗或含漱。可与制霉菌素配伍成软膏或霜剂，加入少量去炎舒松，以治疗口角炎、义齿性口炎等。

（4）西地碘华素片：每次 1 片含化后吞服，每天 3～4 次。

（5）制霉菌素：局部可用 5 万～10 万 U/ml 的水混悬液涂布，每 2～3 h 一次，涂布后可咽下。疗程 7～10 天。

（6）咪康唑：散剂可用于口腔黏膜，霜剂适用于舌炎及口角炎，疗程 10 日。

2. 全身抗真菌药物治疗

（1）酮康唑：成人剂量为每天 1 次口服 200 mg，2～4 周为一疗程。

（2）氟康唑：对口腔念珠菌感染疗效优于酮康唑。首次一天 200 mg，以后每天 100 mg，连续 7～14 天。

（3）伊曲康唑：每天口服 100 mg。

3. 增强机体免疫力　注射胸腺素、转移因子。

4. 手术治疗　对于癌前损害，在治疗期间应严格观察，若疗效不明显，考虑手术切除。

【预防】　强调整体观念，去除易感因素，注意支持疗法，如补充营养、提高机体免疫功能，积极治疗原发病等。

（1）产妇有阴道霉菌病的要积极治疗，切断传染途径。

（2）避免产房交叉感染，分娩时应注意会阴、产道、接生人员双手及所有接生用具的消毒。

（3）经常用温开水拭洗婴儿口腔，哺乳用具煮沸消毒，并应保持干燥，产妇乳头在哺乳前，最好用 1/5 000 盐酸洗必泰溶液清洗，再用冷开水拭净。

（4）儿童在冬季宜防护口唇干燥开裂，改正舔唇吮舌的不良习惯。

（5）长期使用抗生素和免疫抑制剂的患者，或患慢性消耗性疾病的患者，均应警惕白色念珠菌感染的发生，特别要注意容易被忽略的深部（内脏）白色念珠菌并发症的发生。应在医生的指导下使用抗生素。如原发病允许，停用或少用抗生素及激素。

（6）修改或重做不良义齿。嘱患者晚上摘下并清洁义齿，注意义齿卫生，义齿浸泡于抗真菌溶液内，如 2％～4％碳酸氢钠液或 0.12％氯己定溶液中。

【护理】　（1）涂抹药物：宝宝出现鹅口疮时，新妈妈可用 2％苏打水清洗乳宝宝患处，再用制霉菌素甘油涂口；每日需坚持 3～5 次，一般轻症乳宝宝涂药 2～3 次就可以治愈，症状消退后继续用药 1 周,防止复发。

(2) 清洗乳房:鹅口疮主要通过真菌传播,新妈妈在喂奶前应用温开水洗乳头,保持乳头卫生。如为人工喂养,要注意奶瓶,奶嘴的消毒。

(3) 口腔清洁:注意宝宝口腔卫生,喂奶后,新妈妈可以给宝宝喂些温开水以清洁宝宝口腔,使真菌不易生长和繁殖。但不要用棉签或纱布用力去擦宝宝稚嫩的口腔黏膜。

(4) 综合性治疗:口腔白色念珠菌病的治疗时间应适当延长,一般以 14 日为期,过早停药易致病损复发。而肥厚型(增殖型)的疗程应更长,有报道可达 3~4 个月,疗效不显著的白色念珠菌性白斑,应及早考虑手术切除。

(5) 检查患有全身系统性及免疫功能异常、营养缺乏等全身性疾病,及时诊治。

(6) 注意清洁义齿。

第三节　复发性口腔溃疡的诊治与护理

【病因】　病因复杂,存在明显的个体差异。发病因素包括:

(1) 免疫因素:①细胞免疫异常;②体液免疫异常和自身免疫;③免疫功能低下和免疫缺陷。

(2) 遗传因素:对单基因遗传、多基因遗传、遗传标记物和遗传物质的研究表明,RAU 的发病有遗传倾向。

(3) 系统性疾病因素:口腔溃疡与胃溃疡、十二指肠溃疡、溃疡性结肠炎、局限性肠炎、肝炎、肝硬化、胆道疾病有密切关系。内分泌系统的疾病如糖尿病、月经紊乱等也与口腔溃疡有一定关系。

(4) 环境因素:心理环境、生活工作环境、社会环境等与 RAU 有很大关系。食物中缺乏锌、铜、铁、硒等元素,或维生素 B_1、B_2、B_6 叶酸等摄入不足均与 RAU 发病有一定关系。

(5) 其他因素:体内超氧自由基的生成和清除率不平衡与 RAU 发病有关。血栓素 B_2(TXB$_2$)与 6 酮前列腺素 F_{1a}(6K-PGF$_{1a}$)比例失调及总体水平下降与血管内皮细胞损伤有关,可导致口腔溃疡。微循环障碍与 RAU 发病有关。

(6) 吸烟者 RAU 发病率较不吸烟者低。

【临床表现】　(1) 1~5 个溃疡孤立散在,直径 2~4 mm,圆或椭圆形,周界清晰。

(2) 好发于角化程度较差的区域:如唇、颊黏膜。

(3) 溃疡中央凹陷,基底不硬,外周有约 1 mm 的充血红晕带,表面覆有浅黄色假膜,灼痛感明显。

(4) 唾液分泌增加,可伴头痛、低热、全身不适,局部淋巴结肿大

(5) 通常 4~5 天溃疡愈合,不留疤痕。

【诊断】　(1) 本病周期性复发,为孤立的、圆形或椭圆形的浅表性溃疡。

(2) 溃疡中央凹陷,基底软,外周有约 1 mm 的充血红晕带,表面覆有浅黄色假膜,灼痛感明显。

(3) 一般持续 1~2 周,具有不治而愈的自限性。

(4) 严重时可持续长达月余甚至数月,有自限性,愈后可留瘢痕。可波及咽旁、软腭、

悬雍垂等处,甚至造成悬雍垂缺损。

(5) 唾液分泌增加,可伴头痛、低热、全身不适、局部淋巴结肿大等症状。

(6) 对大而深且长期不愈的溃疡,需作活检明确诊断,以排除癌肿。

(7) 作 T 淋巴细胞亚群检测,可有免疫功能紊乱。

【治疗要点】

1 局部治疗　主要目的是消炎、止痛,促进溃疡愈合。

(1) 消炎类药物:a. 药膜:如金霉素药膜、意可贴等。

b. 软膏:如素高捷疗软膏。

c. 含漱液:如洗必泰、口宝等。

d. 含片:如华素片、银黄含化片等。

e. 散剂:如冰硼散,锡类散等。

f. 超声雾化剂的使用。

(2) 止痛类药物:0.5%达克罗宁液、丁卡因。

(3) 腐蚀类药物:10%$AgNO_3$、FC、50%三氯醋酸。

(4) 局部封闭:持久不愈或疼痛明显的溃疡,作黏膜下封闭。确炎舒松 5 mg(2ml)+2%利多卡因 2 ml,封闭。

(5) 理疗、激光、微波治疗。

2. 全身治疗　因病因尚不清楚,治疗效果不够理想。

(1) 肾上腺皮质激素及其他免疫抑制剂:

肾上腺皮质类激素:泼尼松 5 mg　bid　地塞米松 0.75 mg　tid。

细胞毒类药物:如环磷酰胺、甲氨蝶呤。

(2) 免疫增强剂:

主动免疫制剂:转移因子:1 支,皮下注射。

左旋咪唑片:50 mg, tid。

被动免疫剂:丙种球蛋白注射。

3. 中医药　昆明山海棠,每次 0.5 g,每天 3 次,但应注意复查血常规。

4. 其他

(1)治疗消化道疾病、糖尿病等内科系统疾病。

(2) 补 Zn、Fe、Cu、维生素类药物。

(3) 用谷维素、安神补心丸稳定情绪,减少失眠。

【预防】

(1) 养成良好的口腔卫生习惯,注意饭后刷牙、清洗义齿修复体,适当运用各种类型的牙线、漱口水等口腔保健品,以保持口腔卫生。

(2) 保持良好的生活习惯,戒除过度烟、酒、辣食、热食等不良习惯避免刺激性食物。

(3) 及时拔除残根残冠,修整过高过尖的牙齿外形及不良修复体。

(4) 要定期到口腔医院咨询检查。

(5) 保持平和、开朗、豁达的心理状态。

(6) 积极治疗相关系统性疾病。

【护理】　（1）一般护理：作好卫生宣教，让患者注意保持口腔清洁，常用淡盐水漱口，戒除烟酒，生活起居有规律，饮食清淡，多吃蔬菜水果，少食辛辣的刺激性食品，保持大便通畅。

（2）心理护理：是患者充分认识到要预防和治疗口腔溃疡，光用药物的方式还不行，需要从心理上调适。调整生活节奏，保持乐观的情绪，减少口腔溃疡发生或复发的概率。

（3）病情观察：协助医生观察口腔黏膜的颜色、性质，及早报告医生。

（4）治疗护理：评估患者的口腔卫生情况、饮水能力、机体状况、口腔黏膜改变情况、测定口腔 pH 值及进行口腔内分泌物细菌学培养。选择合理的口腔护理工具。根据病情，鼓励患者多饮水，正确地进行局部用药。

（5）健康教育：帮助患者认识病因，首先应从心理上调节，养成良好的生活习惯，加强自我防护的自觉性。指导患者养成进行口腔清洁的良好习惯，指导康复期患者及家属学习口腔护理的知识和方法，提高患者及家属的认识，持之以恒，共同减少和杜绝口腔并发症的发生。

第四节　天疱疮的诊治与护理

【病因】　天疱疮的病因不明，目前对自身免疫病因的研究较多，认为与病毒感染、紫外线照射、某些药物（如青霉胺等）的刺激，使棘细胞层间的黏合物质成为自身抗原而诱发自身免疫反应有关。

【临床表现】

1. 寻常型天疱疮

（1）口腔：较早出现病损。起疱前，常先有口干、咽干或吞咽时感到刺痛，而后有 1～2 个或广泛发生的大小不等的水疱，疱壁薄而透明，水疱易破，呈不规则的糜烂面；留有残留的疱壁，并向四周退缩；若撕疱壁，可一并无痛性地撕去邻近外观正常的黏膜，并遗留下一鲜红的创面，这种现象被称为揭皮试验阳性。若在糜烂面的边缘处轻轻插入探针，可见探针无痛性进入黏膜下方，这是棘层松解的现象，具有诊断意义。

病损可出现在软腭、硬腭、咽旁及其他易受摩擦的任何部位，疱可先于皮肤或与皮肤同时发生。

糜烂面易感染，继发感染则病情加重，疼痛亦加重。患者咀嚼、吞咽，甚至语言均有困难，有非特异性口臭，淋巴结肿大，唾液增多并带有血迹。

（2）皮肤：病损多发生于前胸、躯干以及头皮、颈、腋窝、腹股沟等易受摩擦处。早期仅在前胸或躯干处有 1～2 个水疱，常不被注意。在正常皮肤上往往突然出现大小不等的水疱，疱不融合，疱壁薄而松弛、易破，破后露出红湿的糜烂面，感染后可化脓形成脓血痂，有臭味，愈合后留下较深的色素。

用手指轻推外表正常的皮肤或黏膜，即可迅速形成水疱，或使原有的水疱在皮肤上移动。在口腔内，用舌舐及黏膜，可使外观正常的黏膜表层脱落或撕去，这些现象称 Nikolsky 征，即尼氏征，具有诊断价值。

皮肤损害的自觉症状为轻度瘙痒，糜烂时则有疼痛，病程中可出现发热、无力、食欲不振等全身症状;随着病情的发展,体温升高,并可不断地出现新的水疱。由于大量失水、电解质紊乱,患者出现恶病质,可因感染而死亡。

(3) 鼻腔、眼、外生殖器、肛门等处黏膜均可发生与口腔黏膜相同的病损,往往不易恢复正常。

2. 增殖型天疱疮

(1) 口腔:与寻常型相同,只是在唇红缘常有显著的增殖。

(2) 皮肤:常见于腋窝、脐部和肛门周围等皱褶部位,为大疱,尼氏征阳性,疱破后基部发生乳头状增殖,其上覆以黄色厚痂以及渗出物,有腥臭味,自觉疼痛。周围有狭窄的红晕。疱可融合,范围不定,继发感染则有高热。患者身体逐渐衰弱,常死于继发感染。

(3) 鼻腔、阴唇、龟头等处均可发生同样损害。

3. 落叶型天疱疮

(1) 口腔:黏膜完全正常或微有红肿,可能有表浅糜烂。

(2) 皮肤:表现为松弛的大疱,疱破后有黄褐色鳞屑痂,边缘翘起呈叶状。

(3) 眼结膜及外阴黏膜也常受累。

4. 红斑型天疱疮

(1) 口腔:黏膜损害较少见。

(2) 皮肤:表现在面部有对称的红斑及鳞屑痂,患者一般全身情况良好。

【诊断】 (1)临床损害特征临床上往往仅见一红色创面或糜烂面。若能用探针无阻力地伸入上皮下方或邻近的黏膜表层下方即尼氏呈阳性,或揭皮试验阳性则有助于诊断。注意不要大范围地采用揭皮试验,以免增加患者的痛苦。

患者的全身情况表现为体质日益下降,甚至恶病质。

(2) 细胞学检查局部消毒后将早期新鲜的大疱剪去疱顶,轻刮疱底组织,涂于玻片上,干燥后用吉姆萨(Giemsa)或赤苏木精—伊红染色,可见典型的棘层松解的解体细胞。该细胞核大而圆,染色深,胞质较少,又名天疱疮细胞或棘层松解细胞,这类细胞量的多少与病情轻重相关。

(3) 活体组织检查:用口镜柄在病损附近按揉起疱,然后切取该部位上皮及其下方组织。

(4) 免疫学检查:

① 免疫组织化学:直接免疫荧光法显示棘细胞层间的抗细胞粘接物质的抗体。

② 血清抗体物质的检测:间接免疫荧光法检测患者血清中存在的抗基底细胞的细胞质内、棘细胞层的细胞间质以及棘细胞内的循环抗体,一般抗体效价为 1:50 时即有意义。

【治疗】 (1)支持疗法应给予高蛋白、高维生素饮食,或由静脉补充,全身衰竭者须少量多次输血。

(2) 肾上腺皮质激素泼尼松的起始量为 120～180 m/d 或 60～100 m/d,起始量用至无新的损害出现 1～2 周即可递减,每次递减 5 mg,1～2 周减 1 次,低于 30 m/d 后减量应慎重,直到每天 10～15 mg 为维持量。对于严重天疱疮患者,可以选用冲击疗法和间歇给药法。即大剂量给予肾上腺皮质激素至病情稳定(约需 10 周),逐渐减量至泼尼松 30 mg/d 后,采用隔天给药或给 3 天药、休息 4 天的方法治疗。

（3）免疫抑制剂：如环磷酰胺、硫唑嘌呤或甲氨蝶呤和泼尼松等肾上腺皮质激素联合治疗，以达到减少后者的用量，从而降低副作用的目的。

（4）抗生素加用抗生素以防止并发感染。

（5）局部用药：口内糜烂而疼痛者，在进食前可用1‰～2‰丁卡因液涂搽，用0.25％四环素或金霉素含漱有助于保持口腔卫生。局部使用皮质激素软膏制剂，可促使口腔创面的愈合。

（6）酶抑制剂各类蛋白分解酶的相应抑制剂已被证实能抑制棘层松解的产生，但尚无临床实际应用成功的报道。

（7）中医中药脾虚湿热型可选用补中益气汤、清脾除湿饮、五苓散等方加减；热毒炽热型可选用黄连解毒汤、清瘟毒饮、清营汤、甘露消毒丹、玉女煎等方加减。

【预防】 （1）卧床休息，经常翻动身体，防止发生褥疮。

（2）预防全身和局部继发感染。

（3）给予高蛋白、低盐饮食。

（4）皮损结痂或层层脱落时，不宜水洗，可用麻油湿润，轻擦揩之。

【护理】 （1）患者的床单、被褥、衣服等均应使用消毒过的物品，以免继发感染。及时更换污染的衣物及床单，增加患者舒适感。

（2）对有感染的皮损，加强皮肤护理和换药，消除异味。患者的眼、口腔、外生殖器应保持清洁，对局部有脓液的应予清除，用1∶5 000的高锰酸钾溶液或3％的硼酸溶液清洗；糜烂面可外涂10％的紫草油或氧化锌油。

（3）护理时，应给患者低盐低糖、高蛋白、高维生素的营养饮食，注意水、电解质平衡，必要时需静脉补充液体。

（4）护理要细心、耐心，在换药、翻身及输液时，动作要尽可能轻柔。

（5）在应用大剂量的皮质激素治疗时，应密切注意由此带来的副作用，如并发念珠菌感染，必要时加用制霉菌素等；同时，还需测血压，检验血糖或尿糖，并注意精神状态。

（6）冬季室内要保持一定的温度注意保暖。

（7）与患者交谈，鼓励患者积极表达内心感受，并给予支持、鼓励。指导患者保持良好的卫生习惯及必要的整洁以增加自信心。安慰患者并告知外形的改变是由药物及皮损引起的是暂时的，病愈后体形可恢复正常。鼓励家属来探视，取得家属的理解。

（8）口腔护理，4次/日。

第五节　口腔白斑病的诊治与护理

【病因】 （1）吸烟：烟叶燃烧后产生的尼古丁和热对黏膜有刺激作用。

（2）咀嚼槟榔、酒、醋、烫、辣、不良修复物、错位牙、残根残冠的锐利边缘对局部黏膜的机械刺激等均可诱发此病。

（3）维生素A缺乏亦可引起上皮过度角化。

（4）白色念珠菌感染，缺铁性贫血，维生素B_{12}和叶酸缺乏等也有关。

（5）梅毒、艾滋病以及射线、口干症等均同白斑具有密切关系。

【临床症状】　（1）一般无自觉症状,如上皮角化程度较重,可有粗糙、口干或进食乏味等症状。

（2）好发部位为颊、舌、唇、腭等处黏膜。多在检查时被发现。

（3）病变呈乳白色斑块,边界清楚,稍高出于黏膜表面,初起时尚光滑,以后逐渐扩大,增厚、粗糙,并出现龟裂,失去正常黏膜的弹性和柔软度。

（4）如病变的某一部分显著变白,呈疣状,或出现糜烂、溃疡,或基底部出现硬结时,可作活检,以排除恶变的可能。

（5）病理检查显示上皮过度角化或过度不全角化。若具有上皮异常增生时,考虑有较大的恶变倾向。

【诊断】　（1）白斑的发生率与吸烟时间的长短及吸烟量呈正比关系。饮酒、喜食烫食和酸辣、喜嚼槟榔等局部理化刺激也与白斑的发生有关。

（2）微量元素、维生素缺乏可引起上皮对刺激敏感而易患白斑。

（3）口腔黏膜白斑好发部位为颊、唇、舌、口角区、前庭沟、腭及牙龈,双颊咬合线处最多见。黏膜上出现白色或灰白色均质型较硬的斑块,平或稍高出黏膜表面,不粗糙或略粗糙,柔软。患者主观症状有粗糙感、刺痛、味觉减退、局部发硬,有溃烂时出现自发痛及刺激痛。

（4）可分为四型:均质状白斑、颗粒一结节状白斑、溃疡型白斑、疣状型白斑,后三型易发生癌变。

（5）白斑属癌前病变,如病变的某一部分显著变白,呈疣状,或出现糜烂、溃疡,或基底部出现硬结时,可作活检,以排除恶变的可能。

（6）病理检查显示上皮过度角化或过度不全角化。若具有上皮异常增生时,考虑有较大的恶变倾向。

【治疗】　（1）去除刺激因素,如戒烟、禁酒,少吃烫、辣食物等。去除残根、残冠、不良修复体。

（2）0.1%～0.3%维A酸软膏局部涂布,不适用于充血、糜烂的病损。50%蜂胶玉米朊复合药膜或含维生素A、E的口腔消斑膜局部敷贴。

（3）局部用鱼肝油涂搽,也可内服鱼肝油,或维生素A 5万U/d。局部可用1%维A酸衍生物RAⅡ号涂搽。

（4）白斑在治疗过程中如有增生、硬结、溃疡等改变时,应及时手术切除活检。对溃疡型、疣状、颗粒型白斑应手术切除全部病变活检。

（5）激光治疗、冷冻治疗、微波治疗。

（6）中医中药治疗。

（7）对病损已治愈的白斑要追踪观察,定期复查,每半年至1年复查一次,做到及早发现,及早治疗。

【预防】　（1）作好卫生宣教,是口腔白斑早期预防的重点。

（2）去除刺激因素,如戒烟、禁酒,少吃烫、辣食物等。去除残根、残冠、不良修复体。

（3）有全身疾病要及时调整治疗。

（4）白斑属癌前病变,出现以下情况者有癌变倾向,应定时到口腔科复查:①年龄60

岁以上患者;②不吸烟的年轻女性患者;③吸烟时间长、烟量大者;④白斑位于危险区舌缘、舌腹、口底以及口角部位;⑤疣状、颗粒型、溃疡或糜烂型,易恶变;⑥具有上皮异常增生者,程度越重越易恶变;⑦有白色念珠菌感染者;⑧病变时间较长者;⑨自觉症状有刺激性痛或自发性痛者。

【护理】 (1) 一般护理:作好卫生宣教,让患者注意保持口腔清洁,常用淡盐水漱口,戒除烟酒,生活起居有规律,饮食清淡,多吃蔬菜水果,少食辛辣的刺激性食品。

(2) 心理护理:消除患者恐惧心理,保持乐观的情绪,配合局部及全身治疗,减少癌变的概率。

(3) 病情观察:协助医生观察口腔黏膜的颜色、性质,及早报告医生。

(4) 治疗护理:评估患者的口腔卫生情况、机体状况、口腔黏膜改变情况。根据病情,正确地进行局部处理及用药。

(5) 健康教育:帮助患者认识病因,养成良好的生活及饮食习惯,指导患者养成进行口腔清洁的良好习惯,指导康复期患者及家属学习口腔护理的知识和方法,提高患者及家属的认识,减少口腔并发症的发生。

第六节　口腔扁平苔藓的诊治与护理

【病因】 (1) 心理因素:OLP 的发生、发展与身心因素有密切关系。50%左右的 OLP 患者有精神创伤史(如下岗失业、亲属亡故、婚恋纠纷),或生活压力过大,又不善于与人沟通,无法释放情绪等,导致心情不畅、焦虑。临床中常见到因这种心理异常导致机体功能紊乱,促使 OLP 发病,病情加重,或反复发作、迁延不愈。

(2) 内分泌因素:流行病学调查发现,女性 OLP 发病率较高。研究表明女性 OLP 患者月经期及绝经期血浆雌二醇(E2)及睾酮(T)含量低于对照组,而男性患者血浆中 E2 下降。同时在 OLP 组织切片中雌激素受体(ER)表达显著低于对照组。一些女性 OLP 患者在妊娠期间病情缓解,哺乳期过后月经恢复时,病损复发。

(3) 免疫因素:病理检查可见 OLP 上皮固有层内有大量淋巴细胞呈密集带状浸润是其典型病理表现之一,因而考虑 OLP 与免疫因素有关。浸润的淋巴细胞以 T 淋巴细胞为主,临床上使用皮质激素及氯喹等免疫抑制剂治疗有效,也证明本病与免疫因素有关。

(4) 感染因素:Lipschutz 曾发现病损内有包涵体存在并认为是病毒感染的证据。国内有学者提出 OLP 发病与幽门螺杆菌(HP)感染有关,并有抗 HP 治疗后有效的报告。

(5) 微循环障碍因素:对 OLP 患者及正常人的唇、舌黏膜、甲皱、舌菌状乳头、眼球结膜等血管微循环的观察发现,OLP 患者微血管形态改变明显,其扩张、淤血者显著高于正常组,其微血管血流的流速亦较正常组明显减慢,说明微循环障碍及 OLP 有关。

(6) 遗传因素:有些患者有家族史。有学者从 HLA(人类白细胞抗原)方面进行研究。在家族性扁平苔藓患者所携带的 HLA 型基因,明显高于非家族性扁平苔藓的对照组,说明扁平苔藓发病可能与遗传因素有关。

(7) 微量元素:扁平苔藓患者血清锌多正常,补锌治疗也未取得明显效果,故有人认为扁平苔藓不全角化为非本质的继发性的变化。锰对维护线粒体功能有着重要作用,并与它的形成有关。

（8）局部刺激因素:不同金属修复体在口内形成电位差。另外,充填物、残根、残冠的刺激等,可引起口腔黏膜苔藓样改变。

【临床症状】　（1）可发生于口腔黏膜的任何部位,大多左右对称。

（2）病损好发于颊部,患者多无自觉症状。有时感黏膜粗糙、木涩感、烧灼感,口干,偶有虫爬痒感。膜充血糜烂和遇辛辣、热、酸、咸味刺激时,局部敏感灼痛。

（3）主要表现为口腔黏膜有白色条纹、白色斑块,呈网状,树枝状、环状或半环状,黏膜可发生红斑、充血、糜烂、溃疡、萎缩和水疱等。舌部常见萎缩型损害,舌背丝状及菌状乳头萎缩,上皮变薄呈光滑红亮,易形成糜烂。

（4）皮肤病损为扁平丘疹微高出皮肤表面,粟粒至绿豆大,多角形,边界清楚。多为紫红色,可有色素减退、色素沉着或正常皮色。有时可见到白色小斑点或浅的网状白色条纹,称为 wickham 纹。病损可发生于身体各部位,但四肢较躯干更多见。患者感瘙痒,皮肤上可见抓痕。

（5）指（趾）甲病损:甲部增厚或变薄,甲板常有纵沟及变形。

（6）活检为上皮固有层内有大量淋巴细胞呈带状浸润。

【诊断】　（1）病因不明。与精神因素、内分泌因素、免疫因素、感染因素等有关。

（2）可发生于口腔黏膜的任何部位,大多左右对称。患者多无自觉症状。有时感黏膜粗糙、木涩感、烧灼感,口干,偶有虫爬痒感。主要表现为口腔黏膜有白色条纹、白色斑块,呈网状,树枝状、环状或半环状。

（3）皮肤病损为扁平丘疹微高出皮肤表面,边界清楚可见到白色小斑点或浅的网状白色条纹,患者感瘙痒,皮肤上可见抓痕。

（4）指（趾）甲病损:甲部增厚或变薄,甲板常有纵沟及变形。

（5）活检为上皮固有层内有大量淋巴细胞呈带状浸润,有助于确诊。

【治疗】　（1）应详细询问病史,调理全身情况,根据情况进行心理疏导。

（2）局部应用肾上腺皮质激素软膏以及选用药膜、含片、气雾剂。

（3）局部封闭:选用 5～10 mg 曲安奈德等加入 2％利多卡因等量作病损区基底部注射,7～10 天 1 次。

（4）昆明山海棠,每次 0.5 g,每天 3 次,可较长期服用;雷公藤多甙片 0.5～1 mg/（kg·d）。

（5）刮治牙面结石,去除局部刺激因素。

（6）用氯喹每次 125 mg,每天 2 次,注意血象变化。还可选用左旋咪唑、转移因子、聚肌胞、多抗甲素等。

（7）用氯己定漱口液或制霉菌素含漱液,局部还可用制霉菌素药膜或糊剂。

（8）用白芍总苷胶囊,每次 0.6 g,每天 3 次,可较长期服用,调节免疫;与氯喹合用,可提高疗效,降低氯喹的副作用。

（9）中医中药治疗。

（10）激光治疗、微波治疗。

【预防】　（1）作好卫生宣教,是口腔白斑早期预防的重点。

（2）去除刺激因素,如戒烟、禁酒,少吃烫、辣食物等。去除残根、残冠、不良修复体。

（3）有全身疾病要及时调整治疗。

（4）白斑属癌前病变，要定期到口腔科咨询检查

（5）保持平和、开朗、豁达的心理状态。

【护理】 （1）对没有自觉症状的患者，要进行身心放松的护理，生活要乐观向上，劳逸结合，加强体育锻炼，并定期观察。

（2）去除局部刺激物，选用柔软毛刷刷牙，不饮酒，不吸烟，不食辛辣刺激性食物。

（3）要加强口腔卫生，进行口腔洁治。对糜烂型合并白色念珠菌感染者要积极进行治疗，控制真菌感染，使糜烂早期愈合。

（4）对糜烂经久不愈者，要追踪观察，必要时取病理。可采取局部治疗加服中药调理的方法。积极向患者宣传此病的癌变率很低，消除紧张和恐惧心理。

（李　娜　高　娜　闫晓会　罗　冲）

第十一章
颞下颌关节常见病的诊治与护理

第一节　颞下颌关节紊乱病的诊治与护理

【病因】　（1）社会心理因素。

（2）𬌗因素。

（3）免疫因素。

（4）关节负荷过重。

（5）关节解剖因素。

（6）其他：关节区受到寒冷刺激、不良姿势、长期低头驼背伏案工作等。

【临床表现】　（1）发病前可有精神创伤、失眠及神经衰弱等诱发因素。

（2）好发于 20～30 岁的青壮年，女性多见。

（3）关节区及咀嚼肌附着区出现局部持续性疼痛，在耳部或耳前区钝痛，疼痛常放射到同侧颞部、前额、眼部、下颌角、颈外侧或枕部，出现头痛。疼痛往往与下颌运动、咀嚼、讲话等有密切关系。压痛点在耳屏前、外耳道下方、颧弓下缘乙状切迹、下颌角部或上颌结节区。

（4）有时肌肉痉挛、疼痛可延至颈肩，甚至后背肌肉；并可找到压痛扳机点。

（5）有不同程度的下颌骨运动障碍，如开口受限、开口度过大及开口型异常等。

（6）下颌骨运动时伴有轻重不同的弹响或摩擦音。

（7）常有𬌗关系异常：深覆𬌗、锁𬌗、反𬌗及早期接触；或因缺牙、磨耗、不良修复体而致垂直距离减低或过高。

（8）可伴有全身关节病。

（9）关节 X 线检查或造影摄片显示无颞下颌关节内的病理改变或髁状突位置不正常及运动受限，后期可有关节头或关节凹形态改变和骨皮质不完整。

（10）有关节功能紊乱者，同时伴有头痛、耳鸣、耳痛、听力减退、眩晕、口咽舌灼痛，以及 X 线检查或造影摄片显示髁壮突后移时也称为 Costen 综合征。

【诊断】　（1）病史。

（2）临床症状。

（3）辅助检查：①X线检查或造影摄片；②关节内镜检查。

（4）要注意区别颞下颌关节紊乱综合征的临床类型及其诊断要点：

① 咀嚼肌紊乱疾病：患者有面部外伤、精神紧张、咬硬物、紧咬牙、夜磨牙、突发性殆关系紊乱等病史。临床检查主要是肌扪诊。沿咀嚼肌长轴可扪及肌发硬的条索、压痛或扳机点及放射性疼痛。开口受限，被动张口出现肌筋膜疼痛，但开口度可增大。诊断性地封闭神经和肌，可使疼痛消失。临床、关节X线检查以及生化检查无颞下颌关节内的病理改变。

② 结构紊乱疾病：大多数患者无明显诱因，部分患者与外伤、紧咬牙、磨牙症、进食硬物、长时间大张口、牙殆畸形以及精神紧张等因素有关。

可复性盘前移位是以关节弹响为主，下颌运动加剧时伴有关节疼痛，开口度正常。关节X线片检查有关节间隙改变，但无骨质破坏。关节造影以及磁共振可见闭口位关节盘后带位于髁突横嵴的前方，开口位时关节盘与髁突关系恢复正常。

不可复性盘前移位大多有关节弹响病史，关节疼痛，下颌行使功能时疼痛明显，开口受限；被动开口时，开口度不能增大，开口型偏向患侧。不可复性盘前移位无关节弹响或仅有摩擦音，关节盘穿孔有摩擦音和破碎音。影像学检查可见，不可复性盘前移位病例大多无明显关节骨质破坏，关节盘在开、闭口位始终位于髁突前方，甚至出现关节盘变形。关节内镜检查，不可复性盘前移位病例在关节后上间腔可见明显的滑膜炎、纤维粘连、假性关节盘，而无正常的关节盘。

关节半脱位患者有习惯性大张口的病史，或有打呵欠、唱歌、大笑以及大张口时出现关节弹响的病史，另外可有殆紊乱、家族遗传史、服用某些药物导致关节囊松弛的病史。临床检查开口度过大，关节弹响为钝响，只发生在开口末、闭口初。闭口时髁突可自动回复或患者自己用手复回到关节窝内。关节区可出现不适感。关节X线平片可见，开口位时，髁突位于关节结节的前下方，关节造影证实为关节囊扩张以及关节盘附着松弛等，但无明显的关节盘移位。

③ 炎性疾病：滑膜炎有外伤、微小损伤、关节邻近组织的炎症、感染、关节盘移位、骨关节病等病史。急性期病程短，关节区肿胀，疼痛明显，开口受限，下颌运动功能障碍，咬合关系紊乱。慢性期开口受限明显，关节后区疼痛，下颌运动时可闻及关节杂音。关节后上方扪诊以及将下颌向后上推挤时，关节区有明显疼痛。X线片无骨质破坏，可见关节间隙增宽或狭窄。关节造影可见关节后沟表面不光滑，关节腔内出现粘连。关节内镜检查可见，急性期滑膜发红，存在大量的血管，血管排列紊乱。慢性期滑膜血管明显减少，无血管区明显，血管排列无方向性，滑膜组织呈黄白色以及纤维化。

④ 骨关节病：患者年龄大多在40岁以上，病程长，关节区疼痛反复发作。下颌运动时可闻及关节杂音，开口受限，开口型偏斜。关节外侧及后区压痛，咀嚼肌区压痛，有自发性疼痛。可出现面部不对称。关节X线片可见关节间隙狭窄，髁突、关节窝以及关节结节出现退行性改变，如骨赘形成、髁突前斜面唇状增生、骨质硬化、囊性变以及髁突与关节窝磨平等。关节造影或磁共振可见关节盘前移位、关节盘穿孔、破裂等改变。

【鉴别诊断】 （1）肿瘤：颌面深部肿瘤也可引起开口困难或牙关紧闭，因为肿瘤在深部不易被查出,而误诊为颞下颌关节紊乱病,失去了肿瘤早期根治的良机,因此,当有开口困难应考虑是否有以下部位的肿瘤:①颞下颌关节良性或恶性肿瘤,特别是髁突软骨肉瘤;②颞下窝肿瘤;③翼腭窝肿瘤;④上颌窦后壁癌;⑤腮腺恶性肿瘤;⑥鼻咽癌;⑦其他如髁突良性肥大、髁突骨瘤、滑膜软骨瘤病、纤维骨瘤等也常常有颞下颌关节紊乱病的三个主要症状,应予以鉴别诊断。X 线片及 CT 有助于鉴别。

(2) 急性化脓性关节炎:一般发病急,关节区痛并伴有肿胀,压痛明显,由于关节腔内积液可致后牙开𬌗、错𬌗等𬌗关系改变,多伴有发热及全身不适。多因关节开放性伤口、临近部位感染或败血症的血源性播散所致。但值得注意的是,临床上易常见有患者并无上述致病原因而发生急性化脓性关节炎的情况。对于此类患者,许勒位闭口位片上显示关节间隙明显增宽常有助于诊断。关节腔内穿刺常可抽吸出脓性积液。

(3) 类风湿性关节炎累及颞下颌关节:一般累及全身多个关节,特别是指、趾关节,部分患者可以累及颞下颌关节,从而发生颞下颌关节疼痛及开口受限等。颞下颌关节疼痛一般为深部的钝痛。部分患者可因关节腔内积液而发生咬合不严密甚至患侧开合。类风湿性关节炎患者在口腔科就诊时即知有明确的类风湿病史,有助于诊断。但亦有患者无明确类风湿病史,而颞下颌关节首先受累,表现为颞下颌关节紊乱病中急性滑膜炎的症状,如关节疼痛、开口受限和咬合关系改变等。此时应注意类风湿性关节炎累及颞下颌关节的情况,进行相关生化检查有助于诊断。此外,类风湿性关节炎累及颞下颌关节症状严重程度与全身其他关节症状一致,亦有助诊断。

(4) 创伤性关节炎:又称外伤性关节炎,它是由创伤引起的以关节软骨的退化变性和继发的软骨增生、骨化为主要病理变化,以关节疼痛、活动功能障碍为主要临床表现的一种疾病:①有慢性积累性关节损伤史或有明显的外伤史,发病过程缓慢;②早期受累关节酸痛,运动僵硬感,活动后好转,但过劳后症状又加重;③后期关节疼痛与活动有关,活动时可出现粗糙摩擦感,可出现关节交锁或关节内游离体,关节变形;④X 射线检查,可见关节间隙变窄,软骨下关节面硬化,关节边缘有程度不等骨刺形成。晚期可出现关节面不整,骨端变形,关节内有游离体。

(5) 耳源性疾病:外耳道疖和中耳炎症也常放射到关节区疼痛并影响开口和咀嚼,仔细进行耳科检查当不难鉴别。

(6) 颈椎病:可引起颈、肩、背、耳后区以及面侧区疼痛,容易误诊。但疼痛与开口咀嚼无关,而常常与颈部活动和与姿势有关。有的可有手的感觉和运动异常。影像学检查可协助诊断颈椎有无骨质变化,以资鉴别。

(7) 茎突过长症:除了吞咽时咽部疼痛和感觉异常外,常常在开口、咀嚼时科引起髁突后区疼痛以及关节后区、耳后区和颈部牵涉痛。影像学检查可以确诊。

(8) 癔病性牙关紧闭:癔病性牙关紧闭如和全身其他肌痉挛或抽搐症状伴发,则诊断比较容易。此病多发于女青年,既往有癔病史,有独特的性格特征,一般在发病前有精神因素,然后突然发生开口困难或牙关紧闭。此病用语言暗示或间接暗示(用其他治疗法结合语言暗示)常能奏效。

(9) 破伤风牙关紧闭:破伤风牙关紧闭是由破伤风杆菌引起的一种以肌阵发性痉挛和紧张性收缩为特征的急性特异性感染。由于出现症状可表现为开口困难和牙关紧闭而来口腔科就诊,应与颞下颌关节紊乱病鉴别,以免延误早期治疗的时机。破伤风牙关紧闭一般都有外伤史。痉挛通常从咀嚼肌开始,先是咀嚼肌少许紧张,即患者感到开口受限;继之出现强直性痉挛呈牙关紧闭状;同时还因表情肌的紧缩使面部表情特殊,形成"苦笑"面容并可伴有面肌抽搐。

【治疗】 (1)初发或发病次数不多,又无器质性病变者,应以保守治疗为主。

① 嘱患者进软食,下颌休息或减少活动。

② 关节局部进行喷雾、热敷、理疗。

③ 伴关节疼痛患者应给予抗生素。

④ 解痉止痛:如口服吲哚美辛、激素、维生素C、芬必得胶囊、肿痛安胶囊、小活络丹、关节镇痛片等。

⑤ 关节及肌肉封闭治疗:一般采用2%利多卡因中加入激素(如曲安奈得、地塞米松等)或维生素 B_1、B_{12} 行封闭治疗。

⑥ 消除创伤𬌗,恢复缺失牙。

⑦ 后期或慢性期要进行开口训练,并辅以针灸、服用镇静药物、𬌗垫以及调𬌗治疗等。𬌗垫治疗应注意掌握时间,𬌗垫不要戴时间过长,一般戴两周后可改用夜间戴。

(2)关节活动度过大,经关节造影证实为关节盘附着松弛者,可局部注射硬化剂。一般可用0.3 ml 5%鱼肝油酸钠注射于关节囊内,同时适当限制下颌骨过度的运动。

(3)长期保守治疗无效或已有器质性病变者,可进行关节内镜直视下注射硬化剂、关节盘摘除术、关节结节切除术、关节结节增高术以及关节囊及韧带加固术等关节手术。

【预防】 (1)对患者进行医疗知识教育,使患者了解疾病的性质、发病因素,使患者增强信心,配合医生治疗,在医生的指导下进行自我治疗、自我保护关节以保守治疗为主,采用对症治疗和消除或减弱致病因素相结合的综合治疗。

(2)治改进全身状况和患者的精神状态。

(3)饮食原则上不予限制,但应避免咬嚼生冷坚硬的食物。

(4)关节保护:采取一系列简化的不费力的、减轻受患关节负荷的动作来完成日常生活活动,使受患关节不致受到劳损。

(5)工作紧张时不要养成咬牙的习惯。

(6)勿大张口,打哈欠时要注意保护下颌关节。

(7)冬季时注意面部防寒保暖。

(8)拔除阻生牙时,注意保护下颌关节;其他口腔内治疗时,应注意不让患者长时间地大张口。

【护理】 (1)循序渐进,确定一个合理的治疗方案。

(2)心理治疗:针对存在的抑郁焦虑进行心理辅导、卫生教育,心理状态改善有助于预防和控制疼痛。消除精神紧张的心理状态,保持精神乐观、放松、心胸开阔的精神状态。注意劳逸结合,积极参加文体活动。

(3)饮食护理,合理饮食,避免咬嚼生冷坚硬的食物。

第二节　颞下颌关节脱位的诊治与护理

【病因】　(1) 常因突然张口过大,如大笑、打呵欠。

(2) 因张口过久,如作胃镜检查、口咽部检查或手术时,使用开口器过度,使髁状突脱离了关节凹、移位于关节结构之前而发生脱位。

(3) 习惯性脱位。

(4) 损伤。

【临床表现】　(1) 患者出现下颌运动异常,呈开口状态而不能闭合。𬌗关系紊乱,后牙早接触,前牙开𬌗。

(2) 语言不清,唾液外流,咀嚼、吞咽困难。

(3) 下颌前伸、颏部下移,面下 1/3 变长。

(4) 临床检查触诊时耳屏前可扪到凹陷区。可见双侧髁突突出于关节结节的前下方,还可见喙突突出于颧骨之下。关节区与咀嚼肌伴疼痛,特别在进行复位时更为明显。

(5) 单侧前脱位时,下颌微向前伸,颏部中线偏向健侧。

(6) 女性多见。

(7) 关节 X 线片示髁突位于关节结节前上方。

【诊断】　(1) 脱位侧别:可以是单侧也可以是双侧脱位。

(2) 脱位分类:① 前脱位——髁突越过关节结节的前方,临床上最为多见。

② 后脱位——髁突可突出到外耳道鼓室以及茎突外侧。

③ 上方脱位——髁突进入颅中窝。

④ 内侧脱位——达关节窝的内侧。

⑤ 外侧脱位——髁突移至关节窝的外侧。

后脱位、上方脱位以及内外侧脱位主要为外力损伤所致,同时可伴有关节窝、关节结节、髁突或下颌骨骨折以及颅脑损伤,临床上少见。

(3) 脱位的时间特点:患者就诊时处于颞颌关节脱位状态,发生脱位时间在两周以内者,称为急性脱位;超过两周以上者称为陈旧性脱位;反复发生脱位者称为习惯性脱位。

(4) 脱位的症状及体征:前脱位时髁状突移位于关节结节的前上方,在耳屏前方,髁突-颞关节凹外侧嵴之间,呈现为视诊、触诊明显的三角形凹陷区域。在单侧脱位时,下颌前伸并向对侧偏斜,除患侧后牙可能早接触外,余牙开,面部加长。其他伴随症状有张、闭口受限,患侧关节区、面部疼痛,不能咀嚼食物,吞咽、语言、表情均受到影响。因此,应视颞颌关节脱位为口腔科急症。

(5) 不伴有骨折的前方脱位单靠临床即可作出诊断。其他方向的脱位多伴有骨折,须结合 X 线检查确诊。

(6) 关节 X 线片示髁突位于关节结节前上方。

【鉴别诊断】

下颌骨髁颈部骨折:下颌中线偏向患侧(单侧骨折时),或前牙呈开颌状态(双侧骨折时),髁颈部有明显压痛、血肿,X 线检查可见到骨折线。

【治疗】

(1) 口内手法复位：

① 不用麻醉时，应向患者解释手法复位的过程，嘱患者精神放松，配合治疗。准备复位后固定的颌间栓结牙弓夹板或弹性颅颌绷带。

② 手法复位时，患者体位为端坐位，头紧靠在椅背上，下颌殆平面应低于手术者的肘关节。

③ 复位时，手术者双手拇指缠以纱布，放置在患者两侧的下颌第二磨牙殆面上，其余手指固定在下颌骨下缘、下颌角切迹之前。嘱患者放松，手术者将患者下颌后部下压并抬高颏部，使髁突向下达关节结节下方，然后向后推，使髁突回到关节窝内。髁突回到关节窝内时可听到弹响声，同时患者升颌肌群自动收缩，上、下牙闭合，此时易咬伤手术者的手指，故复位后拇指应立即滑向口腔前庭。

④ 复位后要限制下颌运动，用颅颌弹性绷带固定下颌 2～3 周，开口度不宜超过 1.5 cm。

(2) 口外手法复位：

① 患者和术者的体位同口内法。

② 术者拇指放在患者双侧突出的髁突前缘。

③ 用力将髁状突向下、后方挤压，此时患者感觉下颌酸麻。

④ 术者同时用双手的食、中指托住双侧下颌角，以无名指、小指托住双侧下颌体下缘，各指配合将下颌角部和下颌体部推向前上方。此时，髁突即可滑入关节凹。

(3) 器械复位：易损伤牙齿，采用时应小心谨慎。

① 患者取坐位。

② 以圆形塑料类棒状器械置入第二、三磨牙处固定。

③ 在颏部用力向上托起，则髁状突因杠杆作用下降。

④ 髁状突下降后，稍用力将颏部向后推移，同时将圆棒向近中旋转即可自行复位。

(4) 麻醉复位：有时脱位时间较长、咀嚼肌发生严重痉挛，单纯手法复位困难或需手术复位者，需作局部浸润麻醉或经鼻腔插管全身麻醉，麻醉时应配合肌松药。

(5) 复发性脱位手法复位、颅颌绷带固定后效果不佳者，可进行关节囊内硬化剂治疗，或在关节内镜下行关节囊壁以及关节盘后组织的硬化剂注射治疗。

(6) 手术复位：各种保守治疗效果不佳者可行手术治疗，如关节囊及韧带加固术、关节结节切除术、髁突高位切除术以及节结节增高术等。

【预防】 (1) 预防本病的关键是避免外伤，医治复发性脱位。该病主要由大开口、损伤等使髁状突脱出关节之外而不能自行重定，老年人肌肉张力失常、韧带松弛时也可发生复发性脱位。

(2) 精神病患者容易发生误诊、漏诊的情况，应注意仔细检查。

【护理】 (1) 对患者进行医疗知识教育，使患者了解疾病的性质、发病因素，使患者增强信心，配合医生治疗。

(2) 颞下颌关节急性脱位应予及时重定，并用绷带作颅颌固定，限制张口 2～3 周。

(3) 对脱位时间较长、咀嚼肌肉发生痉挛患者，可先行局部热敷或行咀嚼神经封闭后才用手法复位。

（4）在各种方法复位无效时，方可考虑在全麻下复位，甚至手术复位。

第三节　颞下颌关节强直的诊治与护理

【病因】（1）外伤：关节结构，肌肉及临近组织的创伤可引起出血和炎症，继而发生的纤维和骨形成可造成永久性的运动受限。在出生时，创伤可以由产钳直接作用于关节区或产钳作用于下颌骨其他部分或臀产引起，以后发生的创伤同样可造成关节强直，经常是由于颏部遭受打击，间接形成关节创伤，关节外强直可由于下列因素引起：喙突创伤，颧骨凹陷性肌折，烧伤瘢痕，口腔癌烧灼治疗等。

（2）感染造成的炎症是另外一种重要原因。颞颌关节原发性的感染很少见，感染多由临床区域扩散而来，如牙源性感染扩散引起，在这种情况下，关节外组织更容易受累，过去中耳炎常造成颞颌关节的慢性感染，然而自从抗生素应用以后，这种并发症已很少见了，可引起骨髓炎的微生物，经血流到达颞颌关节时可形成新的病灶，造成关节强直和生长停滞。

（3）关节强直也可由于接受放射治疗造成。

（4）类风湿性关节炎也可造成关节强直。

【临床表现】（1）如果没有髁突生长停滞或组织丢失，关节强直不会伴有面部非对称畸形，这时有临床的特点包括：①在单侧不完全强直时，张口时颏部中线偏向患侧，这是因为对侧髁突下降或前行滑动，而患侧髁突相对不动造成的；②用双手指放入外耳道或耳屏前，令患者张闭口，可检查到患侧髁突的动度明显减低或丧失；③X线通常有阳性发现，如关节结构不清，髁突及关节间隙位置被较大的不规则X线不透光区所占据。

（2）如果关节强直伴有生长停滞或组织缺失，则临床畸形明显：①单侧病变时，在闭口位颏部中线偏向患侧；②如患者能轻度张口，下颌偏向患侧的现象更为明显；③患侧因升支短小而嚼肌显得比对侧丰满，角前切迹比对侧加深，双侧时显示颏部后缩明显，面下1/3短小，可检查到患侧髁突的动度明显减低或丧失；④X显示的下颌骨畸形也很明显，髁突颈粗大，喙突增大增长，升支短小，增长的下颌角与加深的角前切迹形成明显对比。

（3）临床上将其分为三类：

① 真性关节强直：病变累及关节本体，使髁状突与关节凹之间形成纤维性或骨性粘连，使关节失去活动功能。

② 假性关节强直：口颊部或上下颌间组织，由于疤痕粘连将颌骨挛缩在一起，致开口困难，但关节本体结构正常。

③ 混合性关节强直：同时存在关节内的关节外病变的关节强直。颞下颌关节强直的共同特点是关节固定，开口困难，进行性加重甚者完全不能张开，牙关紧闭，其严重程度与病变类型，病程有关，患者由于下颌骨运动功能完全丧失，进食困难，仅能靠磨牙后间隙及牙间隙挤吸碎软食物，影响咀嚼功能，口腔清洁及机体发育，使下颌部发育畸形，咬合错乱，髁状突活动度消失等。

【诊断】（1）病史较长，一般在几年以上。进行性张口受限，直至完全不能张口。即从纤维性强直发展为骨性强直。

（2）颞下颌关节强直可分为先天性和后天性，先天性极为少见，后天性多见。

（3）多有炎症（如中耳炎、乳突炎、颞骨骨髓炎、腮腺感染、血源性感染如菌血症、败血症等）及损伤（如出生时产钳或产道损伤，或关节区直接受外伤、髁突骨折、下颌骨受外伤间接引起髁突骨折或关节内出血等）病史。

（4）查体见患者双侧关节活动度明显减少或完全不能活动。

（5）关节内强直（真性关节强直）患者，因患侧下颌骨发育抑制，常有明显的面部畸形及咬合关系紊乱；成年后发病者，无明显的面部畸形与咬合关系紊乱。主要表现为：

① 测量双侧髁突至下颌角、下颌角至颏中线的距离长度，可发现，患侧下颌骨升支及体部较健侧明显变短，面部不对称，患侧丰满，健侧平坦，中线偏向患侧，颏部偏向患侧。

② 侧向运动明显受限，开口型偏向患侧，患侧髁突活动度明显减弱。

③ 面部下 1/3 变短，双侧关节强直的患者，下颌后缩明显，形成小颌畸形，严重者呈鸟嘴畸形，多伴发睡眠呼吸暂停综合征。

④ 牙弓变窄小，造成咬合关系紊乱，下颌磨牙向舌侧倾斜，下颌切牙向唇侧倾斜呈扇形分开。

⑤ 患侧下颌角前切迹明显凹陷并可触及。

（6）关节外强直（假性关节强直）患者，有面部皮肤外伤和感染史，面部有明显的瘢痕、缺损畸形以及因瘢痕收缩引起的面部畸形；或在口内颊侧前庭沟、上下牙间及磨牙后可有瘢痕条索。

（7）X 线片检查显示：

① 关节内强直：a. 纤维性强直的关节间隙模糊，正常的关节结构消失，髁突、关节结节及关节窝骨密质有不规则破坏。b. 骨性关节强直可见关节间隙消失，髁突与关节窝、关节结节融合成致密团块呈骨球状。严重者髁突与关节窝、关节结节、下颌切迹、喙突、颧弓融合成骨球，下颌支与颧弓完全融合呈 T 形。

② 关节外强直：见关节间隙清楚，关节结构无明显破坏。存在骨性粘连的病例，可见上、下颌间间隙变窄，有密度增高或骨性融合，喙突与上颌结节以及颧骨呈骨性融合或上颌结节与下颌支部位呈骨性融合。

（8）要根据临床特点，鉴别区别关节内强直和关节外强直。

【治疗】 以手术治疗为主。手术年龄一般以成人为宜。

（1）关节内强直：

① 早期轻微的纤维性强直，经关节 X 线片和关节造影显示有足够的关节间隙，可应用颞下颌关节内镜进行纤维粘连的剥离以及关节表面的刨削，以达到去除纤维粘连、增加开口度、防止骨性强直的目的。

如无足够的关节间隙，而关节盘完整的纤维强直可行髁突高位切除术，关节上、下腔纤维粘连剥离术。如关节盘破坏，需作髁突切除，并在关节间隙中植入插补物。

② 骨性关节强直需行关节成形术，保持截骨间隙，或放置插补物。外伤性骨性关节强直手术中可找到残余的关节盘，进行关节盘复位加上关节窝和髁突的修整。另外还可行骨移植以及人工关节置换术。

③ 关节强直伴颌骨畸形应行正颌手术、牵张成骨术、颏前徙术等，矫正面形和改善阻

塞性睡眠呼吸暂停综合征的症状。

（2）关节外强直：

① 无明显软组织缺损：可试行针灸治疗；如无效，行疤痕切除游离植皮术。

② 有明显软组织缺损：行疤痕切除、邻近皮瓣转移或血管吻合游离皮瓣植皮术。

③ 软组织缺损伴颌间骨性粘连：手术切除上、下颌间，喙突与上颌结节、颧骨之间以及关节囊外的纤维瘢痕条索和骨性粘连。植皮或用血管吻合游离皮瓣修复创面。

（3）双侧关节内强直，应同期手术，并作颌间牵引，防止开𬌗。

（4）对面部畸形严重者可行正颌手术或植入骨组织以及生物代用品。

（5）手术后应加强并坚持开口训练半年以上。

（6）若牙列缺失，术后半年至一年行义齿修复，以恢复咀嚼功能。

【预防】 （1）预防颞颌关节成形术的术后复发，必须早期采用功能锻炼的措施。

（2）减少术中的创伤、出血，防止感染的发生，对有效的预防和减少复发均很重要。

【护理】 需要制定一套相应规范的护理措施，保证手术顺利完成，预防术后复发，改善关节功能，促进患者康复。

1. 术前护理

（1）心理护理：针对患者忧虑，多疑、恐惧的心理，对治疗缺乏信心，消极反应的特点，护理应从心里解除顾虑，态度上体现出关怀、尊重、真诚，使患者消除顾虑、获得心理安慰及满足，产生乐观自信的心理，积极配合治疗和护理。

（2）一般护理：做好各项基本及特殊的检查；检查基础护理落实情况；做好各种过敏试验；做好预防性抗生素的应用；术前3天开始严格的皮肤准备；术晨留置尿管。

2. 术中护理

（1）设备及器械的准备：骨科手术的常规器械，C臂X光机，手术间术前晚及术前用紫外线消毒达1h。

（2）术中护理要点：各项操作向患者说明目的，动作要轻柔、准确，选择合适位置给患者输液，避免影响X光机的使用。

（3）手术器械严格采用高压蒸汽灭菌，并注意观察灭菌检测效果达到标准才能使用，不能使用高压蒸汽灭菌的器械，术前3天应用福尔马林消毒达72h方可使用。

（4）各项操作严格按照消毒技术规范要求进行，严格执行无菌操作。

（5）术中生命体征的监护：使用多参数监护仪进行监护，据出血量的多少决定输血输液，严格控制输液速度，准确观察尿量，充分吸氧，防止心功能衰竭。保持血压正常范围，密切观察患者情况，并做好急救准备。

3. 术后护理

（1）生命体征的观察：采用多参数监护心电、心率、脉搏、血压、血氧的变化，发现异常及时报告医师处理，并做好急救的准备。

（2）术后疼痛的处理：患者疼痛耐力差，采用术后药物镇痛，对于痛域值低的患者，采取听音乐、讲故事等转移患者注意力，减轻疼痛。

4. 功能锻炼与指导 向患者说明功能锻炼的重要性和正确的锻炼方法，使患者认识早期功能锻炼才能使手术效果理想，争取患者的积极配合，功能锻炼应遵循循序渐进，主动为主的原则。术后张口训练：术后的张口训练可对抗术区纤维组织增生和瘢痕化，防止两骨断面之间的纤维粘连，促进假关节及其功能的形成，从而有利于防止复发。张口训练，应从术后早期，一般在术后 5～7 天开始。除自动张口训练外，均应辅以磨牙区置入楔形橡皮垫或特制的各种张口器的被动张口训练。被动张口训练应逐步增大，如可采用逐渐增加楔形橡皮垫厚度的简易方法，可获得较好效果。张口训练一般至少应坚持半年以巩固疗效。

5. **出院指导**　强调功能锻炼必须持之以恒。继续住院期间所指导的训练，并定期回院复查。

（贺敬才　丁成梅　王　会　郭海涛）

第十二章
口腔颌面部常见神经疾病的诊治与护理

第一节 面神经麻痹的诊治与护理

【病因】 (1)病毒感染。

(2)面部受凉。

(3)损伤、肿瘤以及脑血管意外等各种原因引起面神经的损害,均可致面神经麻痹。

(4)可能与遗传因素有关。

【临床表现】 (1)面瘫的主要表现为一侧(双侧少见)面部运动障碍:患侧口角下垂,肌肉松弛,鼻唇沟消失,鼓腮漏气,饮水外漏;患侧额纹消失,不能皱眉;眼睑闭合不全,结膜、角膜外露;用力闭眼时,眼球转向上外方,日久之后出现下睑外翻,流泪,结膜及角膜干燥,发生结膜炎及角膜炎。

(2)面部神经麻痹时,鼻唇沟消失,口角下垂并向对侧歪斜,笑或露齿时更为明显。吹口哨或鼓腮不能,不能闭唇吹气,说话欠清晰,食物易存留于同侧齿颊间,饮水易沿口角外流。此外,视病变位置不同,可有味觉减退、泪腺及延腺分泌减少等。

(3)一侧中枢性面神经麻痹时,两侧上部面肌运动存在,即蹙额、闭眼、不能抬眉良好,而对侧下部面肌随意动动消失,呈痉挛性麻痹。但在感情激动时全部面肌仍有情感的轻微自然流露。此乃因面肌的随意运动与情感表露(不随意运动)不完全相同,情感表露的核上纤维可能来自丘脑处,通过锥体外束将冲动传至面部表情肌之故。同时,可有时运动麻痹,而味觉、泪液和唾液分泌功能正常。

(4)周围性面部神经麻痹时,患侧面部上、下表情肌(不包括由动眼神经支配的提上睑肌)均瘫痪性麻痹。典型的周围运动性面神经麻痹,常为一侧性,并与病变所在部位同侧。

(5)面瘫可分为中枢性与周围性两大类,前者病损在颅内,后者病损在颅外。其主要鉴别点是:额肌功能正常者为中枢性面瘫,可同时伴有对侧偏瘫症状;否则为周围性面瘫。

【诊断】 (1)根据临床表现,可以诊断。

(2)各类面瘫的诊断特点:

① Bell's 面瘫：起病突然，多有患部受凉、吹风史。无其他阳性体征。

② 感染性面瘫：化脓性感染以耳源性为主，常有慢性中耳炎病史。病毒性感染以单纯疱疹为主，可侵犯膝状神经节。如伴有口腔黏膜、耳周及三叉神经分布区疱疹，且剧痛时，称为膝状神经节综合征或 Hunt 综合征。

③ 肿瘤性面瘫：可为颅内恶性肿瘤，亦可为颅外恶性肿瘤引起。颅外肿瘤多由腮腺腺样囊性癌、腺癌、未分化癌等所致。

④ 先天性双侧面瘫综合征：亦称 Moebius 综合征，其特点为：先天性、双侧性面瘫，呈"假面具"样；双眼不能外展；还可伴舌下神经麻痹，四肢、颌面及胸部发育畸形，或伴有智力障碍。

（3）面神经麻痹伴有唇部水肿及裂纹舌时，称为肉芽肿性唇炎综合征或 Melkersson-Roseuthal 综合征。

（4）面瘫患者除临床检查外，为估计预后或确定治疗方案，应作进一步定位，检查应包括：味觉、听力、泪液分泌检查。有条件者，最好能作涎液流量检查。根据以上检查结果，大致可行病损定位：全面瘫伴泪液分泌增多，无味觉及听力改变者，病损在茎乳孔外；伴味觉丧失，涎腺分泌减少者，病损在故索与镫骨肌之间；如再伴有听觉改变及泪液分泌减少者，则病损位于膝状神经节。

（5）视不同致病原因，面瘫可以全部恢复、大部恢复或完全不能恢复，后两者在临床上称为陈旧性、不全或完全面瘫。陈旧性面瘫可以继发面抽搐，或有协同动作。协同动作常为张大口时，眼睑也随之闭合，同时泪液分泌增加。此称为开口闭目综合征或 Marin-Amat 综合征。

【治疗】 面神经麻痹只是一种症状或体征，必须仔细寻找病因，如果能找出病因并及时进行处理，如重症肌无力、结节病、肿瘤或颞骨感染，可以改变原发病及面瘫的进程。面神经麻痹又可能是一些危及生命的神经科疾患的早期症状，如脊髓灰质炎或 Guillian-Barre 综合征，如能早期诊断，可以挽救生命。

（1）Bell's 面瘫主要行药物治疗，抗炎、抗水肿、抗病毒、扩张血管、营养神经等治疗，辅以理疗，后期可辅以针刺治疗。一月后仍无恢复迹象，而病损部位在面神经管内者，可请耳鼻喉科医师考虑施行面神经管减压术。

（2）损伤引起的颅外段，特别是茎乳孔外面神经病变，应早期施行神经吻合或移植术。

（3）因肿瘤而致的面瘫，应在肿瘤治愈后，再考虑面神经的整复，或在根治术的基础上行神经移植术。

（4）陈旧性面瘫施行整复手术改善功能及外形为主。

【预防】（1）注意保暖，远离风寒。空调、风扇是最常见的致病因素，因此不要图一时之快，直吹久吹。再有，在乘车、户外乘凉、洗浴、饮酒后也应注意不要让风直吹头面部，尤其是年老体弱、病后、过劳、酒后及患有高血压病、关节炎、神经痛等慢性疾病者，更应该多加注意，尽可能不要迎风走。

（2）身体虚弱者要增强体质，提高抗病能力。不同年龄、不同体质的人，可选择不同锻炼项目，如散步、跑步、打太极拳、爬山、跳舞等。

（3）要多吃水果蔬菜。尤其季节转换的时候，可以多吃些韭菜、芹菜、春笋、芥菜等，既可增强体质，又可增强抗病能力。另外还要吃一些米面、粗粮类食物，以保持机体足够的能量供给，增强抗病能力。

（4）应该注意休息，保证睡眠充足，少看电视、电脑，注意保持良好的心情，避免各种精神刺激和过度疲劳，以利疾病的康复。

（5）勿用冷水洗脸，每晚睡前用热水泡脚 10～20 min 后进行足底按摩。

（6）面神经麻痹的预防和治疗期间都应适当休息，面部要持续保暖，外出时可戴口罩，睡眠时勿靠近窗边，以免再受风寒。

（7）有咽部感染时应同时口服抗生素治疗。不可随意增减药量，并注意观察有无副作用。

【护理】 （1）一般护理：在急性期应当适当休息，注意面部的持续保暖。外出时可戴口罩，睡眠时勿靠近窗边，以免再受风寒。注意不能用冷水洗脸，避免直吹冷风，注意天气变化，及时添加衣物防止感冒。

（2）局部护理：急性期患侧面部用湿热毛巾外敷，水温 50～60℃，每日 3～4 次，每次 15～20 min，并于早晚自行按摩患侧，按摩用力应轻柔、适度、持续、稳重、部位准确。患者可对镜进行自我表情动作训练：进行皱眉、闭眼、吹口哨、示齿等运动，每日 2～3 次，每次 3～10 min。

（3）营养支持：饮食应营养丰富，选择易消化的食物，禁烟戒酒，忌食刺激性食物。

（4）药物应用：遵医嘱服用药物，如服用泼尼松者要严格按医嘱执行，不得随意增减药量，并注意观察有无胃肠道等副作用。避免在此期行创伤性大、刺激性强的治疗，易减轻对患侧肌及神经的损害。出现咽部感染时应遵医嘱口服抗生素治疗。

（5）眼部护理：由于眼睑闭合不全或不能闭合，瞬目动作及角膜反射消失，角膜长期外露，易导致眼内感染，损害角膜，因此眼睛的保护的非常重要的，减少用眼，外出时戴墨镜保护，同时滴一些有润滑、消炎、营养作用的眼药水，睡觉时可戴眼罩或盖纱块保护。

（6）口腔护理：进食后要及时漱口清除患侧颊齿间的食物残渣，保持口腔清洁。

（7）心理护理：患者多为突然起病，难免会产生紧张、焦虑、恐惧的心情，有的担心面容改变而羞于见人及治疗效果不好而留下后遗症，要根据患者的心理特征，耐心做好解释和安慰疏导工作，缓解其紧张情绪，使患者情绪稳定，身心处于最佳状态接受治疗及护理，以提高治疗效果。

（8）需要多做功能性锻炼，如：抬眉、鼓气、双眼紧闭、张大嘴等。

（9）每天需要坚持穴位按摩。

第二节　面肌痉挛的诊治与护理

【病因】 （1）致病机制可能为面神经从脑干的发出部位由于受到椎-基底动脉系统异常走形血管的压迫而发生脱髓鞘病变，传入与传出神经纤维之间冲动发生短路、导致发生面部抽搐症状发生。

（2）血管压迫造成面神经运动核兴奋性异常增高亦可能是面肌痉挛的一个病因。

（3）面肌痉挛的患者一般在情绪激动、疲劳、受风受寒、压力大、着急生气的时候容易出现抽动现象。

【临床表现】（1）中年女性多见。

（2）半侧面部肌肉阵发性不自主抽搐。疲劳、情绪激动、谈笑瞬目等可诱发或使之加重。

（3）可伴有面瘫，发作频繁可影响视力、言语与咀嚼功能。

（4）肌电图显示纤维震颤而无失神经支配。

【诊断】（1）半侧颜面肌呈不同程度的、不自主的痉挛性抽动，患侧常形成小眼。情绪紧张时抽动更明显，但入睡后则全部消失。

（2）无其他感觉或运动障碍体征。

（3）X线颞骨断层片、CT、MRI有助于排除面神经鞘膜瘤、听神经瘤等引起的面肌阵挛。

【治疗】无特殊疗法，内服药物一般无效。可试行面神经干针刺、封闭、注射酒精或复方奎宁液。也可行面神经总干压轧术。以上治疗均可复发，或变为永久性面瘫。

【预防】（1）面肌痉挛患者可以适量的增加一些维生素B的摄入。

（2）洗脸不可以用冷水，要注意头面部的保暖。

（3）在日常生活中，面肌痉挛患者应该保证有足够的睡眠时间和愉快的心情，注意劳逸结合，不能过度的紧张，防止面肌痉挛患者的病情加重。

（4）减少外界的刺激：如减少紫外线的刺激，减少电脑、电视的使用。

（5）面肌痉挛患者应该多食用新鲜的豆类、粗粮、水果、蔬菜、鱼类等。

【护理】（1）面肌痉挛患者要注意面部及耳后保暖，防止长时间受风。

（2）勿用冷水洗脸、刷牙、漱口，少吃或不吃冰冻饮料或食物。

（3）饮食清谈，多吃水果蔬菜，避免辛辣刺激之品。

（4）保持精神愉快，避免过度劳累。

（5）适当参加体育锻炼，增强体质。

（6）勤刷牙漱口，以防止食物残留颊间。

（7）若患侧眼睛不能闭合，可加戴眼镜。

（8）坚持治疗，不要随便停药，以求彻底治愈。

（9）树立治疗疾病的信心，积极配合医生治疗。

（10）面肌痉挛的患者要进行功能锻炼，如：抬眉、双眼紧闭、鼓气、张大嘴、努嘴、示齿、耸鼻等。

第三节　三叉神经痛的诊治与护理

【病因】（1）周围性病因：

① 多数临床资料表明血管压迫三叉神经根是原发性三叉神经痛的主要病因。

② 多发性硬化或自发性脱髓鞘疾病。

③ 家族性三叉神经痛。

④ 机械性压迫或牵拉三叉神经根，主要是临近的血管压迫三叉神经根。

⑤ 动脉硬化引起三叉神经的供血不足。

⑥ 肌体特别是面部遭受过于寒冷的刺激。

（2）中枢性病因：三叉神经痛的阵发性提示一种感觉性癫痫样的放电，放电部位可能在三叉神经脊束核内或中枢其他部位。三叉神经痛的突然发作、持续时间短暂、有扳机点、抗癫痫治疗有效、加之在疼痛发作时中脑处记录到局灶性癫痫样放电均支持中枢性病因学说。但此学说难以解释临床所见的许多现象。

【临床表现】 （1）疼痛发作前常无预兆，为骤然发生的闪电式、短暂而剧烈的疼痛，每次发作时间由数秒钟至一两分钟而骤然停止，疼痛停止后患者即与正常人一样。

（2）三叉神经痛疼痛的性质多种多样，可呈撕裂样、电灼样、刀割样或针刺样等，让患者感到痛不欲生。

（3）三叉神经痛可呈周期性发作。不痛期（几日至几年）渐短，逐渐严重影响进食及休息，以致痛不欲生，自愈者少见。

（4）大部分患者疼痛有"扳机点"，触碰面部某一部位可诱发疼痛，多在鼻翼旁、上唇及牙齿等处，一触即发，以致患者不敢洗脸、刷牙、理发、吃饭和说话等，对自己日常生活和行动十分小心。

（5）患者疼痛发作时伴有同侧眼或双眼流泪及流口水。偶有面部表情肌出现不能控制的抽搐，称为"痛性抽搐"。有的皮肤发红、发热、痛时伴有发凉，偶有剧痒者。半数以上患者按压或揉搓患部以减轻疼痛，偶有不停咀嚼或咂嘴以减轻痛苦。

（6）疼痛局限于一侧三叉神经一支或多支分布区，以右侧及二、三支区多见，两侧疼痛者少见，多先后患病，同时疼痛者更少，多一侧轻一侧重。

【诊断】 （1）位于三叉神经分布区内阵发性烧灼、闪电样剧痛。

（2）持续数天或数周，可以在发作期间有持续的灼样或疼痛的背景。

（3）无症状的期间可以数月或数年。

（4）在洗脸、刷牙、进食、讲话等时激发面部"扳机点"，可引起疼痛。

（5）本病原因不明。

（6）确定三叉神经痛后，还应根据疼痛区、"扳机点"部位，进一步确定罹患分支。通常进行上、下颌神经封闭后，可以明确。

（7）应常规拍摄颌骨全景片，以寻找有无病理性骨腔，以及进行仔细的口腔颌面部检查。只有在排除了所有病灶引起的可能性后，才能诊断为原发性三叉神经痛。

（8）继发性三叉神经痛，常可查见病灶，如牙病；或其他原发病，如带状疱疹。

【鉴别诊断】 （1）非典型面痛：非典型面痛的主要特点是疼痛不局限于某一感觉神经支配区内，疼痛范围广泛、深在。无"扳机点"存在。疼痛发作时常伴有明显的自主神经症状。

（2）牙痛和其他牙源性疾患：三叉神经痛有时可与牙痛相混淆，特别是牙髓炎和髓石所引起的疼痛比较剧烈。但牙髓炎所引起的疼痛为持续性，夜晚疼痛加剧（三叉神经痛时，夜晚疼痛减轻或消失），对冷热刺激敏感，有病灶牙存在。髓石所引起之疼痛，多在体位改变时或睡下后发生,无"扳机点"存在,亦无周期性发作的特点,X线摄片在牙髓腔内有结石存在。有时颌骨内的埋伏牙、颌骨或上颌窦肿瘤的存在,压迫神经时也可引起神经痛,可行X线检查确诊。其他牙源性感染如牙周膜炎、颌骨骨髓炎,以及拔牙术后创口感染等都能引起颌面部疼痛;但这些疾病所引起的疼痛为持续性、深在性钝痛,有明显病灶可查,疼痛一般不受外界刺激的影响,无"扳机点"存在,出去病灶后疼痛消失。

(3)鼻旁窦炎:如急性上颌窦炎、额窦炎等。多在流行性感冒后发生,继急性鼻炎后,可有嗅觉障碍,流大量黏液脓性鼻涕、鼻阻塞。疼痛呈持续性,不如三叉神经痛剧烈,但持续时间长,局部皮肤科有红、肿、压痛及其他炎症表现,如体温升高、白细胞计数增加等。X线摄片可见鼻旁窦腔密度增高,呈普遍性模糊阴影,有时可见液平面。抗生素治疗有效。

(4)颞下颌关节紊乱病:是常见的颞下颌关节疾病。根据临床特点、病变部位和病理改变,可分为关节肌群功能紊乱类、关节结构紊乱类和关节器质性改变类。其临床表现为张口及咀嚼时关节区及其周围肌群出现疼痛,常伴有关节弹响、张口时开口型偏斜、歪曲等症状。主要是疼痛症状和性质与三叉神经痛不同:颞下颌关节紊乱病一般无自发痛,多在关节后区,髁突部及在相应肌和骨质破坏区有压痛。一般在咀嚼及张大口时诱发疼痛。

(5)舌咽神经痛:为舌咽神经分布区域的阵发性剧痛。多见于男性。疼痛性质与三叉神经痛相似,但疼痛部位在咽后壁、舌根、软腭、扁桃体、咽部及外耳道等处。疼痛常因吞咽、讲话而引起,睡眠时也可发作,这种情况在三叉神经痛时少见。可应用1%~2%丁卡因,喷雾于咽部、扁桃体及舌根部,如能止痛即可确诊。

应注意的是舌咽神经痛于三叉神经痛可同时发病。当三叉神经第三支痛伴有舌神经痛时,应特别注意舌咽神经痛相鉴别。如当第三支完全麻醉后而疼痛仍不缓解时,应考虑舌咽神经痛的可能;在用地卡因喷雾于舌咽神经分布区域,如疼痛缓解即可作出诊断。

【治疗】 三叉神经痛可分为原发性(症状性)三叉神经痛和继发性三叉神经痛两大类,其中原发性三叉神经痛较常见。原发性三叉神经痛是指找不到确切病因的三叉神经痛。可能是由于供应血管的硬化并压迫神经造成,也可能是因为脑膜增厚、神经通过的骨孔狭窄造成压迫引起疼痛。继发性三叉神经痛:是指由于肿瘤压迫、炎症、血管畸形引起的三叉神经痛。此型有别于原发性的特点,疼痛常呈持续性,并可查出三叉神经邻近结构的病变体征。

治疗三叉神经痛首先要确定是原发性的还是继发性的,继发性的疼痛特征基本与原发性三叉神经痛相同,但常伴有神经系统其他症状和体征。通过CT、核磁共振等检查,有助于发现原发病,以确诊患者是哪种类型的三叉神经痛。

治疗方法分为无创和有创治疗方法。

(1)无创治疗方法包括西药治疗、中药疗法、中医针灸疗法、封闭治疗、理疗等。适用于病程短、疼痛较轻的患者。也可作为有创治疗方法的补充治疗。

① 药物治疗:常用卡马西平(也称痛痉宁)0.1~0.2 g,2~3次/日;其次为苯妥英钠,0.1~0.2 g,3次/日。上述药物均应逐渐加量,至疼痛缓解后,再逐渐减量。

② 封闭治疗:用2%利多卡因加维生素 B_1 100 mg、B_{12} 500 μg 行周围神经干封闭。一般每周1~2次。

③ 注射疗法：常用无水酒精，可行周围支，亦可行圆孔或卵圆孔注射。一般行一次注射即可收效，每次注射 0.5～1.0 ml。

④ 中医针灸疗法：根据循晋经穴与神经分布的解剖位置相结合的原则，选择相应穴位，进行针刺。

（2）有创治疗方法包括手术疗法（如三叉神经周围支撕脱术、骨腔病灶刮治术）、三叉神经节感觉根颅内切断或电凝术、微血管减压术、神经阻滞疗法、射频热凝疗法、伽玛刀治疗。

（3）继发性三叉神经痛，应针对病因治疗。

【预防】（1）首先要注意避免过度的劳累，增强体质。

（2）夏季休息时要避免空调或是风扇直吹面部，防止着凉或是感冒，避免病毒和细菌入侵机体。

（3）讲究卫生，防止出现口腔或是鼻腔以及颜面部的感染，如果出现了感染性的疾病，比如出现牙龈炎或是鼻窦炎以及中耳炎等，致病的病原体可以产生毒素，对神经产生不良的刺激，而诱发疼痛出现。

（4）经常锻炼咀嚼肌，保持比较好的咀嚼习惯，如出现咬合不全，应及时纠正。

（5）预防动脉硬化、高血脂和高血压的出现，防止神经压迫而出现疼痛。

【护理】（1）心理护理：患者由于疼痛剧烈，发作频繁，往往不敢说话、漱口和进食，甚至出现厌世行为，故应耐心做好思想工作，消除患者紧张情绪，给予全流或半流饮食，鼓励患者争取在发作后的时间内多进饮食，以保证营养和增强体质。

（2）由于不敢说话、漱口和进食，口腔卫生甚差，每应给予生理盐水或口泰液漱口，加强口腔清洁，预防感染和溃疡等并发症。

（3）发作时，为了减轻疼痛，患者常揉搓患侧面颊部，易导致该处皮肤的破溃和感染，因此要保持该处皮肤的清洁卫生，防止感染的发生。

（4）注意观察疼痛的发作频率，发作时间和间隔期的长短，以便更好地作好饮食、口腔和皮肤的护理。

（5）疼痛剧烈、频繁和入睡困难者，可酌情给予镇痛，安眠药或对症处理。

（6）三叉神经手术后，除一般开颅术后护理外，还应注意患者有无并发角膜炎和周围性面瘫，因为手术游离血管过程中，易离断或触动压迫血管主神经根或脑桥的细小分支，而出现面部感觉减退，故应做好相应的护理。

（张晓培　董艳丽）

第四节　舌咽神经痛的诊治与护理

【病因】（1）原发性舌咽神经痛病因多数不明，部分患者发病前有上感病史，一般认为由于舌咽神经与迷走神经的脱髓鞘变化，引起舌咽神经的传入冲动与迷走神经之间发生短路，导致舌咽神经出现痛性抽搐。

（2）继发性舌咽神经痛的病因：

① 颅内舌咽神经受损,可有脑桥小脑角和颅后窝肿瘤,上皮样瘤,局部感染,血管性疾病,颈静脉孔骨质增生,舌咽神经变性。

② 颅外的舌咽神经受损,可有茎突过长,鼻咽部和扁桃体区域肿瘤,慢性扁桃体炎,扁桃体脓肿等。

③ 有人认为颅外血管疾患,如颈内动脉闭塞和颈外动脉狭窄等也都可能成为本病的病因。

【临床表现】 (1) 好发年龄:35～50 岁。

(2) 发病部位:扁桃体区、咽部、舌根部、颈部、耳道深部、下颌后区处。

(3) 疼痛性质:阵发性剧痛,如刀割样、刺戳样、痛性抽搐。

(4) 疼痛时间:早晨、上午频发,睡眠时可有发作,此点可与三叉神经痛相区别。

(5) 有异物感、梗死感:发病时咽部、喉部有异物感和梗塞感,而导致频频咳嗽。

(6) 疼痛激发因素:触诊可使疼痛发生,也称"扳机点"。常见于扁桃体区、外耳道、舌根处。每当吞咽、咀嚼、打哈欠、咳嗽均可诱发疼痛。

(7) 有间歇期。

(8) 患者有脱水、消瘦。是由于惧怕疼痛,少进食所引起的。

(9) 严重者可有心律不齐、心跳停止、昏厥、抽搐、癫痫发作、喉痉挛、腮腺分泌过多等现象。

【诊断】 (1) 好发年龄。

(2) 发病部位。

(3) 疼痛性质和发病时间特点:阵发性剧痛,其性质、持续时间与三叉神经痛相似。疼痛部位始于一侧舌根和扁桃体,并迅速向咽侧、软腭扩展和放射到同侧耳道、下颌骨等部位。

(4) 咽喉部有异物感、硬塞感伴咳嗽。

(5) 可找到"扳机点":"扳机点"在舌根和扁桃体部位,常在吞咽及说话时发作。

(6) 患者有消瘦、脱水,心律不齐、抽搐、昏厥、喉痉挛等严重病症。

(7) 以 1%～2% 的卡因喷雾舌根及咽侧,疼痛可以缓解,此为诊断本病的重要依据。

(8) 舌咽神经痛可与三叉神经痛同时存在。

【鉴别诊断】 (1) 三叉神经痛:两者的疼痛性质与发作情况完全相似,部位亦与其毗邻,第三支痛时易和舌咽神经痛相混淆,二者的鉴别点为:三叉神经痛位于三叉神经分布区,疼痛较浅表,"扳机点"在睑、唇或鼻翼、说话、洗脸、刮须可诱发疼痛发作;舌咽神经痛位于舌咽神经分布区,疼痛较深在,"扳机点"多在咽后、扁桃体窝、舌根、咀嚼、吞咽常诱发疼痛发作。

(2) 喉上神经痛:喉深部,舌根及喉上区间隙性疼痛,可放射到耳区和牙龈,说话和吞咽可以诱发,在舌骨大角间有压痛点,用 1% 丁卡因卷棉片涂抹梨状窝区及舌骨大角处,或用 2% 普鲁卡因神经封闭,均能完全制止疼痛。

(3) 膝状神经节痛:耳和乳突区深部痛常伴有同侧面瘫,耳鸣,耳聋和眩晕,发作后耳屏前,乳突区及咽前柱等处可出现疱疹,疼痛呈持续性,膝状神经节痛者,在咀嚼、说话及吞咽时不诱发咽部疼痛,但在叩击面神经时可诱起疼痛发作,无"扳机点"。

（4）蝶腭神经节痛：此病的临床表现主要是在鼻根、眶周、牙齿、颜面下部及颞部阵发性剧烈疼痛，其性质似刀割、烧灼及针刺样，并向颌、枕及耳部等放射，每天发作数次至数十次，每次持续数分钟至数小时不等，疼痛发作时多伴有流泪、流涕、畏光、眩晕和鼻阻等，有时舌前 1/3 味觉减退，上肢运动无力，疼痛发作无明显诱因，也无"扳机点"，用 1% 丁卡因棉片麻醉中鼻甲后上蝶腭神经节处，5～10 min 后疼痛即可消失。

（5）颈肌部炎性疼痛：发病前有感冒发热史，单个或多块颈肌发炎，引起颈部或咽部痛，运动受限，局部有压痛，有时可放射到外耳，用地卡因喷雾咽部黏膜不能止痛。

（6）继发性舌咽神经痛：颅底，鼻咽部及小脑脑桥角肿物或炎症等病变均可引起舌咽神经痛，但多呈持续性痛伴有其他脑神经障碍或其他的神经系局限体征，X 线颅底拍片，头颅 CT 扫描及 MRI 等检查有助于病因诊断。

【治疗】（1）药物治疗：与三叉神经痛相同。

（2）封闭治疗：用 2% 利多卡因加维生素 B_1 100 mg、B_{12} 500 μg 行周围神经干封闭。

（3）手术治疗：可在颅外、也可在颅内施行舌咽神经切断术。

【预防】（1）应注意要改变不良的生活习惯，例如：生活不规律，吸烟，喝酒，偏食，吃特别刺激，过度油腻的食物等。

（2）有一些药物和食品可以起到一定的预防效果，比如说基因食品预防，目前在国外比较盛行，基本趋于成熟。

（3）定时查体很重要，肿瘤早期往往症状不明显，很容易被忽视，一旦发现已经到了中晚期，错过了治疗的最佳时机。此外，还需要提供良好的查体环境，提高基层部分人员的专业水平，真正使肿瘤早发现，早治疗。

【护理】　与三叉神经痛相同。

第五节　蝶腭神经痛的诊治与护理

【病因】　蝶腭神经节神经痛系由蝶腭神经节或节根，如岩大浅神经、岩深神经及其合并的翼管神经，因某种病变而遭受直接损害或反射性刺激所致。其病因至今尚不十分清楚。

（1）有人认为与慢性鼻窦炎，尤其是蝶窦炎或筛窦炎有关，诸如慢性扁桃体炎、龋齿等邻近器官的感染灶可能对本病的发生有一定的影响。

（2）鼻中隔后上部弯曲，机械压迫中鼻甲而反射性刺激蝶腭神经节，或颅底部损伤（如颅底骨折）而累及翼腭窝，或颈内动脉血栓形成刺激岩大神经有时亦可产生类似的疼痛症状。

【临床表现】（1）多发于 30 岁以上的女性。

（2）表现为一侧下面部的发作性疼痛并伴有自主神经症状。

（3）疼痛位置深在而弥散，通常由一侧的鼻根部后方，眼以及上颌部开始，继而扩展至上腭、牙龈部、颧颞部乃至下颌、舌部，甚而波及同侧的顶枕部或颈、肩以及上肢。

（4）疼痛发作的起止多较急，常于夜间（亦可在其他任何时间）出现。

（5）一般无明显诱因，与咀嚼、吞咽或触压痛区等动作无关。疼痛的程度常较剧烈，多呈酸痛、灼痛或钻痛。情绪激动、强烈光线或巨响等外界刺激均可使之加剧。

（6）每次发作持续时间，数十分钟、数小时乃至更久。

（7）部分病例于月经期、情绪激动或感冒后发作。

（8）间歇期长短不一，轻者可达数月，重者则很短，发作结束后可完全无痛，或于数小时内仍遗留轻度钝痛及感觉异常。

（9）疼痛发作期间常伴有面部潮红、眼结膜充血、流泪、惧光、鼻黏膜充血、鼻塞、流涕、频繁打喷嚏或流涎等。亦可合并有眩晕、恶心、气喘、心前区疼痛、软腭肌肉痉挛或由于咽鼓管充血而致耳内胀满及耳鸣等。

【诊断】 （1）根据上述临床表现：主要表现为一侧面部的发作性疼痛，常先从鼻根部、眼及上颌后部开始，再波及额部、颞部，甚至下颌及舌部；有时还可扩展至同侧顶枕、颈肩及手臂部。其痛区已超出三叉神经的分布范围。

（2）疼痛性质：为阵发性，持续时间常较长。无明确"扳机点"或激发因素。发作期常伴有鼻塞、流涕、流泪等自主神经系统症状。

（3）中老年女性多见。

（4）用地卡因涂布患侧中鼻甲后部黏膜或通过腭大孔行蝶腭神经节封闭（翼腭管内阻滞麻醉）可能消除或缓解疼痛。

（5）可能有慢性感染病灶存在（蝶窦或鼻旁窦感染病灶）。

（6）检查时常无明显的阳性体征，一般无固定的压痛点。个别病例，在发作期可显示患侧 Horner 征、颞动脉搏动增强或同侧面部肿胀及感觉过敏等。刺激中鼻甲后部黏膜偶可诱发疼痛。

【治疗】 （1）去除病灶，注意清除鼻窦炎等可能与发病有关的慢性感染病灶。

（2）药物治疗：与三叉神经痛相似。

（3）神经阻滞治疗：简单方法为 2％利多卡因及 3％麻黄碱混合液滴鼻，或以 3％～5％可卡因涂布中鼻甲后部黏膜，每日 3 次，常可收效。亦可经腭大孔入路行蝶腭神经节神经阻滞，轻者以 2％利多卡因 5 ml，重者行乙醇神经阻滞以获得持久的止痛效果。

（4）局部理疗：患侧鼻普鲁卡因或乌头碱离子透入常可收效，如 2％利多卡因，电流强度 0.2～0.7 mA，每日 1 次，每次 30 min，连续 15～20 次。也可采用超短波或间动电流治疗。

【预防】 （1）应注意要改变不良的生活习惯。

（2）积极治疗原发病，去除感染病灶。

【护理】 与三叉神经痛相同。

第六节 流涎症的诊治与护理

【病因】 流涎的原因很多，一般分为生理性和病理性两大类。

（1）由于婴儿的口腔浅，不会节制口腔的唾液，在新生儿期，唾液腺不会发达，到第 5 个月以后，唾液分泌增加，6 个月时，牙齿萌出，对牙龈三叉神经的机械性刺激使唾液分泌也增多，以致流涎稍多，均属生理现象。随着年龄的增长，口腔深度增加，婴儿能吞咽过多的唾液，流涎自然消失。

（2）现代医学认为，当患口腔黏膜炎症以及神经麻痹、延髓麻痹、脑炎后遗症等神经系统疾病时,因唾液分泌过多,或吞咽障碍所致者,为病理现象。病理性流涎是指婴儿不正常地流口水,常有口腔炎、面神经麻痹,伴有小嘴歪斜、智力下降等。另外,唾液分泌功能亢进、脾胃功能失调、吞咽障碍、脑膜炎后遗症等均可引起病理性流涎。

【临床表现】　(1) 主要发生在儿童及老年人,无明显性别差异,可突然发病,也可逐渐发病。

(2) 不断的唾液外溢,可造成患者的手帕、毛巾乃至上衣等物被浸湿,睡眠时,枕巾也常被唾液浸湿。仰卧时,唾液可能流入气管,引起咳嗽,甚至可引起吸入性肺炎。

(3) 外观失常,常表现呆滞、言语不清和其他神经科症状与体征。

【诊断】　(1) 根据临床表现,容易诊断。但应注意鉴别生理性和病理性的区分。

(2) 婴幼儿唾液分泌增多、外溢多属生理性,常见于出生 3 个月～2 岁间。由于牙萌出时,对三叉神经的反射性刺激,以及吞咽调节活动尚不健全所致。随着年龄的增长,流涎现象可自动消失。

(3) 罹患某些疾病,如面神经麻痹以及在口腔黏膜炎症等情况下,也会导致涎液外溢。前者主要由于面肌松弛,闭口功能障碍;后者则主要因炎症刺激,引起反射性唾液增加所致。外伤后也可能导致流涎,可因组织缺损,也可因暂时性功能障碍所致。这些在原发性疾病痊愈后,流涎现象均随之消失。

(4) 病理性涎液增多还可见于神经系统疾病,如延髓麻痹、脑炎后遗症以及呆小症等患者。此种流涎现象一般不会自愈。

【治疗】　(1) 生理性流涎一般不予处理。

(2) 因某些可逆性疾病所引起者,如口炎、损伤等,应积极治疗原发病。

(3) 对轻度唾液外溢者,可用抗胆碱类药物治疗,如阿托品、莨菪碱、普鲁本辛等,但长期使用此类药物可导致口干、青光眼、头痛、尿潴留等不良反应。

(4) 不能恢复的神经系统疾病引起者,如呆小症等,可试行双侧腮腺导管口或颌下腺导管口移位术,改道至咽侧;也有人主张可行双侧腮腺导管结扎术,一使其萎缩,减少唾液分泌。

【预防】　(1) 据不同原因做相应处理:注意观察婴儿的表现,找出流涎原因,特别是婴儿发烧、拒绝进食时,要进行口腔检查,观察有无溃疡。

(2) 饮食上注意节制,以防体内存食生火加重流涎现象,引起呼吸道感染。饮食温度不宜过高,食用过热的食物容易刺激破溃处,引起剧烈疼痛,使患儿不敢进食,不利于溃疡愈合。

(3) 还可以在医生指导下进行中医推拿治疗。

(4) 患了手足口病的宝贝,从发病开始一定要隔离 7～10 天,以免传染给其他的孩子。

(5) 对于因为患有脑瘫、先天性痴呆的宝贝,则应该先积极地治疗原发疾病。

(6) 因维生素及微量元素缺乏而引起的口腔炎,经过检测明确诊断后,及时进行补充,流涎的症状很快就会好转。

(7) 宝贝患病后一定要认真查找病因,尤其是发烧、拒食的宝贝更要注意进行口腔检查,及时发现病变,及早治疗。

(8) 如果居家治疗不见好转,带宝贝尽快到医院诊治,以免耽误病情。

【护理】　（1）注意观察患儿的表现，找出流涎原因。

（2）饮食上注意节制，以防体内存食生火加重流涎现象，引起呼吸道感染。

（3）在医生指导下进行中医推拿治疗。

（4）注意患儿的口腔、皮肤清洁，每天用生理盐水清洁口腔，同时注意看护。

（5）发烧高、症状重的患儿，一定要带到医院进行诊断，并按医生的嘱咐服药，卧床休息。

第七节　茎突过长综合征的诊治与护理

【病因】　（1）茎突过长，远端伸向扁桃体窝内或其附近，出现咽部异物感，如压迫神经末梢，可出现咽痛等症状。过长茎突压迫或摩擦颈部动脉，影响血液循环，引起相应区域疼痛，但也有茎突过长而无症状者。

（2）茎突方位与形态异常。

（3）扁桃体炎及扁桃体切除术后疤痕牵拉。

（4）舌咽神经痛与本病有密切关系。

【临床表现】　（1）好发于青壮年。缓慢发病，病史可由数月至数年。

（2）一侧咽部疼痛、吞咽时加重，疼痛可放射至头颈部颌面部。

（3）患侧咽部有明显的异物感，如鱼刺感、牵拉感等，吞咽时更为明显。

（4）疼痛在说话、转头时加重，当头前倾或转颈时可引起剧烈咳嗽。

【诊断】　（1）发病缓慢，也有在感冒后突然发生者，有些患者在发病前有扁桃体摘除史。

（2）本病主要变现为一侧咽部疼痛和异物感。

（3）咽部触诊，扁桃体窝处，可触及骨样条索状硬物，并可诱发咽痛，均有助于本病的诊断。

（4）拍摄茎突正、侧位 X 线片可显示茎突过长或弯曲。

（5）除外颈椎病、肿瘤等相关疾病即可确诊。

【治疗】　（1）根据患者情况而定。

（2）茎突过长而无症状或症状较轻者可不手术。

（3）以手术治疗为主。

① 患者症状明显迫切要求手术者可行之。

② 手术方法多采用经口咽扁桃体途径手术，或行颈外径路手术切短茎突。

【预防】　本病无有效预防措施，早诊断早治疗是本病的防治关键。

【护理】　（1）心理护理：要根据患者的心理特征，耐心做好解释和安慰疏导工作，缓解其紧张情绪，使患者情绪稳定，身心处于最佳状态接受治疗及护理，以提高治疗效果。

（2）在术后恢复期注意嘱咐患者张口锻炼，防止围术区粘连、瘢痕挛缩而导致再次出现咽部不适症状。

（贺敬才　张士水　王明启　陈圆圆）

第十三章
口腔颌面部常见肿瘤的诊治与护理

第一节　口腔颌面部常见囊肿的诊治与护理

一、皮脂腺囊肿

【病因】　主要为由皮脂腺排泄管阻塞,皮脂腺囊状上皮被逐渐增多的内容物膨胀而形成的潴留性囊肿。

【临床表现】　(1)可发生于面部任何部位。

(2)病程长,生长慢,小的如豆,大则可至小柑橘样。

(3)囊肿位于皮内,并向皮肤表面突出。囊壁与皮肤紧密粘连,中央可有一小色素点。临床上可以根据这个主要特征与表皮样囊肿作鉴别。

(4)囊内为白色凝乳状皮脂腺分泌物。

(5)如继发感染可有疼痛、化脓。

(6)少数可发生癌变。

【诊断】　(1)于皮脂腺丰富的体表部位出现圆形肿物,肿物与表面皮肤部分相连,与基底组织不连而可移动。

(2)有时在皮脂腺口有一黑头粉刺样小栓,受挤压时可出白色泥状皮脂。

(3)一般无其他不适,若继发感染时,呈现红肿,压痛,也可化脓溃破。

(4)彩超可协助诊断。

【鉴别诊断】　(1)皮样囊肿:位于皮下,不与皮肤粘连而与基底部组织粘连甚紧。常长在身体中线附近,好发于眼眶周围、鼻根、枕部及口底等处。

(2)表皮样囊肿:是一种真皮内含有角质的囊肿。多因外伤(尤其刺伤)将表皮植入真皮而成,肿物表面常有角质增生,囊肿壁由表皮组成,囊内容物为角化鳞屑,好发于手及足踝等易受外伤和压迫的部位。

【治疗】　(1)在局麻下手术切除。沿颜面部皮纹方向作梭形切口,应切除包括与囊壁粘连的皮肤。

（2）如并发感染，应先控制感染，待炎症消退后再行手术。

【预防】　（1）注意对皮肤的护理，要讲究卫生，做到勤洗澡、勤更衣、勤剪指甲。

（2）对囊肿不可用力挤压，及时进行治疗，早点控制病情，预防皮脂腺囊肿继发感染。若囊肿出现红肿感染、疼痛等症状，应及时去医院就医。保持局部的干净，早期将炎症控制下去。

（3）应注意要改变不良的生活习惯，例如：生活不规律，吸烟，喝酒，吃特别刺激、过度油腻的食物等。

【护理】　（1）卫生健康宣教。

（2）心理护理：术前患者对手术产生恐惧，担心手术对身体造成不良影响以及对疗效充满疑虑；因此我们要热情接待，多与患者交谈，了解患者的心理，进行有效的疏导，解答患者提出的疑问，消除焦虑、急躁的情绪；向患者介绍环境，消除陌生感，同时耐心解释皮脂腺囊肿的病因，介绍手术方案、大致过程和预期效果，使其消除焦虑、恐惧心理，树立治疗的信心，能够更好地配合手术。

（3）术后护理：护理人员要做好健康教育，嘱咐患者定期换药、拆线，观察刀口有无渗血。饮食以清淡为主，忌辛辣油腻食物。

二、皮样或表皮样囊肿

【病因】　（1）皮样囊肿或表皮样囊肿先天发育畸形，是由胚胎发育时期遗留于组织中的上皮细胞发展而形成的囊肿。

（2）表皮样囊肿有时也可以由于损伤、手术使上皮细胞植入而形成，称为植入性表皮样囊肿。含毛发、牙齿等则称为皮样囊肿。

【临床表现】　（1）皮样或表皮样囊肿多见于儿童及青年。

（2）皮样囊肿好发于口底和颏下区，表皮样囊肿好发于眼睑、额、鼻、眶外侧、耳下等部位。

（3）生长缓慢，呈圆形。

（4）触诊时囊肿坚韧而有弹性，似面团状感觉。除非继发感染，一般囊肿与周围组织均无粘连。

（5）穿刺检查时无物，或可抽出乳白色豆渣样分泌物，有时皮样囊肿大体标本可见毛发、牙齿、汗腺、毛囊等组织。

（6）位于口底部者可在下颌舌骨肌（或颏舌骨肌、舌骨肌）之上或之下。前者多向口内突出，后者多向颏部突出。

【诊断】　（1）病史及临床表现。

（2）穿刺检查可抽出乳白色豆渣样分泌物，有时大体标本可见毛发。在镜下可见有脱落的上皮细胞、毛囊和皮脂腺等结构。

（3）病理组织学检查确诊。

【治疗】　手术摘除。囊膜较厚，可钝性剥离取出，分层缝合。囊肿位于口底部下颌舌骨肌（或颏舌骨肌、舌骨肌）之上时，通过口内径路手术；囊肿位于口底部下颌舌骨肌（或颏舌骨肌、舌骨肌）之下时，应通过口外径路摘除。

【预防】　（1）本病系先天性疾病,暂无有效预防措施。

（2）表皮样囊肿多由损伤、手术造成,故提高医疗水平是预防的最佳手段。

【护理】　同皮脂腺囊肿。

三、甲状舌管囊肿

【病因】　甲状舌管囊肿是一种先天性发育性囊肿,源于甲状舌管的残余上皮。胚胎至第6周时,甲状舌管自行消失,在起始点处仅留一浅凹即舌盲孔。如甲状舌管不消失时,则残存上皮分泌物聚积,形成先天性甲状舌管囊肿。

【临床表现】　（1）多见于1～10岁的儿童,亦可见于成年人。

（2）囊肿可发生于颈正中线,自舌盲孔至胸骨切迹间的任何部位,但以舌骨上下部为最常见。

（3）囊肿生长缓慢,呈圆形,位于颈正中部,有时微偏一侧。质软。无继发感染者,边界清楚,与表面皮肤及周围组织无粘连;并发感染者,周界不清。

（4）位于舌骨以下的囊肿,舌骨体与囊肿之间可能扪及坚韧的索条与舌骨体粘连,故可随吞咽及伸舌等动作而移动。甲状舌管囊肿的诊断可根据其部位和随吞咽移动等而作出。

（5）囊肿可因反复继发感染破溃,或因误诊为脓肿切开引流后,形成甲状舌管瘘。如无炎症史而表现为瘘者,称原发瘘。

（6）甲状舌管囊肿穿刺检查可抽出透明、微混浊的黄色稀薄或黏稠液体。甲状舌管瘘则经常有黏性或脓性分泌。

（7）对甲状舌管瘘,行碘油造影可协助明确其瘘管行径。

【诊断】　（1）囊肿或漏管位于颈前正中,可随吞咽上下移动,即可做出诊断。

（2）自漏口外注入美兰观察舌盲孔有无美兰溢出,则可进一步明确诊断。

（3）囊肿者行B超检查有助于诊断。

【鉴别诊断】　（1）异位甲状腺:多位于舌根或舌盲部的咽部,呈紫蓝色的瘤状突起,质地柔软,周界清楚。患者常有语言不清,呈典型的"含橄榄"语音。行同位素[131]I扫描,异位甲状腺内同位素浓聚,此特点可与甲状舌管囊肿相鉴别。

（2）甲状腺肿瘤:甲状腺肿瘤最常见的是甲状腺腺瘤与甲状腺癌。质地多较甲状舌管囊肿硬,部位多局限于甲状腺体部与峡部。穿刺检查可鉴别甲状舌管囊肿与甲状腺肿瘤。甲状舌管囊肿的囊内容物为透明、微混浊的黄色稀薄或黏稠性液体。

（3）皮样囊肿:为先天性囊肿,位于颈前正中,囊肿与皮肤粘连,不随吞咽上下移动。

（4）颏下淋巴结炎:可有临近组织如牙周、下颌、下唇等处的炎症,肿块质地坚硬,有压痛,不随吞咽上下运动。

【治疗】　（1）应手术切除囊肿或瘘管,而且应彻底,否则容易复发。

（2）手术要点是,除囊肿或瘘管外,一般应将舌骨体中1/3份切除;如在舌骨以上的舌肌内行手术时,应连同周围正常组织行柱状切除。如瘘与舌盲孔相通时,在瘘口末端应贯穿缝扎,以封闭与口咽的通道。

【预防】　本病系先天性疾病,暂无有效预防措施。

【护理】

1. 术前护理

（1）术前加强心理护理，做好患者及家属的安慰、解释工作，关心、体贴患者，满足其合理需求，使患者以良好的心理状态迎接手术。

（2）详细的入院评估和疾病知识宣教。在患儿入院后，负责护士应详细了解患儿既往病史，向家长耐心地讲解疾病的有关知识，做好各项检查前的解释和指导工作，通过术前的健康宣教可使患儿家长对本病有一定的了解，增强本病对小儿健康危害性的认识，理解手术治疗的必要性，增强参加患儿护理的积极性，更好地配合护理工作。对于较大患儿进行此类的健康宣教，能让其主动配合治疗。

（3）了解患儿的心理，建立良好的护患关系，消除患儿恐惧心理。

2. 术后护理

术后加强切口及呼吸道的护理，尤其是口内切口患者的口腔及饮食护理、预防感染，是手术成功和患者康复的重要保证。

（1）患者清醒后即取半卧位，以利呼吸和引流，帮助患者及时排除痰液。

（2）颈部放置冰块，预防切口出血。

（3）保持呼吸道通畅，如有呼吸困难，应检查有无伤口内出血压迫气管。如有此情况，应采取紧急措施，拆除缝线，清除血块，止血，重新缝合切口。出现局部突然肿胀、呼吸极度困难、脉搏增快等症状时，需及时通知医生，并立即做好救治准备。

（4）术后 24～48 h 取出引流片。

（5）术后患者应食用营养丰富，易于消化的食物。对于年老体弱者，应适当延长吃流质、半流质食物的时间，以利消化。

（6）术后患者要注意口腔卫生，经常含漱。

（7）加强心理护理。

四、鳃裂囊肿

【病因】 鳃裂囊肿属先天性发育异常，是由于第二鳃裂和第二咽囊在胚胎发育过程中未能闭合或闭合不全所致。多数认为系由胚胎鳃裂残余组织所形成。囊壁厚薄不等，含有淋巴样组织，通常覆有复层鳞状上皮，少数则被以柱状上皮。

【临床表现】 （1）多见于青少年，生长缓慢。患者无自觉症状，如发生上呼吸道感染后可以骤然增大，有疼痛感。

（2）囊肿常位于颈部侧方。发生于下颌骨角部水平以上及腮腺区者，常为第一鳃裂来源；发生于颈中上部者，多为第二鳃裂来源；发生于颈下部者，多为第三、四鳃裂来源。临床上以第二鳃裂来源最多见，大多在舌骨水平、下颌角部，胸锁乳突肌前缘颈上 1/3 附近。

（3）表面光滑，但有时呈分叶状。肿块大小不定，质地软，有波动感，无搏动，这可与神经鞘瘤及颈动脉体瘤相区别。穿刺时，可见黄绿色或棕色，清亮或微混的不含或含胆固醇结晶的液体。

（4）鳃裂瘘管可为原发性（先天未闭），也可为继发性（因鳃裂囊肿穿破后长期不愈形成）。可为单侧,也可为双侧。可同时有内外两个瘘口,也可仅仅只有外瘘而无内瘘。第一鳃裂内瘘口在外耳道;第二鳃裂内瘘口通向咽侧扁桃体窝;第三、四鳃裂内瘘通向梨状凹或食管上段。

（5）行碘油造影可协助明确其瘘管行径及开口部位。

【诊断】 （1）根据反复感染的病史特点,病变的特定部位,临床表现特征及穿刺检查而明确。

（2）穿刺时可抽出黄绿或棕色、白色的清亮或混浊液体,涂片可查见胆固醇晶体,第一鳃裂囊肿或瘘内有皮脂样物。

（3）可用 X 线造影检查明确瘘管的位置及走行方向,以协助诊断。

（4）超声波检查可对囊肿的位置,大小及其与颈部血管的关系提供有价值的信息。

【鉴别诊断】 （1）囊状水瘤:常见于婴幼儿,肿块较鳃裂囊肿要大,穿刺物为透明、淡黄色水样液体,此特点可与鳃裂囊肿相鉴别。

（2）海绵状血管瘤:发生于颈侧区的海绵状血管瘤有时易与鳃裂囊肿混淆,浅表位置者表面皮肤呈蓝色,位置深在者无色泽变化,但血管瘤多有压缩性,或可扪及静脉结石,低头时肿瘤增大等特点。穿刺为血液,此为最重要的鉴别点。

【治疗】 （1）手术切除。根据病情行囊肿摘除术或瘘管切除术。

（2）根治的方法是手术彻底切除,如遗留残存组织,可导致复发。内瘘口应予严密缝合封闭。

（3）要注意保护重要的组织,如颈动脉、副神经、面神经等。

【预防】 本病系先天性疾病,暂无有效预防措施。

【护理】 同甲状舌管囊肿。

五、牙源性颌骨囊肿

【病因】 牙源性颌骨囊肿发生于颌骨而与成牙组织或牙有关。根据其来源不同,分为以下几种:

（1）根尖周囊肿:是由于根尖肉芽肿、慢性炎症的刺激,引起牙周膜内的上皮残余增生。增生的上皮团中央发生变性与液化,周围组织液不断渗出,逐渐形成囊肿。

（2）始基囊肿:发生于成釉器发育的早期阶段,牙釉质和牙本质形成之前,在炎症或损伤刺激后,成釉器的星网状层发生变性,并有液体渗出,蓄积其中而形成囊肿。

（3）含牙囊肿:发生于牙冠或牙根形成之后,在缩余釉上皮与牙冠面之间出现液体渗出而形成含牙囊肿。

（4）牙源性角化囊肿:来源于原始的牙胚或牙板残余,有人认为即始基囊肿。角化囊肿有典型的病理表现,囊壁的上皮及纤维包膜均较薄,在囊壁的纤维包膜内有时含有子囊（或称卫星囊腔）或上皮岛。囊内为白色或黄色的角化物或油脂样物质。

【临床表现】 （1）除根尖周囊肿可发生于任何年龄,且以成年多见外,余多见于青少年。为慢性无痛性增长,初期无自觉症状。

（2）根尖周囊肿在口腔内可发现深龋、残根或死髓牙（牙已拔除者称残余囊肿）。始基囊肿、含牙囊肿、角化囊肿可有缺牙。

（3）若继续生长，骨质逐渐向周围膨胀，皮质变薄，扪诊时有乒乓球感，或闻及羊皮纸样脆裂声。

（4）穿刺检查可抽出草黄色液体，可含胆固醇结晶；角化囊肿则可能为皮脂样物质。

（5）囊肿在 X 线片上显示为一清晰圆形或卵圆形的透明阴影；可为单房，也可为多房。边缘整齐，周围常呈现一明显白色骨质反应，但角化囊肿中有时边缘可不整齐。

（6）囊肿过大时，可引起面部明显畸形。上颌囊肿可侵入鼻腔及上颌窦；巨大的下颌囊肿，少数也可引起病理骨折。

（7）临床上，牙源性颌骨囊肿除根尖周囊肿外，与造釉细胞瘤有时很难鉴别，特别是在由囊肿转变为造釉细胞瘤或有造釉细胞瘤同时存在的病例。需要借助病理检查方能最后确诊。

（8）多发性角化囊肿伴有皮肤多发性基底细胞痣（或基底细胞癌）、脊椎和肋骨畸形（颈肋或分叉肋），以及眶距增宽、眼部病变等时称为基底细胞痣（或癌）综合征，或称颌骨多发性角化囊肿综合征。

【诊断】 （1）牙源性颌骨囊肿根据其来源不同可分为根端囊肿、始基囊肿、含牙囊肿、角化囊肿。

（2）通常都是无症状的、生长缓慢的圆形或卵圆形颌骨肿物。

（3）多发生于青壮年。

（4）囊肿早期颌骨外观无变化，随肿物长大，骨质逐渐向周围膨胀，骨质表面逐渐吸收变薄，扪诊时有乒乓球样感觉，并发出折羊皮纸样脆裂声。最后表面骨质也被吸收时，可触及波动感。

（5）囊肿长大可在面部出现相应畸形和功能障碍。

（6）囊肿继发感染可出现疼痛、局部红肿及全身发热等症状，经拔牙或切开便可形成不愈合的瘘口。

（7）X 线检查对诊断也有很大帮助，囊肿在 X 线片上显示为一清晰圆形或卵圆形的透明阴影，边缘整齐，周围常呈现一明显白色骨质反应线，但角化囊肿边缘有时不整齐。

【治疗】 （1）一旦确诊后，应及时进行手术治疗，摘除囊肿，囊腔内的牙应根据具体情况予以拔除或行根管治疗，以免引起邻近牙的继续移位和造成咬合紊乱。一般从口内进行手术，如伴有感染须先用抗生素或其他抗菌药物控制炎症后再作手术治疗。

（2）术前应作 X 线摄片，以明确囊肿的范围与邻近组织关系。

（3）角化囊肿易复发，易恶变，手术应更彻底。根据不同情况可用苯酚烧灼囊壁，或辅以冷冻治疗；也可考虑颌骨方块切除；多次复发者应行颌骨部分切除立即植骨。

（4）相关牙齿需要在术前行根管治疗。

【预防】 早诊断早治疗是本病的防治关键。另外还需要注意，本病的患者中，大多数与死髓牙有关，因此应尽早处理由外伤、龋齿或畸形牙引起的牙髓病变，对预防或减少根尖周囊肿的发生有重要意义。

（1）早期预防：由于恒牙的形成、生长和发育是在胚胎期和儿童期完成的，因此，在儿童期要做好牙病预防，少食精制的甜食，每日刷牙 2～3 次。一旦发现牙病要及时治疗。

（2）早期检查：在换牙期间，家长要仔细观察孩子口腔内有无畸形牙，到期该换的牙齿是否按期萌出,邻近未萌出牙的牙齿有无倾斜、移位等。如发现疑点,要及时带孩子到医院就诊。拍一张口腔全景 X 线片,了解所有牙齿的位置情况。如发现恒牙在颌骨内有倒生、水平阻生、移位或恒牙被邻牙根阻挡不能正常萌出,应视情况及时拔除不能萌出的恒牙,并定期摄片观察。对于有面部肿胀史、经常抗感染治疗不能消除肿胀者,一定要摄片检查,以确定颌骨内有无囊肿形成。

(3) 早期治疗:一旦发现牙源性颌骨囊肿,应及早进行手术治疗。可减轻创伤,减小面部畸形程度,也便于恢复咀嚼功能。

【护理】

1. 术前护理

(1) 加强心理护理,根据患者的病情进行必要的讲解,解除患者的心里顾虑,调整心态,向患者交代病情、治疗方案及操作过程、术中可能发生的问题等,并告知不及时治疗的后果。尊重患者的知情权及选择权,以便很好的配合医护人员,确保手术成功。

(2) 口腔清洁:常规全口洁治,去除牙石及菌斑。

2. 术后护理

(1) 饮食护理:术后进食营养价值高且富含维生素的食物,以利创口愈合。由于术后创口疼痛及张口受限,术后应进流食,逐渐过渡到普食。忌食辛辣食品、烟酒、油炸食品。

(2) 口腔护理:保持口腔清洁,防止创口感染。

(3) 疼痛护理:减少或去除引起疼痛的原因,合理运用药物止痛,也可给予局部冷敷。

(4) 加强切口和引流的护理,促进愈合。

(5) 识别术后并发症,作好预防和护理。

(6) 安排患者的复查时间,以便了解患者的康复情况。

六、非牙源性颌骨囊肿

【病因】　是由胚胎发育过程残留的上皮发展而来。可分为以下几种:

(1) 球上颌囊肿:发生于上颌侧切牙与尖牙之间,牙常被排挤而移位。

(2) 鼻腭囊肿:位于切牙管内或附近。

(3) 正中囊肿:位于切牙孔之后,腭中缝的任何部位。

(4) 鼻唇囊肿:位于上唇底和鼻前庭内。可能来自鼻泪管上皮残余。囊肿在骨质的表面。

【临床表现】

(1) 多见于儿童及青少年。除鼻唇囊肿外,临床症状与牙源性颌骨囊肿基本相同。

(2) 球上颌囊肿 X 线片上显示囊肿阴影在牙根之间,而不在根尖部位。牙无龋坏变色,牙髓均有活力;鼻腭囊肿 X 线片上显示切牙管扩大的囊肿阴影;正中囊肿 X 线片上可见缝间有圆形囊肿阴影;鼻唇囊肿 X 线片上可见骨质无破坏现象。

(3) 在口腔前庭外侧可扪出囊肿的存在。

【诊断】

(1) 临床表现。

(2) X 线片所示。

【治疗】

(1) 原则同牙源性颌骨囊肿,要注意保护邻牙。

(2) 鼻唇囊肿位于软组织中,一般从口腔前庭径路摘除。

【预防】　本病系先天性疾病,暂无有效预防措施。

【护理】　同牙源性颌骨囊肿。

第二节　口腔颌面部良性肿瘤和瘤样病变的诊治与护理

一、瘤样病变

(一) 色素痣

【病因】　来源于表皮基底层产能生黑色素的色素细胞。按组织病理特点可分为皮内痣、交界痣、复合痣。

(1) 皮内痣(intraderTnal nevus):为大痣细胞分化而来,是更成熟的小痣细胞,并进入真皮及其周围结缔组织中。

(2) 交界痣(junctional nevus):痣细胞在表皮和真皮交界处,呈多个巢团状,边界清楚,分布距离均匀;每一巢团的上一半在表皮的底层内,下一半则在真皮浅层内。这些痣细胞为大痣细胞,色素较深。

(3) 复合痣(compound nevus):在痣细胞进入真皮的过程中,常同时有皮内痣和残留的交界痣,为上述两型痣的混合形式。

【临床表现】　(1) 交界痣为淡棕色或深棕色斑疹、丘疹或结节,一般较小,表面光滑、无毛,平坦或稍高于表皮。炎症一般不出现自觉症状。

(2) 突起于皮肤表面的交界痣容易受到洗脸、刮须、摩擦与损伤,并由此可能发生恶性病变症状:如局部轻微痒、灼热和疼痛;痣的体积迅速增大;色泽加深;表面出现感染、破溃、出血,或痣周围皮肤出现卫星小点、放射黑线、黑色素环;以及痣所在部位的引流区淋巴结肿大等。

(3) 恶性黑色素瘤多来自交界痣。

(4) 一般认为,毛痣、雀斑样色素痣均为皮内痣或复合痣。这类痣极少恶变,如有恶变亦是来自交界痣部分。

【诊断】　(1) 痣的位置、大小、色泽及形状,表面有无毛发、增生或溃疡。

(2) 注意发病时间,发展速度,病情平缓。

(3) 病理切片检查区别皮内痣、交界痣、混合痣等。

(4) 如因长期的刺激,可能发生恶性变。

【治疗】　(1) 一般应严密观察,不必处理,但有下述情况之一者,应手术治疗:

① 突然出现增大、溃破、刺痒、疼痛等症状。

② 位于易受摩擦部位,如面、颈部。

③ 影响美观者。

(2) 手术一次切除适用于较小的痣;或虽面积较大,如怀疑有恶变,应采用外科手术一次全部切除活检。

（3）较大的痣无恶变证据者，可考虑分期部分切除，容貌、功能保存均较好；也可采用全部切除，邻近皮瓣转移或游离皮肤移植。

（4）手术应在痣的边界以外，正常皮肤上作切口。如冰冻切片证实恶变，应扩大切除。比较小的痣切除后，可以潜行剥离皮肤创缘后直接拉拢缝合。

（5）分期切除只能严格适用于无恶性病变、面积较大的痣。一般间隔 3~6 月手术一次，直至全部切除。

【预防】　（1）预防紫外线暴晒，保护肌肤的基底层和真皮层不受紫外线的伤害，抑制黑色素的形成。

（2）新老角质交替过慢也是黑色素形成的原因之一，因此定期去除角质，可以帮助剥掉老化角质、去除黑斑。

（3）通过饮食也可以改善肤色。例如大量饮水、平时多吃一下蔬菜和水果，加强抗氧化食物的摄入，多摄入富含维生素 C 的食物。化学实验证明，黑色素形成的一系列反应多为氧化反应，但当加入维生素 C 时，则可阻断黑色素的形成。因此，多吃富含维生素 C 的食物，如酸枣、鲜枣、番茄、刺梨、柑橘、新鲜绿叶蔬菜等。

【护理】

1. 术前准备

（1）应按无菌操作常规进行，治疗区常规消毒，剃除周边毛发。

（2）可选用 0.5%~1% 利多卡因局部浸润麻醉。

（3）准备手术器械。

2. 术后护理

（1）手术后遵医嘱口服抗生素 3 天，注意保持手术部位的清洁干燥，防止感染。

（2）外科包扎换药，同时可考虑服用抗生素，防止创面感染。

（3）根据手术的部位不同，告知患者具体的拆线时间，面部手术 5~7 天，四肢手术 10~14 天。

（4）禁食辛辣刺激的食品，养成良好的生活习惯，吸烟者暂时戒烟，以促进伤口的愈合。

（5）拆线后次日可沐浴，伤口处可使用康瑞宝、瘢痕灵等药物预防瘢痕增生。

（6）嘱患者近期内避免强光，紫外线光照射以免色素沉着。

（7）张力大的部位嘱患者术后使用弹力绷带压迫包扎 1~3 个月，防止瘢痕。

（二）牙龈瘤

【病因】　牙龈瘤是来源于牙周膜及颌骨牙槽突结缔组织的非真性肿瘤。

（1）是机械刺激及慢性大堆炎症特别刺激形成的增生物。

（2）与内分泌有关，如妇女怀孕期间容易发生牙龈瘤，分娩后则牙龈瘤缩小或停止生长。

【临床表现】　（1）以中、青年女性为常见。

（2）多发生于牙龈乳头部。位于唇、颊侧者较舌、腭侧者多。最常见的部位是前磨牙及前牙区。

（3）肿块较局限，呈圆或椭圆形，有时呈分叶状，有蒂或无蒂。

（4）与内分泌有关。

（5）随着肿块的增长，可以破坏牙槽骨壁；X线摄片可见骨质吸收牙周膜增宽的阴影。牙可能松动、被迫移位。

（6）局部常有刺激因素存在，如残根、结石、不良修复体。

（7）先天性龈瘤见于新生儿的牙槽嵴部；大小数毫米至数厘米不等。

（8）根据病理组织结构及临床表现不同，分为肉芽肿型、纤维型、血管型等。

【诊断】　（1）临床表现。

（2）病理检查有助于确诊牙龈瘤的类型。

【治疗】　（1）除妊娠性龈瘤外，均应彻底切除，否则易复发。可在局麻下手术切除。并应去除局部刺激因素，包括龈上、下洁治，去除不良修复体等。一般应将病变所涉及的牙同时拔除，刮除牙周膜。

（2）妊娠性龈瘤只有在分娩后仍不消退时，才行手术处理。

【预防】　（1）保持口腔清洁，及时治疗原有的牙龈炎，严格控制菌斑，可大大减少妊娠期牙龈炎的发生。

（2）及早地去除一切局部因素，如牙菌斑，牙石及不良修复体，由于孕妇牙龈易出血，故操作时应特别仔细，动作要轻，尽可能减少出血。

（3）对于病情严重的患者，如牙龈炎红肿、增生肥大、牙龈袋溢脓时，可用1%过氧化氢和生理盐水冲洗、局部放药、漱口等方法，避免口服用药。

（4）定期口腔检查，及时获得必要的口腔保健指导，使已有的口腔疾患得到及时的治疗。

【护理】

1. 术前护理

（1）心理护理：牙科畏惧症是人们对牙科治疗所持有的特殊心理和行为的心里表现，患者出于对拔牙的担心，因而承受了很大的压力，表现为对治疗的信心不足。因此，护理人员应耐心体贴地开导患者，根据患者的病情进行必要的讲解，解除患者的心理顾虑，调整心态，向患者交代病情、治疗方案及操作过程、术中可能发生的问题等，并告知不及时治疗的后果。尊重患者的知情权及选择权，以便很好地配合医护人员，确保手术成功。

（2）口腔清洁：常规全口洁治，去除牙石及菌斑。

（3）术前准备：准备手术器械，抽好麻药，准备好牙周塞制剂。

2. 术中护理

（1）保证良好的照射光源，提高手术的精确度。

（2）协助医师牵拉口腔软组织，保证手术视野清晰。

（3）根据不同手术步骤，提供相应手术器械和材料。

（4）用吸唾器吸取口内血液和冲洗生理盐水。

（5）调拌牙周塞制剂，覆盖在术区创面。

（6）随时观察患者面部表情变化，及时报告给术者，以便作出相应处理。

3. 术后护理

（1）交代注意事项：首先保护伤口，不要进食硬物，24 h内不要刷牙、漱口，防止感染等,不要吃辛辣、刺激性食物。

(2) 口腔护理,保持口腔清洁,防止创口感染。

(3) 切除肿物送病理检查。

(4) 整理椅位和手术器械。

(5) 安排患者的复查时间,以便了解患者的康复情况。

二、良性肿瘤

(一)成釉细胞瘤

【病因】　为颌骨中心性上皮肿瘤,起源于釉质器或牙板上皮,亦可由口腔黏膜基底细胞而来。

【临床表现】　(1) 颌骨膨隆及面部畸形:下颌骨发病较上颌骨多,好发于磨牙区域及下颌角部,生长缓慢,初期无自觉症状,颌骨的膨隆变形常为患者就诊时主诉。

(2) 肿瘤波及牙槽骨可致牙松动吸收、移位或脱落,牙𬌗关系紊乱。

(3) 下唇麻木不适:在肿瘤压迫下牙槽神经或恶变(发生率极低)时出现此症状。

(4) 骨质破坏多时可出现病理性骨折。

(5) 上颌骨造釉细胞瘤可波及上颌窦、鼻腔及眼眶,可出现相应的鼻塞、眼眶上移、鼻泪管阻塞等。

(6) 临床上偶可见位于软组织,多发生在下颌磨牙区,无骨质破坏。此种多系来源于口腔黏膜基底细胞。

(7) 典型成釉细胞瘤的 X 线表现:早期呈蜂房状,以后形成多房性囊肿样阴影,单房比较少。囊壁边缘常不整齐、呈半月形切迹。可含牙或不含牙。在囊内的牙根尖可有不规则吸收现象。

(8) 穿刺无液体或为棕褐色液体。

【诊断】　(1) 颌骨无痛性进行性肿大,可致面部畸形,往往无特殊自觉症状。

(2) 咬合关系错乱,牙移位致松动或脱落,偶有病理性骨折。

(3) 颌骨膨隆,表面结节状,凹凸不平,有时伴有乒乓球样压弹感。

(4) X 线摄片示颌骨膨隆,不规则多房性囊性透光影像,此影像边缘不光滑,有半月状切迹,分房大小悬殊,波及牙槽骨者可有明显的"根尖浸润征"——牙根尖的牙槽突骨质呈不规则的破坏与吸收,牙根可呈锯齿状或截断样吸收。

(5) 如有迅速长大同时伴疼痛溃疡等症状,X 线表现骨间隔破坏消失,呈斑点状影时,应疑有恶性病变。

(6) 穿刺囊液常为褐色,有时可有胆固醇结晶,但无角化上皮。

(7) 病理组织学检查确诊。

(8) 绝大多数为具有局部浸润性的临界瘤。

【鉴别诊断】

牙源性颌骨囊肿:其临床表现相似,需依靠 X 线摄片、病理检查明确诊断。

【治疗】

(1) 主要为手术治疗。因有局部浸润周围骨质的特点,需将肿瘤周围的骨质至少在

0.5 cm 以上处切除。否则,治疗不彻底将导致复发;而多次复发后又可能变为恶性。

（2）能保留下颌骨边缘者可行方块切除术。肿瘤波及下颌骨无足够边缘者,应作下颌骨部分切除;缺损可行即刻植骨。

（3）如按囊肿进行刮除,而术后病理报告为成釉细胞瘤者,应严密观察其有无复发情况。

（4）确诊为恶性成釉细胞瘤者,应按恶性肿瘤处理。

（5）软组织成釉细胞瘤行局部切除术即可。

【预防】 （1）本病为一种先天性疾病,早诊断早治疗是本病的防治关键。

（2）对于术后的患者,应积极随访,防止复发而造成更严重的危害。

【护理】

1. 术前护理

（1）作好心理护理,建立良好的护患关系,选择好访视时间,尽量避免影响患者休息,对患者进行自我介绍,通过自己良好的语言、表情、态度和行为去减轻患者在医院这个陌生的环境产生的紧张恐惧心理,并介绍进入手术室后麻醉医师和护士对其手术所做准备的操作顺序,让患者心里有所准备。认真倾听患者的诉说,耐心回答疑问,解决患者的烦恼,同时做好家属的工作,使之共同配合,给予患者心理支持,增加患者对医护人员的信任。

（2）加强健康教育向患者和家属解释手术的必要性,讲解此类手术的相关知识及术前的注意事项和要求,以减少术后并发症,在宣教过程中尽量避免使用过多的专业术语:语言通俗易懂,便于与患者沟通。同时请手术后的患者现身说教,介绍亲身体会,因势利导,以利康复。

（3）术前准备:术前 3 天开始用复方硼砂漱口液漱口,每日 3 次;并在术前 1 天洁牙,以保持口腔清洁。术前晚备皮,男性患者理发、剃须,若取髂骨应剃去阴毛。

（4）麻醉前护理:手术日晨将患者对手术室护士进行口头交接班,接患者的护士面带笑容,热情相迎,与患者亲切交谈,尽可能减轻患者心理上的紧张和恐惧感,并认真核对患者的床号、姓名、性别、手术名称等。

2. 术后护理

（1）生命体征的监护:患者术后给予心电监护,平卧头偏向一侧,保持呼吸道通畅,严密观察生命体征至平稳、取肋骨或髂骨处敷料情况,并作好观察记录。

（2）口腔护理:患者术后由于咀嚼、吞咽、舌运动功能均下降,口腔自洁作用较差,食物残渣滞留于口腔易致感染,术后应每日口腔护理两次,在患者住院期间要教会患者及家属对口腔的冲洗,以便患者出院后仍能进行口腔护理,以保持口腔清洁,减少切口感染。

（3）饮食护理:术后患者因进食困难易造成营养不良,影响伤口愈合。给患者制定出合理的饮食计划。早期选择鼻饲进食,给予高热量、高维生素、高蛋白的流质饮食,每次200 ml,每日 4～5 次,待手术伤口拆线后或术后周可自行进食。

（4）严密观察手术切口,预防感染。渗湿的敷料随时更换,减少感染机会,同时给予抗生素。

（5）应经常巡视观察,告知患者手术成功,消除其紧张、恐惧心理,以免使患者误会自己病情较重,影响休息,不配合治疗,致生命体征改变,影响疾病的治疗。

3. 出院指导

(1) 手术后恢复期应适当活动,但不能用重物撞击植骨部位,出院后 3 个月后到医院复查。

(2) 注意饮食调节,早期可食用营养丰富的半流质,以后根据情况改为软食或普食。

(3) 如有牙缺损,可在移植骨存活 6 个月后根据情况适时进行赝复体修复。

(二) 血管瘤

【病因】　血管瘤起源于残余的胚胎成血管细胞,或被认为是先天性血管畸形。血管瘤病因目前仍不十分清楚,但与以下因素有关:

(1) 可溶性细胞因子学说:血管瘤细胞具有正常内皮细胞的分化特点,血管瘤的发生是由于局部分泌一种可溶性因子,引起内皮细胞的非正常增殖,而非细胞自身表型的改变所致,但是这种可溶性细胞因子仍未被确定,上述细胞因子是否为肥大细胞所分泌,仍需进一步研究。

(2) 基因突变学说:染色体 5q 存在抑制血管形成的基因,基因的杂合性丢失(LOH)将导致其突变,使血管内皮细胞异常增殖,从而形成血管瘤。

(3) 内皮祖细胞学说:内皮祖细胞的存在是血管瘤早期快速增殖的根本原因,血管瘤内皮细胞可能来源于胎盘内皮,胎盘内皮细胞可由绒毛膜绒毛进入胎血循环,在胎儿体内进行克隆化增殖,形成血管瘤。

(4) 细胞凋亡在血管瘤中的作用:在出生后 1～6 个月,由于体内基因水平的调节,如 mRNA 转录增加,使 VEGF(血管内皮细胞增长因子)、bFGF(碱性肝素结合生长因子)等表达增加,加上雌激素等促 VEC(血管内皮细胞)增殖因子的作用,导致机体某些部位,尤其是皮肤局部 VEC 过度增殖,同时这些 VEC 的凋亡可能由于 Bcl-2(B 细胞淋巴瘤、白血病-2 基因)、caspase-3(一组门冬氨酸特异性的胱氨酸蛋白酶)、Clust/Apo J(一种与凋亡有关的多功能糖蛋白)等基因的调节而处于低水平,加剧了增殖、凋亡的失衡,VEC 大量堆积,血管瘤快速增长。

【临床表现】　(1) 70％病例在出生时即发现。大多数在 1 岁以内出现红色病损,只有极少数病例在成人时出现。

(2) 瘤体外观特征(葡萄酒斑状或杨梅状等):最初表现为毛细血管扩张,四周围以晕状白色区域;迅即变为红斑并高出皮肤,高低不平似杨梅(草莓)状。随着发展,病损由鲜红变为暗紫、棕色,皮肤可呈花斑状。

(3) 压之褪色或缩小。

(4) 体位元试验阳性,扣诊及静脉石,穿刺抽出凝全血(海绵型),扣有搏动感,听诊吹风样杂音,压闭供血动脉及杂音消失(蔓状型)。

(5) 血管造影示瘤区造影剂浓聚或血管畸形。

(6) 病理组织学检查确诊。

【诊断】　(1) 根据临床表现血管瘤一般诊断不困难。新生儿斑、葡萄酒斑和草莓状血管瘤均可从临床表现确定诊断。

(2) 但如侵犯颈深部的一些重要器官如颈动脉、喉部,应特别注意。虽然穿刺瘤体抽出血液对诊断很有帮助,但为预防出血,尽可能不穿刺。

(3) 彩超检查:可显示肿瘤内为红色血液,据此与淋巴管瘤相鉴别,还可观察肿瘤的范围,是一种方便而准确的诊断方法。

(4) 必要时可作血管造影,不但可以观察肿瘤侵犯范围,且可观察动、静脉瘘的情况。(选择性动脉造影,根据血管瘤所在部位选择性动脉插管,动脉造影可清楚地显示肿瘤的供应动脉及引流出静脉情况、肿瘤的范围及动静脉瘘的多少等。)

(5) 核素扫描:用核素 99mTc 人血蛋白扫描,可清晰晰显示血管瘤的图像,可明确病变范围、数量。

(6) 临床常见的血管瘤为海绵状血管瘤、毛细血管瘤及混合型 3 类。

① 毛细血管瘤:具有发育良好的单层内皮细胞及很少量结缔组织为基质。管腔内只有很少量的血细胞。为局限的分叶状肿块,边界清楚,稍突出于皮肤表面,颜色鲜红,大小不一。由于管腔狭窄,压迫时很少变白。

② 海绵状血管瘤:具有发育良好的血管,管腔宽大,充满了血球,瘤体较柔软,突出于皮肤表面,界限不清楚,呈紫蓝色,具有压缩性,被压缩后颜色变白。海绵状血管瘤比毛细血管瘤大而厚。常侵犯皮下组织,具有扩张性。在颈部常侵犯深层组织。

③ 毛细-海绵状血管瘤(混合型):具有上述两种血管瘤的特点,比较常见,毛细血管瘤常分布于海绵状血管瘤的表面。

【治疗】 (1) 手术治疗,局限者可全部切除,范围广者可部分切除。

(2) 微波透热治疗,主要应用于海绵状型。

(3) 放射治疗,用于婴幼儿毛细血管瘤和表浅的海绵状血管瘤。

(4) 硬化治疗,用于海绵状血管瘤。

(5) 冷冻治疗,用于杨梅状及海绵状血管瘤。

(6) 激素治疗,用于婴幼儿血管瘤。

(7) 血管内栓塞,用于蔓状和巨型海绵状血管瘤。

【预防】 血管瘤常见的危害有:出血、感染、溃疡及压迫、破坏邻近组织器官,并可影响容貌、邻近组织器官形态功能及人体生长发育。因此平时生活中要注意事项:

(1) 避免剧烈运动。

(2) 避免外力,特别是尖锐物体碰撞瘤体。

(3) 避免较大情绪波动。

(4) 饮食力求避免辛辣、烈性酒精等刺激性、发性食物。

(5) 慎防瘤体破裂出血。

(6) 对瘤体局部要密切观察,对瘤体的大小要好记录,并定期到医院定期复查,如生长、蔓延迅速,应及早治疗。

(7) 血管瘤治疗需要耐心、恒心,位置较深的血管瘤需要分期治疗,按疗程治疗。

【护理】

1. 术前护理

(1) 心理护理:心理护理应贯穿治疗工作的全程。手术患者难免出现恐惧、紧张、焦虑等情绪,我们应从关怀、鼓励出发,就病情及施行手术的必要性、可能取得的效果、术后恢复过程和预后、术后可能发生的并发症等情况，以恰当和通俗易懂的言语交流，对患者及家属作安慰和解释，以取得他们的信任、理解和支持，同时鼓励患者，使患者以良好的心态配合治疗和护理。

（2）术前准备：充分完善的术前准备对手术顺利进行和术后康复起着重要的作用。皮肤准备是预防切口感染的重要环节，剔除手术区域毛发，清除皮肤的污垢。备皮时注意遮挡和保暖，动作轻柔，防止损伤皮肤。饮食方面，应摄入营养丰富、易消化的食物。多休息，减少活动，防止血管瘤破裂。了解患者的出凝血时间、凝血酶原时间、血小板数、血型等。术前常规 8 h 禁食水。术前晚根据患者情况并遵医嘱给予常规剂量安定片口服以帮助睡眠。

（3）术前宣教：根据患者的年龄、文化程度和生活背景等特点，结合病情向其讲解相关知识、麻醉方式及麻醉后可能发生的反应及注意事项，介绍术后可能留置的各类引流管的必要性。

2. 术后护理

（1）病情观察和记录：给予心电监护，密切观察生命体征，手术当日每小时测量生命体征直至平稳。密切观察切口敷料有无渗血渗液，各引流管是否通畅，详细区分各引流管的引流部位并熟知其作用，熟悉不同引流管的拔管指征，以便于进行宣教。同时做好标记并妥善固定，常规检查管道有无堵塞或扭曲，保证引流通畅。每日观察并记录引流液的质、量及色泽。详细准确记录 24 h 出入量，动态观察病情变化并详细记录。若患者出现脉搏加快、减弱、脉压小、血压下降、呼吸急促伴呼吸道梗阻症状，应立即通知医生，协同处理。

（2）静脉输液的护理：患者术后应时刻保持静脉输液的通畅，病情危重的患者应保持两条或两条以上的有效静脉输液通道，根据医嘱快速输血和输入平衡盐溶液及对症药物，对于纠正休克、预防感染及并发症的发生十分重要。熟悉所输药物的疗效和不良反应，经常巡视并观察输液情况，液体是否通畅，根据患者的年龄、生命体征、病情和药物性质，调整输液的速度和量。如有不良反应，应立即停止用药并通知医生。

（3）出血预防和护理：手术后出血是血管瘤切除术后常见的并发症之一。术后应注意预防和控制出血，严密观察病情变化，尤其是生命体征的变化，若血压平稳可给予半卧位，为防止术后创面出血，建议患者不要过早活动，术后 24 h 内卧床休息，避免剧烈咳嗽，以免引起术后出血，加强引流液的观察。若短期内或持续引流出大量血液，或经输血、输液，患者血压、脉搏仍不能趋于稳定，应作好再次手术止血的准备。

（4）切口护理：护理时应嘱患者保持切口敷料清洁干燥。观察切口有无出血和渗液、周围皮肤有无发红、切口愈合情况，以便及时发现切口感染并妥善处理，同时嘱咐患者在咳嗽时用手按压伤口，以防止压力增高将切口崩裂。

（5）疼痛的护理：由于术区切口和引流管的存在、手术创伤等因素，患者在麻醉清醒后常感到切口或全身疼痛，可协助患者采取舒适的体位，使用非药物措施减轻疼痛，如分散注意力减轻疼痛；若疼痛严重，遵医嘱使用止痛药。

（6）饮食和休息：术后需进少量流质，逐步递增至全量流质，然后过渡到半流质、软食、普食。为防止引起出血，术后早期应卧床休息，保持病室安静，减少对患者的干扰，保证其安静休息。根据病情逐步增加活动量，待病情稳定后可下床作适当活动，活动时固定好各引流管,并给予协助。

3. 出院健康教育

(1)向患者讲解出院带药的用法、注意事项。

(2)进食营养丰富、清淡易消化的食物,切忌暴饮暴食、辛辣刺激食物。

(3)保持良好的心态,按时休息,适当锻炼。

(4)并定期复查。

(三)脉管畸形

【临床表现】　(1)静脉畸形:旧分类称海绵状血管瘤,是由衬有内皮细胞的无数血窦所组成。血窦的大小、形状不一,如海绵结构。窦腔内血液凝固而成血栓,并可钙化为静脉石。好发于颊、颈、眼睑、唇、舌或口底部。位置深浅不一,如果位置较深,则皮肤或黏膜颜色正常;表浅病损则呈现蓝色或紫色。边界不太清楚,扪之柔软,可以被压缩,有时可扪到静脉石。当头低位时,病损区则充血膨大;恢复正常位置后,肿胀亦随之缩小,恢复原状,此称为体位移动试验阳性。

静脉畸形病损体积不大时,一般无自觉症状。如继续发展、长大时,可引起颜面、唇、舌等畸形及功能障碍。若发生感染,则可引起疼痛、肿胀、表面皮肤或黏膜溃疡,并有出血的危险。

(2)微静脉畸形:即常见的葡萄酒色斑。多发于颜面部皮肤,常沿三叉神经分布区分布。口腔黏膜较少。呈鲜红或紫红色,与皮肤表面平,边界清楚。其外形不规则,大小不一,从小的斑点到数厘米大的可以扩展到一侧面部或越中线至对侧。以手指压迫病损,表面颜色褪去;解除压力后,血液立即又充满病损区,恢复原有大小和色泽。

所谓中线型微静脉畸形,主要是病损位于中线部位,项部最常见,其次可发生在额间、眉间,以及上唇人中等部位。与葡萄酒色斑不同的是,它可以自行消退。

(3)动静脉畸形:旧分类中称蔓状血管瘤或葡萄状血管瘤,是一种迂回弯曲、极不规则而有搏动性的血管畸形。主要是由血管壁显著扩张的动脉与静脉直接吻合而成,故亦有人称为先天性动静脉畸形。

动静脉畸形多见于成年人,幼儿少见。常发生于颞浅动脉所在的颞部或头皮下组织中。病损高起呈念珠状,表面温度较正常皮肤为高。患者可能自己感觉到搏动;扪诊有震颤感,听诊有吹风样杂音。若将供血的动脉全部压闭,则病损区的搏动和杂音消失。肿瘤可侵蚀基底的骨质,也可突入皮肤,使其变薄,甚至坏死出血。

动静脉畸形可与其他脉管畸形同时并存。

(4)淋巴管畸形:由淋巴管发育异常所形成,常见于儿童及青少年。好发于舌、唇、颊及颈部。按其临床特征及组织结构,可分为微囊型与大囊型两类。

① 微囊型:旧分类中称为毛细管型及海绵型淋巴管瘤,由衬有内皮细胞的淋巴管扩张而成。淋巴管极度扩张弯曲,构成多房性囊腔,则颇似海绵状。淋巴管内充满淋巴液。在皮肤或黏膜上呈现孤立的或多发性散在的小圆形囊性结节状或点状病损,无色、柔软,一般无压缩性,病损边界不清楚。口腔黏膜的淋巴管畸形有时与微静脉畸形同时存在,出现黄、红色小疱状突起,称为淋巴管—微静脉畸形。

发生于唇、下颌下及颊部者,有时可使患处显著肥大畸形。发生于舌部者常呈巨舌症,引起颌骨畸形、开𬌗、反𬌗、牙移位、咬合紊乱等。舌黏膜表面粗糙,呈结节状或叶脉状,有黄色小疱突起。在长期发生慢性炎症的基础上,舌体可以变硬。

② 大囊型:旧分类中称为囊肿型或囊性水瘤。主要发生于颈部锁骨上区,亦可发生于下颌下区及上颈部。一般为多房性囊腔,彼此间隔,内有透明、淡黄色水样液体。病损大小不一,表面皮肤色泽正常,呈充盈状态,扪诊柔软,有波动感。与深部静脉畸形不同的是体位移动试验阴性,但有时透光试验为阳性。

(5) 混合型脉管畸形存在一种类型以上的脉管畸形时可称为混合型脉管畸形。如前述的微静脉畸形与微囊型淋巴管畸形并存;动静脉畸形伴发局限性微静脉畸形;当然,静脉畸形也可与大囊型淋巴管畸形同时存在。

【诊断】　(1) 表浅血管瘤或脉管畸形的诊断并不困难。

(2) 位置较深的血管瘤或脉管畸形应行体位移动试验和穿刺来确定。

(3) 对动静脉畸形以及深层组织内的静脉畸形、大囊型淋巴管畸形等,为了确定其部位、大小、范围及其吻合支的情况,可以采用超声、动脉造影、瘤腔造影或磁共振血管成像来协助诊断,并为治疗作参考。

【治疗】　(1) 同血管瘤。治疗应根据病损类型、位置及患者的年龄等因素来决定。

(2) 对婴幼儿的血管瘤应行观察,如发展迅速时,也应及时给予一定的干预治疗。

【预防】　同血管瘤。

【护理】　同血管瘤。

(四) 神经纤维瘤

【病因】　面神经纤维瘤则来源于中胚叶的神经内膜,可单发或多发,多发者即神经纤维瘤病。

【临床表现】　(1) 多见于青少年。儿童期即发病,生长缓慢。可有家族史。

(2) 好发于额、颞、头皮部,也可见于鼻、颈和腮腺区;口腔内较少见,多见于舌部。

(3) 临床特征主要是表面皮肤呈大小不一的棕色或灰黑色小点状或片状病损。扪诊时,皮肤内有多发性瘤结节,质较硬。多发性瘤结节可沿皮下神经分布,呈念珠状,也可呈丛状,如来自感觉神经,可有明显触痛。有时有结缔组织呈异位增生,皮肤松弛或折叠下垂,面部畸形。肿瘤质地柔软,虽瘤内血运丰富,但一般不能压缩。

(4) 压迫邻近骨壁,可引起畸形。

(5) 枕部神经纤维瘤还可伴先天性枕骨缺损。

(6) 神经纤维瘤病是一种少见的遗传性疾病,其特征是皮肤色素沉着斑和多发性神经纤维瘤。约 25%～50% 的患者有阳性家族史。患者可在生后不久皮肤即出现色素沉着斑,呈牛奶咖啡色,逐渐增多或扩大。有时皮损出现较迟,在发育期才开始发病,生理变化如发育、妊娠、经绝期、传染病、精神刺激等均可使病情加重。病程缓慢,但到 20～50 岁时可发生恶变。

【诊断】　(1) 牛奶咖啡斑超过 6 个(每个直径＞1.5 cm)和/或出现腋窝雀斑。

(2) 多发性皮肤结节,质地柔软,如疝样。

(3) 口腔损害和内脏损害。

(4) 组织病理:肿瘤界限清楚,但无包膜,由神经鞘细胞和神经膜纤维组成,布丁染色阳性。

【治疗】 本病见于世界各地,无性别、年龄和种族差异。一般不需要治疗,除非严重影响美容和功能或有恶变时,才考虑手术切除。

(1) 较小而局限性的神经纤维瘤应尽可能一次完全切除。

(2) 巨大肿瘤应根据具体情况设计手术方案:可作部分切除;也可作较彻底切除,立即整复。原则上以纠正畸形及减轻功能障碍为目的。

(3) 出血较多,应作好充分准备。

【预防】 本病发生可能与胚胎发育早期出现的变异有关,不易预防。所以当小儿皮肤有较多的咖啡牛奶斑,应到医院进行详细体格检查和神经系统检查,必要时做 X 线检查,同时注意有无其他系统受累。

【护理】

1. 术前护理

(1) 心理护理:患者由于身体严重畸形,导致自卑心理,性格内向,对手术抱有较大期望,却又顾虑重重。应通过主动接近交谈和精心护理,建立起良好的护患关系,做好疾病解释和心理疏导工作,使患者排除心理障碍,恢复健康心理。针对患者矛盾的心理状态,应及时解答由患者和家属提出的各种问题,说明手术的必要性和成功可能,使其对手术有充分的了解和充足的心理准备,从而积极地配合手术前后的各项治疗和护理工作,有利于术后康复。

(2) 制定最佳的手术、麻醉、护理方案。组织相关科室专家会诊确定。常规皮试、备皮、插尿管、大量备血等。

(3) 术前指导:通过高蛋白、高热量、高维生素饮食,保证充足的营养供给,提高组织的修复能力。

2. 术后护理

(1) 密切观察病情变化:患者术后回到病室,进行严密监测病情变化。每半小时监测瞳孔、脉搏、呼吸、血压、血氧、体温,并准确记录。检查尿管有无脱落,观察尿液颜色、性状,准确记录每小时尿量。

(2) 该手术解剖复杂,创面广,失血量大,护理应严格各项无菌操作,输注足量抗生毒,防止感染。

(3) 引流管的护理:术后留置引流管 72 h 后除去。留置期间注意观察、记录引流液的量、颜色、性质;保持引流管通畅,避免引流管受压、扭曲、阻塞、脱落,翻身时先固定引流管。观察伤口渗出情况,若有渗出则及时更换敷料,保持伤口敷料干燥,避免伤口感染。

(4) 加强基础护理:指导患者晨起深呼吸自主咳痰,保持呼吸道通畅,防止坠积性肺炎的发生。

(5) 康复训练:康复训练越早进行,功能恢复越好,早期应指导患者进行被动功能锻炼,要遵循循序渐进、合理适度的原则。

3. 出院健康教育

(1) 保持良好的心态,按时休息,适当锻炼。

（2）定期复查。

（五）骨化性纤维瘤

【病因】　来源于颌骨内骨性结缔组织。骨化性纤维瘤病因不明,有文献报道骨化性纤维瘤可能与染色体异常有关。

【临床表现】　（1）常见于青年人,大多数在儿童即已发病。女性多于男性。

（2）多为单发性,可发生于上、下颌骨,但以下颌骨较为多见。

（3）生长缓慢,早期无自觉症状;肿瘤逐渐增大后,可造成颌骨膨胀肿大,引起面部畸形及牙移位。

（4）肿瘤质硬,大多界限不清楚。

（5）下颌骨骨化性纤维瘤有时可继发感染伴发骨髓炎而导致临床漏诊。

（6）在 X 线片上所示与骨纤维异常增殖症很难鉴别,表现为颌骨局限性膨胀,界限清楚,圆形或卵圆形,骨小梁正常结构消失,同时伴有密度减低阴影与不等量的和不规则的钙化,有的呈毛玻璃状;有的呈棉絮状;有的近似骨瘤状;有的则呈多房状囊性阴影。

【诊断】　（1）多见于青年人,发生于上或下颌骨,但下颌骨者多见。

（2）颌骨膨隆肿大,质地坚硬,面部畸形及牙移位,咬合错乱,但牙不松动。

（3）上颌者波及邻近骨骼,导致相应部位的畸形。

（4）X 线片示病变骨弥散性膨胀,病变与正常骨之间无明显界限,呈毛玻璃状或多房状囊状阴影。

（5）病理组织学检查确诊。

（6）临床上很难与骨纤维异常增殖症鉴别,须结合病理检查确诊。

【治疗】　原则上应行手术切除。

（1）能全部切除而影响功能不大者,宜早期手术切除为宜。

（2）不能全部切除或切除后影响功能较大者,应在青春期后作部分切除,以改善功能与外形。

（3）如无继发感染,下颌骨切除后一般可以立即植骨;上颌骨全部切除后,可用修复体恢复功能与外形。

【预防】　（1）主要以手术切除为主,因放疗有诱发恶变可能。

（2）鉴于本病临床进展缓慢,对病变较小或无症状者,可暂不手术,但应密切随访观察。

（3）病变发展较快者,伴有明显畸形和功能障碍者,应视为手术指征。

【护理】

1. 术前护理

（1）心理护理:做好充分的术前心理指导,消除忧虑、恐惧、紧张情绪。因颌面部肿瘤切除手术创面大,会使面容发生很大的变化,患者难于接受手术,应向患者讲清手术的目的、必要性及术后有改变面容的可能,从而做好充分的思想准备,提高其心理承受能力。

（2）术前指导:进高蛋白、高热量、高维生素饮食,保证充足的营养供给,提高组织的修复能力;术前夜 12 h 之后,应停止饮食和饮水,使胃肠排空,避免术中呕吐引起窒息和误吸。保证充足的睡眠,以促进食欲,提高机体抵抗力。术前3日使用口洁素漱口,2～3次/日,以保持口腔清洁,预防术后伤口感染。术前要注意个人卫生,洗澡、洗头、更衣、备皮,保持清洁、舒适;有活动义齿要取下,避免义齿脱落、引起误吸及窒息;如手术时间长,术前要留置导尿管,注意防止脱出,以免重插增加感染机会。

2. 术后护理

(1) 按全麻术后常规护理。

(2) 严密观察病情变化,及时清除口腔内渗出物,保持呼吸道通畅。

(3) 注意口腔清洁护理,用3％过氧化氢及等渗盐水交替冲洗口腔,每日3次。

(4) 鼻饲全流饮食,鼻饲饮食至口内创口完全愈合。每次喂食前检查胃管是否在胃内,注意流食的温度,以37℃为宜,喂食前后注入少量开水,冲洗鼻饲管,保持其通畅,防止脱出。鼻导管每周更换1次。

(5) 体位:全麻未清醒前,取平卧位,头偏向一侧,以利口腔分泌物充分流出,防止误吸和窒息。清醒后取半坐卧位,以减轻颌面充血、肿胀,有利于分泌物的引流。

(6) 术后伤口放置负压引流管1～2天,保持引流管通畅,防止扭曲,受压,严密观察引流物的性质、量、颜色,发现异常立即报告医生处置。

(7) 注意观察植骨区皮瓣颜色、温度及取骨区创面情况,若患者取肋骨,注意观察胸带松紧度,不要随意松解胸带,如胸带包扎太紧影响呼吸,应及时处理。

3. 健康指导

口腔颌面肿瘤的预防。肿瘤的预防分为三级:

(1) Ⅰ级预防:为病因学预防,是降低发病率的最根本措施,清除外来的慢性刺激因素,如及时处理残根、残冠、错位牙,去除不良修复体和不良的局部或全口义齿,以免口腔黏膜经常损伤和刺激,从而避免诱发肿瘤。注意口腔卫生,不吃过烫和有刺激的食物。

(2) Ⅱ级预防:主要是贯彻三早,即:"早发现、早诊断、早治疗",以提高治愈率。

(3) Ⅲ级预防:指处理和治疗患者为主,其目标是根治肿瘤,延长寿命,减轻病痛以及防止复发等。

4. 出院指导

(1) 戒除烟、酒等不良嗜好,尽早治疗残根等。

(2) 术后1个月复查,有不适随时复诊。

(3) 术后1个月左右可根据骨骼愈合情况,拆除颌间结扎,移植骨存活6个月后考虑修复失牙,如内固定钛板无继发感染或不引起疼痛,不需再将钛板取出。

(4) 经常进行口腔检查。

(六) 神经鞘瘤

【病因】 来源于神经鞘膜的良性肿瘤。

【临床表现】 (1) 好发于颈部及舌部,其他部位比较少见。

(2) 肿瘤质中或偏软,周界较清晰;有时也可呈分叶状,质地较硬的圆形或卵圆形肿块。有时甚至呈囊性,穿刺可得红褐色血样液体,经久不凝。此特点可与血管瘤鉴别。

(3) 活动度与神经干方向有关,一般肿瘤只能侧向移动而不能向神经轴上下移动。

(4) 临床表现与神经起源有关:来自末梢神经者,主要表现为肿块;来自感觉神经者,可有压痛或放射样疼痛；来自颈交感神经者，常使颈动脉向前移位，并可出现颈交感神经综合征（Horner）；来自迷走神经者，颈动脉向前向内移位，偶可见有声嘶症状；来自面神经者，常误为腮腺肿瘤，有时可有面抽搐的前驱症状；来自舌下神经者，可表现为颌下区肿瘤。

【诊断】　（1）根据病史、体格检查，结合影像学检查，多数可以在术前明确诊断。

（2）穿刺可得红褐色血样液体，经久不凝。

（3）有时肿瘤有出血、囊性变，需要与血管瘤、囊肿、血肿等鉴别。

【治疗】　手术摘除。一般行包膜内剥离术即可。重要神经更应沿纵轴细心分离，不然若切断神经，会导致功能障碍等后遗症；必要时可行神经吻合或移植术。

【预防】

1. 预防措施　无特殊有效预防措施。

2. 恶性肿瘤预防

（1）一级预防：减少或消除各种致癌因素对人体产生的致癌作用，降低发病率。如平时应注意参加体育锻炼，改变自身的低落情绪，保持旺盛的精力，从而提高机体免疫功能和抗病能力；注意饮食、饮水卫生，科学搭配饮食，多吃新鲜蔬菜、水果和富有营养的多种食物，养成良好的卫生习惯。

（2）二级预防：利用早期发现、早期诊断和早期治疗的有效手段来减少癌症患者的死亡。在平时生活中定期体检。

【护理】

1. 术前护理

（1）心理护理：术前患者易产生对手术意外及术后并发症的恐惧心理，为此针对性地给予心理护理，耐心与患者交流，介绍手术治疗的必要性及显微手术治疗方法和优点，帮助患者减轻心理压力，提高心理适应能力，树立信心，积极配合手术治疗。

（2）安全护理：加强安全防护措施，协助患者日常生活，并嘱患者勿随意到室外活动。要保持病房地面干燥，防止打滑而摔伤患者。

（3）营养疗法：为了提高患者手术耐受力，促进术后伤口早期愈合，所以应给予静脉输入复方氨基酸、脂肪乳剂、血浆、白蛋白等。

（4）病情观察：严密观察病情变化，及时清除口腔内渗出物，保持呼吸道通畅。

（5）术前指导：对吸烟患者，护士应劝其戒烟，防止增加术后发生痰阻气道的现象，尽量降低术后肺部感染的发生率。术前护士耐心指导患者做深呼吸运动及有效的咳嗽排痰法，使其熟练掌握。

（6）术前准备：护士要遵医嘱备皮和配血，并完善各项辅助检查。术前常规给予抗生素预防感染，术前晚注意睡眠情况，如影响睡眠者，给予安定片口服。晚上12点以后禁食禁水，遵医嘱术前用药。

2. 术后护理

（1）密切观察生命体征，严密监测血压、脉搏、呼吸、心电及生命体征，保持呼吸道通畅。

（2）注意搬动患者时动作要轻、稳，要稳定头部，注意保护手术切口部位，保持头颈、躯干在同一水平。

（3）保持引流管通畅。

（4）按全身麻醉术后护理常规进行，给予低流量持续吸氧。麻醉未醒时，取侧卧位，患侧向上。

（5）观察伤口渗血情况，保持敷料清洁干燥，防止伤口感染。

（6）饮食护理：术后可逐渐进流食或半流食。如吞咽困难，不能进食者，3天内可行鼻饲，加强营养，给予高热量、高蛋白、高维生素流食及新鲜蔬菜汁或果汁，防止发生便秘。

3. 出院指导

（1）向患者讲解出院带药的用法、注意事项。

（2）术后1个月复查，有不适随时复诊。

（七）脂肪瘤

【病因】 是来源于脂肪组织的良性肿瘤。

【临床表现】 （1）好发于多脂肪区，如颈部、面颊部；位于口内者还可发生于口底。

（2）病程较长，生长慢。

（3）边界不清楚，触诊柔软，有时有分叶及假波动感；位于黏膜下者可泛黄色。

（4）穿刺无物抽出，可与囊肿、血管瘤鉴别。

【诊断】 （1）临床表现及检查所见。

（2）彩超可协助诊断。

【治疗要点】 手术摘除。

【预防】 （1）禁酒及含酒精类饮料。酒精在体内主要通过肝脏分解、解毒，所以酒精可直接损伤肝功能，引起肝胆功能失调，使胆汁的分泌、排出过程紊乱，从而刺激脂肪瘤形成及/或使原来的瘤体增长、变大，增加脂肪瘤的癌变系数。

（2）饮食要规律、早餐要吃好。规律饮食、吃好早餐对脂肪瘤患者极其重要。如果不吃早餐，可刺激脂肪瘤或使原来的瘤体增大、增多，所以早餐最好吃些含植物油的食品。

（3）低胆固醇饮食。胆固醇摄入过多，可加重脏器的新陈代谢、清理负担，并引起多余的胆固醇在皮下或内脏、积聚和沉淀，从而形成脂肪瘤，因此，脂肪瘤患者应降低胆固醇摄入量。

（4）平时也可服用一些藻酸双脂纳、脂必妥、月见草油丸、绞股蓝总甙、肌苷、三磷酸腺苷等降脂、促进脂肪代谢的药物，或经常饮用山楂茶等，以减少脂肪在体内的堆积。

【护理】

1. 术前护理

（1）心理护理：术前患者易产生对手术意外及术后并发症的恐惧心理，为此针对性地给予心理护理，耐心与患者交流，介绍手术治疗的必要性、可行性及术后可能出现的危险和注意事项，帮助患者减轻心理压力，提高心理适应能力，树立信心，积极配合手术治疗。

（2）术前指导：术前2～3天进行头颈仰伸位训练，2次/日，30 min/次，以便术中能适应头颈仰伸位。

（3）术前准备：护士要遵医嘱备皮和配血，并完善各项辅助检查。术前常规给予抗生素预防感染，术前晚注意睡眠情况，如影响睡眠者，给予安定片口服。晚上12点以后禁食禁水，遵医嘱术前用药。

2. 术后处理

(1) 常规处理：包括术后抗炎及支持治疗。

(2) 术后 24 h 更换敷料、观察切口有无流出物及辨别分泌物性质并作好相应处理。

(3) 伤口缝线 7～10 天后拆除。

(八) 骨纤维异常增殖症

【病因】　骨纤维异常增殖症是一种原因不明的缓慢进展的自限性良性骨纤维组织疾病。病因主要与胚胎原始间叶组织发育异常、感染、外伤、内分泌功能紊乱、微循环障碍有关。但均未证实。目前普遍认为本病不是真性肿瘤。

本病多发生在青少年。11～30 岁为高发年龄范围。发生部位为一侧肢体的多数骨，以胫骨、股骨、颌骨较多见，肋骨、颅骨次之。又称骨纤维结构不良，为骨内纤维组织代替骨组织的增生过程。

【临床表现】　(1) 多在儿童及青年时期发病，女性大约为男性 2 倍。呈进行性肿大；青春期后可停止生长或速度变慢。

(2) 多见于上颌骨及颧骨。可为单骨性，也可为多骨性。多骨性者除颅、面、颌骨受累外，还可累及肋骨、盆骨等。

(3) 本病主要引起面颌畸形及咬合功能障碍，亦可出现眼球移位、鼻阻塞等症状。

(4) X 线片表现为多形性，与骨化性纤维瘤难鉴别。

(5) 多骨性，合并性早熟、皮肤色素沉着等现象时称为 Albright 综合征。

(6) 本病可能发生恶变，但少见。

【诊断】　(1) 临床表现及病史。

(2) 实验室检查：血中碱性磷酸酶轻度或中度的升高对颅骨纤维异常增生症的诊断有参考价值。

(3) 检查影像学检查对本病诊断有特殊意义。根据 X 线表现，本病分为三型：

① 变形性骨炎型：常为多骨型病变表现，其特点是颅骨增厚，颅骨外板和顶骨呈单侧泡状膨大，骨内板向板障和颅腔膨入，增厚的颅骨中常见局限和弥漫的射线透明区和浓密区并存，这种骨吸收与硬化并存极似 Paget 变形性骨炎的表现。颅骨扩大和硬化，可从额骨扩大到枕骨。面部受累可导致眶和鼻腔狭窄及鼻窦腔消失，此型约占 56%。

② 硬化型：此型多见上颌肥厚，可致牙齿排列不整，鼻腔、鼻窦受压变小。上颌骨受累多于下颌骨，且多为单骨型。损害呈硬化或毛玻璃样外观。相反，下颌骨损害多见于多骨型，表现为孤立的骨壁光滑且可透过射线。此型约占 23%。

③ 囊型：颅骨呈孤立或多发的环形或玫瑰花形缺损，缺损从菲薄的硬化缘开始，其直径可达数厘米。孤立的损害有似嗜酸性肉芽肿，多发的缺损可误认为 Hand Schüller Christian 病，偶有数种 X 线类型出现于同一个体上。此型约占 21%。应用 CT 或 MRI 检查，能明确病变的位置和范围，且能显示与软组织的联系。

【治疗】　同骨化性纤维瘤。对多骨者一般只能行保守性外科治疗，以改善功能与外形。定期检查可动态观察病变的发展程度，对选择术式进路、减少并发症和估计预后甚为重要。

【鉴别诊断】

(1) 骨化纤维瘤：近年已明确该病与骨纤维异常增殖症是两个完全不同的疾病。前者临床呈缓慢生长,为孤立的损害,侵犯下颌骨多于上颌骨,偶见于额骨和筛骨。女多于男,好发于 15～26 岁,X 线呈轮廓清晰而膨大透明的外观,其中心部呈斑点状或不透明。镜下,以纤维骨的纤维成分为主,不规则的骨小梁杂乱地分布于纤维基质中,并构成网状骨的中心,但在板状骨的外围与咬合缘有成骨细胞。

(2)嗜酸性肉芽肿:为一良性孤立的非肿瘤性溶骨损害,起源于网状内皮系统。常见于额骨、顶骨和下颌骨。多发于 30 岁以前,男性居多。在组织学上,由浓密的泡沫组织细胞组成,伴有不同数量的嗜伊红细胞和多核巨细胞。组织细胞核含有小囊,嗜伊红细胞含有细小的空泡,巨细胞为郎罕型和异物型。这些细胞呈灶性集聚。

(3)Gardner 综合征:此综合征为侵犯上下颌骨、颅骨和偶见于长骨的多发性骨瘤,伴有肠息肉、皮样囊肿、纤维瘤和长骨局灶性波纹状骨皮质增厚。

(4)巨型牙骨质瘤:通常累及下颌骨全部,可致骨皮质膨大,X 线检查表现为浓密的块状堆积体。常起于遗传,在组织学上未发现感染源。

【预防】　本病目前病因不明,尚无有效的预防措施,故早诊断早治疗是本病的防治关键。

【护理】　同骨化性纤维瘤。

(九) 颈动脉体瘤

【病因】　是来自化学感受器颈动脉体的肿瘤。属一种化学感受组织瘤,位于颈总动脉分叉后面的动脉外膜层内,肿瘤来自副神经节组织的非嗜铬副神经节瘤,故亦称颈动脉体副神经瘤。

【临床表现】　(1)多见于青壮年。病程一般长达数年或数十年。

(2)可为单侧发生,也可为双侧发生。以单侧常见;绝大多数为良性,极少数为恶性。发生恶变者,短期内肿块迅速生长。

(3)肿瘤位于颈动脉三角,也可向咽旁突出;大者可越出颈动脉三角范围。

(4)扪诊有一定周界,质地中等硬度;有明显搏动为其特点。肿瘤可前、后移动,而上下不能活动。

(5)极少数患者可出现直立性眩晕、上腹不适、一过性神志消失等颈动脉窦综合征,主要为体位改变肿瘤压迫颈动脉窦所致。

(6)颈动脉体瘤,特别是恶性颈动脉体瘤压迫、浸润周围主要神经时,可出现声嘶、Horner 综合征、舌下神经麻痹等症状。

(7)禁忌活检。常规行颈动脉造影,可见颈动脉外侧移位;颈动脉分叉部增宽;或有小交通支自颈动脉与肿瘤相通。

【诊断】　(1)肿块位于颈动脉三角区,呈圆形,生长缓慢。

(2)质地较硬,边界清楚,可左右活动,上下活动受限。

(3)肿块浅表可扪及血管搏动,有时可听到血管杂音,应考虑到颈动脉体瘤的可能。

(4)彩色多普勒超声检查对颈动脉体瘤的诊断具有较高的特异性和敏感性,是目前确诊颈动脉体瘤最简捷的无创检查方法。颈动脉体瘤典型的超声特征为:颈动脉分叉处低回声团块,内部回声不均匀,边界尚清晰,肿物内彩色血流信号丰富,可为搏动性动脉频谱,颈内及颈外动脉间距增大移位。

(5)DSA 检查对本病诊断价值较大。DSA 检查显示,肿瘤位于颈动脉后方将颈总动脉分叉推向前,颈动脉分叉增宽,肿瘤富含血管。DSA 检查对于诊断颈动脉体瘤、评估肿瘤累及血管的程度、评估脑侧支循环建立有重要价值。并可通过栓塞瘤体的滋养血管减少手术中的出血。

(6) 临床上需与神经鞘瘤、神经纤维瘤、转移瘤、鳃裂囊肿、淋巴结结核相鉴别。

(7) CT 检查可以确定肿瘤与周围组织的毗邻关系以及包绕颈动脉的深度,对手术方案的制订具有重要意义。

(8) MRI/MRA 检查表现为瘤体内高密度信号影,可以通过多轴向成像及三维血管成像,立体、直观地显示肿物与血管的关系,以及肿瘤向颅底的侵犯情况,准确率较高且无放射性损伤。

【治疗】 (1) 手术治疗为主。能剥离摘除者应尽量剥除,但应作好血管修补及移植等一切准备。

(2) 恶性颈动脉体瘤可辅以放疗。

(3) 手术危险性较大。故有人主张除非肿瘤发生恶变,一般不予手术切除。

【预防】 (1) 要积极预防,消除工作环境中的致癌因素,讲究卫生。

(2) 注意营养,保持乐观开朗。

(3) 预防脑栓塞的发生。

(4) 平时注意休息、预防感冒。

(5) 定期检查。

【护理】

1. 术前护理

(1) 心理护理:绝大多数患者住院时已经了解自己的病情,对疾病和手术均有紧张、恐惧心理;由于本病少,误诊率高,目前,手术切除是治疗颈动脉体瘤的唯一有效方法,但由于其部位特殊及血管、神经丰富,增加了手术的难度及危险性。患者往往表现出紧张、焦虑、恐惧心理,采取有针对性的心理疏导,耐心介绍手术的必要性、方式及手术医生技术水平,介绍医院的先进设备和手术成功的病例,消除患者的紧张和恐惧,使其处于接受治疗的最佳心理状态。

(2) 颈总动脉体外指触眼压测量法(Matas 试验):为了预防术中结扎或阻断颈总动脉而造成的脑缺氧、缺血等并发症,提高手术安全性和成功率,术前 1～2 周行患侧颈总动脉 Matas 试验。将拇指置于环状软骨平面、第 6 颈椎横突处、胸锁乳突肌前缘向后向内压迫颈总动脉,以阻断颈总动脉的血流。压迫试验以颞浅动脉搏动消失为有效。开始每次5 min,在患者不出现剧烈头痛、头晕及恶心的条件下,逐渐延长压迫时间,持续 40 min,患者意识清楚,无眩晕、头痛、恶心及肢体活动障碍等方可手术。这样既能促进侧支血液循环,也能探知颈动脉阻断时间,还预防脑缺氧。

(3) 术前行双侧颈动脉造影,必要时行双侧椎动脉造影,了解和分析颈部以及脑部血循环具体情况,制定手术方案,明确颈动脉体瘤血供来源后,行瘤体供血动脉栓塞术,以减少瘤体供血及术中出血。栓塞术前向患者解释目的及简要过程,取得配合。造影后压迫穿刺点 20 min 以上,并加压包扎。返回病房后,给予局部用 1 kg 砂袋压迫 6 h,嘱其患肢制动 12 h,卧床 24 h。密切观察穿刺点有无出血、加压包扎处伤口敷料有无松动、穿刺点肢体足背动脉搏动情况、血液循环、皮肤温度及患者有无异常感觉。同时,鼓励大量饮水,促进造影剂的排泄。

2. 术后护理

(1) 饮食与体位体位护理:全麻未醒应给予去枕平卧位,头偏向患侧,全麻清醒后给予患者床头抬高30°,避免牵拉颈部伤口,术后6 h给予低温流质饮食,第二天给予低温软食和普食,避免辛辣及坚硬食物。

(2) 生命体征的观察及护理:严密监测生命体征变化,维持正常血压,保证一定的脑血液灌注压,减少脑细胞的损害,预防脑阻塞性病变,应观察患者有无头痛、头晕、恶心、呕吐、心悸、心律不齐、上腹部压迫感或呼吸困难等症状。按医嘱准确给予甘露醇+地塞米松静滴以脱水、降颅压3天,同时给予以低分子右旋糖酐+丹参改善循环等治疗共7天,用药期间严密观察药物不良反应。

(3) 呼吸道管理和护理:术后常规给予低流量吸氧和氧气雾化吸入,密切观察呼吸、血氧饱和度的变化,了解呼吸是否平稳,呼吸道是否通畅。定时给予协助翻身、叩背、庆大霉素+地塞米松氧气雾化吸入,预防继发呼吸道感染,如呼吸道分泌物量多,不易自行咳出,应及时吸痰;必要时行气管切开。

(4) 术后并发症的观察及护理:

① 出血:术后伤口处给予1 kg砂袋压迫6 h,密切观察颈部有无肿胀,伤口敷料有无渗液情况,常规按医嘱定时输入止血和抗菌药物,及时发现异常及时处理。

② 颅神经受损:主要累及的神经有舌下神经、迷走神经主干、迷走神经分支(如咽支、喉上神经)、面神经下颌缘支等。如出现声嘶、进食呛咳、吞咽困难、说话费力、音调降低、鼻唇沟变浅、鼓腮漏气等表现,说明出现了神经麻痹。如患者出现呼吸浅慢、情绪烦躁、失语、肢体张力减弱、嗜睡及颅神经损伤(声带固定、呛咳、伸舌偏斜、咽反射迟钝等)脑梗死症状表现,立即通知医生,必要时急诊CT检查,给予相应的治疗及护理。

3. 出院指导　嘱患者禁烟酒及辛辣食物,多吃水果、蔬菜,进低盐、低脂饮食。保证充足的睡眠,生活要有规律,避免劳累及颈部剧烈活动。指导患者定期复查,每隔1、3、6、12个月复诊一次,了解肿瘤有无复发或转移。

(十) 牙瘤

【病因】　由一个或多个牙胚组织异常发育增生而成。

【临床表现】　(1) 多见于青年人,生长缓慢,早期无自觉症状。

(2) 发生部位可有骨质膨胀;压迫神经可发生神经痛;也可因拔牙或继发感染时发现牙瘤存在。

(3) X线片示:颌骨膨胀,有很多大小形状不同、类似发育不全牙齿影像;或透射度似牙组织的一团影像。与正常骨组织之间有清晰阴影。

(4) 由多数发育已完成牙构成者称组合性牙瘤;由未成牙形的各种组织构成者称混合性牙瘤;牙瘤与囊肿同时存在者,称为囊性牙瘤。

(5) 混合性牙瘤同时伴有造釉细胞瘤存在时,称造釉细胞牙瘤。多见于儿童,下颌多于上颌。X线片显示为边界清楚的透光区,间以不透光的牙瘤影像。

【诊断】　(1) 缓慢增大的骨质膨胀,质硬,结节状,缺牙。

（2）多无症状，少数压迫神经者可出现疼痛。

（3）X线摄片示骨质膨胀，有很多大小形状不同、发育不全的影像，或透射度似牙组织的一团影像，影像与正常组织间有一条清晰阴影，为牙瘤的被膜。

（4）病理组织学检查确诊。

【治疗】　手术摘除。

【预防】　本病无有效预防措施，早发现早治疗是本病防治的关键。

【护理】　同阻生牙拔除术。

（十一）牙骨质瘤（亦称根尖周牙骨质结构不良）

【病因】　（1）多数人认为系来源于牙根尖的牙骨质，但也有认为是来自根尖部的骨组织，病因不明，可能与长期咬合创伤、内分泌或局部炎症刺激有关。

（2）巨大型牙骨质瘤常有家族史和常染色体显性遗传特征，属反应性增生性改变，非真性肿瘤。

【临床表现】　（1）多见于青年人。生长缓慢。无自觉症状，牙髓活力正常，多在继发感染、拔牙后，或X线摄片时被发现。

（2）多数发生在下颌磨牙区。

（3）X线片显示为一团与牙本质透射度近似的一团阴影。

【诊断】　（1）病史及临床表现。

（2）X线检查早期表现为根尖周围有边界不消的透光区，颇似根尖肉芽肿或根尖周囊肿，病变进一步发展，X线片上可显示在病变中央有不透光团块状阴影，最后X线片上可表现为边界清楚，完全致密的不透光团块，紧附于根尖周围，边缘为一层透光带。

（3）病理检查：镜下见到由团块状牙骨质组成，团块周围为纤维性包膜，这些组织很像继发性牙本质，也可由小的牙骨质小体融合而来。

【治疗】　（1）非真性肿瘤，一般无自觉症状可以不必处理。

（2）如需拔牙可同时摘除肿瘤。

【预防】　（1）保持口腔健康，预防蛀牙。

（2）去除局部刺激因素，消除咬合创伤。

（3）坚持锻炼，提高机体免疫力。

【护理】　（1）同阻生牙拔除术。

（2）预后一般良好，但有复发的可能，要定时复查。

第三节　口腔颌面部恶性肿瘤的诊治与护理

一、舌癌

【病因】　（1）慢性感染：舌体部炎症或溃疡长期不愈有癌变倾向。

（2）口腔卫生不良。

（3）机械刺激：牙的残冠残根、锐利的牙龈边缘、不良义齿修复，特别是金属义齿长期刺激舌黏膜产生溃疡，最后导致癌变。

（4）化学因素：烟草中芳香烃类物质有致癌作用,尤其吸雪茄或使用烟斗吸烟者患癌,长期饮烈性酒者发生口腔癌的机会多 15 倍,烟酒刺激是舌癌的致病因素之一。

（5）增龄性变化：机体衰老年龄超过 40 岁后舌上皮层逐渐萎缩,对外界的有害刺激的抵抗力减弱,易患癌瘤。

（6）营养不良：维生素 A 及维生素 B 族缺乏易患癌瘤。

（7）舌黏膜其他良性疾病恶变,如舌黏膜白斑、红斑突起,有溃烂或硬结,则有恶变的可能。白斑、红斑称为癌前期病变,红斑与白斑常与口腔癌相伴随,特别是红斑有更大的恶变倾向。

（8）内在因素：如神经精神因素、内分泌因素、机体的免疫状态以及遗传因素等都被发现与口腔癌的发生有关。

【临床表现】　（1）好发于舌侧缘中 1/3 部,生长快,局部有溃疡或浸润块。常伴有明显自发性疼痛及触痛,有时可反射至颞部或耳部。

（2）肿瘤广泛浸润时,可波及舌及舌下神经,而有舌感觉麻木和程度不同的舌运动障碍。

（3）肿瘤相应部位常有慢性刺激因素存在,如残根、尖锐边缘嵴等；也可有白斑等癌前病损。

（4）晚期多侵犯口底,与原发于口底、浸润舌体者不易鉴别。

（5）舌癌的淋巴结转移率较高,转移部位以颈深上淋巴结群最多。舌癌至晚期,可发生肺部转移或其他部位的远处转移。

（6）为了明确肿瘤病理性质应进行活检。

【诊断】　（1）舌体局部有溃疡或浸润块。经久不愈。

（2）舌感觉麻木和程度不同的舌运动障碍。

（3）肿瘤相应部位常有慢性刺激因素存在。

（4）舌癌的淋巴结转移率较高,转移部位以颈深上淋巴结群最多。

（5）为了明确肿瘤病理性质应进行活检。

【鉴别诊断】　舌癌应与下列疾病鉴别：

（1）创伤性溃疡,多见于老年人,好发于舌侧缘后方,常有对应部位的刺激物。溃疡较深,表面有灰白色假膜,基底不硬。去除刺激物可自行愈合。必要时作活检,以利早期诊治。

（2）结核性溃疡,多发生于舌背,偶见于舌尖和舌边缘。溃疡表浅,紫红色,边缘不整,呈鼠咬状的口小底大的潜行性损害,基底无浸润。有结核病史。

【治疗】

1. 原发灶的处理　早期高分化的舌癌可考虑放疗、单纯手术切除或冷冻治疗。晚期舌癌应采用综合治疗,根据不同条件采用放疗加手术或三联（化疗、手术、放疗）或四联（三联加中医中药或免疫治疗）疗法。

（1）放射治疗可以用作对晚期舌癌病例术前、术后的辅助治疗。

（2）手术治疗是治疗舌癌的主要手段。T1 的病例可作距病灶外 1 cm 以上的楔状切除,直接缝合；T2～T4 病例应行半舌切除直至全舌切除。舌为咀嚼和语言的重要器官,舌缺损 1/2 以上时应行同期再造术。

（3）化学治疗对晚期病例可作术前诱导化疗，化疗对舌癌的疗效较好，可望提高患者的生存率。

（4）冷冻治疗对 T1、T2 的舌癌可以考虑采用冷冻治疗。

2. 转移灶的处理　由于舌癌的转移率较高，故除 T1 病例外，其他均应考虑同期行选择性颈淋巴清扫术；对临床淋巴结阳性的患者，应同期行治疗性颈淋巴清扫术。

【预防】　（1）减少外来刺激因素。

（2）积极治疗癌前病变。

（3）提高机体抗病能力。

（4）强调早期发现及早期治疗，并以综合治疗为主，在手术治疗的基础上配合其他治疗手段进行全面系统的治疗，可望收到良好的治疗效果。

【护理】　舌癌的治疗以手术切除为主。手术可致患者面部畸形和功能障碍，影响患者的生命质量，患者有绝望、恐惧、拒绝治疗的心理。护士应进行耐心解释、疏导工作，介绍术前术后及预后情况，最好让同样手术成功的患者与其沟通、交谈体会，减轻患者的紧张恐惧心理，配合治疗。

1. 术前护理　三大常规检查，心电图、胸透、血常规、出凝血四项；肝肾功能等检查，肝胆 B 超、头颅 MR 排除器官转移；术前三天漱口，用呋喃西林液含漱，保持口腔清洁。术前一日，做好口周备皮，配血、药物过敏试验。术前禁饮食 8 h。

2. 术后护理

（1）去枕平卧位、头偏向健侧、颈部制动、防止牵拉血管蒂或局部转移皮瓣。术后 24 h 后可予半坐卧位、拍背、勤翻身，防止坠积性肺炎和褥疮的发生，保持室温 22～25℃。

（2）严密观察生命体征的变化，尤其是呼吸，要保持呼吸道通畅，如有气管切开，注意及时吸痰，防止阻塞致窒息，做好气管套护理，予 α 糜蛋白酶＋地塞米松滴套管 2 h。超声雾化吸入治疗、拍背有利于痰液的咳出，指导患者有效咳痰。

（3）观察引起流管是否通畅，防止引流管脱落、扭曲、漏气。记录引流液的颜色、质、量，如有异常及时报告医生。

（4）术后观察皮瓣存活状况。如术后 72 h 发现皮瓣苍白，皮温低于 2～3℃为动脉供血不足，若皮瓣暗红，皮温低于 3～5℃，多为静脉回流障碍。应报告医生，给予低分子右旋糖酐 500 ml 静滴或复方丹参液静滴，扩张血管，改善皮瓣供血。

（5）做好口腔护理。予 2% 过氧化氢＋生理盐水或呋喃西林液交替冲洗，每日 2 次，冲洗管放于健侧，防止伤口裂开。

（6）术后 24 h 鼻饲营养餐，总热量不少于 10 467～12 560 J（2 500～3 000 卡）。时间 7～10 天，拔管前先让患者试用口进食流质。

（7）按医嘱予抗生素防止感染，必要时输血或白蛋白以增强抵抗力。

（8）术后严密观察伤口出血情况，保持伤口敷料干燥。衣服及床单要及时更换，防止伤口感染。

（9）伤口愈合后，指导患者进行舌功能锻炼，舌前伸、上卷、侧伸、下抵、转动每日 4～5 次，每次 5～10 min，语音训练从单言到复杂语言。

（10）舌癌术后进行化疗或放疗,定期复诊,确保高蛋白、高营养的食物,保持口腔清洁。

3. **心理护理**   舌癌患者要加强心理护理,护理者要有高度的同情心,热情关心尊重患者,分析其心理状态,采取相应护理对策,避免意外事故发生。

【预后】   舌癌的预后决定于原发癌的大小和颈部有无淋巴结转移。Ⅰ、Ⅱ期患者5年生存率在70%以上,Ⅲ、Ⅳ患者在30%左右。颈部淋巴结无转移者5年生存率在30%以上,有转移者下降至30%左右。

二、牙龈癌

【病因】   （1）口腔卫生不良。

（2）癌前病损存在。

（3）饮食习惯,如喜欢吃过热或辛辣食物,大量吸烟、饮酒。

（4）长期慢性刺激是一个重要因素。残留在口腔内的残根、残冠、不良牙体或义齿修复体的慢性刺激等。

（5）义齿修复时选择修复方案不当。

【临床表现】   （1）肿瘤起始多源于牙间乳头及龈缘区,可表现为溃疡型或外生型,其中以溃疡型为多见。

（2）较易早期出现牙松动、移位,并可发生脱落。对上颌牙龈癌,应注意是否已与上颌窦相通。

（3）可有白斑或不良修复体存在。

（4）早期牙龈癌易与慢性炎症混淆,可借X线片鉴别,牙龈癌可出现恶性肿瘤的破坏特征——虫蚀状不规则吸收相鉴别。

（5）晚期上颌牙龈癌应与原发性上颌窦癌相鉴别。

（6）牙龈癌常出现下颌下淋巴结转移,后期则颈深上群淋巴结受累。注意检查淋巴结的个数、大小及性质。

（7）为了明确肿瘤病理性质应进行活检。

【诊断】   （1）肿瘤起始多位于牙龈区,以溃疡型为多见。

（2）较易早期出现牙松动、移位。

（3）可有白斑或不良修复体存在。

（4）X线片可出现恶性肿瘤的破坏特征——虫蚀状不规则吸收相鉴别。

（5）牙龈癌常出现下颌下淋巴结转移,后期则颈深上群淋巴结受累。

（6）为了明确肿瘤病理性质应进行活检。

【治疗】   （1）原发灶的处理即使是早期的牙龈癌,原则上均应行牙槽突切除,而不仅仅是牙龈切除术。较晚期的应作下颌骨或上颌骨次全切除术。牙龈癌已侵入上颌窦者,应行全上颌骨切除术。

（2）临床上早期的上颌牙龈癌淋巴结属N0者可以严密观察,一旦发生转移,即应行治疗性颈淋巴清扫术。

（3）未分化癌可考虑配合放射治疗。

【预防】　(1) 关键要注意自身口腔健康的维护,经常漱口刷牙,保持口腔卫生。

(2) 不良牙体或义齿修复体,对周围组织有所摩擦时,应该请口腔科医师及时修整。

(3) 饮食要正常,食物营养要均衡,最好能戒烟限酒。

(4) 有蛀牙要及时处理;残留在口腔内的残根、残冠及时拔除。

(5) 每 3～6 个月到口腔科做一次检查。

(6) 口腔内发现有任何肿块、脱皮落屑或是颜色变化,超过 2 周而未好转,应尽早就医。

【护理】

1. 术前护理

(1) 心理护理:牙龈癌根治术破坏性大,手术范围广,往往造成面部畸形,影响美观,因此患者的心理很复杂,应根据具体情况进行不同的心理护理。首先,护士应该热情地向患者介绍环境,以消除其陌生恐惧感,初步评估患者的人格特征,制定具体的心理护理计划;其次,护士向患者提供正确的医疗信息,通过专题讲座让患者更多地了解疾病的发生发展过程,满足其认知需求,激发患者积极乐观向上的生活态度,使患者以最佳的心理状态接受手术。

(2) 口腔护理:术前用口泰或呋喃西林含漱液漱口,每次进食后含漱 3 min,4～6 次/天,保持口腔清洁,以预防术后切口感染,促进伤口愈合。

(3) 术前的准备工作:术前一周训练患者头部正中制动平卧位的入睡姿势;训练患者深呼吸及有效咳嗽;术前一天做好各种皮试,交叉配血试验,术区备皮;术前 8 h 禁食水;必要时手术前当晚适当应用镇静剂。当天病室用紫外线作空气消毒,备好抢救用物,如氧气、吸引器、气管切开吸痰设备等。

2. 术后护理

(1) 一般护理:全麻患者术后取去枕平卧头侧位,清醒后改平卧位,头部抬高 15°～30°,给予心电监护,观察并记录生命体征、氧饱和度及出入量,认真填写护理记录单,保持呼吸道通畅,给予低流量氧气吸入,及时清除呼吸道及口鼻分泌物,观察口腔内术区出血情况和病情变化。吸痰时动作要轻柔,避开刀口处。观察输液是否顺畅,各引流管是否通畅,记录引流液的颜色、性质、量,防止引流管脱落、扭曲、打折。密切观察体温是否正常、舌体血运情况,颈部刀口处有无皮下出血、血肿,颈部敷料是否清洁、有无渗血,如敷料污染及时更换。应用抗生素预防感染,增强机体抵抗力,适当应用止血药物和激素。严密观察呼吸情况,防止舌后坠备好气管切开包。胃管鼻饲流质饮食。

(2) 口腔护理:给予 2% 过氧化氢＋生理盐水或呋喃西林液交替冲洗,每日 2 次,冲洗管放于健侧,防止伤口裂开。口唇干裂涂液状石蜡,盐水纱布覆盖口唇上,保持纱布湿润,及时更换。及早做赝复体,恢复外形和功能。

(3) 心理护理:患者术区疼痛,情绪会有所改变,要及时巡视,耐心解释患者提出的问题,必要时书写,给予必要的康复知识,建立一个良好的心态。

3. 康复护理

指导患者定期复查,强调复查的意义,以便及早实施下一步放疗和化疗,提高生命质量。

【预后】 牙龈癌的预后与原发癌的大小、颌骨破坏情况、治疗前是否错误拔牙以及手术是否彻底有关。早期病变治愈率可达 80% 以上，Ⅲ、Ⅳ 期病变采取综合治疗，5 年治愈率可达 60% 以上。

三、颊癌（主要为鳞状细胞癌，腺癌次之）

【病因】 （1）颊癌的病因主要与嗜好习惯有关，在人群中有咀嚼烟叶、槟榔等习惯的地区，常为颊癌病例的高发区。

（2）残根、残冠以及不良修复体的刺激也是诱发颊癌发病的因素。

（3）可以由颊黏膜的白斑、扁平苔藓恶变而来。

【临床表现】 （1）颊黏膜通常有糜烂、溃疡或肿块形成。可同时伴有白斑或扁平苔藓存在，或相应部位常有慢性刺激因素存在，如残根、尖锐边缘嵴、不良修复体等。

（2）晚期浸润颊肌等深层组织或合并感染时，出现明显疼痛，伴不同程度的张口受限，直至牙关紧闭。此时应作 X 线摄片检查。

（3）可出现牙痛或牙松动。

（4）常有下颌下淋巴结肿大，亦可累及颈深上淋巴结群。

【诊断】 （1）主要根据病史、临床表现。

（2）活组织检查以明确肿瘤病理性质。

（3）对颊黏膜白斑、扁平苔藓及乳头状瘤等出现表面糜烂、溃疡或硬结时，应及时进行活检，明确诊断。

（4）由于颊癌易于发生淋巴结转移，首先累及颌下淋巴结群，而后到达颈深淋巴结，并可转移至面及腮腺淋巴结，故应仔细检查，重点检查上述区域。

【鉴别诊断】 （1）糜烂型扁平苔藓：主要表现为口腔黏膜有白色条纹、白色斑块，呈网状、树枝状、环状或半环状，间有黏膜糜烂。活检为上皮固有层内有大量淋巴细胞呈带状浸润，有助于确诊。

（2）黏膜慢性溃疡：本病周期性复发，为孤立的、圆形或椭圆形的浅表性溃疡，中央凹陷，基底软，外周有约 1 mm 的充血红晕带，表面覆有浅黄色假膜，灼痛感明显。具有不治而愈的自限性。活检能明确诊断，以排除癌肿。作 T 淋巴细胞亚群检测，可有免疫功能紊乱。

（3）褥疮型溃疡：由残冠、残根等慢性刺激引起，在拔除残冠、根，或消除锐嵴等刺激因素后，疼痛很快减轻，溃疡亦随之缩小，愈合。

（4）颌周间隙：局部表现为红、肿、热、痛和功能障碍，张口受限。常有病灶牙，抗感染治疗有效。

【治疗】 由于颊癌呈浸润性生长，局部复发率高，主张采用以手术为主的综合治疗。

（1）术前或术后放射治疗一般采用在 4 周内照射 40~50 Gy 剂量。如术前放疗，放射治疗结束后，通常需休息 4~6 周，如无特殊情况即可进行癌瘤的手术切除。

（2）术前化疗。术前化疗又称诱导化疗，是目前颊癌综合治疗方案中最常用而效果肯定的重要措施。术前用药可单一用药，亦可联合用药，给药途径可采用静脉注射全身用药，亦可经颈外动脉分支行动脉灌注给药。

（3）手术治疗。颊癌手术治疗的原则与要点：

① 足够的深度：即使早期病例，亦必须使切除深度包括黏膜下脂肪、筋膜层。

② 足够的边界：应在癌瘤可判断的临床边界以外 2 cm 的正常组织处作切除。

③ 颈淋巴清扫术：凡临床出现颈淋巴结（含下颌下淋巴结）肿大，或原发灶在 r 及以上，鳞癌Ⅱ级以上；或颊癌生长快，位于颊后部者，应常规作同侧颈淋巴清扫术。

④ 无论黏膜缺损或全层洞穿性缺损，应考虑同期行整复手术。

【预防】 （1）经常自检口腔黏膜有无病变。

（2）做到戒烟、戒酒，减少对黏膜的刺激。

（3）及早拔掉或调改残根残冠或东倒西歪的牙齿，减少对旁边黏膜的刺激。

（4）请专科医生及早检查、治疗黏膜病变。达到早发现早治疗的目的。

【护理】

1. 入院宣教　主动介绍病区环境及规章制度，让患者知道洗漱间、浴室、开水房、换药室等的位置，知道床头呼叫器的使用方法及作用。了解自己入院后需做的检查项目及注意事项，帮助患者尽快适应住院环境。

2. 心理护理　心理护理体现在治疗、护理过程的每一个环节，结合专业特点，在专业知识和技术能力范围内积极影响患者心理，帮助各种状态下的患者保持最佳心身状态。心理护理不是单纯与患者交谈，而是与实施各种治疗、护理措施相结合，同时进行。

（1）建立良好的护患关系：首先要树立以人为本的护理观念，同情、关心患者，耐心倾听患者的倾诉，解答患者提出的问题，建立相互信任的护患关系，用通俗易懂的语言主动真诚地与患者沟通。

（2）帮助患者树立战胜疾病的信心：恶性肿瘤对患者造成极大的恐惧，对治疗缺乏信心。在护理过程中帮助患者树立战胜疾病的信心，主动介绍疾病相关知识、治疗方案、护理措施，赢得患者及家属的信任。

（3）解除患者术后缺陷的思想顾虑：切除部分下颌骨使面部外形发生改变而导致畸形，通过耐心、细致解释，说明手术的重要性和必要性，使患者积极配合医疗护理，共同努力，完成治疗。

3. 术前准备

（1）协助做好各项术前检查，全面了解患者的一般情况，如胸片、心电图、生化检查、血型及配血情况，做好皮肤预备及急救药品的准备，术前留置导尿，为手术做好充分准备。

（2）口腔护理：口腔卫生对术后的伤口愈合至关重要，指导患者每日进食后必须漱口，最好刷牙，保持口腔清洁，术前 3 日使用口洁素漱口，每日 4 次，术前一日做好全口洁齿，清除口内牙结石及牙垢，为术后伤口愈合创造条件。

4. 术后护理

（1）一般护理：按全麻术后常规准备好各种物品。患者回到病房后，去枕平卧，向麻醉医生了解手术过程。动态监护重要生命体征：严密监测呼吸、脉搏、血压、心率、血氧饱和度的变化并做好记录。

（2）保持呼吸道通畅：严密观察伤口出血情况，有无因喉头水肿、舌后坠而引起呼吸困难，及时清除口腔及鼻腔内的痰液及血液，防止窒息。

（3）引流管护理：随时检查引流管是否受压、扭曲、阻塞，是否固定良好，保持引流管通畅，并观察引流液的颜色、性质及量，做好班班交接。更换引流装置时应严格无菌操作，引流管一般放置 24～72 h，若 24 h 引流量＝30 ml，可报告医生考虑拔管。

（4）心理护理：保持病室环境安静，减少噪音，利用一切机会，与患者交流，解释术后治疗和护理的目的和意义，促使患者愿意为战胜疾病而努力。

（5）口腔护理：术后口腔护理十分重要。除指导患者进食后漱口外，护士每天必须做好口腔护理，并用口洁素、过氧化氢漱口，每日 4 次，保持口腔清洁，防止伤口感染，促进伤口早日愈合。

5. 出院指导

（1）为患者制定详细的恢复计划。

（2）指导继续流质饮食 1 周，软食 1 周后改为半流食。

（3）进食后刷牙或漱口，保持口腔清洁。

（4）传授疾病健康教育知识，指导 2 周后到专科医院进行放射治疗。

（5）做好饮食指导，遵循高蛋白、高维生素、高糖、低脂肪的原则，进食新鲜蔬菜、水果、蕈菇类、乳类、豆类、鸡蛋、瘦肉及海产品。

（6）注意休息，提高康复能力，嘱患者定期来院复诊。

【预后】　因病例组合不同，文献报道的颊癌 5 年生存率差别较大。20 世纪 80 年代，上海第二医科大学附属第九人民医院 214 例的随访结果，其 3、5、10 年生存率分别为 66.73％、62.2％和 51.5％。

四、腭癌

腭癌不多见。硬腭以腺癌多见，软腭则腺癌、鳞癌均可发生。

【病因】　与其他口咽部位的恶性肿瘤相似，与个人神经精神、内分泌、遗传、机体免疫等内在因素及物理、化学或生物性等外来因素有关。

【临床表现】

（1）硬腭或软腭处有肿块或溃疡，周围的黏膜有时可见烟草性口炎或白斑存在。腺癌主要表现为肿块或在肿块的基础上发生溃疡为主；鳞癌主要表现为边缘外翻的菜花状溃疡。

（2）硬腭癌晚期 X 线片可见腭骨及上颌骨破坏，侵犯上颌窦时可出现上颌窦癌症状。软腭癌常先期出现耳部症状，如重听、耳鸣等。且淋巴结转移较多、较早。

（3）淋巴结转移主要侵及下颌下淋巴结及颈深上淋巴结；咽后淋巴结转移在临床上很难判断，多在手术中才发现。

【诊断】　（1）病史、临床表现。

（2）活组织检查以明确肿瘤病理性质。

【鉴别诊断】

1. 混合瘤　腭部小涎腺混合瘤，良性较恶性多见。无自觉症状、生长慢，多数肿块表面黏膜正常。无骨质破坏。可通过穿刺细胞学检查或手术中冰冻切片鉴别。

2. 上颌窦癌　特别是底壁原发者常引起口腔症状，有时与腭癌侵犯上颌窦不易区别。上颌窦癌常先有鼻部症状及异常渗出液。牙齿松动脱落早且数目多。X 线表现为上颌窦癌占位病变,极广泛骨质破坏。

【治疗】 (1)原发灶的处理:腭癌的治疗以手术为主。腭癌手术,一般应行连同腭骨在内的病灶切除术。对较大的病损应行上颌骨次全切除术。上颌窦已受侵时,应作上颌骨全切除术。

(2)转移灶的处理:晚期病例常发生双侧颈部转移,可考虑行双侧选择性颈淋巴清扫术,术式可采用一侧改良根治性或双侧改良根治性颈淋巴清扫术。

(3)硬腭癌的治疗:一般以手术为主,早期病例(T_1、T_2)亦可考虑行冷冻治疗。

【预防】 (1)经常自检口腔黏膜有无病变。

(2)做到戒烟、戒酒,减少对黏膜的刺激。

(3)及早拔掉或调改残根残冠或东倒西歪的牙齿,减少对旁边黏膜的刺激。

(4)请专科医生及早检查、治疗黏膜病变,达到早发现早治疗的目的。

【护理】

1. 心理护理

(1)建立良好的护患关系,主动与患者交谈,转移注意力。帮助患者解决实际问题,并给予理解、同情、安慰,鼓励患者采取积极的生活态度。

(2)护士经常巡视病房,主动了解患者的思想动态,及时开导患者,使患者正确认识及对待疾病,消除心理负担,并与家属谈心,让他们尽量多关心体贴患者,使患者感到亲情的温暖,树立战胜疾病的信心。

(3)向患者耐心讲解此类手术的方式、意义及预后,使其增强信心,逐渐恢复正常的心理状态,以良好的心态接受手术治疗。

2. 术前护理

(1)口腔护理:术前口腔清洁准备,入院后每天早晚刷牙,饭后用口泰含漱液漱口。术前一日到口腔科彻底清洗牙齿,以减少术后呼吸道及伤口感染。

(2)完善各项术前准备:术前做好各种检查,如血、尿常规,肝、肾、心、肺功能检查,CT检查,术前一日剃光头,剪鼻毛,并做好皮肤过敏实验及交叉配血实验,备血 400~600 ml。术前晚洗澡,遵医嘱适当应用安眠药,保证睡眠。

3. 术后护理

(1)一般护理:密切观察生命体征的变化及伤口渗血的情况,发现异常及时通知医生处理。

(2)组织瓣的观察:遵医嘱每隔 4 h 观察患者口腔内皮瓣的颜色、弹性。用压舌板按压松开后,皮瓣能立即恢复,如发现皮瓣颜色变暗或出现花斑,按压后不能立即恢复正常,说明皮瓣有坏死的可能,护士应及时通知医生给予处理。

(3)负压引流的护理:患者术后伤口处接一次性负压吸引器,保持引流管通畅,连接紧密,勿打折及脱出。严密观察引流液的量、性质、颜色,并准确记录。术后 24 h 内从引流管内可吸出少量血性或咖啡色液体,以后引流液颜色逐渐变淡。若引出大量鲜红液体,应考虑有伤口出血的可能,立即通知医生止血处理。如引流管发生堵塞,可用生理盐水冲洗并及时回抽。医生在患者术后 48 h 将负压引流拔除。

（4）口腔护理：因术后患者不能经口进食，因此做好口腔护理，是预防术后感染的重要环节。给予患者每日进行口腔冲洗法 2 次，特别是口腔内皮瓣处，要冲洗干净，冲洗时嘱患者取侧卧位，用 20 ml 注射器抽吸口泰漱口液，进行口腔清洗，同时用负压吸引器及时吸出冲洗液，防止漱口液误入气道，引起患者呛咳甚至窒息。

（5）饮食护理：给予鼻饲饮食，协助患者经胃管注入高热量、高蛋白、高维生素的流质饮食，及时调整进食量及间隔时间。嘱患者进食后采取半卧位，以防止食物反流。患者术后 10 天医生将胃管拔除，可经口进流食。

4. 出院指导

（1）患者出院后嘱注意保持口腔清洁，进食后要用盐水或口泰漱口液漱口，防止口腔内微生物繁殖。

（2）保持良好的心理状态，避免紧张激动的情绪，增加自信心，愉快的心情有利于疾病的康复。

（3）应选择含丰富维生素、蛋白质的饮食以加强体质，不要吃过硬的食物，以免影响口腔内伤口的愈合。

（4）出院后定期复查，如在院外发现异常情况，应及时到医院就诊。

【预后】 腭鳞癌的预后较腭唾液腺癌为差，上海第二医科大学附属第九人民医院 20 世纪 70 年代统计，5 年生存率为 66%。晚期及有淋巴结转移者预后较差，5 年生存率仅 25% 左右。

五、口底癌

口底癌指发生于口底黏膜的癌，主要为鳞状细胞癌。

【病因】 （1）长期嗜好烟、酒。

（2）不注意口腔卫生，为口腔内滋生和繁殖细菌或真菌创造了条件，极易促使癌症的形成和发展。

（3）长期异物对口腔黏膜的刺激，如义齿、咀嚼刺激性食品等。

（4）营养不良，蛋白质、维生素和某些微量元素的长期缺乏，如锌等，久之导致黏膜损伤而癌变。

（5）口腔黏膜白斑和黑痣，均系癌前期病变，应及时处理。

【临床表现】 （1）多发生在舌系带两侧的前口底，局部可出现溃疡或肿块。

（2）早期侵犯牙槽骨而伴下前牙发生松动，甚至脱落，应常规拍 X 线片。

（3）易向上侵犯舌体，导致舌活动限制。

（4）易发生双侧颈淋巴结转移。最易侵及的是颏下及下颌下淋巴结，后期则多转移至颈深上群淋巴结。

【诊断】 （1）病史、临床表现。

（2）活组织检查以明确肿瘤病理性质。

（3）口底癌的触诊，特别是双手合诊十分重要，可通过触诊了解肿瘤的性质和实际浸润部位。

（4）若需明确有无骨质破坏，可摄 X 线片以协助诊断。

（5）早期口底癌应与损伤性溃疡、复发性溃疡相鉴别。

（6）活组织检查以明确肿瘤病理性质。

【治疗】 （1）原发灶的处理：鉴于口底癌易早期侵及下颌舌侧牙龈及骨板，故在切除口底原发灶时，常需一起行下颌骨牙槽突或方块切除术。

（2）转移灶的处理：一般应考虑选择性颈淋巴清扫术。

（3）原则上应同期行整复手术修复口底，以保障舌的运动功能。

【预防】 （1）积极参加口腔癌的防癌宣传，了解预防口腔癌的知识，认识口腔癌的危害性。

（2）保证营养，保持口腔卫生。讲究营养的平衡，消除或减少致癌因素，力戒烟酒，及时治疗残根，残冠，去除不良刺激。

（3）积极处理和治疗癌前疾病。

（4）不讳疾忌医，发现病变应及早就医，力争做到癌的早期发现，早期诊断和早期治疗，并坚持定期检查。

（5）口腔白斑呈颗粒状、疣状崛起，或发生溃疡，就应进步警惕，及时上医院诊断治疗。

【护理】

1. 术前护理

（1）心理护理：建立良好的护患关系，加强与患者的沟通，了解患者焦虑的原因及程度；向患者解释手术的必要性及手术的安全性，通过介绍成功病例，使患者消除顾虑；鼓励患者提出有关手术方面的问题并耐心细致解答，增加患者的信心及安全感，并帮助他们建立有利于治疗与康复的最佳心理状态，做好家属工作，共同配合给予心理支持。

（2）一般护理：注意观察口腔黏膜有无炎症或破损，如有异常待治愈后方可手术。保持口腔完善清洁，每日常规给予口洁素含漱液漱口。

（3）术前各种准备：如术区备皮、备血，各种化验、摄 X 线片、心电图，术晨置胃管等。

（4）准备全麻用物：如吸痰器、氧气、心电监测、急救药品、抢救物品。

（5）行为训练：由于手术修复带蒂肌皮瓣，为防止皮瓣吻合后的血管受压、扭曲，保证皮瓣血运通畅，须使头颈稍侧向患侧，取平卧位，限制头颈部活动，使患者清楚术后的正确体位。并术前 3 天开始训练被动体位和卧床排便，以顺利渡过卧床期。术后常规行气管切开或舌部分切除，发音功能尚未建立，语言沟通障碍，故教会患者用手势、眼神、书写表达意愿进行交流；嘱患者练习吞咽动作，以适应术后吞口水及语言功能能的训练。

2. 术后护理

（1）术后监护：严密观察生命体征变化及全身情况，全麻术后专人护理，在麻醉恢复期除常规监测心电图、血压、脉搏和呼吸频率外，必须持续监测 SpO_2；观察血压及尿量的变化，如血压低、尿少，说明血容量减少，灌注不足，应及时处理，以免影响皮瓣供血；注意观察全身皮肤有无出血点或淤斑；由于手术时间长，患者易产生胃肠道应激反应，应注意观察呕吐物和大便的颜色。设立特别护理记录单，根据病情及时记录。

（2）体位：术后 5~7 天，依据皮瓣血管蒂的长短，患者取平卧（或半卧）位头部正中制动或适度制动体位，两侧可用砂袋固定，防止运动过度，引起血管受压或张力过大。卧位可依据皮瓣颜色的变化适当调整:如皮瓣颜色偏紫,说明有静脉回流不畅的可能,可取半卧位头部正中制动或适度制动体位;如皮瓣颜色苍白,提示动脉供血不足,要使受区保持与心脏水平或略低的体位。如继续苍白,考虑有血肿压迫或血管痉挛的可能,及时报告医生。

(3)皮瓣情况观察:对皮瓣进行监测,及早发现皮瓣灌注复损的征象,术后 48 h 内每 15～30 min 观察一次,术后 5～7 天仍需加强观察。要点是:①皮瓣颜色应与供区皮肤颜色相一致或稍显苍白,如果皮瓣颜色变暗、发绀,则说明静脉瘀血,如为灰色,则表示动脉缺血,应及时报告医生,及时探查。②温度过低或寒冷刺激引起动脉血管收缩从而造成皮瓣缺血,直至坏死,病室温度保持在 25～28℃。③皮瓣表面应有正常的皮纹皱折,如果发生血管危象,则皮纹消失,可见皮瓣肿胀。④皮瓣移植后仅有轻度的肿胀,往往比周围组织程度轻,但如果出现皮瓣明显肿胀,质地变硬时,则可判断为血管危象发生,应予抢救。⑤进行毛细血管充盈试验:在皮瓣血管危象发生早期或程度较轻时,可表现为轻度的充血或瘀血现象,以手指轻压,放开后可见变白的区域再度泛红(暗红),泛红的过程越快说明微循环的状况越好,如果该过程太长,超过 5 s,多提示循环功能很差,抢救成功的可能性很小。早期发现早期处理是挽救皮瓣的关键,一般认为,在出现血管危象后的 4～6 h 内进行皮瓣抢救,挽回的希望最大。因此及时观察、发现问题并通知医生、进行皮瓣抢救在术后是尤为重要的。它决定了手术是否成功、能否如期进行术后的放疗、化疗,同时也决定了患者术后的生存质量和生活质量。

(4)口腔护理:术后由于口腔的自洁能力受到影响,加上伤口肿胀,分泌物堆积,容易感染,影响愈合,因此术后须做好口腔护理,每日 2～3 次。用生理盐水棉球擦拭。擦时动作要轻,防止刀口裂开及时吸除口内分泌物,防止创口被长期浸泡而裂开。或为防止擦洗时损伤创面黏膜,一般采取口腔冲洗每日 3 次,冲洗时,暂取半卧位,用 20 ml 注射器,接钝、弯针头,抽取生理盐水给予适当压力冲洗口腔每个部位,吸痰器由嘴角吸出,直至冲净为止。

(5)伤口局部护理:保持伤口清洁,及时清洗分泌物或渗液渗血并更换敷料,严格执行无菌操作防止伤口感染。

(6)负压引流管的护理:要认真观察记录引流液的色、量、质。如发现引流不畅,要检查引流管是否有扭曲,压扁,负压引流管漏气等现象。一般 24 h 引流量不超过 200 ml。如超过说明有手术区域血管出血,应及时报告医生进行处理。根据引流出的伤口渗液的性质和量决定拔除引流管的时间。一般 24 h 引流量不超过 30 ml 或术后第 3～4 天即可拔除。观察引流量要准确,在操作中要注意无菌操作,以免由引流器造成逆行性感染。一般情况下,术后第一天引流液为淡红色,第二天引流液的颜色较第一天淡,第三天引流液的颜色为淡黄色,如果发现引流管颜色出现浑浊应及时通知手术医生,以决定是否及时拔除。

(7)鼻饲管护理:术后当日禁食,第 2 天即给予鼻饲流质,应给予高蛋白、高热量、高维生素,易消化的流质饮食,一般约 5～7 天。进食前先鼻饲温开水,患者无特殊不适,再注入鼻饲液。

(8)气管切开护理:气切导管要给予妥善固定,防止脱落,内导管消毒每 8 h 1 次,气管内每 1 h 滴药 1 次。5 天后雾化液中不加地塞米松,因不利于创口愈合,吸痰时应注意无菌操作,管口盖无菌纱布,以增加呼吸道湿度并防止尘埃落入,拔管前先堵管 48 h,如无不适方可拔管。

(9) 基础护理:术后患者头部制动,卧床最少要 7～8 天,患者的背部及臀部处于长期的受压状态,而造成血运不良,因此要防止褥疮的发生,做好基础护理,将患者的不适降低到最低程度。

3. 出院指导

(1) 进行张口、吞咽、发音训练,鼓励患者多说话,增加患者的自信心。

(2) 注意饮食调节,出院后可食用营养丰富的半流质,以后可根据情况改为软食或普食,忌烟、酒和辛辣的刺激性食物。

(3) 注意口腔卫生,每天早晚刷牙,用呋喃西林漱口每天 3～4 次。

(4) 注意休息,可参加适当的体力劳动和锻炼。

(5) 学会经常检查颈部有无淋巴结或包块,口腔内有无肿物及溃疡,如有异常及时复诊。

(6) 一般情况下术后第一年每 3 个月复诊一次,第二年每半年复诊一次。

(7) 如果需要放、化疗的患者,向患者讲清楚放、化疗的时间。

【预后】　早期口底癌的预后较好,晚期较差。上海第二医科大学附属第九人民医院 20 世纪 70 年代的随访资料,10 年生存率为 50%。20 世纪 80 年代资料,5 年生存率为 61% 左右。

六、上颌窦癌

上颌窦恶性肿瘤是耳鼻喉科的常见肿瘤之一。文献统计本病占鼻腔及鼻窦恶性肿瘤的 80% 左右,占耳鼻咽喉各部恶性肿瘤的 20%,占全身恶性肿瘤的 3%。上颌窦恶性肿瘤的发病年龄多集中在 40～60 岁,年龄最小者为 14 个月,最大者为 82 岁。男性发病多于女性,男女之比约为(1.1～4):1。

因上颌窦解剖位置隐蔽,早期症状较少或缺如,又因肿瘤原发部位不同,其早期表现也各异,因而较易误诊。上颌窦恶性肿瘤的治疗效果和预后与确诊的早晚有密切关系,所以要提高临床治疗效果,首先应提高其早期确诊率。

上颌窦恶性肿瘤中,癌多于肉瘤,前者约占 90%。癌以鳞状细胞癌为多见,约占 72.8%。次为腺癌、淋巴上皮癌、黑色素瘤等。肉瘤约占 10%,包括淋巴肉瘤、网织细胞肉瘤、纤维肉瘤、成骨肉瘤和黏液肉瘤等。

【病因】　上颌窦癌的真正病因尚不清楚,目前有几种说法:

(1) 窦腔黏膜长期炎性变化:可能因为长期慢性炎症刺激,使黏膜上皮鳞状化生而引起。临床上大部分上颌窦癌伴有慢性化脓性上颌窦炎病史。

(2) 鼻窦内息肉、乳头状瘤、黏液囊肿、混合瘤等良性肿瘤的恶变。

(3) 由鼻窦假性胆脂瘤发展而来:有报告对 29 例鼻窦假性胆脂瘤患者多年随访,发现 2 例发展成癌。也有报告先由鼻窦炎演变为假性胆脂瘤,再发展为癌的病例。

(4) 环境污染,接触致癌物质:文献上屡有同接触或吸入镍、砷、铬等化学物质而发生上颌窦癌的报道。具有放射性的上颌窦造影剂残留于窦腔亦可致癌。也与长期吸入粉尘、甲醛等有毒、有害气体有关。

（5）外伤：有的学者认为上颌窦癌的发生与外伤有关。

（6）有报道称上颌窦癌与遗传有关，因为上颌窦癌几乎全为原发性，由转移或由其他器官扩展至上颌窦的很少。

（7）机体免疫状态

【临床表现】 （1）由于癌瘤局限于上颌窦内，早期患者可以毫无症状而不被发觉。

（2）临床上，可根据肿瘤不同的原发部位而出现不同的症状，当发生自上颌窦下壁时，则先引起口腔局部症状，如牙松动、移位、脱落、疼痛、颊沟肿胀等；当发生自上颌窦内壁时，常先出现鼻阻塞、鼻出血、一侧鼻腔分泌物增多、流泪现象；发生自上壁时，常先使眼球突出，向上移位，引起复视；发生自外壁时，则面部及颊沟肿胀，皮肤溃破，肿瘤外露，面颊部感觉迟钝或麻木；发生自后壁时，可张口受限、头疼、面痛、麻木感、异物感等。

（3）上颌窦癌常转移至下颌下及颈部淋巴结，有时可转移至耳前及咽后淋巴结。远处转移少见。

上颌窦恶性肿瘤，根据病变的范围及有无转移，临床上分为四期：

第一期：肿瘤仅局限于上颌窦内，无骨质破坏及转移。

第二期：肿瘤侵犯到前、下、内骨壁，有骨质破坏，但未超出窦腔范围，颈淋巴结无转移或同侧可疑颈淋巴结转移，直径小于3 cm且活动。

第三期：肿瘤破坏窦壁，可侵入翼腭窝、眼眶、鼻腔、口腔、面颊等部，有颈淋巴结转移或可疑颈淋巴结转移，无远端及内脏转移。

第四期：肿瘤超出窦腔之外，颌面部皮肤溃烂。颧部肿胀破溃，侵犯颅底，侵入对侧鼻腔。颈淋巴结转移并固定或有远处脏器转移。

【诊断】

1. 病史、临床表现

2. 辅助检查

（1）X线检查：一般对已出现症状的上颌窦癌，X线瓦特氏位及侧位片可以提供有价值的诊断线索，表现为窦腔占位性阴影或骨质破坏。但早期病变不易发现。华特位、颅底位虽有一定参考价值，但在判断有无原发肿瘤及定位上远不及CT，因此对上颌窦癌的影像学检查，CT应作为首选。

（2）CT扫描：上颌窦CT扫描不但能发现上颌窦内的微小病变，对中晚期患者还能提示肿瘤的范围及骨质破坏的程度。

（3）脱落细胞检查：取鼻腔分泌物和上颌窦穿刺抽出液作脱落细胞检查，癌细胞的发现率在25%～70%。不能轻易满足于一两次检查的阴性结果。

（4）X线碘油造影：10%碘影葡胺注入上颌窦腔，摄X线瓦特氏位及侧位片，能显示边缘不整的充盈缺损。

（5）活组织检查：要选准取材部位，勿过度挤压。取窦腔内组织做病理检查；对已穿出骨壁，肿瘤暴露者，可行活组织检查以明确肿瘤病理性质，对确诊有重要意义。

（6）以下情况应怀疑上颌窦癌：上颌窦炎伴有不常见的症状和征象，如疼痛，感觉异常和眼部症状、体征的发现；鼻腔镜检查发现鼻腔肿块；拔牙后出现上颌窦和口腔瘘；X线提示上颌窦病变，长期不能明确诊断。

（7）对有下列情况的患者必须进行追踪检查和定期复诊：面颊部皮肤感觉迟钝或麻木者；单侧鼻腔分泌物增多或分泌物带血者；久不愈的慢性上颌窦炎，一侧鼻腔进行性阻塞并发现鼻腔有息肉样肿物者；一侧上颌磨牙出现麻木或疼痛，且查不出口腔病和牙病者；一侧头痛，面颊部疼痛。找不出其他病因者；40岁以上者出现上述症状体征，尤应高度重视。

【治疗】　上颌窦癌的治疗应是以手术为主的综合治疗，特别是结合放疗的综合疗法。

（1）放射治疗已确诊为上颌窦癌的病例可以先行术前放疗，放疗结束3~4周后手术。放疗多主张与手术切除联合应用。但术前或术后应用，各家尚未完全统一。术前适量放疗有使肿瘤体积缩小和减少淋巴转移的作用，因放射治疗能使肿瘤血供不足及组织中氧张力低下，故可减少肿瘤对放射线的敏感性。手术后放疗，对于术后安全缘残留的活跃细胞及手术难以达到并已转移的淋巴管和淋巴结，有补充治疗作用。对晚期肿瘤患者，已失去手术机会者，放疗可以延长其生命。

（2）手术治疗是上颌窦癌的主要治疗方法。原则上应行上颌骨全切除术。如病变波及眶下板时，须行全上颌骨并包括眶内容物切除；如病变累及其他部位，应施行上颌骨扩大根治性切除术，甚至于施行颅颌面联合切除术。

手术疗法术式选择应根据病变原发部位及侵犯范围而定。

① 上颌骨部分截除术：适用于上颌窦癌只限于上颌窦底部或牙槽突、硬腭早期恶性肿瘤等。于患侧牙龈做长切口，切开黏膜及骨膜，在患侧中切牙内侧切开硬腭部软组织，至软硬腭交界处为止，然后向外侧延长切口达第三磨牙，并与上颌窦前壁之切口相连。在上述切口范围内，用骨凿或锯切除包括牙部之上颌骨之硬腭，这样使上颌窦与鼻腔充分暴露，最后去除上颌窦之鼻侧壁，使上颌窦腔与鼻腔相通。切除肿瘤后的创腔用碘仿纱条填塞，术后4~6天抽出，并安装术前准备好的义齿托，以闭合创口，使患者恢复咀嚼、发音，避免软组织收缩而发生的畸形。

② 上颌骨切除术：上颌骨切除术是上颌窦为主的恶性肿瘤常用的手术。近年来随着外科技术的发展，其基本术式有较大变通。上颌骨切除术通常采用 Weber-Fergusson 切口。

③ 根治性上颌骨切除术：适用于上颌骨恶性肿瘤已广泛侵及翼腭窝、翼颌间隙、颞下窝或颅底者。

手术步骤基本与上颌骨切除术相同。但应根据肿瘤侵犯范围作变通：

（3）化学治疗主要采用经动脉插管区域性化疗的方法。药物可选用甲氨蝶呤、平阳霉素或氟尿嘧啶持续灌注，化疗结束后即行手术治疗。

（4）上颌骨缺损一般以赝复体修复。

【预防】　（1）平时注意鼻腔卫生。

（2）注意擤涕方法，鼻塞多涕者，宜按塞一侧鼻孔，稍稍用力外掺，之后交替而擤。

（3）游泳时姿势要正确，尽量做到头部浮出水面。

（4）有牙病者，要彻底治疗。

（5）严禁烟、酒、辛辣食品。

（6）保持性情开朗，精神上避免刺激，同时注意不要过劳。

【护理】

1. 心理护理　耐心做好解释工作，客观解答患者提出的有关问题，用通俗易懂的语言将简单的治疗方法和步骤告诉患者，消除患者对治疗的神秘感、恐惧感，鼓励和增强患者战胜疾病的信心，使其主动配合治疗。

2. 人性化护理　晚期上颌窦癌患者往往有瘤组织坏死合并感染，发出特殊异味，在与患者接触过程中，不能表现出丝毫反感，更不能有厌恶情绪，要让患者感到其尊严所在，取得患者信任。护士的一举一动对患者特别重要，因为患者把一切希望都寄托在医护人员身上，因此，在护理过程中，应以既有利于调动患者积极性又不损伤患者愿望为原则。

3. 术前护理

（1）术前应观察和记录患者的体温、脉搏、呼吸及血压。

（2）清洁面部皮肤，以复方硼砂溶液漱口。

（3）术前 8 h 禁饮食。

（4）术前 1 日晚可给予镇静剂或按医嘱给予术前药。

4. 术后护理

（1）术后严密观察生命体征变化及全身情况。

（2）全麻者应取平卧侧头位，去枕，按全麻术后常规护理。清醒后患者取半卧位，便于患者吐出口内分泌物。如有头昏或虚脱现象，则改为平卧位。

（3）鼻饲管护理：术后当日禁食，第 2 天即给予鼻饲流质，应给予高蛋白、高热量、高维生素，易消化的流质饮食，一般约 5～7 天。进食前先鼻饲温开水，患者无特殊不适，再注入鼻饲液。

（4）伤口局部护理：保持伤口清洁，及时清洗分泌物或渗液渗血并更换敷料，严格执行无菌操作防止伤口感染。

（5）嘱患者尽量避免打喷嚏，如欲打喷嚏时，可张口做深呼吸，或以下切牙咬住上唇以抑制之，实在抑制不住时则张口打出，以免鼻内填塞物脱出。在医生取出鼻腔内堵塞物后，应注意观察有无出血情况。嘱患者不要用力擤鼻，打喷嚏，并应告知患者在 1～2 日内不要做剧烈活动，以防引起出血。按医嘱给滴鼻药或鼻腔喷雾。

5. 预防性护理

（1）放疗前口腔准备：首先要洁齿并治疗牙疾，拔除松动牙齿，龋齿在放疗前修补，不能修补的牙齿或残根也应予以拔除；去掉义齿，避免继发感染和骨髓炎的发生。

（2）保持口腔清洁：放疗可使腮腺及唾液腺受到抑制，腺体分泌减少，口腔的自洁作用减小，因此，在放疗过程中要向患者讲解口腔卫生与疾病的关系，引起患者对口腔护理的重视，告知患者晨起睡前饮食后必须进行口腔含漱。指导患者经常少量泯水，并含于口中，尽可能保持稍长时间，使口腔黏膜保持湿润；也可以经常咀嚼黄瓜、山楂等生津水果，刺激唾液腺分泌，水果中含有多种微量元素可修复损伤的口腔黏膜，大大减轻或延迟放射性口腔炎的发生。对于有糖尿病病史的患者应密切观察患者血糖的变化。

（3）上颌窦腔的清洁：上颌窦冲洗可清洁窦腔、减少感染、减轻症状，消除并发症。其方法是:对单纯根治放疗且上颌窦开窗者冲洗时,选用无菌导管插入窦腔约 6 cm 固定,连接输液管;对术后放疗患者冲洗时,冲洗头连接输液管;患者均取坐位,用 0.3%过氧化氢 500 ml 冲洗窦腔中的坏死脱落组织和分泌物,再用生理盐水将过氧化氢冲净,每日冲洗 1～2 次;开窗者冲洗后要将生理盐水纱条贴于窦腔各壁(纱条以不滴水为宜),纱条一角留于窦腔口,便于取出。一般纱条在窦腔内留置时间不超过 24 h,以免继发感染。对既未手术又未开窗者可由自然孔冲洗,须严密观察病变处肿胀、疼痛、皮肤色泽等情况,及时与医师联系。

(4) 照射野皮肤护理:治疗期间注意保护照射野皮肤,不能贴胶布,亦不可涂油膏、含金属离子的抗生素软膏或乙醇等刺激性药物,避免二次射线对皮肤的损伤;洗脸时不能用力搓擦,不能用肥皂,擦拭时只能用柔软毛巾沾干。

(5) 张口运动:由于晚期上颌窦癌易侵犯咬肌、颞颌关节、翼腭窝,使下颌活动受限,造成张口困难;放疗后局部纤维化,造成颞颌关节发紧、疼痛、张口受限。因此,应嘱患者在放疗中及放疗后经常做张口运动(或用牙垫),以增加上下牙弓或切牙间的距离,每天练习时间依患者实际情况酌情而定,也可按摩颞颌关节,以减轻症状。

(6) 眼保护:肿瘤侵犯眼眶时,眼球活动受限,应予保护,行眼冲洗,氯霉素滴眼,戴眼罩,放疗中如眼干燥可用眼膏湿润。

6. 饮食护理　根据患者实际情况进行饮食结构调整,避免辛辣、烫、硬、过酸、过咸等刺激性食物。在营养支持的同时,必须保证足够水分供给,以改善全身状况。

【预后】　上颌窦癌的预后迄今仍不能令人满意,据文献报道,5 年生存率大多在 50%以内。其失败原因主要是治疗后局部复发,很少死于转移病灶。

七、唇癌

【病因】　(1) 可能与局部长期受异物刺激或强烈的紫外线照射有关。

(2) 口唇上皮角化、白斑、疣赘、肉芽肿及裂口等长期不愈,亦可导致癌变。

(3) 与吸烟习惯、皮肤色素沉着、牙齿的刺激、反复的唇部咬伤、乳头状瘤等有关。

【临床表现】　(1) 唇部症状:初期症状不明显,仅表现为局限性豆粒大小硬结,易被疏忽或误诊。日久逐渐增大,状如蚕茧,或似乳头,坚硬疼痛或干裂出血,或局部溃烂,表面凹凸不平,边缘不齐,呈菜花状,或如杨梅,如菌状,并时时有恶臭血水流出溃疡面,表面覆有结痂,脱落后又复生,久久难以愈合。

(2) 疼痛:早期疼痛呈间歇性,痛势较轻,随着癌细胞向邻近组织器官的深入浸润,疼痛不断加剧并呈持续性剧痛。

(3) 功能障碍:因肿瘤肿胀、疼痛而影响张口,使进食和言语受阻。当肿瘤破坏到骨组织时,可造成牙齿松动,当侵犯下颌关节及嚼肌、翼内肌、颞肌等肌群时,因张口困难,妨碍患者的正常饮食。

(4) 淋巴结转移:由于吞咽、咀嚼、语言等活动,促使癌细胞向颌下、颏下及颈深淋巴结转移。当肿瘤细胞侵入血道,可沿血道发生远处转移,以肺、肝、骨转移为多见。

【诊断】　(1) 多见于户外工作者,且常有吸烟史。

(2) 唇癌常发生于唇中外 1/3 间的唇红缘部黏膜。

（3）早期为疱疹状、结痂的肿块，随后出现火山口状溃疡或菜花状肿块。可有白班同时存在。

（4）下唇癌常向颏下及下颌下淋巴结转移；上唇癌则向耳前、下颌下及颈深淋巴结转移。多为双侧性转移。

（5）应与维生素缺乏性唇炎以及乳头状瘤相鉴别。

（6）取局部活组织或转移灶活组织做病理检查，均可明确诊断。

【治疗要点】 （1）范围局限、浸润较小的原发灶可考虑放射、激光或低温治疗；范围较大者应以外科手术为主。

（2）临床未证实颈淋巴结转移者，可行选择性舌骨上淋巴清扫术或严密观察；应行颈淋巴清扫术。

（3）唇缺损尽可能一期恢复。

【预防】 （1）野外作业时，做好个人防护。如戴好宽檐帽以防唇黏膜病变发生。

（2）口唇裂时应注意保暖或涂抹护唇油脂（膏），千万不能用舌头舔湿口唇，以防加重口唇裂程度。

（3）对于各种原因引起的口唇黏膜痂皮要妥善处理。

（4）对于口唇血、脓干痂，有条件时使用过氧化氢与消毒药水浸软后去除。千万不能未经浸软硬性去除，以免加重出血，引起病变加快向坏的方面转化。

（5）戒掉烟酒。

【护理】

1. 术前护理

（1）心理护理：消除患者及家属的各种负性情绪的影响。以鼓励为主。多讲一些与疾病有关的知识及愈后效果，消除术前恐惧，针对患者及家属的心理状态给予必要的心理支持和心理疏导，使患者树立战胜术后痛苦信心，减轻自卑感及心理负担。多主动跟患者沟通，客观分析目前状况，肯定术后效果，增强患者的自信心。

（2）入院宣教：多了解疾病相关知识，介绍手术效果时，要实事求是。让患者知道术后的疼痛，个体之间有很大差别，医护人员会采取一切办法，接触痛苦取得最好疗效。

（3）术前准备：除做好常规术前准备外，还应做好口腔、鼻腔准备，进行口腔清洁，清除牙垢和牙结石及口腔清洁处理。术后 1 日晚和术日晨，用 1/5 000 洗必泰或多贝尔漱口液漱口，消毒术前 1 日和术日晨协助患者清洁鼻腔。用无菌棉签蘸外用生理盐水擦拭鼻腔，反复多次，直至清洁干净无分泌物保持局部清洁减少感染。

2. 术后护理

（1）一般护理：保持病室的整齐、清洁、安静，室温在 25℃左右，空气喷雾消毒每日 2 次，术前均采取平卧位，头偏向健侧，有利于术区组织液回流减轻水肿及时清除口腔内渗出液和呕吐物。

（2）严密观察病情变化，保持呼吸通畅：全麻术后 1 日严密观测生命体征，注意呼吸的频率和深度，及时清除呼吸道分泌物，保持呼吸畅通。注意有无出血，观察下唇瓣转移修复的血运情况尤为重要。术后 24～48 h 内，应每隔 1～2 h 观察一次，如发生血液循环障碍，立即回报医师，及时处理。保持负压引流通畅。

（3）口内伤口的护理：首先要了解伤口的位置，观察伤口局部情况，当肿胀严重时需及时处理，另需注意预防伤口感染。

（4）饮食护理：全麻术后完全清醒 6 h 后，通过鼻饲管喂水、牛奶、米汤、果汁、鸡汤、鱼汤、骨头汤等。温度适宜，取鼻饲管后，流食、半流食蛋羹、稀粥、馄饨、面片汤等，避免张口过大及进食过硬食物，致使伤口再次损伤。

3. 出院指导

（1）向患者讲解出院带药的用法、注意事项。

（2）术后 1 个月复查，有不适随时复诊。

（3）手术后防止复发转移，可以辅助放疗或化疗。

【预后】　唇癌预后较好，上海第二医科大学附属第九人民医院经治病例的 3、5、10 年生存率分别达 90%、85.7% 和 76.6%。

八、皮肤癌（颜面部以基底细胞癌为最多见，鳞状细胞癌次之）

【病因】　（1）日常曝晒与紫外线照射：有足够的证据支持紫外线照射、人体黑色素的防护与免疫系统功能相互作用导致了皮肤癌的发生。在日光中测定人体皮肤，皮肤接受紫外线量最大的部位是头部、面部、颈后、手部，鳞状细胞癌几乎全部发生于这些部位。紫外线的致癌机理，也许是光化作用改变了细胞 DNA 的结构，同时破坏了淋巴细胞表面的活性抗原结构，降低了机体的免疫功能，在其他促癌因素的共同参与下导致皮肤癌的发生。

（2）化学致癌物质：自 Percivall 首次描述了扫烟囱工人好发阴囊皮肤癌的报道后 100 年左右，人们才发现经常接触砷化物、焦油和沥青的工人容易发生皮肤癌。化学物质致癌可分为两个时期，即开始期与助长期。开始期至所引致结果与暴露于特殊物质或致癌物质的限度密切相关，其进行不可逆转，细胞改变与遗传有关。助长期需要反复暴露于接触物，与间隔时间有关，若很长时间不予暴露仍可逆转，不发生癌肿。开始期与助长期的间隔时间十分重要，可出现两种结果，即形成或不形成皮肤癌。

（3）电离辐射：在以往长期从事放射工作者因忽视防护措施而导致辐射性皮肤干燥症的基础上发生的皮肤癌，近年来由于放射仪器设备的改进和放射技术的进步，特别是加强了各项防护措施，职业性皮肤癌基本上已经绝迹。但某些接受放射治疗的患者，经过若干年后，在放射野内发生皮肤癌的病例仍可遇见。

（4）慢性刺激与炎症：恶性皮肤肿瘤可以发生与发展在瘢痕慢性溃疡，形成瘘管、窦道的部位。有些亚洲人群中嗜好咀嚼烟草或槟榔，故口腔或口唇部位易发生鳞状细胞癌。

（5）其他：免疫抑制阶段，患者免疫系统功能低下，可发生皮肤癌，如应用免疫抑制剂能促成皮肤癌的发生。病毒致癌物质，许多病毒在动物宿主中能引起癌变，在人类中的很多人乳头瘤病毒的亚型可诱发皮肤癌。

【临床表现】　（1）多见于户外工作者，好发于鼻部、额部、眶下区、唇皮肤、颊及耳颞部。

（2）临床一般常见溃疡型与乳头状型两类；常伴有癌前病变存在，如老年疣、角化，甚至白斑等。

（3）怀疑骨质破坏时,应行 X 线摄片。

（4）一般可切除活检,必要时可先行做病理检查确诊。

【诊断】 （1）病史、临床表现。

（2）做病理检查确诊:活检在较小的病变多行切除活检。病变稍大特别是需切除包括病变缘外 2～3 ml 正常皮肤方能达治疗要求时缺损太大,造成外观缺陷,则做钳取或切取活检,记住要包括病变近缘部分。

（3）遇下述情况为高度可疑之早期恶性病变:

① 经久不愈或时好时犯或有少量出血的皮肤溃疡。

② 凡日光性角化病出现有流血、溃烂或不对称性结节突起等状。

③ 往日射线照过的皮肤或旧疮疤,或窦道处出现溃破或结节突起时。

④ 久不消退的红色皮肤疤,其上显示轻度糜烂时当警惕原位癌之可能。

【鉴别诊断】

恶性黑色素瘤:淡棕色或深棕色斑疹、丘疹或结节,局部轻微痒、灼热和疼痛,体积迅速增大;色泽加深;表面出现感染、破溃、出血或皮肤出现卫星小点、放射黑线、黑色素环;以及痣所在部位的引流区淋巴结肿大等。

【治疗】 （1）首选治疗方法是手术,同时行整复手术。

（2）对切除困难区域和多原发性皮肤癌的原发灶,可用低温、激光治疗或化学药物治疗。

（3）放射治疗,适用于手术前或手术有困难者。

【预防】 （1）日常生活中避免过度日光直射和曝晒,使用遮阳工具;避免过多接触紫外线、X 线等各种射线。

（2）加强对职业性毒害的高危人群的防癌教育和定期普查,避免长期接触煤焦油物质、砷剂和化学致癌剂,职业接触者应当注意在工作中加强防护,以预防皮肤癌的发生。

（3）对长期不能治愈的慢性溃疡、慢性炎症和黏膜白斑等要积极治疗并定期检查,有助于预防皮肤癌的发生。

（4）鼓励患者树立战胜疾病的信心,调动患者的主观积极性,保持乐观精神,避免紧张情绪。要加强锻炼身体,提高身体素质。

（5）保持局部清洁,防止感染的发生。

（6）饮食宜富含维生素 A 和维生素 C。

（7）早期发现早期治疗,将皮肤癌的伤害减少到最低。

【护理】 皮肤癌患者多通过手术来治疗,对于不能手术彻底治疗和晚期皮肤癌患者而言,要通过多种治疗方式进行治疗。皮肤癌对放射治疗敏感,单纯放疗也可达到治愈的目的;其他治疗方法有冷冻治疗、激光治疗、抗癌药物搽敷治疗。在这些非手术治疗方法中,良好的护理是治疗效果的保证。

（一）放疗的护理

（1）做好放疗前的健康教育。向患者介绍皮肤癌对放疗十分敏感,单纯放疗可达到治愈的目的;介绍放疗的注意事项和可能出现的不良反应,指导患者做好配合工作。

（2）及时对患者进行全面评估,发现问题及时处理。

（3）保护放射野皮肤，勿用肥皂、洗涤剂清洗，忌用手抓，忌涂刺激性药物，宜穿宽大、柔软、吸湿性强的纯棉内衣。

（4）对于疤痕组织的病灶、以往的放射区等不适宜做放疗。

（二）光动力疗法（ALA‐PDT）治疗的护理

（1）做好治疗前心理护理和健康教育。向患者及家属介绍本治疗的效果，列举成功病例，使患者安心接受治疗。指导患者在短期内禁食光敏感的食物，如油菜、木耳、无花果、苋菜等。

（2）治疗前做好皮肤准备，清洁患处，予 α‐氨基酮戊酸（ALA）湿敷患处 3 h。

（3）治疗中照射 He‐Ne 激光时协助患者戴上黑墨镜或眼罩以保护眼睛，交代患者不要移动身体，以免影响疗效。

（4）治疗后注意休息，减少活动，保持局部干燥，患处在面部的尽量少说话。患处皮肤避免日光直接照射。

（5）治疗后 1～3 天局部可有轻度水肿、疼痛或瘙痒，可不必处理，但注意不要用手抓，可用四强油（四环素、泼尼松、鱼肝油混合剂）涂于表面后无菌包扎。1 周后痂皮可自行脱落。对于需重复治疗的患者，要护理好伤口，以免发生继发性感染，必要时按医嘱使用抗生素。

（三）饮食护理

皮肤癌患者饮食上宜选用各种肉、鱼、蛋、奶类，进食高蛋白、高热量、高维生素食物，以促进伤口的愈合，身体的康复。禁辛辣等刺激性食物，戒除烟、酒。做 ALA‐PDT 治疗时，禁光敏感食物，多进食新鲜蔬菜和水果，如菠菜等。药膳有胡萝卜荸荠胡荽茶、茯苓桂圆粳米粥、白毛藤茜草章鱼汤等。

（四）康复指导

（1）保持心情愉快，保持有规律的起居饮食。

（2）保护好治疗后的伤疤，避免再度受伤；避免接触放射性物质；避免烈日曝晒。

（3）定期到医院复查，发现问题及时处理。

（五）手术护理

（1）手术范围一般不大，不需特殊的护理。

（2）患者应尽量少暴露于太阳光下。

（3）在观察肿瘤复发方面，原处复发比远处转移或区域淋巴结转移更多见。

（4）发现可疑的复发病灶后，应及时到医院确诊和手术。再手术疗效一般较好，手术有困难的，可进行放射治疗。

（5）皮肤癌有多发的倾向，在护理时，应对整个皮肤区经常作严密观察，特别要注意耳后等较隐蔽的部位。

（6）注意术后的反应，如出血、疼痛、腹胀等，要对症处理。

（六）日常护理

（1）日常生活中避免过度阳光直射和曝晒，避免过度受到阳光照射。

（2）避免过多接触紫外线、X 线等各种射线。生活中要穿棉质衣物减少皮肤的刺激。

（3）注意作好皮肤的清洁卫生，避免碰伤及感染。

【预后】 皮肤癌的治疗效果一般较好,尤其是基底细胞癌,5 年生存率达 95% 以上。鳞状细胞癌的 5 年生存率也在 90% 以上。皮肤癌治疗后必须注意随访。

九、纤维肉瘤

【病因】 (1)纤维肉瘤是来源于口腔颌面部成纤维细胞的恶性肿瘤。部分可来自纤维瘤恶变。

(2)纤维肉瘤可发生在损伤或烧伤瘢痕,骨髓炎瘘管和窦道,以及放射治疗后(在放射治疗后至少 3 年)。

(3)纤维肉瘤在口腔颌面部肉瘤中较为多见,可发生自颌骨骨膜、牙周膜及口腔软组织内的结缔组织,如唇、颊、舌等部,偶亦发生于颌骨内,多见于下颌骨前联合,下颌角及髁状突等处,此外,上颌后部及上颌窦亦有发生。颌骨内的纤维肉瘤多见于儿童及青年人;口腔软组织的纤维肉瘤多见于中壮年,其恶性程度取决于细胞分化情况及生长速度。

【临床表现】 (1)多发生于青壮年,男性多于女性,肿块表面灼热,生长迅速,但亦有部分早期生长较缓慢,侵蚀骨组织时,X 片可见虫蚀状溶骨表现。

(2)临床大多表现为膨大肿块,常伴疼痛和局部皮肤麻木,增大肿块在面部皮肤时,可清晰见到怒张血管和表面充血,发生于口腔及颌骨表面者,呈球形或分叶状,表面紫红色,常有溃烂、出血。

(3)侵入邻近组织可引起骨质破坏及牙松动脱落。

【诊断】 (1)可发生于任何年龄,以青壮年多见。

(2)可有纤维瘤、牙龈瘤手术后复发史。

(3)肿瘤呈球形或分叶状,发生于口内者,生长较快,多见于牙龈、颌骨;发生于皮肤者可呈结节状。

(4)颌骨纤维肉瘤 X 线摄片可见骨质有不规则破坏。

(5)主要依据活组织检查以明确诊断。

【鉴别诊断】 (1)恶性纤维组织细胞瘤:本瘤除具有纤维组织细胞瘤的特点外,恶纤组患者发病年龄较大,多见于中老年人;细胞多形性非常明显,出现单核、多核奇异性巨细胞;黄色瘤细胞和杜顿巨细胞;炎症细胞,包括淋巴细胞、浆细胞和嗜酸性粒细胞与瘤细胞混杂存在。特别是瘤细胞车辐状排列、奇异巨细胞出现和瘤细胞免疫表型的特点在纤维瘤组织中是不出现的。

(2)平滑肌肉瘤:平滑肌肉瘤的细胞较肥胖,胞质呈强嗜酸性,核呈长杆状,两端较钝,两端与中央部粗细近似,常多形性明显,易见多核和异型瘤巨细胞,而纤维肉瘤瘤细胞多形性不明显,不出现多核和异型瘤巨细胞。VG 染色平滑肌肉瘤瘤细胞呈黄色,Masson 三色染色肌细胞呈红色。免疫组化 desmin 和 actin 呈阳性反应,可以与纤维肉瘤相区别。

(3)恶性神经鞘瘤:瘤细胞常呈多形性,其排列多相互平行或较紊乱,但能见到栅栏状结构,无胶原纤维,免疫组化 S-100 或 NF 阳性,可资区别。

(4)单相纤维型滑膜肉瘤:单相纤维型滑膜肉瘤是滑膜肉瘤中较常见的类型。肿瘤以纤维肉瘤样梭形细胞为主,极似纤维肉瘤。滑膜肉瘤除梭形细胞外,总可以找到多少不等的早期分化的上皮细胞,并常伴有血管外皮瘤样结构,免疫组化 vimentin 和 CK 呈不同程度阳性反应,超微结构具有双向分化和瘤细胞表面易见短绒毛等特征;而纤维肉瘤细胞不具有双相分化的特点。

(5) 横纹肌肉瘤:胚胎性横纹肌肉瘤可由大量的梭形细胞构成,与分化差的纤维肉瘤相似。但胚胎性横纹肌肉瘤细胞中,总会找到一些不同分化程度的横纹肌母细胞,胞质呈强嗜酸性,甚至可见横纹或纵纹,且瘤细胞对抗肌红蛋白抗体和抗骨骼肌骨球蛋白抗体呈阳性反应;磷钨酸-苏木精染色,有的瘤细胞可见横纹。电镜下出现粗细肌丝平行交错排列,形成肌节样结构,并可见 Z 带。纤维肉瘤则不具有上述特点。

(6) 韧带状纤维瘤:本瘤发生的年龄与肿瘤组成极似分化好的纤维肉瘤。但与纤维肉瘤不同点表现为:瘤细胞较少,胶原纤维丰富;瘤细胞不呈人字形排列;核分裂相更少,不出现病理性核分裂;vimentin 和 actin 呈阳性反应。

【治疗】 (1) 以手术治疗为主,应采用局部彻底广泛切除。

(2) 如有淋巴结转移,亦应行颈淋巴清扫术。

(3) 手术前后辅以化学治疗。术前化疗没有显著效果,不常规使用。术后可行周期性联合化疗,化疗方案为骨肉瘤的化疗方案,可在高危病例和年龄患者中进行尝试。

(4) 纤维肉瘤对放疗不敏感,放疗仅作为姑息治疗,用于那些无法手术者。

【预防】 (1) 普及疾病知识:预防纤维肉瘤,对疾病知识的普及很重要。只有普及了疾病知识,加强了对疾病的认识,才能在日常做好预防工作。

(2) 注意定期体检,及时发现疾病,及时检查治疗。

(3) 注意避免外界刺激,特别是受伤后要注意防护,避免接触一些危险因素,导致纤维肉瘤。

(4) 尽早处理由外伤、龋齿或畸形牙引起的牙髓病变。

(5) 出院后仍要注意加强营养,严格按医嘱来医院复查。

(6) 使患者具有自我保健意识和自我护理能力,进一步提高生活质量。

【护理】

1. 术前护理

(1) 心理护理:患者入院时肿瘤往往已经生长很大,病情重,心理压力和情绪波动很大,对手术治疗顾虑较多,担心机体的承受能力。因此,护士应及时发现患者的心理问题,帮助其适应患者角色及医院的环境,应用关爱、友善的语言鼓励患者诉说心中的焦虑与不安,帮患者树立战胜疾病信心,提高患者生活质量。护理人员要用热情、诚恳的语言主动与患者及家属交流,经常关心他们的生活,了解他的思想动态,争取家属的配合,解除患者的后顾之忧,使患者觉得自己是被关心、被尊重的,从而树立起信心,积极主动配合治疗。

(2) 术前准备:除做好常规术前准备外,做好口腔、鼻腔准备。进行口腔清洁。清除牙垢和牙结石及口腔清洁处理。术后 1 日晚和术日晨,用口洁素漱口液漱口,局部清洁减少感染。

(3) 其他准备:患者应加强生活护理,采取保护性措施,避免剧烈活动;给予卧床休息,取舒适体位如半卧位,必要时吸氧;加强营养;训练床上排便、深呼吸、有效的咳嗽方法。

积极配合医生,完善各项检查和术前准备。

2. 术后护理

(1) 生命体征的观察。

(2) 引流管的观察及护理：术中由于手术创面大、渗血多，常需要留置胃管、腹腔引流管、尿管等。因此，术后应注意保持各引流管通畅，观察并记录引流液的颜色、性质及量，妥善固定，避免引流管脱出或阻塞。并准确地观察、记录引流液的颜色、性状和量。

(3) 疼痛护理：疼痛是术后的主要症状之一。应注意用同情、理解的态度去关爱、鼓励和支持患者，耐心倾听其主诉。教会患者一些简单的缓解疼痛的方法，必要时使用口服或肌肉注射止痛药。提供舒适的环境，减少一切不良刺激。目前普遍应用术后经保留的硬膜外导管接微量注射泵持续在椎管内注入麻醉性镇痛药方法，其镇痛效果好，但在使用过程中要注意有无呼吸抑制、恶心、呕吐、瘙痒、尿潴留等不良反应的发生。

(4) 防止褥疮及肺部感染：年龄大的患者，身体衰弱，抗病能力低，又因卧床、创口疼痛、引流管多、翻身困难等因素，易并发褥疮及肺部感染。定时给患者翻身、叩背，鼓励患者咳嗽，痰多、黏稠不易咳出时给超声雾化吸入，并做好口腔护理，保持口腔清洁、卫生，防止口腔及肺部感染。

(5) 口腔护理：术后患者不能经口进食，因此做好口腔护理是预防术后感染的重要环节。给予患者每日进行口腔冲洗 2 次，特别是口腔内皮瓣处，要冲洗干净，冲洗时嘱患者取侧卧位，用 20 ml 注射器抽吸口泰漱口液，进行口腔清洗，同时用负压吸引器及时吸出冲洗液，防止漱口液误入气道，引起患者呛咳甚至窒息。

(6) 饮食护理：给予鼻饲饮食，协助患者经胃管注入高热量、高蛋白、高维生素的流质饮食，及时调整进食量及间隔时间。嘱患者进食后采取半卧位，以防止食物反流。

3. 出院指导

(1) 加强营养，多食新鲜蔬菜、瘦肉、鸡蛋。

(2) 适当锻炼预防感冒，提高抵抗力。

(3) 3 个月至半年复查 1 次，长期随防。

【预后】 通常预后较癌差。

十、骨肉瘤

骨肉瘤由肿瘤性成骨细胞、骨样组织所组成，为起源于成骨组织的恶性肿瘤。

【病因】 (1) 现代医学对本病的病因尚未完全弄清，有人指出放射性同位素镭和创伤刺激为诱发因素。

(2) 与遗传、接触放射性物质、病毒感染等有一定关系。

(3) 也可继发于畸形性骨炎、骨纤维异样增殖症，另有部分病例为其他良性肿瘤恶变而成。

【临床表现】 (1) 临床上常发生于青少年，下颌骨较上颌骨多见，并有损伤史。

(2) 早期症状是患部发生间歇性麻木和疼痛，进而转变为持续性剧烈疼痛伴有反射性疼痛。

(3) 肿瘤迅速生长，破坏牙槽突及颌骨，发生牙松动、移位，面部畸形，还可发生病理性骨折。

（4）在 X 线片上显示为不规则破坏,由内向外扩展者为溶骨型;骨皮质破坏,代以增生的骨质,呈日光放射排列者为成骨型。临床上也可见兼有上述两型表现的混合型。

（5）晚期患者血清钙、碱性磷酸酶可升高,肿瘤易沿血道转移至肺。

【诊断】 （1）根据临床表现。

（2）主要靠 X 线、CT 作出初步诊断。

（3）病理活检确定。

【治疗】 以手术为主的综合治疗。手术须行大块根治性切除,特别要强调器官切除的概念,以避免因管道或腔隙传播而导致局部复发。

【预防】 （1）普及疾病知识。预防骨肉瘤,对疾病知识的普及很重要。很多人并不认识骨肉瘤,要讲预防是很困难的。只有普及了疾病知识,加强了对疾病的认识,才能在日常做好预防工作。

（2）注意定期体检。任何疾病的预防都要注意及早发现异常,并且及时检查治疗。要时刻关注自己的身体情况,注意定期体检,以便及时发现身体的异常,及时发现疾病,及时检查治疗。

（3）注意避免外界刺激。注意避免外界的刺激,特别是青少年朋友受伤后要注意防护,避免接触一些危险因素,可能导致骨肉瘤的一些因素等,如果不小心,发展到后来就有可能造成骨肉瘤,这是需要千万注意的。

（4）注意疼痛的发生。专家表示,疼痛是骨肉瘤早期的常见症状,如有疼痛的症状发生,而且没有明显的外伤的话,就一定要引起重视,及时检查,以免异常情况造成日后的不适。

（5）出院后仍要注意加强营养,严格按医嘱来医院复查及进行化疗,尽量减少肿瘤复发和转移机会。

（6）使患者具有自我保健意识和自我护理能力,用健康的观念改变不利于健康的各种行为习惯,进一步提高骨肿瘤患者的生存率及生活质量。

【护理】

1. 心理护理 与患者进行心理沟通,耐心倾听患者的诉说,了解其心理反应与需求,给予患者有效的心理安慰和支持,使其敢于面对现实,自我放松。耐心向患者解释术前进行各项检查的目的及注意事项,讲明手术及化疗的目的,并将化疗药物的作用及可能出现的毒副反应告之患者,使其对治疗和护理有所心理准备,消除紧张和焦虑心情,积极配合治疗和护理。

2. 术前护理

（1）协助患者进行 X 线、血管造影、扫描及实验室检查,以及穿刺或切开取肿瘤活组织进行诊断性检查。评估患者疼痛情况,适当应用镇静止痛剂。了解评估患者心理与躯体的健康状况,有无焦虑、害怕、贫血、消瘦、食欲减退、恶病质等现象。给予患者心理护理,消除紧张、害怕、焦虑情绪。合理调节饮食,供给患者易消化、营养丰富的可口饮食,必要时可静脉补充能量,以增强机体抵抗力,争取及早行手术治疗。

（2）术前 3～5 天采用大剂量顺铂-阿霉素-MTX 方案,要注意保护好血管,保持输液通畅,严防血管栓塞。化疗药物要现用现配,避免稀释浓度过高和注射时药物外渗,控制调节好输液速度,保证输入液体在规定时间内滴入。鼓励患者多饮水,严格记录出入量,监测体液平衡,密切观察尿量、尿色、尿比重及化疗药物的毒副反应,如厌食、恶心、呕吐、口腔炎、皮疹、脱发等,并给予相应的对症处理。

(3)手术前1日与手术日患者及手术器械准备。

3. 术后护理

(1)病情监测:了解术中情况及术式,及时连接心电监护仪,严密监测生命体征、神志、面及皮肤弹性。要严密观察术区有无肿胀及血运、感觉和活动功能障碍。及时接好引流装置,并保持引流通畅,密切观察引流量和性质及其刀口渗血、渗液及渗出量,保持刀口敷料清洁干燥。发现异常,及时查找原因,采取有效的相应处理措施,并及时通知医师。

(2)疼痛护理:术后当天可适当给予吗啡类等止痛药物或留置止痛泵,控制效果较好,使患者安静休息,有利于恢复。加强解释,指导患者自我训练调节心理平衡,达到自我分析、自我控制、自我暗示的目的。

(3)治疗护理:行大剂量肿瘤药物化疗时,鼓励患者多饮水,保证足够摄入量,大剂量输液3 500 ml/d以上,稀释尿液,减少肿瘤药物的刺激症状。按医嘱及时补充水、电解质和碳酸氢钠,保持尿液偏碱性,pH值不得低于6.5。保持持续导尿管通畅,密切观察、尿色、尿量不得少于3 000 ml/d。严密观察患者有无排尿困难、尿急、尿频、尿血等肾衰现象,以及化疗药物引起的恶心、出血、皮疹等不良反应。按时检测血生化及肝、肾功能。发现异常,及时通知医师,采取相应的对症处理措施,减轻患者的痛苦,避免出血、感染及减少肝、肾功能受损。

4. 功能锻炼和出院指导

(1)鼓励进行功能锻炼。

(2)指导患者多食高蛋白、高维生素、富含营养及粗纤维食物,以增加机体抵抗力。忌烟酒及辛辣刺激食物。

(3)出院时应嘱咐患者定期来门诊复诊,按时接受化疗,并指导患者自我检查。

【预后】 据文献报告,骨肉瘤的5年生存率为30%~50%。

十一、恶性淋巴瘤

恶性淋巴瘤系原发于淋巴网状系统的恶性肿瘤,病理上分为霍奇金淋巴瘤(Hodgkin lymphoma, HL)与非霍奇金淋巴瘤(non - Hodgkin lymphoma, NHL)两大类。发病率NHL与HL的比例约为5:1。

【病因】 (1)免疫因素:恶性淋巴瘤是免疫系统的恶性肿瘤,免疫功能缺陷是恶性淋巴瘤的重要原因。正常情况下,人体的免疫系统具有免疫监视功能,对机体内发生突变或癌变的细胞能起到排斥、清除的作用。免疫功能缺陷的患者很容易发感染,特别是病毒感染。

(2)病毒因素:病毒是肿瘤病因学研究的重要话题。目前根据有关资料研究的状况来看,EB病毒、人类嗜T淋巴细胞病毒、人类嗜B淋巴细胞病毒与恶性淋巴瘤关系比较密切。

(3)物理因素:恶性淋巴瘤的发病原因不仅与吸收辐射剂量有关,而且还与受辐射时的年龄有关,30 岁以下接受辐射的人群中恶性淋巴瘤的发病率比其他没有接受辐射的人群高。医用辐射对人类肿瘤的发病影响越来越受到重视,特别是大剂量辐射对人类恶性淋巴瘤的发病有促进的作用。

(4) 化学因素:化学致癌物中的烷化剂、芳香胺类化合物、多环芳烃类化合物与恶性淋巴瘤的发病原因有关系。化学药物引起恶性淋巴瘤的发病率也不少见,如环磷酰胺、左旋苯丙氨酸氮芥、甲基苄肼等药物引起恶性淋巴瘤均有资料报道。农业中农药、化学肥料的使用,也使恶性淋巴瘤的发病率和死亡率不断地增长。

(5) 遗传因素:遗传因素与恶性淋巴瘤的病因关系有多方面的资料报道,有时可见明显的家族聚集性,如兄弟姐妹可先后或同时患恶性淋巴瘤。

【临床表现】 (1)可发生于任何年龄,但以青壮年为多。

(2) 起源于淋巴结内者称结内型,以颈部淋巴结最为常见,其次为颌下淋巴结;起源于淋巴结外者称结外型,可发生于牙龈、腭、颊、口咽、颌骨等部位。

(3) 早期为局限型。结内型早期表现颈部、腋下、腹股沟等处的淋巴结肿大。质地坚实而具有弹性,无压痛,大小不等,可移动,以后互相融合成块,失去动度。结外型临床表现多样性,有炎症、坏死、肿块等各型。

(4) 晚期多为全身性,且常伴有全身症状,如发热,肝、脾大,以及全身淋巴结肿大、全身消瘦、贫血等。

【诊断】 (1)病史、临床表现。

(2) 明确诊断主要依靠淋巴结活检。早期诊断比较困难,病理报告常为慢性炎症;如临床疑为恶性淋巴瘤时,反复多次病检非常重要。对结内型可以采用细胞学穿吸活检,也可摘除整个淋巴结做病检;对结外型,则钳取或切取活检都可考虑。采用免疫组化特殊染色可以提高诊断正确率。细针穿刺细胞学不能全面、准确地作出诊断时,需取活组织病检。除非是表浅淋巴结无肿大的深部病变才应用穿刺细胞学检查。活组织病检时应选择大小适中(约 2~3 cm 大小)的淋巴结,过大组织容易坏死,过小病理组织结构不典型。切取时应注意完整切除淋巴结,术中不要挤压,不要弄碎,中性福尔马林固定组织(不要用酒精固定,因为酒精会影响肿瘤组织表面标志的保持)。尽量选择受炎症干扰较小部位的淋巴结活检,如颈部中下淋巴结、颏下淋巴结。颌下淋巴结肿大多与口腔内炎症有关。

(3) 影像学检查。恶性淋巴瘤由于是全身性疾病,除了口腔颌面、颈部病损外,要排除纵隔、胸部、肝、脾、后腹膜等部位淋巴结受侵,为此除常规 X 线摄片外,CT 或 MRI 都是必须采用的检查手段。原发于颌骨内者,X 线片上显示为骨质不规则浸润性破坏,与颌骨肉瘤难以区分。是重要的辅助检查手段,但不能作为最终诊断的依据。

(4) 骨髓穿刺细胞学检查必不可少。有些淋巴瘤根据骨髓和血象即可确诊。有些淋巴结活检误诊断为淋巴瘤,骨髓穿刺细胞学检查后发现是其他类型的白血病。

(5) 凡是诊断中出现"倾向淋巴瘤"、"可疑淋巴瘤"、"不能排除淋巴瘤"等字句时,应继续检查和诊断,直至确诊,方能化疗或放疗。如果病理有争议,可进一步检查或到高一级的医疗单位会诊。决不允许试验治疗,因为抗癌药物可使淋巴结核或淋巴结炎的结节缩小,化疗后再取活检也因组织结构不典型或组织坏死而无法作出明确诊断,给以后的治疗带来困难。放疗以及大部分化疗药物,都具有免疫抑制作用,可促使隐匿的感染发展。

放疗和化疗都有近期和远期毒副作用,没有明确诊断,严禁给患者随便应用。抗生素也可使合并炎症的癌肿有所缩小。临床上经常遇到应用抗生素后瘤块缩小,患者往往不再进一步诊治,经过一段时间后,肿块又迅速增大,最终诊断为淋巴瘤,但病期已属晚期,贻误了最佳治疗时机。

(6) 全面做出临床诊断(包括亚类、亚型、临床分期),并评估低、中、高风险因素。例如:非霍奇金淋巴瘤—T 细胞性—淋巴母细胞—Ⅳ 期 B(侵犯左颈部$_3$、右颈部$_2$、右腋窝$_1$、左腹股沟$_2$ 和腹腔淋巴结 x、肝脾及骨髓) - IP13 分(高-中危)。

【治疗】 (1) 恶性淋巴瘤对放射治疗及化学药物治疗都比较敏感,因此是以放射治疗或化疗为主的综合治疗。

(2) 对经过放疗后不消退的结外型口腔颌面部恶性淋巴瘤,特别是已侵犯骨组织者,也可考虑局部扩大根治性切除术,术后再考虑进行化学治疗。

(3) 对多发性、全身性病变除化疗外,尚可辅以免疫治疗。

【预防】 (1) 严防病毒侵袭。

(2) 重视食品卫生。

(3) 避开有害化学物质。如不用或少用染发剂,对果蔬等进行去除农药等抗污染处理。

(4) 净化环境。居室装修力求环保,正确使用手机、电脑,将电离辐射控制在允许的范围。

(5) 强化体内免疫系统。

(6) 高危人群。如具备遗传因素或年老体弱者,应酌情吃一些抗恶性淋巴瘤食物和含碱量高的碱性食品。

【护理】

1. 心理护理 由于淋巴瘤患者其患病心情的复杂性,在护理过程中,护理人员的语言尤其重要,恰当的言语可以温暖恶性淋巴瘤患者的心灵,抚慰他们的心理创伤,调理他们的心态平衡。同时,在对淋巴瘤患者的护理时,护理人员要根据患者的性格特点和不同时期的心理特点,有针对性地开展护理,鼓励淋巴瘤患者应保持心情愉快,避免精神刺激。及时了解患者的心理变化情况,做好心理工作和宣教。在全面熟悉患者的治疗方案和具体治疗方法,综合评价患者,用历尽磨难终于战胜病魔的实例去激励患者战胜病魔,增强患者战胜病患的信念。

在患者进行手术、放疗或化疗前,护理人员不仅要向患者宣传进行这种治疗的必要性,也要向患者讲清治疗期间可能出现的不良反应,耐心解答患者提出的问题,多交流关心给予精神上安抚和支持,使患者有足够的心理准备,主动克服困难,积极配合治疗。

2. 对症护理

(1) 发热护理:对于肿瘤发热患者病情的观察十分重要,认真分析患者发热的热型及发热的原因,及时观察体温、脉搏、呼吸和血压的变化。对于肿瘤发热患者应每天测量 4 次,待体温恢复正常后,改为每天 1 次。如体温超过 39℃,应给予物理降温,必要时遵医嘱给予吲哚美辛 25 mg 口服或阿尼利定 2 ml 肌注,物理降温半小时后应测量一次体温。退热期患者由于大量出汗,应防止患者着凉,发生感冒,同时应注意皮肤清洁,及时给患者更换汗湿的衣服及保持被单、床单的干燥整洁。长期发热卧床不起的患者应经常协助患者更换体位,定时按摩骨隆突受压部位,防止褥疮的发生。

(2) 感染护理:恶性淋巴瘤患者,接受放化疗治疗后,免疫功能处于极度抑制状态,极易并发感染。因此,应作好以下几点:①医护人员严格无菌操作;②遵医嘱合理使用抗生素;③改善病房的整体条件;④指导患者养成良好的自身卫生习惯,每周擦浴 2～3 次,特别注意腋窝、腹股沟、会阴部、臀部、乳房下这些部位的清洁;⑤为防止肛周感染,大便后用 1∶5 000 的高锰酸钾坐浴。

(3) NK/T 淋巴瘤患者,溃疡、化脓创面的护理:用 3% 硼酸湿敷,湿敷前用生理盐水清洗创面,视溃疡、化脓创面大小用无菌棉球或无菌方纱湿敷,棉球和纱布要与创面充分接触,每天 2 次,每次 30～60 min。局部坏死、黑痂处理:湿敷后黑痂变软,可用无菌镊子将创面坏死的黑痂轻轻夹出、清理,注意动作轻柔,避免过度牵扯创面,防创面出血,增加感染的机会。

3. 一般护理　护理人员应密切观察恶性淋巴瘤患者有无深部淋巴结肿大引起的压迫症状,肿大淋巴结的部位、大小、活动度,询问患者大小便情况,此外,还应注意以下护理:

(1) 饮食护理。淋巴瘤患者在化疗中和化疗后往往会出现蛋白质消耗增加,机体呈现负氮,因此应科学膳食,合理搭配,摄取高热量、高蛋白、丰富维生素、易消化的食物,以及新鲜的蔬菜和水果,以增强患者机体的免疫力,恢复体质,提高治疗的顺应性,提高抗肿瘤的疗效。

(2) 皮肤护理。保持皮肤清洁,尤其要保护放疗照射区域皮肤,避免一切刺激因素如日晒、冷热、各种消毒剂、肥皂、胶布等对皮肤的刺激。化疗药物输入后血管部位如有不适应及时通知护士,勿擅自热敷血管,避免损伤血管及皮下组织。

(3) 作息与活动护理。观察恶性淋巴瘤患者的活动受限程度,有无感染的症状和体征。嘱其生活起居应有规律,避免劳累,早期患者可适当活动,有发热、明显浸润症状时应卧床休息以减少消耗,保护机体。为避免感染,注意不要到嘈杂的公共场所去活动。注意生活中防止感冒等日常疾患。增强体质,适当锻炼。

4. 用药护理　恶性淋巴瘤患者,应遵医嘱,按时服药。接受化疗时,必须定期检查血常规,如果白细胞降到 4 000 以下,则应暂停化疗。在治疗过程中若有恶心、呕吐、食欲差或轻度血尿、手麻、脸痛等症状,大多是药物的副反应,应及时告诉医生,采取适当的对症措施,改善症状。康复阶段时,可以在医生的指导下应用一些增强身体免疫力的药物,如干扰素、单药美罗华等,但切忌在没有医生的指导下滥用滋补药。

与化疗用药有关的护理:

(1) 恶心、呕吐护理。恶心、呕吐是化疗患者常见的毒副作用之一。化学药物引起的恶心、呕吐,其主要机制非常复杂。恶心、呕吐的程度与个人体质、心理状况、药物等都有关。护理人员在化疗前应与患者进行充分沟通,尽可能使患者克服心理障碍,化疗期间保持情绪稳定。嘱患者保持环境整洁,开窗通风,注意保暖。化疗前不宜进食过饱,避免油腻食品,多食蔬菜水果。少食多餐,细嚼慢咽,含服陈皮、话梅、姜片。还可以通过一些娱乐方式分散患者注意力,以减轻其恶心的程度。

（2）脱发护理。脱发也是化疗患者常见的毒副作用之一。尤其对女性患者，要详细讲解这一现象，使其有充分的思想准备，减少其恐惧感。化疗前告知患者化疗脱发反应一般来说是可逆的，约半年后毛囊细胞长出新的头发。脱发的表现因药而异，根据患者自己的爱好选择合适的假发或软帽。

（3）骨髓抑制的护理。多数淋巴瘤患者化疗后会出现不同程度的骨髓抑制，表现为白细胞、血小板、血红蛋白的下降，患者会出现全身疲乏无力。白细胞低时容易发生感染；血小板低于 50 G/L 时，有可能发生自发性出血。病室每日开窗通风 2 次，每次 30 min，保持室内空气新鲜，避免感染。养成良好的卫生习惯，每餐后漱口，并用软毛刷刷牙，保持口腔卫生。保持良好的排便习惯，多饮水，防止大便干结致肛裂造成感染。避免接触锐器物，防止刺伤。化疗期间减少探视，多休息，避免到公共场所，注意保暖。

（4）口腔护理。口腔溃疡多在用药后 5～10 天发生，3～4 个星期内会逐渐缓解，有些化疗药物会使患者味觉改变，例如感觉变咸、变苦、金属味，化疗结束后味觉会逐渐恢复正常。嘱患者使用软毛牙刷刷牙，可减轻口腔疼痛。故应在饭后协助患者漱口，睡前和晨起仔细清洁口腔，佩戴义齿者，清洗义齿，或遵医嘱漱口。避免刺激性食物，如烟酒、辛辣食物等。每日至少饮水 1.5 L，约 6～8 杯，保持口腔湿润。口唇干燥者，涂凡士林或润唇膏保持嘴唇湿润。口腔黏膜有溃疡者，可涂抹西瓜霜喷剂，也可用冰硼散撒于溃疡处或采用微波治疗。

5. 自查与随诊　当治疗疗程结束、复查各项指标稳定之后，表明已经进入了康复阶段。这时候，患者可以回家休养，但是要密切关注身体状况，做好自查工作，不能因为初步康复而疏忽大意。每天可自行检查全身淋巴结，如感觉不适或发现浅表淋巴结肿大时，应及时就诊复查。

6. 定期随访　在化疗结束一年内，每月随访检查一次，一年后应每隔 3 个月随访检查一次，两年后每半年一次，最好在对自己病情了解的同一位医生或医院进行复诊，以达到治疗的连续性，让医生了解自己的生活、工作情况，以便制定和调整接下来的治疗方案。

【预后】　HL 包括多个亚型，它们的生物学行为不尽相同，对治疗的反应也不同：如淋巴细胞围住型，5 年生存率达 95％以上；而淋巴细胞消减型，5 年生存率仅占 26％左右。NHL 目前大都采用 CHOP 方案（环磷酰胺、阿霉素、长春新碱、泼尼松）化疗。对低度恶性、预后好的 NHL，完全缓解率为 80％以上，5 年生存率约为 70％～80％。

（董艳丽　刘雪荣　王　旭　杜　波　郭海涛　娄毛毛）

第十四章
口腔颌面部炎症的诊治与护理

第一节 下颌第三磨牙冠周炎的诊治与护理

【病因】 (1) 主要由于下颌骨发育不良,第三磨牙萌出时缺少足够的位置,不能正常完全萌出,牙冠仅能部分萌出或牙冠位置偏斜,少数牙完全埋伏在骨内。临床上以垂直位软组织阻生的下颌第三磨牙冠周炎最多,究其原因是牙冠远中部分被龈组织覆盖,其间构成较深的盲袋,食物残渣进入盲袋后不易清洗排除。龈瓣盲袋中的温度与湿度利于细菌生长繁殖,当冠周软组织与龈瓣受到牙齿萌出时的压力,造成局部血运差,及咀嚼食物时遭到对侧牙的咬伤,细菌即可侵入。

(2) 在机体抵抗力强时,局部症状不明显,但因工作疲劳、睡眠不足、月经期、分娩后或感冒等,全身抵抗力下降时,冠周炎可急性发作。

【临床表现】 (1) 本病多发于年轻人,尤以 18～30 岁最多见。

(2) 急性期一般有体温升高,局部肿胀及不同程度的张口受限。

(3) 多伴有相应面部软组织肿胀。应注意龈袋是否有脓液溢出;是否已形成冠周脓肿;能否见到或探及阻生牙。如见不到阻生牙,X 线片协助检查。

(4) 血常规检查白细胞总数稍有升高。严重者可见舌腭弓及咽侧壁红肿,患侧下颌下淋巴结肿大、触痛。

(5) 应注意下颌第二磨牙远中颈部能否探及龋洞,以与第二磨牙牙髓炎或牙槽脓肿鉴别。

(6) 并发症:有时形成牙龈瘘、颊瘘、咬肌间隙脓肿或边缘性骨髓炎、翼下颌间隙、咽旁间隙或扁桃体周围脓肿、颌下间隙脓肿及口底蜂窝织炎。

【诊断】 根据病史、临床表现、口腔检查及 X 线片等可得出正确诊断。

【鉴别诊断】 应注意与第一磨牙的感染、磨牙后区癌肿和扁桃体周围脓肿引起的疼痛和张口受限相鉴别。

(1) 下颌智齿冠周炎合并下颌第一磨牙颊侧前庭沟处牙龈瘘:应与下颌第一磨牙根尖周病变所引起的颊侧瘘管相鉴别。前者第一磨牙临床检查无确切病损且其 X 线牙片也无根尖周病变,但有阻生智齿存在及红肿史。后者第一磨牙有龋病、牙髓病及根尖周破坏。

(2) 第三磨牙区恶性肿瘤:该区域的恶性肿瘤虽然常伴发炎症,但毕竟是以增生为主的肿块,且为实质性浸润包块,X线摄片检查可见局部骨组织溶解性破坏。

(3) 扁桃体周围脓肿:大多数发生于急性扁桃体炎发病3~5天后,或急性扁桃体炎病情刚有好转之时,患者体温度升高,严重者高热、寒战,全身出现中毒症状。一侧咽痛较扁桃体炎时加剧,常放射至同侧耳部及牙齿,因咽痛剧烈及软腭肿胀,患者吞咽困难,口涎外溢,饮水向鼻腔反流,语言含糊不清。周围炎症波及翼内肌时,出现张口困难。脓肿甚大者可能引起上呼吸道梗阻。

【治疗】 (1) 急性期:以消炎、镇痛、建立引流及对症处理为主。

① 全身治疗:应注意休息,进流汁饮食,勤漱口,应用抗生素控制感染。

② 局部治疗:用3%过氧化氢和生理盐水依次行冠周盲袋冲洗,用探针蘸碘酚或10%碘合剂烧灼盲袋,或涂以碘甘油。

③ 若有脓肿形成,应在局麻下切开脓肿引流。

(2) 慢性期:应以去除病因为主,可消除盲袋或拔牙。并发有面颊瘘者,拔牙后多能自行愈合,如不愈合则要搔刮瘘管或作瘘管切除术。

(3) 病源牙处理:急性炎症消退后,应对病源牙作进一步处理,以防复发。如牙位正、能正常萌出,并有对颌牙行使咀嚼功能者,可作冠周龈瓣楔形切除术。否则应予拔除。

【预防】 (1) 保持充分的睡眠,增强机体抗病力。

(2) 勤刷牙,勤漱口,维护口腔清洁,防止炎症发生。

(3) 尽早拔除阻生智齿,防止冠周炎和邻牙龋坏。

【护理】 (1) 避免用牙过度和极端冷、热、麻、辣的饮食伤及牙齿损坏口腔黏膜,并尽量控制烟酒。

(2) 保持口腔卫生清洁。

第二节　口腔颌面部蜂窝织炎及脓肿的诊治与护理

颌面部间隙感染(fascial space infection of maxillofacial region)亦称颌周蜂窝织炎,是颌面和口咽区潜在间隙中化脓性炎症的总称。间隙感染的弥散期称为蜂窝织炎,化脓局限期称为脓肿。颌面部间隙较多,包括咬肌、翼下颌、下颌下、咽旁、舌下、颏下、颊、眶下、尖牙窝、颞、颞下等间隙。

【病因】 最常见为牙源性感染,其次是腺源性感染,继发于创伤、面部疖痈、口腔溃疡和血源性感染者已少见。

【临床表现】

1. 局部症状

(1) 化脓性炎症的急性期:局部表现为红、肿、热、痛和功能障碍,引流区淋巴结肿大。炎症累及咀嚼肌部位导致不同程度的张口受限;病变位于口底、咽旁可出现进食、吞咽、语言功能障碍,甚至出现呼吸困难;腐败坏死性蜂窝织炎的局部皮肤弥漫性水肿,无弹性,有凹陷性水肿。当急性炎症局限成脓肿后,脓液性状有差异。金黄色葡萄球菌:黄色黏稠脓液。链球菌:淡黄或淡红稀薄脓液,伴溶血时成褐色。铜绿假单孢菌:翠绿色,稍黏稠,有酸臭味。混合细菌感染:灰白色或灰褐色,有明显腐败坏死臭味。

(2)化脓性炎症的慢性期:局部形成较硬的炎性浸润块,并出现不同程度的功能障碍。有的脓肿形成未及时治疗而自行破溃,形成长期排脓的瘘口。

(3)当机体抵抗力减弱或治疗不彻底时,慢性感染可能再度急性发作。

2. 全身症状

(1)局部反应较轻的炎症,可无全身症状。

(2)局部反应较重的,全身症状亦较明显。包括畏寒、发热、头痛、全身不适、乏力、食欲减退、尿量减少、舌质红、舌苔黄、脉数等。实验室白细胞总数升高,中性粒细胞比例升高,核左移等;甚至出现水、电解质平衡失调,中毒性休克,多器官功能障碍综合征。

3. 颌面部间隙感染共同点　面部不对称,感染区域内软组织肿胀,疼痛、皮红、温度高;晚期脓肿形成后可有跳痛,触诊可有波动感或深部压痛,穿刺可见脓液。伴随高热、畏寒、头痛等全身症状。

4. 颌面部各间隙感染特点

(1)眶下间隙感染:多来源于上颌前牙及双尖牙的牙源性感染。表现为眶下区肿胀、皮红、温高,严重者下睑肿胀,结膜充血,鼻唇沟消失,压迫眶下神经则有剧烈疼痛,因此部位面前静脉无瓣膜,随着血流逆行使感染向颅内蔓延,引起严重并发症。

(2)颊间隙感染:多由智齿冠周炎、上下后磨牙的感染引起。可在颊部皮下或黏膜下形成脓肿,感染病灶在颊肌与颊黏膜之间时,肿胀表现在口腔内;感染病灶在颊肌与皮肤之间时,肿胀一般表现在面部,多在下颊部。

(3)颌下间隙感染:可由下颌磨牙根尖周炎或下颌智齿冠周炎脓肿穿破舌侧骨板引起。表现为颌下区肿胀,肿胀可波及面部或颈部,皮肤皱纹消失、充血、发红、压痛、颌骨下缘外形消失,形成脓肿后,有明显的波动感。

(4)翼颌间隙感染:多见牙源性,常为下颌第三磨牙及下颌磨牙感染引起;也有时可由上颌第三磨牙感染引起;如行下齿槽神经麻醉注射污染时也可引起。主要临床表现为开口受限或出现牙关紧闭,这是由于感染累及翼内肌所致。患者感张口及咀嚼疼,临床检查可见翼下颌皱襞处黏膜水肿,下颌后缘可有压疼。由于此间隙面部可无表现炎症征象,因而临床上易于误诊,需仔细检查和询问病史。全身表现相同于一般间隙感染的急性表现,但如继发于冠周炎则发病较重,如不及时治疗,感染会向其他间隙扩散,如往上扩散到颞及颞下间隙,可能会产生颅脑等严重并发症。

(5)口底蜂窝织炎感染:主要由牙源性及腺源性引起。牙源性以下颌磨牙的根尖感染和冠周炎引起较为常见。腺源性多半继发于颌下淋巴结的炎症,以及化脓性颌下腺等感染所致。此外口炎、急性颌骨骨髓炎、急性扁桃体炎以及外伤感染均可引起。感染细菌可以是化脓的细菌如葡萄球菌、链球菌或混合性细菌感染,腐败坏死性感染以厌氧、腐败坏死性细菌为主,如产气荚膜杆菌、厌气链球菌、败血梭状芽孢杆菌等引起。感染初期多发生在一侧颌下间隙,迅速延及口底各间隙,颌下、颏下、舌下区发生广泛性水肿,肿胀范围可达上颈部,有时甚至达锁骨平骨,如是腐败坏死性感染,可出现广泛性软组织水肿。

口底肿胀可使舌抬高,舌体活动受限,口呈半张状态。患者语言、吞咽困难,严重情况时流质也不能咽下。感染向舌根扩散,舌根水肿压迫会厌出现呼吸困难。此时患者多呈半坐位,可出现烦躁、呼吸短促、嘴唇青紫。全身症状很严重,可有高烧、寒战,白细胞增高可(20~30)×109/L。在腐败坏死性感染时,体温可以不很高,但机体中毒现象严重,如不及时抢救,可造成窒息、败血症或纵隔感染而死亡。

(6)嚼肌间隙感染:主要为牙源性感染,如下颌第三磨牙冠周炎最为常见,其他下颌磨牙的根尖周炎、骨髓炎、牙周炎均可引起。其典型的临床特点是左下颌角为中心的嚼肌腮腺部位弥散肿胀。其症状为疼痛,因嚼肌的炎性浸润而发生的牙关紧闭。由于嚼肌十分坚实,所以脓肿难以自行破溃,也不易触及波动感。若脓肿不予引流,很易并发下颌支的边缘性骨髓炎,也易向周围间隙扩散。

【诊断】 (1)根据病史、临床症状和体征,结合局部检查,白细胞总数及分类计数等,配合穿刺抽脓等方法,可以作出正确诊断。

(2)应严密注意全身情况,包括精神、意识状态、体温、脉搏、呼吸以及有无呼吸困难情况。一般化脓性感染的局部表现为红、肿、热、痛和功能障碍。炎症反应严重者,全身出现高热、寒战、脱水、白细胞计数升高、食欲减退、全身不适等中毒症状。腐败坏死性感染的局部红、热体征不如化脓性感染明显,但局部软组织有广泛性水肿,甚至产生皮下气肿,可触及捻发音。全身中毒症状较化脓性感染严重,短期内可出现全身衰竭,体温和白细胞总数有时低于正常,甚至出现昏迷、中毒性休克等症状。

(3)局部检查应注意以下各点:①肿胀部位及范围;②肿胀性质、皮肤色泽、有无明显压痛及波动感;③淋巴结有无肿大、压痛;④张口度;⑤口内有无肿胀溢脓,有无病灶牙;⑥咽喉部有无充血,软腭、扁桃体是否肿大,悬雍垂有无偏移;⑦如疑有颅内感染应作全身神经系统检查。

(4)可用以下方法判断局部有无脓肿形成:①病程较长而肿胀不退;②应用抗生素后体温不退,且呈弛张热;③触诊压痛明显,有波动感,为浅部脓肿形成;④触诊压痛明显,局部有凹陷性水肿或穿刺有脓液,为深部脓肿形成。

(5)根据部位不同判断各间隙感染。

(6)需鉴别牙源性、腺源性、血源性感染途径。

(7)一般化脓性感染,抽出的脓液呈黄色稠脓,而腐败坏死性感染,脓液稀薄呈暗灰色,常有腐败坏死性恶臭。

(8)B超可显示局部有液性暗区或液平面。

(9)切开引流二周以上有大量脓性分泌物时,应摄X线片,以排除骨髓炎。

【治疗】 根据感染的病因不同,在炎症的不同时期,注意全身治疗和局部治疗相结合,才能收到好效果。

1. 全身治疗 一般支持疗法与抗生素治疗,常用青霉素和链霉素联合治疗。大环内酯类、头孢菌素类和奎诺酮类也是首选药,病情严重者需采用静脉滴注给药,用药的剂量应足够大,浆液期炎症多可控制、消散。在用药1~2天后,病情未见好转者应及时更换抗生素,或根据细菌培养结果和药物敏感试验来调整抗生素。对合并有厌氧菌感染,如腐败坏死性蜂窝织炎,可加用甲硝唑类药,先由静脉滴注给药,病情好转后,改为口服。此药与其他抗生素无配伍禁忌,不诱发双重感染和菌群失调症。中药可应用清热解毒剂。

2. 局部治疗

(1) 炎症早期可外敷药物、针灸、封闭和理疗,有消炎、消肿、解毒、止痛的作用。

(2) 形成脓肿,应及时进行切开引流术。

(3) 切开引流的目的:

① 促进脓液、坏死感染物迅速排出,减少毒素吸收。

② 减轻局部肿胀、疼痛及张力,缓解对呼吸道和咽腔的压迫,避免发生窒息。

③ 防止感染向邻近间隙蔓延,防止向颅内、纵隔和血液扩散,避免严重并发症。

④ 防止发生边缘性骨髓炎。

(4) 切开引流的指征:

① 发病时间一般是牙源性感染 3～4 天,腺源性感染 5～7 天,经抗生素治疗后,仍高热不退、白细胞总数中性粒细胞明显增高者。

② 局部肿胀、跳痛、压痛明显者。

③ 局部有凹陷性水肿,有波动感,或穿刺抽出脓者。

④ 腐败坏死性感染,应早期广泛切开引流。

⑤ 脓肿已穿破,但引流不畅者。

(5) 切开引流术的注意点:应有利于引流通畅,不影响面容,避开重要解剖结构。

① 切口部位——应在脓肿低位,尽可能在口内引流;必须在面部作切口引流者,应在面部比较隐蔽处作切口,如发际内、下颌下区、耳屏前或耳后区,术后切口瘢痕不明显。

② 切开方向——顺着皮纹方向,同时注意勿损伤面神经、知名动静脉、腮腺导管和下颌下腺导管,避免造成大出血、面瘫、涎瘘等并发症。

③ 切口长度——不宜过大,但亦需足够,以能保证引流。应视脓肿大小、深浅和部位而定,原则上不超过脓肿边界以外,切口内外径应等大,才有利于引流通畅。

④ 切开深度——手术操作应准确、快速、轻柔,忌挤压。一般患者均可在局麻下手术。切开皮肤和皮下组织,采用钝性分离,进入脓腔。若为多间隙感染,还需作附加切口,逐个分离脓腔。

⑤ 保持引流——切开排浓后,置入引流条/管进行贯穿引流。放置应达脓腔底,不宜填塞过紧,不要折叠。口外切开浅层脓肿用橡皮条引流,深部脓肿用凡士林纱条或橡皮管引流。术后根据每天引流脓液的多少,确定换药次数,脓多勤换、脓少少换。脓肿缩小变浅,无分泌物时,则停放引流物,用油纱布保护创口,促进愈合。

⑥ 切开引流的脓液,应作细菌培养及药物敏感实验,供治疗及用药作参考。

(6) 急性炎症消退后,应及时拔除病灶牙,避免感染复发。若有瘘管长期不愈,则应考虑作瘘管或死骨刮治术。

(7) 切开引流后两周以上,仍有大量脓性分泌物时,应摄 X 线片检查,以排除骨髓炎。

3. 异赏处理进食困难或体温超过 39℃以上者应行补液,纠正水、电解质平衡,体温超过 39℃以上者按高热常规处理。

【预防】 (1) 坚持早晚刷牙,饭后漱口,保持口腔的卫生。

(2) 对龋病、牙周病应及早治疗,以预防和减少口腔颌面部牙源性感染的发生。

（3）对急性腺组织炎症及面颌疖痈及外伤感染及时治疗，减少感染源。

【护理】

1. 病情观察　该病发展迅速，可出现感染性休克或昏迷、败血症、呼吸道梗阻而危及生命，故炎症未控制前，应高度警惕，严密观察患者意识是否清楚，有无烦躁、神志淡漠、嗜睡等；监测 T、P、R、BP；对发热、寒战患者注意询问有无头痛、呕吐、颈项强直等颅内感染征象。当体温超过 39℃ 及时给予温水擦浴，并嘱其多饮水，注意患者尿量情况。床边备气管切开包。

2. 心理护理　口腔颌面部间隙感染患者常伴有疼痛、张口受限等症状，严重者发生进食和吞咽障碍，影响患者的生命质量和精神状态。护理人员应与患者建立良好的护患关系，鼓励患者树立战胜疾病的信心和勇气，以精湛的技术赢得患者信任和尊重。多接触患者，主动倾听患者倾诉，了解患者的心理状态，多与其交谈，解除疑虑，生活上尽量体贴关怀，鼓励家属、亲友陪伴，给予精神、心理支持，介绍疾病发生的原因、治疗手段，邀请康复期患者现身说法，使患者得到心理上的满足和治疗上的配合，以缓解患者焦虑不安的情绪。

3. 切口护理　口腔间隙感染治疗不及时即形成脓肿，需及时协助医师做脓肿切开引流术，建立良好的引流，以减少局部组织张力，防止扩散，解除局部疼痛，达到缩短疗程、减少用药的目的。对于肿胀范围广泛、有严重呼吸困难者，除广泛性切开外还应充分分离口底肌肉，使口底各间隙的坏死组织及脓液充分引流，因脓液呈蜂窝状分散在组织间隙中，常常自动引流不畅。伤口置引流管，切开引流液做细菌培养和药敏试验，以指导合理用药。脓肿切开后，更换敷料 2～3 次/天，用 1%～3% 的过氧化氢反复冲洗创口或用生理盐水冲洗伤口或根据药敏试验结果选择敏感抗生素加生理盐水冲洗伤口，同时观察引流液量、色、性的变化及患者神志、面色、生命体征变化。发现患者面色苍白，暂停冲洗伤口。冲洗完毕，协助患者取半卧位以减少伤口张力，利于伤口引流。

4. 保持呼吸道通畅　呼吸道阻塞是口腔颌面部感染较常见而危险的并发症，应确保充分给予氧气吸入，密切观察患者神志、生命体征变化及呼吸道通畅情况，因喉头水肿所致的呼吸道阻塞应立即行环甲膜穿刺或气管切开。若炎症侵及口底、舌下等间隙，患者可出现舌体抬高、咽腔缩小等并发呼吸道梗阻的临床表现，应做好抢救准备，昏迷患者将舌体牵拉至口外固定，保证呼吸道通畅。

5. 加强口腔护理　颌面部间隙感染常由于牙源性或腺源性感染扩散引起。预防口腔感染是切断颌面部间隙感染的重要途径，加强口腔护理是预防口腔感染的有效措施。

6. 饮食指导　鼓励患者进食高热量、高蛋白、高维生素饮食，先给予高热量清淡流质饮食，由于张口受限，采用吸管进食，以改善患者的营养状况，提高机体抵抗力。然后逐渐给半流质饮食，再到普通饮食，维生素补充可给予新鲜水果汁，且多饮水。

第三节　颌骨骨髓炎的诊治与护理

颌骨骨髓炎是指各种致病因子入侵颌骨，引起整个骨组织包括骨膜、骨皮质、骨髓及其中的血管、神经的炎症。

颌骨与全身其他骨骼的区别在于颌骨内有牙,牙病引起的化脓性炎症常波及颌骨,因而颌骨骨髓炎的发病率在全身骨骼系统中最高。随着我国口腔保健事业的发展,近年来,化脓性颌骨骨髓炎的发病率明显下降,但是经用放射线治疗口腔癌或鼻咽癌后,发生颌骨坏死并发骨髓炎者常见。

一、化脓性颌骨骨髓炎

【病因】　(1)多由牙槽脓肿、牙周炎、第三磨牙冠周炎等牙源性感染而来。

(2)其次因粉碎性骨折或火器伤等开放性损伤引起骨创感染。

(3)由败血症或脓毒血症经血循环感染,多发生于婴幼儿的上颌骨。

(4)极少数有颜面皮肤或口腔黏膜的感染直接波及颌骨。

根据牙源性化脓性颌骨骨髓炎的临床病理特点,病变始发于颌骨中央的骨松质和骨髓者,称为中央性骨髓炎;病变始发于颌骨周围的骨膜和骨皮质者,称为边缘性骨髓炎。按其病变的性质可分为急性期或慢性期;按炎症的范围可分为局限型或弥散型。

【临床表现】

1. 中央性颌骨骨髓炎

(1)急性局限型,多由根尖感染发展而来,上颌骨较下颌骨多见,一般称为牙槽脓肿。患牙剧烈疼痛,为持续性,并沿三叉神经分布区放射痛。患牙及邻牙松动,有叩痛,前庭沟丰满,面颊肿胀。由于上颌骨骨质疏松,骨板薄,脓液容易穿破骨壁向口腔引流,因而炎症逐渐消退,不易在上颌骨内弥漫扩散。下颌骨的牙槽脓肿,由于骨质致密,骨板厚,脓液不易穿破而得到引流,因此炎症易在骨松质和骨髓腔内蔓延,常通过下牙槽神经管波及整个下颌体,发展成急性弥散型骨髓炎。此时患者全身症状加重,高热、寒战、脱水及其他中毒表现,白细胞总数和中性分类增高。局部炎症迅速扩散,短期内下颌多数牙松动,前庭沟丰满,龈袋溢脓;若下牙槽神经受损害,出现下唇麻木;一般在3周以后X线片方显示骨质广泛破坏。严重者伴发颌周多间隙感染,颌面部肿胀,有不同程度的张口受限。

急性期能得到及时合理的治疗,如拔除松动牙,广泛切开引流脓液,则炎症可消散。若拖延治疗,脓液自行穿破或切开引流不畅,则化脓病变在颌骨内缓慢进行而进入慢性期。

(2)慢性期患者全身及局部症状缓解,口内或颌面部有瘘管长期流脓,有时混杂有小块死骨,探查瘘管可触及粗糙骨面或活动死骨块,严重者有大块死骨形成或发生病理性骨折,出现咬合错乱及面部畸形。死骨未根除,病变可迁延数月或数年,一旦瘘管阻塞,炎症又可急性发作。

2. 边缘性颌骨骨髓炎　多见于青年人,好发于下颌支外侧,由下颌第三磨牙冠周炎引起颌周间隙感染而来。急性期不易发现,常被颌周间隙感染症状所掩盖,因此常见为慢性期。临床病理特点主要是间隙感染,如咬肌间隙和翼下颌间隙脓肿,脓液未能及时排除,则会溶解骨膜,使骨皮质的营养中断,发生脱钙、疏松、软化,形成表浅的小块死骨;或因炎症与机体抵抗力处于僵持阶段而出现炎性增生,X线片可见颌骨表面葱皮样钙化影。临床可在下颌角区或腮腺咬肌区出现炎性浸润硬块、压痛、凹陷性水肿,并有张口受限。脓肿自行穿破处或切开引流区,可见长期溢脓的瘘管,有时脓液内混杂有死骨碎屑。循瘘管探查,可触及粗涩骨面,当瘘管阻塞时,炎症又可急性发作。炎症发展深入到骨髓腔时,感染可在骨髓腔内扩散,则可并发中央性骨髓炎,而有大块死骨形成。

【诊断】 (1)根据病史、临床表现和局部检查,配合 X 线片即可确定诊断。

(2)中央性骨髓炎的 X 线片早期无变化,2～4 周后可见骨质疏松密度减低区,2～3 个月后,显示骨破坏局限有死骨形成或病理性骨折;边缘性骨髓炎 X 线片早期变化不明显,晚期下颌支后前位片可见骨皮质不光滑,有小片死骨形成,或骨质增生。

【治疗】 (1)急性期以全身应用抗生素,局部切开引流或拔除松动牙为主,弥散性患者表现衰竭、全身中毒严重、贫血者,除一般支持疗法外,还应小量多次输血,增强其全身抵抗力。

(2)慢性期应以死骨刮除术及病灶牙拔除为主。边缘性骨髓炎可在急性炎症后 2～4 周手术,手术时应充分暴露下颌支,彻底清除散在的小块片状死骨,铲除增生的病理性骨质;中央性骨髓炎可在急性炎症后 1～2 个月手术,此时大块死骨已形成,且从正常骨组织分离,较易彻底摘除游离死骨。

【预防】 (1)根据肿瘤的性质选择合适的放射种类、剂量及放射野放疗前要消除口腔内外的一切感染灶。放射治疗中,对非照射区应用屏障物予以隔离;口腔内发生溃疡时局部涂抗生素软膏,以防感染。放射治疗后一旦发生牙源性炎症,必须进行手术或拔牙时,应尽量减少手术损伤;手术前后均应使用有效的抗生素,控制继发感染。

(2)进行全口洁治;拔除无法治愈的病牙;治疗仍能保留的龋齿、牙周炎等病牙;拆除口腔内原有的金属义齿;活动义齿须在放疗终止后一段时期再行佩戴以防造成黏膜损伤。

(3)预防疖、疮、痈及上呼吸道感染的发生,对预防骨髓炎的发生是十分重要的,其预防的主要措施是:

① 保持室内气流通,注意环境卫生和个人卫生,保持皮肤清洁。

② 青春期应多食蔬菜水果,少用油剂润肤,以防止皮脂腺分泌物堆积或腺管阻塞。

③ 加强体育锻炼,增强身体素质,防止感冒发生。

④ 扁桃体炎反复发作者,应积极预防和治疗,必要时考虑手术摘除。

(4)在日常生活中也应注意积极预防外伤感染,包括组织损伤后感染和骨骼损伤后感染。加强劳动安全管理,防止皮肤擦伤及意外事故发生,一旦发生外伤,应立即就医。正确处理软组织损伤和骨折,发现感染要积极治疗。

(5)及早发现和及时治疗感染:无论何种原因引起的感染,其严重程度、影响范围的大小,与全身和局部的条件都有着密切的关系,而且与发现的迟早、处理的及时与否,也有很大的关系,因此,对于感染性的疾病,应及早发现、及时治疗,这对于预防骨髓炎的发生有着积极的作用,浅表的感染,局部表现明显,容易发现,深部感染常难以诊断,除体温和血象异常,以及患处疼痛较重外,局部皮肤并不一定表现为炎症的浸润,但却有明显肿胀,临床必须认真检查,综合分析,以便及是发现和处理。

(6)开放性骨折的处理:开放性骨折,首先要防止感染。已行内固定的开放性骨折,一旦发生感染并蔓延到髓腔后,炎性感染常沿髓内针向两端扩散,在髓内针穿入或穿出部位的皮下,也可能形成感染,一旦发生,应特别注意,首先取出内固定物,以控制感染。

【护理】 口腔颌面部恶性肿瘤应用放疗治疗已日趋普及,有射线引起的放射性颌骨坏死及其继发的放射性颌骨骨髓炎也有增多趋势。引起颌骨放射性坏死及骨髓炎的因素是颌骨经照射后活力降低,并吸收大量的放射能,发生动脉内膜炎,使血管闭塞及局部营养障碍而致无菌性坏死。同时患者全身抵抗力降低,遇有外伤或感染时,即可发生放射性骨髓炎。因此,进行正确的口腔护理对预防放射性颌骨骨髓炎具有十分重要的意义。

1. 口腔日常护理 患者的日常口腔护理,不仅能保持口腔的清洁,预防和减少口腔并发症的发生,还能可使患者感到舒适,增加进食。

(1) 选用软毛牙刷,每日早、晚各 1 次刷牙。每餐前、后要选用口洁素漱口。

(2) 必要时用棉签或棉球蘸生理盐水或苏打水在口腔内容易积存污物处擦拭。

(3) 禁止化疗患者抽烟,鼓励咀嚼,促进细胞活动,促进唾液分泌。

(4) 对所有病例事先采集口腔细菌进行培养并做药物敏感试验,针对性应用苏打水或口洁素液漱口,预防口腔黏膜炎的发生。

2. 感染时的护理 交替使用过氧化氢、洗必泰和制霉菌素护理口腔感染疗效甚佳。

3. 加强饮食营养 鼓励患者多进食。注意患者饮食的习惯和嗜好,保证高蛋白、高热量、高维生素摄入,引导患者多参加体育运动,提高机体的免疫能力。同时要避免坚硬或纤维多的食物,防止损伤黏膜。

二、婴幼儿上颌骨骨髓炎

婴幼儿上颌骨骨髓炎多见于新生儿和 3 岁以内的幼儿,近年来较少见。婴幼儿的上颌骨血运丰富,血管分支细,血流缓慢,细菌易于停留。化脓菌特别是金黄色葡萄球菌经脐带感染(败血症)、黏膜创伤(人工喂养奶嘴创伤、拔除"马牙"、清洗口腔等)及皮肤疖肿等侵入上颌骨骨髓腔内滋生繁殖,当机体抵抗力下降时则引起化脓性炎症。

引起上颌骨骨髓炎的致病菌以金黄色葡萄球菌最为多见,也可以是链球菌、白色葡萄球菌和大肠杆菌感染。

【病因】 (1) 血行性感染:新生儿上颌骨皮质薄,骨髓丰富,血液循环旺盛,身体任何部位的感染,如脐带或皮肤感染,母体产道、破损之乳头或医源性感染等,细菌都可以经血液循环引起上颌骨感染。

(2) 局部感染:新生儿上颌骨发育尚未完全,外形扁而宽,内有两列牙胚,分娩时损伤牙槽黏膜,产道细菌可以经损伤处进入上颌骨引起感染。另外,在用小匙、奶瓶喂养时,损伤口腔黏膜或牙胚;或患乳腺炎的母亲继续哺乳,感染均可直接扩散至上颌骨而形成骨髓炎。

(3) 鼻源性感染:婴幼儿上颌窦小,窦口相对宽大,因上呼吸道感染或其他传染病引起的急性鼻炎或鼻窦炎可以扩散到上颌骨,导致上颌骨骨髓炎。

【临床表现】 (1) 急性期发病急,先有全身毒血症或败血症体征。患儿有高热、寒战、哭闹不安、不愿进食、出现皮疹、白细胞总数增高等中毒症状,常就诊于儿科。婴幼儿上颌窦尚未发育,眶缘与上颌牙槽嵴的距离短,颌骨内充满牙胚。发生骨髓炎后,患侧面颊、眼睑和眶周组织红肿,结膜充血水肿,睁眼困难。感染波及眶内时眼球突出,眼球运动受限,有时自内眦或眶下区皮肤穿破流脓,常就诊于眼科。继之口内前庭沟和硬腭黏膜出现红肿,可穿破流脓,有时鼻腔内有脓性分泌物流出,因而就诊于口腔科或耳鼻咽喉科。

（2）慢性期乃局部脓肿穿破或切开引流后，全身及局部症状逐渐减轻，遗留经久不愈的瘘管，探查瘘管可触及粗涩骨面或感染的牙胚。若恒牙胚和颌骨受破坏，可影响发育，出现牙颌畸形。

【诊断】 （1）主要靠病史、临床表现和局部检查。

（2）X线片因牙胚较多和骨质重叠，不易发现骨质破坏，对诊断帮助不大。

【治疗】 （1）急性期应以全身抗感染和支持疗法为主。当眶周、前庭沟或腭部出现脓肿时，应立即进行切开引流术。

（2）慢性期一般治疗偏向保守，应注意冲洗瘘管，保持引流通畅，有时小死骨片或感染坏死的牙胚可自行排除。若瘘管口窄小，探查到已经活动的死骨片或松动牙胚，可在口内切开或扩大面部瘘管口进行搔刮术。搔刮应轻柔，只将游离死骨或松动坏死的牙胚摘除，不要过分搔刮，以免破坏正常骨质和损伤牙胚，影响上颌骨生长发育，造成术后畸形。

（3）若已发生眶下区骨质缺损、下睑外翻、上颌骨发育不良等后遗症，应待青春期以后进行整复手术。

【预防】 （1）分娩时避免损伤牙槽黏膜，防止产道细菌可以经损伤处进入上颌骨引起感染。

（2）在用小匙、奶瓶喂养时，要小心谨慎，以防损伤口腔黏膜或牙胚。

（3）患乳腺炎的母亲要停止继续哺乳，减少感染直接扩散至上颌骨而形成骨髓炎可能。

（4）保证婴儿的营养供应，提高身体抵抗力，减少受感染的风险。

【护理】 婴幼儿上颌骨骨髓炎大多起病急、病情重、发展快及并发症多，所以要及时治疗，最大限度地避免并发症，并及时清除致病因素，预防感染。其治疗可从以下几方面着手：

（1）抗感染疗法：全身及时、适当、足量地使用抗生素。因本病多属金黄色葡萄球菌感染所致，故应采取敏感的抗生素治疗，目前大多首选先锋霉素类药物，也可在获得细菌培养及抗生素敏感试验的结果前予以其他广谱抗生素，如红霉素、四环素、金霉素等。待药敏试验结果出来后再选用敏感抗生素。为了防止复发，抗生素的用药时间应长一些，一般在临床症状完全消退后再继续用药一周。

（2）支持疗法：加强营养，酌情输血、补液，以维持水及电解质平衡，保证有足够的热量，并补充多种维生素。中毒症状严重者，可加用类固醇激素。

（3）局部疗法：对有鼻塞的患儿，可用 $0.5\% \sim 1\%$ 的麻黄碱生理盐水滴鼻；局部可用热敷及理疗；保持鼻腔及口腔卫生。若局部有红肿波动，即脓肿形成，则应切开引流，但不要搔刮，以免过多地损伤骨质或牙胚，切开后应用稀释的敏感抗生素溶液做局部灌洗，每日 $1 \sim 2$ 次。脓肿位于面部者，为了避免颜面部瘢痕，应以穿刺抽脓为主，可每日 1 次，直至无脓。若有死骨及瘘管形成者，可摘除死骨，术中应尽量保存牙胚，不宜使用尖锐刮匙。

（4）口腔医生矫治：如果因上颌骨骨髓炎而导致牙齿排列不齐或面部畸形，可待年龄稍大时请口腔医生矫治。

三、放射性颌骨骨髓炎

放射性颌骨骨髓炎是因鼻咽癌或口腔颌面部癌肿进行大剂量放射治疗后,引起放射性颌骨坏死,继发感染而形成骨髓炎,是目前较常见的疾病。Meyer 认为放射性骨髓炎是放射、损伤、感染三种因素的总和。

【病因】 放射线治疗癌肿时,颌骨同时受到照射,颌骨内的血管逐渐发生无菌性的血管内膜炎。当照射剂量超过 50Gy 时,血管内膜肿胀、增厚,管腔缩窄,在照射后数月或数年发生血管栓塞,骨质得不到营养而发生坏死,骨膜亦无新骨再生。此时一旦发生牙源性感染或受到拔牙等损伤,局部伤口长期不愈,细菌侵入而发生放射性骨髓炎。

目前认为大剂量射线照射造成颌骨自发性坏死,被照射的骨组织出现"三低"特征,即低细胞、低血管、低氧现象。组织切片可见骨细胞皱缩,骨陷窝空虚,成骨细胞消失,骨膜和骨髓腔纤维变性,血管栓塞。由于缺乏血液营养,在低氧、低能量情况下,骨组织无修复代偿能力,伤口长期不愈合,死骨不易分离,呈无菌性坏死状态。

【临床表现】 (1)一般病程较长,病变发展缓慢。

(2)在放射治疗后半年至数年内,多数患者唾液分泌减少,牙容易发生猖獗龋,继发牙源性感染,或因拔牙及其他损伤造成伤口长期不愈,瘘管形成但脓性分泌物少,持续性疼痛,口臭。

(3)有时软组织可溃烂坏死,死骨暴露而不松动,长期处于慢性炎症过程。

(4)若继发颌周蜂窝织炎,可出现不同程度的张口受限。

(5)颌骨可以形成大块死骨,常需较长时间才分离,相应区域的软组织变硬,瘢痕形成。

(6)患者全身衰弱、消瘦、贫血,呈慢性消耗性病态。

【诊断】 主要根据有放射治疗史、临床表现和 X 线片,但应与癌肿复发相鉴别。

【治疗】 应以预防为主。

(1)放射治疗要注意掌握适应证、剂量和防护。

(2)放疗前应适当治疗病灶牙,拔除残根、残冠,去除金属充填物,洁牙,消除感染源;保持口腔卫生;放疗后 3 年内避免拔牙和其他损伤。

(3)当发生骨髓炎后,一般倾向于保守治疗,全身应用抗生素和支持疗法;局部保持引流通畅,注意口腔卫生,等待死骨分离后手术摘除。但等待时间太长,患者非常痛苦,因此也有人主张积极治疗,将坏死的软硬组织一并切除,采用皮瓣或肌皮瓣整复。但如果切除不彻底,反而因手术造成损伤,可能加重病情。

(4)目前主张配合高压氧治疗,可增加放射区内动、静脉氧分压,兼有杀菌、抑菌作用,并使血管增生,促进死骨分离,增强组织修复能力。采用高压氧配合手术治疗,可取得较好效果。

【预防】 放射性骨髓炎预防的关键是在进行肿瘤放射治疗前,应估计到可能发生放射性骨坏死的可能性,而采取相应的预防措施。

(1)放疗前作常规的牙洁治,注意口腔卫生。

(2)放射开始前,对口腔内可引起感染的病灶牙进行处理;对放射治疗后仍能保留的龋齿和牙周病牙应治疗,而对于包括残根、根尖周炎在内的无法治愈的病牙应予以拔除。

（3）放射前应去除口腔内固定的金属义齿;有活动义齿者,应在放射疗程终止后,经过一定时期后再佩戴,以免造成黏膜损伤。

（4）放射治疗中,对非照射区应用屏障物予以隔离;口腔内发现溃疡时,局部涂抗生素软膏,加强口腔护理,以防发生感染。

（5）放射后,一旦发生牙源性炎症,必须进行手术或拔牙时,应尽量减少手术创伤;术前、术后均应使用有效的抗生素,控制继发感染。

【护理】　同颌骨骨髓炎。

第四节　面颈部淋巴结炎的诊治与护理

面颈部淋巴循环丰富,由环形链和纵形链两组淋巴结及众多网状淋巴管组成。淋巴结是面颈部的重要防御系统,可过滤和吞噬进入淋巴液中的细菌和异物,阻止感染扩散。若细菌毒力大,机体抵抗力低时,则可引起淋巴结炎。当淋巴结发生化脓性炎症时,极易穿破被膜而发展为蜂窝织炎,感染还可进入血循环,而发生毒血症或败血症。

面颈部淋巴结炎与口腔及牙源性炎症的关系密切,感染来源可以是任何头颈部的化脓性炎症。常见的致病菌为溶血性链球菌和金黄色葡萄球菌,临床上常分为急性淋巴结炎和慢性淋巴结炎。

【病因】　（1）各种牙源性感染、颌骨炎症、口腔黏膜感染和溃疡,扁桃体炎和咽炎、耳、鼻、喉、眼及皮肤涎腺等的感染。

（2）长期的营养不良,贫血及其他慢性疾病使抵抗力明显下降时,感染细菌后易发生淋巴结炎。

【临床表现】　（1）部位符合正常淋巴结分布区。

（2）可有上呼吸道感染或慢性病灶病史。口腔及鼻咽部可发现慢性炎症或其他病灶。

（3）常见为下颌下淋巴结炎,其次为颈深上淋巴结炎。

（4）急性淋巴结炎多见于幼儿,具有急性炎症的全身和局部症状。患儿发病较急,早期淋巴结充血、水肿、变硬,可扪及活动肿大的淋巴结,有压痛。此时全身反应较轻,易被忽略。随着发展,红肿范围扩大,压痛明显,淋巴结与周围组织粘连,因而不能扪清其边界。脓肿表浅者,可扪及波动;脓肿较深者,不易扪及波动感,但压痛明显,患区皮肤有炎性浸润块,压之有凹陷性水肿。此时全身症状明显,高热、寒战,甚至抽搐,白细胞总数增高。

（5）慢性淋巴结炎病程一般较长,或曾有急性炎症及反复发作病史。应注意数目及性质,是否固定,有无压痛等。

【诊断】　（1）根据病史、临床表现可以确定诊断。

（2）化脓性淋巴结炎与结核性淋巴结炎形成脓肿后,还可借抽吸出的脓液进行鉴别诊断:冷脓肿的脓液稀薄污浊,暗灰色似米汤,夹杂有干酪样坏死物。

【鉴别诊断】　（1）结核性淋巴结炎:有发热、多汗、乏力、血沉增快,多见于青壮年。

常伴发肺结核,淋巴结质地不均匀,有的部分较轻(干酪样变),有的部分较硬(纤维化或钙化),且互相粘连,并和皮肤粘连,所以活动度差。这类患者结核菌素实验和血中结核抗体阳性。

(2) 恶性淋巴瘤:可见于任何年龄组,其淋巴结肿大常为无痛性、进行性肿大,可从黄豆大到枣大,中等硬度。一般与皮肤无粘连,在初、中期相互不融合,可活动。到了后期淋巴结可长到很大,也可融合成大块,直径达 20 cm 以上,侵犯皮肤,破溃后经久不愈。此外,可侵犯纵隔、肝、脾及其他器官,包括肺、消化道、骨骼、皮肤、乳腺、神经系统等。确诊需活组织病理检查。临床上恶性淋巴瘤常易误诊,以表浅淋巴结肿大为首发表现者,有 70%～80% 在初诊时被确诊为淋巴结炎或淋巴结结核,以致延误治疗。

(3) 巨大淋巴结增生:是一种易误诊的罕见病。常表现为原因不明的淋巴结肿大,主要侵犯胸腔,以纵隔最多,也可侵犯肺门及肺内。其他受侵部位有颈部、腹膜后、盆腔、腋窝以及软组织。常易误诊为胸腺瘤、浆细胞瘤、恶性淋巴瘤等。了解本病的病理及临床表现对早期诊断极为重要。

(4) 假性淋巴瘤:常发于淋巴结外的部位,如眼眶、胃的假性淋巴瘤及消化道的淋巴性息肉,均可形成肿块。一般认为属反应性的增生,由炎症引起。

(5) 淋巴结转移瘤:淋巴结常较硬,质地不均匀,可找到原发灶。很少为全身性淋巴结肿大。

(6) 化脓性下颌下腺炎:可因损伤、导管异位或结石阻塞而继发感染医学教育网搜集整理。双手触诊检查时,下颌下腺较下颌下淋巴结的位置深而固定,导管口乳头有红肿炎症,并可挤出脓液。

(7) 唾液腺混合瘤:常见于腮腺,其次为下颌下腺,舌下腺极少见。发生于小唾液腺者,以腭部为最常见。任何年龄均可发生,但以 30～50 岁为多见,女性多于男性。肿瘤生长缓慢,常无自觉症状。肿瘤界限清楚,质地中等,扪诊呈结节状,一般可活动。当肿瘤在缓慢生长一段时期以后,突然出现生长加速,并伴有疼痛、面神经麻痹等症状时,应考虑恶变。结合 B 超、CT 等影像学表现可作出大致诊断。病理有助于明确诊断。

【治疗】 (1) 急性淋巴结炎的治疗,同急性蜂窝织炎:

① 局部可外敷中药如金黄散、六合丹或理疗,促进炎症吸收消散。

② 全身应用抗生素控制感染。

③ 化脓期应加强全身支持疗法及抗感染,婴幼儿必要时静脉给药和小量输血。当脓肿形成、穿刺抽出脓液后,应及时切开引流、排除脓液,减轻中毒症状。

(2) 慢性淋巴结炎的治疗:

① 去除口内及咽部病灶。

② 如为结核性,应行抗结核治疗。常用抗结核药物包括异烟肼、利福平等。异烟肼常用量 300 mg/d[小儿 10～15 mg/(kg · d)],分 3 次服。利福平常用量 300 mg/次,每日 2 次。局部可用异烟肼 50～100 mg＋0.25% 普鲁卡因 5～10 ml 作病灶周围环封,或根据引流区皮下注射每日或隔日 1 次。应注意全身治疗,加强营养。

③ 淋巴结炎经药物治疗效果不显著时,可行手术摘除。

④ 结核性淋巴结炎已破溃者,应引流,同时配合抗菌药物及理疗;慢性瘘管也可用手

术切除。

⑤ 对已化脓的淋巴结结核或小型浅在的冷脓肿,皮肤未破溃者可以试行穿刺抽脓,同时注入异烟肼 50～100 mg,隔日 1 次或每周 2 次。每次穿刺时应从脓肿周围的正常皮肤进针,以免造成脓肿破溃或感染扩散。

【预防】 (1)注意个人卫生,提高身体素质,防止各种牙源性感染、颌骨炎症、口腔黏膜感染和溃疡,扁桃体炎和咽炎、耳、鼻、喉、眼及皮肤涎腺等的感染而引发此病。

(2)平日应注意锻炼身体,增强体质。饮食宜清淡,营养宜均衡,忌食辛辣刺激食品。

(3)积极防治结核病。

【护理】 (1)饮食宜富有营养,质软易嚼。忌食鱼腥、辛辣刺激之食品。

(2)注意口腔清洁卫生,及时清除原发病灶,以防继发感染和复发。

(3)注意劳逸结合,并适当地休息。

第五节　颜面部疖痈的诊治与护理

颜面部的皮肤具有丰富的毛囊和皮脂腺。单个毛囊和皮脂腺发生浅层组织的急性化脓性炎症,称为疖。感染在多个毛囊和皮脂腺内引起较深层组织的化脓性炎症,称为痈。

【病因】 常为金黄色葡萄球菌感染。当机体衰弱、营养不良或新陈代谢障碍,如糖尿病等全身因素存在,而局部皮肤抵抗力下降,清洁卫生欠佳时,一旦遭到机械性刺激,如修面、抓伤、虫咬后常诱发疖和痈。

【临床表现】 (1)疖早期表现为 1 个红、肿、痛的硬结,逐渐增大呈锥形隆起,顶部出现黄白色小脓栓。后脓栓液化破溃,脓液排出,疼痛消失,破溃区迅速愈合。病程中除引流区淋巴结可伴肿胀外,一般无明显全身症状。疖若处理不当如随意搔抓或挤压排脓,热敷,药物烧灼腐蚀以及不恰当的切开等都可促使炎症扩散。位于上、下唇鼻部的疖,因其位于颜面部"危险三角区",感染可骤然恶化局部红、肿、痛范围增大伴发蜂窝组织炎或演变成痈;甚至并发海绵窦血栓性静脉炎,败血症或脓毒血症。

(2)痈多见于成年人。开始只出现一个脓栓,周围皮肤呈紫红色,再外层为鲜红色,皮肤表面发热,剧烈胀痛。炎症肿胀范围越大,表面的黄白色脓栓也越多,血性脓液逐渐由坏死的脓头处流出。脓头之间的皮肤常坏死,最后痈的中心区坏死、脱落。痈常伴有局部淋巴结肿大、压痛,全身症状也较明显,常合并严重的并发症。

(3)并发症:并发海绵窦血栓性静脉炎、眶周蜂窝织炎、脑膜炎或脑脓肿、脓毒败血症等,若治疗不及时,可致死亡。

(4)唇痈患者因唇部极度肿胀疼痛、张口受限而致进食、言语困难,局部区域淋巴结肿大、压痛。全身中毒症状明显如畏寒、高热、头痛食欲减退,白细胞计数及中性白细胞比数升高。唇痈较疖更易伴发颅内海绵窦静脉炎败血症、脓毒血症以及中毒性休克和水电解质紊乱,从而导致较高的死亡率。

【诊断】 (1)根据临床表现及查体可明确诊断。

(2)注意观察体温、脉搏、脉象、舌质、舌苔等。严重者可出现全身症状,如高热、寒战、头痛及白细胞总数增高等。

（3）严重患者应注意皮肤有无黄疸、出血点，肝、脾是否肿大等，以便及早发现有无全身并发症。

（4）局部检查应注意：①肿胀范围，有无脓肿形成；②有无脓头出现，单个（疖）或多个（痈）；③重症患者应注意有无眼睑水肿、眼球突出，以排除海绵窦血栓性静脉炎。

【鉴别诊断】　（1）颜面疔疮：多发于唇、鼻、眉、颧等处，局部开始为一个脓头，肿块坚硬根深，如钉丁之状，或麻或痒。继之红肿高突，可发展为数个脓头，灼热疼痛。

（2）有头疽：发于肌肤之间，初起即有粟粒状脓头，易向周围扩展腐烂。

（3）蜂窝织炎：为广泛的皮肤和皮下组织化脓性炎症。发生在皮下或深部疏松组织里，局部表现为弥漫性红肿，境界不清，疼痛显著，有恶寒、发热等全身症状。成脓后破溃而形成溃疡，经2周左右医治而愈。亦有不破溃者，炎症浸润自然吸收而消退。

【治疗要点】　颜面部疖痈与全身其他部位疖痈不同，主张保守疗法，切忌用热敷、烧灼、切开引流等方法。

（1）局部治疗：通常采用3％高渗盐水纱布湿敷疖痈顶部，局部使用二味拔毒散外敷（雄黄和明矾各半量研粉末，用水调拌），有利于脓头破溃引流，而无刺激局部炎症恶化的作用。脓肿形成后应及时切开引流、排除脓液。其他可按一般急性炎症处理，但需注意：危险三角区的疖痈切忌挤压。

（2）全身治疗：应用大剂量有效的抗生素，及时作脓培养、药物敏感试验来调整药物，还可配合中药内服紫雪丹、牛黄丸或荆防败毒散等。全身支持疗法如卧床休息、镇静止痛、流汁饮食、输液、输血等。若有严重中毒性休克，可采用人工冬眠疗法，有全身其他并发症者，则配合内科积极治疗。

（3）伴发海绵窦血栓性静脉炎者可加用尿激酶治疗。

【预防】　（1）应养成良好的生活习惯，经常更换内衣，淋浴，保持皮肤清洁、干燥、卫生，防止细菌侵入。

（2）切忌搔抓或挤压，严禁切开引流，值得医、患者切记。

（3）应注意饮食宜清淡，补充各种营养及维生素，以增强抵抗力。

【护理】　（1）防止搔抓。无论是颈部、腋部、脐部或是身体其他部位皮肤有破损或有湿疹，都应积极对症治疗，避免用力搔抓，因搔抓后可继发感染而形成脓肿。

（2）痈患者应积极治疗原发疾病，如毛囊炎、疖肿、湿疹等。

第六节　口腔颌面部放线菌病的诊治与护理

放线菌病是由放线菌属引起的慢性化脓性和肉芽肿性疾病，其特征为瘘管形成并排出硫黄颗粒的脓液，放线菌可侵犯皮肤、骨骼及内脏，好发面颈部软组织及颌骨，约80％发生面颈部软组织。已发现放线菌有10余种，其中作为人类口腔、扁桃体、眼结膜和女性阴道等部位正常菌群的有衣氏放线菌、内氏放线菌、黏性放线菌、溶牙放线菌和梅氏放线菌等。人正常口腔定植部位主要在牙菌斑、牙石、龈沟、唾液和扁桃体部。被公认为引起人放线菌病的是衣氏放线菌（wolff-Israel），在牙石中放线菌数可达 $6.32 \times 106/g$ 湿牙石。

在正常情况不发病；当机体罹患疾病及免疫抑制剂大量应用，导致免疫力降低时，在局部创伤或炎症基础上，发生正常定植菌的移位而发病。放线菌呈分枝的丝状体，其形状大小变化较大，丝状体长度在 $1.5\sim50\ \mu m$。放线菌虽为兼性厌氧菌，但衣氏放线菌在厌氧或微氧环境中生长更好。该菌为革兰染色阳性、无耐酸性、无鞭毛和芽孢的丝状杆菌。在放线菌感染的肉芽组织和脓液中，放线菌常繁殖成团，表现为淡黄色、直径在 $1\sim2\ mm$ 的所谓"硫黄颗粒"，即由密集的菌体及菌丝所组成的"颗粒"。面颈部是人类放线菌病的高发部位，约占一半以上。

【病因】 （1）病源性放线菌种引起的内源性感染。

（2）感染的途径主要为口腔、扁桃体，正常菌群中的衣氏放线菌，在机体抵抗力降低的条件下，通过下颌智齿冠周的盲袋、牙周袋、龋坏牙的根管、拔牙创口、口腔黏膜及皮肤外伤的创口，进入深层组织，引起软、硬组织感染发病。

【临床表现】 （1）多数继发于急性冠周炎、龋齿或拔牙，常出现张口受限。

（2）本病多见于 20～45 岁男性。

（3）病程较长，病程可由 1 个月至 20 年不等，以 3～6 个月较常见。

（4）早期无自觉症状，无疼痛，无发热，病变侵及咬肌引起炎性挛缩致张口困难。波及翼内肌则牙关紧闭程度加重，同时伴有咀嚼、吞咽困难与疼痛。软组织硬性浸润块高低不平，可逐渐向周围扩展，与健康组织无明显分界线。

（5）病灶软化后可出现脓肿，表面皮肤变薄、发红或青紫色，溃破后常有淡黄色黏稠脓液不断溢出，脓液内混有淡黄色颗粒状放线菌丝如硫黄颗粒。炎症浸润灶不断扩展，反复化脓，可形成多数窦道与脓瘘，如合并化脓性感染，可形成蜂窝织炎或急性脓肿，但切开排脓后炎性浸润块反而更见肿大。

（6）多数骨质损害为软组织病变侵犯的结果，以下颌骨最常见，其次为上颌骨、颧骨和颞骨则少见。下颌骨病变主要在下颌角和下颌支，常继发于下颌第三磨牙冠周炎引起的腮腺咬肌区感染后，因此，除同时有颌周蜂窝织炎的临床特征外，可有增生骨髓炎的改变，病变可局限于骨皮质，造成骨皮质增生或溶解，中央性颌骨骨髓炎很少见。

（7）X 片主要改变为骨质破坏及周围骨质反应性新骨增生。由于骨质破坏与增生的比例不同，可形成不同的表现：可有死骨形成，其骨段可增厚增宽，有的中间贯穿着许多沟或窦道。下颌骨可呈圆或椭圆形或不规则的骨质缺损，边缘骨质增生，也有在广泛的骨增生基础上伴有骨质破坏。除有继发感染外，一般无明显骨膜反应。其病程进展缓慢。

【诊断】 （1）病程长，可在冠周炎及拔除第三磨牙后发生。患者常有张口受限。

（2）肿胀区质硬，浸润性，周界不清，中央可形成多数软化灶或瘘管。有的部位呈现紫红色或青紫色。

（3）软化灶破溃或瘘管内溢出黄色黏稠脓液，内含硫黄样颗粒；涂片检查或病理检查可见放线菌。

（4）如侵犯颌骨，X 线摄片可见骨膜反应，骨皮质消失或中断。

【治疗要点】 采用综合治疗。

（1）大剂量抗生素，以选用青霉素、红霉素、林可霉素为主，也可行局部封闭治疗。

（2）口服 5%～10%碘化钾 10 ml，一日三次。

（3）口服异烟肼 100 mg，一日三次。

（4）有骨质破坏或多数瘘管形成者应行手术治疗。

（5）去除口内病灶。

（6）顽固病例可增用高压氧治疗，每日 2 h，40～80 次为一疗程。

【预防】　（1）注意口腔卫生，及时治疗口腔内感染灶，预防拔牙后感染是预防面颈部放线菌感染的重要措施。拔牙后应及时用抗生素等，对预防放线菌的发生也有积极的意义。

（2）线菌病绝大多数是内源性感染，免疫抑制剂的大量应用常是一个重要的诱发因素，故尽量避免免疫抑制剂的大量应用。

（3）体抵抗力降低引起放线菌病，增强体质提高免疫力对放线菌病有很大意义。

（4）早期诊断和早期治疗对改善预后甚为重要。

【护理】　同颜面部疖痈。

第七节　口腔颌面部急性炎症常见全身并发症的诊治与护理

常为败血症、脓毒血症、海绵窦化脓性血栓性静脉炎、脑膜炎或脑脓肿、肺炎及肺脓肿等。

【病因】　口腔颌面部炎症未控制、扩散。

【检查及诊断要点】　（1）疑为海绵窦血栓静脉炎时应重点检查眼部情况，包括：眼压、视力、眼球活动、瞳孔大小。

（2）肝、脾是否肿大；全身有无皮下出血、黄疸或脓肿，以早期发现败血症或脓毒血症。

（3）疑有颅内并发症时应全面作神经系统检查。

（4）根据需要胸透（或胸片）及化验检查，包括：血培养、痰培养等。

（5）在合并全身并发症时，病情、特别是全身情况严重。白细胞总数常超过一般炎症水平，多核白细胞可出现中毒性颗粒。严重时可发生中毒性休克，甚至急性肾衰竭。

（6）各种并发症的特点：

① 海绵窦化脓性血栓性静脉炎——主要表现为眼球突出、眼压升高、运动受限、眼睑极度水肿、瘫痪下垂等。晚期可见患侧瞳孔散大、视力障碍。

② 败血症及脓毒血症——可出现皮下出血、黄疸、肝脾肿大以及多发性脓肿，血培养阳性更可确诊。

③ 脑膜炎或脑脓肿——主要出现神经系统症状，严重者可出现偏瘫、失语甚至昏迷；病理反射阳性。

④ 肺炎及肺脓肿——与一般肺炎及肺脓肿症状相同，如咳嗽、胸痛、脓痰等。胸透或胸片可协助确诊。

【治疗】　（1）大量、多种抗菌药物联合应用，以静脉滴注为宜。

（2）大量激素使用，减少应激反应。

（3）合并中医中药施治，常可提高疗效。

（4）积极处理原发病灶，脓肿应及时切开，引流许通畅。

（5）注意全身情况，包括：水与电解质平衡，增加营养，注射丙种球蛋白，必要时输血。

（6）伴发海绵窦化脓性血栓性静脉炎时，应加用尿激酶 5 000～10 000 U 静脉滴注，日 2 次。在治疗期中并应监视凝血机制，以免发生出血倾向。

（7）请各有关科室协助抢救。

【预防】 （1）注意口腔卫生，及时治疗口腔内感染灶，及时用抗生素。

（2）增强体质，提高免疫力。线菌病绝大多数是内源性感染，免疫抑制剂的大量应用常是一个重要的诱发因素，故尽量避免免疫抑制剂的大量应用。

（3）早期诊断和早期治疗。

【护理】 （1）观察病情变化，注意体温、脉搏、呼吸、血压及精神状态，尤其注意有无全身感染扩散。

（2）唇部运动，少讲话，以免脓栓逆流，严重者应卧床休息。

（3）忌挤压，防止炎症扩散。

（4）局部清洁，按照医嘱进行湿敷。

（董艳丽　贺敬才　王明启　罗　冲）

第十五章
口腔颌面部外伤的诊治与护理

第一节　口腔颌面部软组织损伤的诊治与护理

口腔颌面部血运丰富,具有特殊的有利条件,因此对有可能存活的软、硬组织,早期缝合的适应证更广,甚至包括已游离的组织应予以保存和复位缝合。该区是人体形象和情感表达的重要部位,对缝合质量的要求更高。

一、擦伤

擦伤为皮肤与粗糙物体摩擦而引起的软组织损伤,可与挫伤同时发生。

【检查及诊断要点】　(1)多发生于面部较为突出的部位,如颏、额、颧、鼻、唇等。

(2)主要是皮肤创面呈不规则形状的破损,表面有少量渗血与组织液渗出,创面上常附有砂粒或其他异物。

(3)疼痛较明显,常伴烧灼感。

【治疗要点】　主要是清洗创面和预防感染。

(1)可用3‰过氧化氢与生理盐水交替冲洗,清除创面上的泥沙或其他异物。

(2)创面如无继发感染,多数情况下可涂以碘伏或抗生素油膏等消毒灭菌药物,任创面暴露而无需包扎,待其干燥结痂,自行愈合。

(3)如发生感染,应行湿敷,控制感染后再用暴露疗法。

【预防】　必须树立安全意识。

【护理】　(1)由于擦伤表面常常沾有一些泥灰及其他脏物,所以清洗创面是防止伤口感染的关键步骤。

(2)可用碘伏消毒皮肤。

(3)暴露创面疗效,不必包扎。暴露疗法治疗皮肤擦伤,创面渗液少,易尽快结痂愈合,并且感染发生率极低。

(4)注意保持创面清洁干燥,创面结痂前尽可能不要着水。

(5)皮肤擦伤慎用创可贴。擦伤的伤口不适宜用创可贴,这是因为,擦伤皮肤的创面比普通伤口大,再加上普通创可贴的吸水性和透气性不好,不利于创面分泌物及脓液的引流,反而有助于细菌的生长繁殖,容易引起伤口发炎,甚至导致流脓。

二、挫伤

挫伤系由钝性物体直接打击所致的软组织损伤,也可因颜面部撞击于硬物所致。属闭合性损伤,不仅是皮下组织,而且肌、骨膜和关节也同时受伤,但皮肤完整。

【检查及诊断要点】 (1)损伤部位皮肤形成淤斑,甚至形成血肿,较大的血肿继发感染,还可能形成脓肿。淤斑系局部小血管破裂后渗出所致,血肿系局部较大血管破裂后出血形成。

(2)损伤区疼痛,组织肿胀。组织疏松部位以肿胀为主,组织致密部位则疼痛明显。

(3)颞下颌关节发生挫伤可因直接作用力引起,也可因颏部及下颌骨体的传导力而引起。可发生关节内或关节周围出血、疼痛、张口受限或错𬌗。

(4)骨膜下血肿形成时,以疼痛明显为特点。

【治疗要点】 (1)主要是止血、镇痛、预防感染、促进血肿吸收和恢复功能。局部血肿的处理,首先应制止出血,在早期可用冷敷或绷带加压包扎;如血肿较大,止血后在无菌条件下,可用粗针头将血液抽出,然后加压包扎。预防感染,可口服或肌注射抗生素。

(2)在止血后可用热敷或理疗,以助血肿消散吸收及恢复功能。

(3)口内如有血肿影响呼吸道或进食者,应根据情况止血后在无菌条件下,应手术切开引流,或急诊行切开止血。如血肿继发感染,也应切开,清除血凝块和感染物,同时用抗生素控制感染。

(4)颞下颌关节减压适用于颞下颌关节挫伤后。在磨牙牙合面双侧各放置2mm厚的橡皮垫一块,在口外戴弹性吊颌帽,使颏部上升而颏状突下降,以减低关节内压力和疼痛。维持10~15天后应作张口训练,预防关节强直。如关节内出血较多,在无菌条件下将血液抽出。

(5)辅用活血化瘀、消肿止痛的内服外敷的中成药。

【预防】 必须树立安全意识。

【护理】 (1)保持呼吸道通畅,防止窒息:颌面部损伤易引起窒息,故窒息应早期发现,查明原因,及时对症处理:

① 对因血块或分泌物等堵塞咽喉部的患者,应迅速取出或吸出,同时应改变体位,解除窒息。

② 对舌后坠引起窒息的患者,可用舌钳拉出(也可用别针、巾钳、粗线贯穿舌体向外牵拉、固定)。同时改变体位,头偏向健侧,便于分泌物排出。

③ 对咽部肿胀压迫呼吸道的患者,可经口腔或鼻腔插入通气管,必要时作气管切开。如气管切开,应严格按气管切开术后常规进行护理,防止并发症的发生。

(2)止血:口腔颌面部血运丰富,应根据损伤部位、出血的性质采取相应的止血措施。

(3)积极救治休克救治。

(4)注意观察合并颅脑损伤的征象:

① 严密观察生命体征及瞳孔、神志变化,以免延误颅脑伤的救治。

② 严格控制输液量,防止发生脑水肿。

③ 卧床休息,如有躁动及惊厥时,则应特别注意患者安全,可遵医嘱给予镇静剂。

④ 出现高热可及时采用各种物理降温及药物降温的措施,并按高热护理常规进行护理。若出现昏迷,应按昏迷常规进行护理。

⑤ 注意观察有无脑脊液耳漏或鼻漏。如发生此种情况切不可用液体冲洗和棉球堵塞,以免逆行感染入颅,耳鼻腔应保持清洁。

(5) 一般护理:颌面部损伤除按颌面外科护理常规进行护理外,还应注意加强下列护理工作:

① 精神护理。颌面部损伤往往造成面部畸形,影响美观,特别是对于青年患者,心理护理更为重要。医护人员应多关心、安慰患者,耐心地做思想工作,使其主动配合医护人员进行治疗。

② 注意体位。一般采取半卧位,利于痰液和分泌物的排出,避免发生肺部并发症。

③ 加强口腔护理,保持口腔清洁。

④ 加强营养,增强机体抵抗力。

三、蜇伤

为蜂、蝎等昆虫所带毒刺的损伤。

【检查及诊断要点】 (1) 多为动物毒素刺入皮内。

(2) 局部红肿明显,疼痛剧烈。

【治疗要点】 (1) 先用镊子取出刺入皮内的毒刺,局部用 5%～10% 的氨水涂擦,以中和毒素。

(2) 局部应用夏枯草捣烂后外敷,可退肿止痛。

(3) 局部封闭,以减轻肿痛。

【预防】 注意个人安全的防护,防止被蜇伤。

【护理】

1. 蜂蜇伤的一般护理　急性期卧床休息,协助患者日常生活,嘱暂禁食水,安慰关心患者,向患者讲解本病的治疗护理及预后等相关知识,使之保持安静。

2. 蜂蜇伤的局部护理

(1) 仔细检查蜇伤处皮肤有无蜂蜇伤的毒刺,如有立即消毒后拔出,用拔罐方法吸出毒液,切勿挤压蜇伤口,以免挤压使更多的毒液进入血液,散布全身加重病情。仔细询问蜇伤经过,便于识别毒蜂种类,被野蜜蜂或蜜蜂蜇伤后,伤口以 5% 碳酸氢钠、肥皂水或 3% 氨水洗涤;被大胡蜂或大黄蜂蜇伤后,伤口用 3% 的硼酸水、1% 的醋酸或稀食醋洗涤,每 1～2 h 1 次,连续 2～3 天,观察局部肿胀消退情况,肿胀严重时注意保护皮肤防止破溃感染。

(2) 局部疼痛剧烈者用 2% 普鲁卡因作局部封闭时,注意无菌操作,不宜用吗啡止痛,以免引起呼吸抑制。

(3) 局部应减少动作,蜇伤处冰敷,有止疼、减慢毒素吸收的效果。

四、裂伤

为开放性损伤。较大机械力量的钝器伤为挫裂伤;较大力量所致组织撕裂或撕脱,为撕裂或撕脱伤。后者更为严重。

【检查及诊断要点】 (1)伤口的特点是创缘不整齐,裂开较大。挫裂伤的表面常有缺血坏死的撕裂小组织;撕裂伤常伴有肌肉、血管、神经及骨骼的损伤,故创面较深而出血多;撕脱伤的创面常呈更大的组织缺失。

(2)注意有无休克症状及继发感染。

(3)伴骨组织损伤者,可有骨移位及𬌗关系紊乱。

(4)如面神经损伤可出现面瘫;涎腺导管损伤则有涎瘘发生。

【治疗要点】 (1)清创时应刮除没有出血的坏死组织,修整创缘,彻底止血,常做减张缝合,充分引流。

(2)如伴发骨折,应同时处理骨折。

(3)若有组织缺损,可同期整复或待后期整复。

(4)肌注破伤风抗毒素 1 500 U。

(5)应用抗生素预防感染。

【预防】 同挫伤。

【护理】 同挫伤。

五、刺伤

因尖锐的刀、锥、钉、笔尖、树枝等物的刺入而发生。

【检查及诊断要点】 (1)伤口小,伤道深,多呈盲管状,也可以是穿通伤。

(2)根据刺入点的部位,致伤物可达口腔、鼻腔、鼻窦、眶内,甚至深达颅底,要注意检查。

(3)可能损伤重要的血管神经。

(4)刺入物末端可能折断而存留于组织内,并可将细菌带入深部内而引起继发感染。

【治疗要点】 (1)清创时应彻底清除异物和止血,应用抗生素防治感染。

(2)如有颅脑损伤征象,应先及时处理颅脑损伤。

(3)为取出深部异物、修复神经或彻底止血,必要时需要扩创。对于颈部大血管附近的异物,要在作好预防继发性出血准备的前提下摘除异物,切不可轻率从事;否则,可能造成致命的大出血。此点必须引起高度的警惕。

(4)肌注破伤风抗毒素 1 500 U。

(5)应用抗生素预防感染。

【预防】 同挫伤。

【护理】 同挫伤。

六、切割伤

这是被锋利的刀器、玻璃片等割裂组织所造成的开放性损伤,易伴有面神经的损伤。

【检查及诊断要点】 （1）伤口边缘整齐，似刀割状。一般无组织缺损，或有较少缺损，创面较清洁。

（2）创口深浅不一，深者可致血管被割断，出血严重；或切断面神经，可造成面瘫；或切断腮腺导管，可造成涎瘘。

【治疗要点】 （1）一般处理原则与刺伤相同。

（2）若有面神经较大分支或腮腺导管被切断时，应尽可能在清创时立即进行神经或导管吻合。

【预防】 同挫伤。

【护理】 同挫伤。

七、咬伤

常见被犬、鼠、猪等动物咬伤，被人咬伤也不罕见。

【检查及诊断要点】 （1）伤口创缘常有咬痕。

（2）症状与撕裂伤基本相同，甚至撕脱。

（3）因为牙咬的原因，创面污染机会多，容易感染。

【治疗要点】 （1）首先应彻底清洗创面，可用3%过氧化氢与生理盐水交替冲洗，用含有抗生素的溶液湿敷，控制感染。

（2）对眼睑、耳、鼻、唇、舌等处即使组织大部分游离，也应尽量缝回原位。完全离体的上述组织，最大径小于2 cm时，在没有感染的情况下，伤后6 h内，可用生理盐水50 ml加入庆大霉素16万U的稀释液浸泡30 min，然后，将其边缘修整齐，形成新创面，对位原位缝合，仍有可能愈合。

（3）组织缺损畸形可在后期处理。

（4）如为犬咬伤，应酌情注射狂犬疫苗。

（5）肌注破伤风抗毒素1 500 U。

【预防】 注意个人安全。

【护理】

1. 全身情况的处理 颜面部软组织撕裂移位严重与口腔穿通者，首先要注意保持呼吸道通畅，清除口腔内血凝块、异物及分泌物，无休克者可给予半卧位。防止因组织移位、水肿、误吸等造成窒息。注意防止发生失血性休克，一旦发生，要充分估计失血量，及时输血、输液，补充有效血容量。根据病情给予监测生命体征、吸氧、镇痛等对症治疗，防止和纠正脱水、电解质紊乱和休克，待全身情况平稳后再行清创缝合术。

2. 术中护理 首先做好清创缝合用物的准备，应用大量生理盐水冲洗创口及创口周围，去除残留异物，然后用20%肥皂水与生理盐水交替冲洗创口；再用3%过氧化氢、生理盐水冲洗创口；最后用0.5%碘伏冲洗创口，消毒创区。术中密切观察患者体温、心率、呼吸、血压等情况，稳定患儿情绪，及时补充液体。

3. 术后护理

（1）密切观察生命体征，多功能监护仪严密监测患儿BP、P、R、T并详细记录，持续低流量吸氧。

（2）狗咬伤术后伤口一般不予包扎。给予暴露疗法，应注意观察伤口渗血、渗液、涎瘘情况，保持创面清洁干燥，避免搔抓，经常给予过氧化氢及酒精进行擦洗，防止血痂形成及痂下脓肿，按时用药。如有异常及时报告医生进行处理。

（3）预防感染：颌面部狗咬伤伤口污染严重且深，应用有效抗生素，局部换药时严格无菌操作。若伤口有渗出或疼痛剧烈，及时报告医师。

八、口腔颌面部爆炸伤

口腔颌面部爆炸伤是由各种原因爆炸引起的组织严重损伤，常是软硬组织的复合伤，并伴有休克、颅脑或全身其他部位的损伤。

【检查及诊断要点】　（1）充分了解爆炸物的性质、特点及爆炸现场情况。

（2）创口较多，形状多样，伤道深邃，非贯通伤常见，创缘不整齐，可能有广泛的组织缺损。创口大多污染伤并常有异物存留。

（3）常伴有骨组织的损伤，常见粉碎性骨折和骨缺损。

（4）可伴有休克、颅脑或全身其他部位的损伤。

【治疗要点】　（1）如有休克及颅脑损伤征象，应先及时处理。

（2）清创时应尽量保留组织。

（3）清除异物，彻底止血，先作湿敷，充分引流，尽早使用抗生素，预防感染。

（4）如有骨折争取与清创同时处理。

（5）对于因大量组织缺损而难以初期缝合创口时，可考虑后期作远处组织转移整复，不可勉强拉拢缝合，以免造成功能障碍与面部歪斜畸形。

（6）伴有全身其他部位的损伤者，应请有关科室会诊，协助同期处理。

【预防】　注意个人安全。

【护理】　（1）首先抢救生命，防止窒息。口腔重症患者有时有昏迷、呕吐症状，口内出血或唾液、呕吐物潴留，易发生吸入性窒息。抢救过程中应注意患者头偏一侧，及时清理口腔、鼻内分泌物、血凝块、呕吐物及碎骨片、脱落牙齿等其他异物，以免堆积咽部造成窒息。若有上颌骨骨折致上颌骨下垂或下颌骨体部及双侧骨折导致舌后坠，形成阻塞性窒息。暂时不能骨折复位时，可以将舌体以大圆针粗丝线缝合2针，牵出口外，固定于牙齿或其他部位。争取时间行骨折复位术，或做气管切开术以缓解窒息。

（2）防止出血，预防休克。口腔颌面部血运丰富，损伤后极易出血，对于能发现的活动性出血，应用血管钳钳夹止血，并辅以压迫、包扎止血。若不是明显的血管破裂出血，患者局部软组织肿胀进行性加重，应考虑有内出血或肌肉渗血的可能，应用止血药物的同时用冰块局部冷敷，防止肿胀压迫呼吸道影响呼吸。止血的同时建立静脉输血、输液通道，补足血容量，防止创伤性及失血性休克的发生。监测脉搏、血压、尿量，观察颈部、口底有无血肿，若伤口持续少量出血且伴局部疼痛、呼吸困难，或肿胀进行性增大，常是继发出血的征兆，应引起重视。

（3）伴发脑脊液耳漏、鼻漏的处理。lefort Ⅲ型骨折往往伴发颅底骨折，造成脑脊液鼻漏、耳漏。发现鼻腔或外耳道有清亮液体流出，千万不要用东西去填塞鼻腔或外耳道，应采取平卧位，头同上身成15°，绝对卧床。不能用力擤鼻子，大便要通畅，不能用力。同时应用大剂量抗生素,易通过血脑屏障者优选。适当应用甘露醇等药物,出现明显颅脑症状时,需请神经外科会诊,协助处理。

(4) 保持呼吸道通畅,做好气管切开护理。口腔颌面部重症损伤多有口、鼻等呼吸道的严重损伤,又有术中术后软组织的进行性肿胀,术前或术中应做气管切开。术后患者取半卧位,颈下略垫高。吸痰时吸引负压不宜过大,动作轻柔,不宜在同一部位吸引时间过长,应边退边吸引,以免损伤气管黏膜。每次吸痰时间不可超过 15 s,以免引起气管痉挛。发现呼吸不畅时,应及时查找原因,并通知医生。

(5) 保留胃管,注意预防应激性溃疡。口腔重症患者口内口外软硬组织严重损伤,为了保证患者营养的摄入,需插入胃管,或鼻饲饮食。注意每次喂饭前回抽观察是否有咖啡色液体,若有反应及时通知医生,做进一步处理。

(6) 口腔护理,防止感染。

(7) 处理面部结痂,防止痂下感染。

(8) 做好心理护理,增强患者信心。创伤患者多属青壮年,重症颌面外伤患者术后面部都会遗留或多或少畸形。有的面部畸形特别明显,影响其以后的生活、社交,心理负担较重,医护人员应根据患者的性别、年龄、性格、受伤原因和家庭背景多个角度进行分析,进行不同的心理护理,鼓励其面对现实,战胜自我,战胜挫折的信心与勇气。

第二节　牙和牙槽骨损伤的诊治与护理

牙和牙槽骨损伤,在颌面部损伤中较为常见,尤其是上下颌前牙位于牙弓前部,损伤机会更多。

一、牙挫伤

为牙损伤中较轻的一种。外力撞击引起者多在前牙区;咀嚼硬物所致者可发生于任何牙。主要是牙周膜和牙髓受损伤。

【检查及诊断要点】 (1) 可有牙体损伤病史。

(2) 患牙松动、疼痛、伸长、叩痛,对咬合力和冷热刺激均较敏感;严重者,可致牙髓坏死与牙冠变色。

(3) 若牙龈同时受伤,则可伴发出血,局部肿胀。

【治疗要点】 (1) 患牙休息:调磨对骀,2～4 周内避免咀嚼食物。

(2) 松动明显的牙,应做简单结扎固定。

(3) 牙周处理:可滴入碘甘油,安抚消炎。

(4) 如牙髓受损,应做根管治疗。

二、牙脱位

常为较大粗暴的外力撞击的结果。有移位、半脱位、完全脱位三种。

【检查及诊断要点】 (1) 牙在牙槽窝内位置发生移位、半脱出、完全脱出。

(2) 损伤牙有松动、倾斜、伸长和疼痛,妨碍咬合及咀嚼。

（3）嵌入深部时，则牙冠暴露部分变短。

（4）局部常同时伴有牙龈撕裂、出血与肿胀等；重者甚至有牙槽骨骨折。

【治疗要点】（1）复位固定：适用于移位、半脱位与嵌入深部的牙。应使牙恢复到正常位置，并结扎固定 4 周左右。

（2）再植：适用于牙完全脱位时间不长，且牙槽骨无明显吸收者。应尽快地按牙再植的程序，严格消毒，将脱位牙植入原位，并与邻牙一起结扎固定 4 周左右。一般应降低咬合。

三、牙折

可因粗暴外力撞击或咀嚼硬物所致。外力撞击引起者多发生在前牙区；咀嚼硬物所致者多见于咀嚼功能部位，已充填过的牙及死髓牙。牙折可分为冠折、根折及冠根联合折。

【检查及诊断要点】（1）牙冠折断者可有牙体缺损，髓腔暴露，或有折裂线存在。无缺损的牙体纵裂时，应仔细用探针或涂布碘酊以确诊。

（2）牙根折断则有牙松动、叩痛。

（3）多有冷热过敏等牙髓刺激症状。

（4）根折可借助 X 线片明确诊断。

【治疗要点】（1）冠折：牙冠轻微折缺而无刺激症状，可不作特殊处理。如折缘尖锐，应磨至圆钝。如有过敏症状，给予脱敏处理。如牙髓有明显的刺激症状，并影响形态和功能，应视其情况，作牙冠修复。如冠折已穿通牙髓，应尽早进行牙髓或根管治疗，再进行牙冠修复。

（2）根折：近牙颈部的根折，应尽快进行根管治疗后，行桩冠修复；根中部的折断，应拔除；根尖 1/3 折断、牙松动，应及时结扎固定，并作根管治疗。

（3）冠根联合牙折：冠根联合斜折牙，如有条件，可行牙髓或根管治疗后用金属牙冠恢复功能。不能保存者，多行拔除。

（4）乳牙损伤：应视具体情况尽量设法保留受伤的乳牙。如不能保留，对于 4 岁以上的患儿，应作缺隙保持器，以防止邻牙向近中移动致恒牙萌出障碍或错位。

四、牙槽突骨折

为常见损伤之一。多见于上前牙，且往往于牙损伤同时发生，有时也可与颌骨骨折同时发生。

【检查及诊断要点】（1）可有损伤部位的牙合关系紊乱。

（2）骨折部位牙松动，其特点为：摇动一牙时可见邻牙与该部位的骨板与牙龈随之移动。此点可有别于单纯牙折。

（3）有牙龈撕裂、出血与肿胀等症状。

（4）X 线片可明确骨折线部位。

【治疗要点】（1）复位固定：以恢复正常𬌗关系为标准，可用牙弓夹板与邻近正常牙一起结扎固定 4 周左右。

（2）撕裂的牙龈应予缝合。

（3）如有颌骨骨折应同时处理。

第三节　颌骨骨折的诊治与护理

颌骨骨折有一般骨折的共性，但由于颌骨解剖生理上的特点，使颌骨骨折的临床表现及处理原则具有特殊性。

一、上颌骨骨折

【病因】　本病多为外伤所致，根据致伤原因，可分为火器性损伤和非火器性损伤两大类。

【临床表现及检查要点】　（1）应充分了解外力的性质，打击力的方向，特别要了解伤后意识变化等。

（2）上颌骨骨折常并发颅脑损伤，故应注意患者有无昏迷、喷射性呕吐、头痛、脑脊液鼻漏等症状的存在。

（3）检查上颌骨骨折的同时，应注意有无合并鼻骨、颧骨等其他骨折。

（4）典型的上颌骨骨折分为Ⅰ型、Ⅱ型、Ⅲ型：①Le Fort Ⅰ型骨折是低位或水平骨折。典型的骨折线从梨状孔外下缘，经根尖下，过颧牙槽嵴，至上颌结节上方，水平地向后延伸至两侧上颌骨翼下颌缝附近。②Le Fort Ⅱ型骨折又称中位或锥形骨折。骨折线经过鼻骨、泪骨、眶底、颧颌缝区达上颌骨翼下颌缝处。③Le Fort Ⅲ型骨折是高位骨折或称颅面分离。骨折线经过鼻骨，泪骨，眶内、下、外壁，颧额缝，颧颞缝，向后下止于上颌骨翼下颌缝，造成完全性颅面骨分离。有时临床上也可见到不规则的骨折。

（5）也可出现骨折段移位及𬌗关系紊乱。通常可由于翼内、外肌的牵拉使骨折段向后下方移位，造成后牙早接触而前牙呈开𬌗。但上颌骨骨折片移位还取决于损伤力的大小与方向。骨折段下垂可致面部中 1/3 变长。

（6）摇动上前牙，如上颌骨随之移动可确诊有骨折。

（7）眶周皮下淤血、青紫，呈蓝色眼圈（称眼镜征）、结膜出血与眼球运动和功能障碍较多见于Ⅱ型、Ⅲ型骨折中，可导致复视，瞳孔散大，严重者可损伤视神经而失明。出现瞳孔症状时，应注意与颅内血肿鉴别。

（8）如发现鼻腔及外耳道出血，含淡红色血水，应考虑发生脑脊液鼻漏或耳漏，是筛板骨折或合并颅前窝或颅中窝骨折的体征。

（9）影像学检查在条件允许的情况下，应拍摄鼻颏位或头颅后前位 X 线片，必要时再拍摄颅侧位片和 CT 片，以明确骨折的类型及骨折段移位情况，同时了解有无邻近骨骼的损伤。注意对合并有严重颅脑损伤的伤员，仅作一般的平片检查，切忌过多搬动而使伤情加重，待伤情平稳后再作进一步检查。

【诊断】

1. 诊断颌骨骨折　首先应了解其受伤原因、直接受伤的部位和伤后的临床表现，然后再作检查局部和全身体征，参考上述临床特点，判明有无骨折、骨折的部位和类型。条件允许时,可进一步作 X 线检查和 CT 检查,详细了解骨折线的部位、数目、方向及移位等情况。应当强调的是检查应详尽,不要遗漏对颌面部的多发伤和全身的多处伤的诊断,为制定完整的治疗计划提供充分的依据。

2. 辅助检查　本病的检查方法主要包括以下两种:

(1) X 线检查:常规 X 线平片操作简单,成像时间短,是颌面部骨折检查的首选方法,尤其是下颌骨体部无周围骨质的干扰,可即刻明确诊断。但对上颌骨骨折线的走形显示较差。由于相连骨块的干扰、骨重叠和牙齿重叠,一方面表现为对矢状骨折和上颌窦后壁的骨折显示不清,另一方面对多发性骨折和粉碎性骨折显示困难并容易出现漏诊。因此,对于常规 X 线平片检查显示可疑骨折者,应进一步进行 CT 检查。

(2) CT 检查:CT 横断扫描可比较准确地显示骨折情况,横行骨折线由于与扫描线走形一致,常可出现漏诊,需辅助冠状面扫描以弥补其不足。但冠状扫描对病情较重的患者获取体位困难。如行 CT 三维重建技术即可任意切面立体地显示横行骨折,尤其是颞颌关节等较为复杂结构者,可应用"切割技术"及多平面重建技术,两侧对比研究,直观地显示骨折及关节脱位情况。并可清晰地显示骨折线的走行及骨折片的大小与空间位置,但 CT 三维重建技术亦有其不足之处,如部分容积效应使菲薄的筛骨及腔内的碎小骨片难以显示。因此,在应用 CT 三维重建技术诊断颌面部骨折时必须结合横断位扫描 CT 图像。

【鉴别诊断】　本病多是由于外伤性因素引起,患者有明显的外伤病史,依据其临床表现和影像学检查方法,如 X 线检查,CT 检查一般即可诊断,无需要鉴别。但临床上需对骨折范围进行严格的诊断,以防对一些并发伤的漏诊。如髁突区受到严重创伤,可同时伴有颞骨骨板的损伤,致使此区肿胀明显,外耳道流血,如合并颅中窝骨折时,可出现脑脊液耳漏,应注意鉴别。

【治疗要点】　(1) 有颅脑损伤者,应首先及时处理颅脑损伤。

(2) 上颌骨血供丰富,骨创愈合快,骨折的复位固定应争取在 2 周内进行。

(3) 以手法复位为主,也可作口内或口外牵引复位。

(4) 上颌骨骨折无论是否行颌间固定,均须作颅颌固定。以使上颌骨能正常愈合,其固定方法有:①石膏帽悬吊。较简单的上颌骨骨折可直接将上颌骨做单颌结扎后固定在石膏帽上;如骨折段移位明显,牙合关系错乱严重者,则应先作颌间结扎后,再根据牵引方向的要求,从侧方或从前方悬吊于石膏帽上。②骨间结扎与悬吊。适用于不能应用石膏帽悬吊或复位不准确者,根据骨折位置可分别在骨折线两端切开,显露骨断端后,转孔,结扎。行悬吊时,可通过针管引导不锈钢丝,将上颌通过夹板悬吊在额骨颧突或颧骨、眶下缘上。③切开复位和坚强内固定法。一般多在术前施行颌间弹性牵引以确立最佳咬合关系,术后 1 周以内多可酌情拆除颌间牵引装置。对上颌骨骨折多采用微型接骨板(microplate,厚度 0.4～0.6 mm)和螺钉固定。多数颌骨线性骨折均可通过口内切口显露和固定,对面中部的复杂骨折则可通过头皮冠状切口暴露和固定,不增加面部瘢痕。

(5) 如同时伴有下颌骨骨折时,应先将下颌骨复位固定后,再根据正常牙合关系固定上颌骨;并在颌间固定的基础上加颅颌固定。

(6) 上颌骨骨折一般固定 3 周左右即可。结扎固定及拆除固定装置的处理原则与下颌骨骨折相同。

【预防】 (1) 本病多是由于外伤性因素引起,故注意生产生活安全,避免受伤等是预防本病的关键。

(2) 对患者进行饮食调节:

① 多吃蔬菜、蛋白质和富有维生素的饮食,可防止骨质疏松的发生和发展。

② 骨折早期饮食宜清淡,以利于祛瘀消肿,后期应偏味重,选择合适的饮食调补肝肾,有利于骨折的愈合和功能的恢复。

【护理】

1. 术前护理

(1) 一般护理:了解患者的一般情况,查阅病历、各种化验单及药物过敏史,做到心中有数。全麻患者术前禁食、禁水,局麻患者术前不宜吃得过饱,以防术中牵拉口腔内组织引起呕吐而污染术野。术前取下活动义齿置于冷水中。

(2) 心理护理:尤其是对者所担心的面部是否留下瘢痕及咬合功能的问题给予细心的解释。

(3) 患者术前准备:手术前1天做好个人卫生,剪胡须、鼻毛,头皮切口需要剃头,进行口腔清洁。术前药物过敏试验。各项化验检查正常,填写手术及麻醉知情同意书。

(4) 物品准备:备好手术用物、电动钻、各种型号钛板、钛钉、双极电凝、骨腊、吸收性明胶海绵、美容线、导尿包、胃管等。

2. 术中护理

(1) 全部物品必须经过高压蒸汽灭菌消毒。双极电凝、电钻需环氧乙烷灭菌,整个手术过程中必须保持无菌原则。

(2) 头皮冠状切口需用头皮夹固定、双极电凝止血,及时清理双极镊子上的血迹,以免粘附组织影响止血效果。

(3) 根据不同手术部位,及时更换钛板、钛钉型号,保证牢固固定,数量准确无误。对于骨组织出血,用骨蜡、吸收性明胶海绵止血。

(4) 正确使用电凝器,电极板与人体皮肤接触紧密,及时清理刀笔尖端的血痂,保持尖端与组织充分接触。取下电极板时应缓慢拉下。

(5) 保证患者安全,术中注意眼睛的保护,术前给予金霉素眼膏涂抹双眼,并用透明皮肤保护膜固定上下眼睑,避免损伤眼结膜。各种约束带的支撑部位加上护垫,用力适当,及时观察皮肤、肢端神经和血管功能情况。严密观察局麻药应用情况、皮肤黏膜、呼吸、血压、脉搏、肢体温度、静脉充盈情况等,保证静脉输液通畅。手术开始前尽量减少患者的不适,避免身体不必要的暴露,保持室内温度在18~22℃。

(6) 查对手术所用的物品:在手术开始前、缝合体腔前、缝合体腔后详细清点纱布、器械、缝针、钛板、钛钉的数量。并详细记录护理记录单签名。

(7) 与家属保持联系,手术过程中应适时告知患者家属有关手术的进展情况。

3. 术后护理

(1) 颌骨骨折固定的目的是恢复咬合关系,促使骨折愈合。主意要观察口内的牙弓夹板有无脱落、断开、移位以及是否损伤牙龈或唇、颊黏膜等。检查咬合关系是否异常,应随时调整和改变牵引、固定的方向。如发现有异常情况,应及时纠正或报告医生治疗。使用颌间绷带弹性牵引固定的患者,在 2~3 周后,骨折发生纤维愈合时,在吃饭前取下牵引橡皮圈,饭后漱口或清洁口腔,再挂上橡皮圈,以维持固定状态。但要注意重新悬挂的位置和方向。

(2) 保持口腔清洁:手术后进食、咀嚼、说话等生理功能减少,口腔自洁作用减弱,牙列上有结扎固定的金属夹板,食物容易滞留而引起感染。每次饭后用漱口液进行口腔冲洗或漱口,也可使用牙刷轻轻刷洗。

(3) 营养支持:给予高蛋白、高维生素的食物。可选用流质或软食品,如牛奶、豆浆、鱼汤、肉糜、蔬菜汤及豆腐、肉松、粥、面条等。张口轻度受限者,可用汤勺、吸管进食,严重颌骨固定的患者给予鼻饲。

(4) 心理支持:鼓励患者表达手术的感受及口腔内的不适。指导患者放松的方法,详细解释治疗过程,告之面部畸形以及瘢痕都是暂时的。树立战胜疾病的信心。

4. 出院指导

(1) 常规向患者及家属进行健康教育指导、出院指导。

(2) 指导患者注意饮食,保持口腔清洁。

(3) 定时复查。

二、下颌骨骨折

下颌骨骨折是颌面骨骨折中发生率最高者。

【临床表现及检查要点】 (1) 应充分了解外力的性质,打击力的方向,受伤部位,伤后表现等。

(2) 骨折段移位及咬合错乱:骨折段移位的因素较多,但肌肉牵引力平衡失调一个较为主要因素。

(3) 下颌骨骨折好发部位:①正中联合;②颏孔区;③下颌角;④髁突颈部。

(4) 功能障碍咬合紊乱、张口受限、局部出血、血肿、水肿、疼痛、麻木等症状,致使咀嚼、呼吸、吞咽、语言等功能障碍。

(5) 骨折部位可有牙龈撕裂及出血情况。

(6) 骨折部位能上下活动和查及骨摩擦音。

(7) 下颌骨体部骨折时,触诊检查可发现下颌下缘有阶梯状改变。

(8) 髁突骨折时,可同时伴有颞骨骨板的损伤,致使此区肿胀明显,外耳道流血;如合并颅中窝骨折时,可出现脑脊液耳漏,应注意鉴别。

(9) 影像学检查常拍摄下颌骨侧位片、后前位片和全景片。髁突骨折的伤员应加拍颞下颌关节片,必要时拍摄颞下颌关节断层片和 CT 片,从而明确骨折类型、范围和性质以及有无邻近骨骼的损伤。

【诊断】

1. 外伤史、临床表现

2. 辅助检查

(1) 常拍摄下颌骨侧位片、后前位片和全景片。

(2) 髁突骨折的伤员应拍摄颞下颌关节片,必要时拍摄颞下颌关节断层片和 CT 片,从而明确骨折类型、范围和性质以及有无邻近骨骼的损伤。

（3）下颌骨骨折，诊断并不困难，但应注意骨折后的一些并发症，如髁突区受到严重创伤，可同时伴有颞骨骨板的损伤，致使此区肿胀明显，外耳道流血；如合并颅中窝骨折时，可出现脑脊液耳漏，应注意鉴别。

【治疗要点】（1）应在无全身并发症或全身情况稳定后，及早进行局部治疗。

（2）治疗原则：是尽早进行复位和固定，恢复正常咬合关系和面形的对称和匀称，同时使用防止感染、镇痛、合理营养、增强全身抵抗力等方法，为骨创的愈合创造良好条件。

（3）乳牙列及混合牙列儿童患者的下颌骨骨折，复位要求可不必如成人患者那样严格，因在恒牙萌出过程中，还能自行调整咬合关系，故多用保守治疗而少用手术复位及骨间结扎。牙面贴钩颌间牵引、颅颌弹性绷带是常用的固定方法。儿童期为生长发育旺盛期，组织损伤后愈合快，复位时间一般不得超过 1 周，固定时间也因此缩短。对于必须做切开复位的伤员，术中注意尽量避免损伤恒牙胚。

（4）下颌骨应争取在 3 周内复位固定。否则易发生错位愈合，影响疗效。

（一）颌骨骨折的复位固定

颌骨骨折的正确复位是固定的前提。

1. 复位和外固定

（1）牙间结扎固定法：此法操作简便，特别适用于伤情较重同时伴有骨折严重出血的伤员，复位后可达止血效果，减轻骨断端的异常活动和疼痛，避免血肿形成。方法是将骨折线两端的 1 对或 2 对牙分别用钢丝拴结在牙颈部，然后用手法将骨折处复位，再将骨折线前后的钢丝末端分别拴结在一起。也可以利用牙间的结扎钢丝作颌间固定，方法是选择上下颌相对的几组单个牙分别结扎复位后，再将上下相对牙的结扎丝扭结在一起，必要时也可交叉结扎固定。

（2）单颌牙弓夹板固定法：利用骨折段上的牙与颌骨上其余的稳固牙，借金属弓杠或夹板将复位后的骨折段固定在正常的解剖位置上。此法最适用于牙折和牙槽突骨折，有时适用于移位不明显的下颌骨线性骨折和简单的上颌骨下部的非横向骨折。

（3）颌间固定法：颌间固定是以未受伤的颌骨作为参照以固定颌骨骨折，使咬合关系恢复正常，也是目前国内最常采用的颌骨骨折外固定方法之一。本法适应证较广，既适用于单纯下颌骨骨折、单纯上颌骨骨折，也适用于上下颌骨联合骨折和骨折段成角小于 30°的髁突颈部骨折。固定时间在上颌骨一般为 3～4 周，在下颌骨为 6～8 周。

颌间固定有下面几种常用方法：

① 牙间结扎颌间固定法：见牙间结扎法。

② 小环结扎法（又称"8"字结扎法）：以每两个相邻牙作为一个单位，采用直径 0.5 mm 的不锈钢丝进行颌间固定。此法适用于新鲜、容易手法复位的骨折。

③ 带钩牙弓夹板颌间弹性牵引固定法：用有一定强度和可弯曲的成品带钩金属夹板（也可用铝丝临时制作），分别用不锈钢丝逐一拴结在上下颌牙上，再利用橡皮圈套在上下颌夹板的挂钩上，作弹性牵引复位和固定。注意牵引的方向应与骨折段移位的方向相反，并在牵引复位固定的过程中，视咬合关系恢复情况，随时调整橡皮圈的牵引力量和方向。此种固定方法简便易行，对恢复咬合关系最为准确和稳固，不仅适用于新鲜的各种类型的

颌骨骨折,而且适用于已发生纤维愈合、难以手法复位的颌骨骨折,此时可将带钩夹板在骨折错位处剪断,分段将牙列牵引到位。这种方法也是颌骨坚强内固定的辅助固定方法。

④ 正畸用带钩托槽颌间固定:利用现代正畸固定矫治器作颌间牵引和固定,适用于有牙列的简单骨折固定。

2. 手术复位和内固定手　术复位和内固定是在骨折线区切开皮肤,逐层分离软组织,暴露骨折断端,或切除已愈合的纤维组织,或凿开已形成的骨性愈合,然后进行手法或器械撬动使其复位,再用钢丝或钢板螺钉等进行内固定。因其使骨折复位准确,固定可靠,恢复咀嚼功能快,是临床常用的颌骨骨折复位固定技术。适用于各种类型的颌骨骨折,特别是陈旧性骨折错位愈合、无牙颌骨折。

(1) 切开复位和骨间结扎固定法:在骨断端的两侧钻孔,用不锈钢丝穿过骨孔做交叉固定。由于钢丝存在弹性和延展性,骨间固定不是很稳定,一般需要用颌间固定或颌间弹性牵引来辅助固定。

(2) 切开复位和坚强内固定法:从 20 世纪 70 年代发展的坚强内固定技术,主要目的是为解决伤员早期张口功能训练和克服颌间固定给伤员带来的诸多不便。由于采用刚性更强的金属接骨板和螺钉,对骨折固定得更加牢固,因此对术中骨折复位的精确度要求更高。为达此目的,一般多在术前施行颌间弹性牵引以确立最佳咬合关系,术后 1 周以内多可酌情拆除颌间牵引装置。

对上颌骨骨折多采用微型接骨板(microplate,厚度 0.4～0.6 mm)和螺钉固定,下颌骨骨折多采用小型接骨板(miniplate,厚度 1.0 mm)和螺钉固定。由于对颌骨骨折固定生物力学的深入研究、器材设备的不断改进,应用技术更为简化和方便,目前绝大多数颌骨线性骨折均可通过口内切口显露和固定,对面中部的复杂骨折则可通过头皮冠状切口暴露和固定,不增加面部瘢痕。

(二) 髁突骨折的治疗原则

对于髁突骨折,无论骨折部位在关节囊内还是在髁突颈部,有非手术的闭合性复位固定和切开复位固定两种方式。闭合性复位固定方法包括颌间牵引和固定,适用于成人单侧髁突颈部骨折成角小于 30°以及髁突囊内骨折等情况。固定时间约 2～3 周。髁突颈部骨折成角大于 30°,有移位或脱位的髁突骨折,下颌支变短造成开𬌗,陈旧性髁突颈部骨折等情况下,可采用手术切开复位和坚强内固定或用拉力螺钉固定。如复位固定有困难并伴功能障碍,可行髁突摘除术。

(三) 儿童颌骨骨折的治疗原则

(1) 尽早复位。

(2) 咬合关系的恢复可不必像成人那样严格,因儿童期,恒牙尚未完全萌出,随着恒牙的逐渐萌出,咬合关系尚可自行调整。

(3) 儿童期骨折尽量少用切开重定及内固定,对儿童期骨折尽可能采用保守疗法,牙面贴钩颌间牵引、颅颌弹性绷带是常用的固定方法。

(4) 儿童期髁突颈部骨折一般采用保守治疗,可采用开口𬌗板,效果良好。临床上一旦发现患者出现颞下颌关节强直的体征,可以采用切开复位和固定,以免严重影响儿童的下颌骨发育。

【预防】（1）注意生产、生活安全，避免受伤等是预防本病的关键。

（2）在外伤后，患者应注意口腔卫生，加强营养和早期功能训练，能促使骨折愈合。

【护理】

1. 术前护理

（1）心理护理：患者大部分为突发事故引起颌面部受伤，严重影响了患者外形及言语、咬合、咀嚼等功能，患者往往对突发的意外遭遇毫无思想准备，失去心理应对能力，极易表现出过度恐慌、惊愕，对突如其来的打击无所适从。医护人员应正确评估患者的心理状况，有针对性的做好心理疏导，讲解手术的优点、治疗程序，帮助患者正确认识疾病，树立信心，使患者有良好的心理状态，积极配合治疗及护理。

（2）术前准备：术前保持口腔卫生，每天用口泰含漱夜含漱 2～4 次，预防术后口内伤口感染。术前行实验室检查、影像学检查（包括曲面断层片、下颌骨正侧位片及 CT 三维重建片），以了解患者全身情况及骨折的部位和移位情况。对于过于紧张而影响手术前夜睡眠者，可给予适当应用镇静药。

2. 术后护理

（1）体位护理：术后取半坐卧位，以利于伤口渗血物的引流，促进血液循环，减轻头面部肿胀；24 h 内局部冷敷，术后第 1 天鼓励下床活动。

（2）气道护理：术后应注意观察患者口底黏膜肿胀、口内术创渗血情况；术后用绷带轻加压固定下颌 3～5 天，防止组织肿胀；应严密观察呼吸的频率、节律及有无发绀等缺氧症状，及时吸出口内分泌物，必要时行舌牵引。

（3）口腔护理：术后加强口腔护理，保持口腔清洁。护理时动作要轻柔、准确，并注意观察伤口情况，口外切口者要保持创口干燥，及时换药。

（4）饮食护理：向患者讲解进食的重要性，根据患者进食障碍的具体情况选择合适的饮食，给予高能量流质饮食，含高蛋白、高热量、高维生素，保证每日热卡及营养物质供给；对不能张口的患者，指导患者将吸管置于磨牙后间隙或缺牙区，将食物吸入或用大注射器将食物缓慢注入。严重的患者可鼻饲流质。如病情需要，可行静脉营养支持治疗。

（5）功能锻炼：①鼓励患者早期下床活动，以改善患者全身和局部血液循环状况；②手术复位内固定者，下颌骨骨折一般固定 4 周左右，上颌骨骨折固定 3 周左右即可逐步活动，练习张口动作，循序渐进，直至张口度达到三横指为宜。早期的功能训练，刺激骨断端新骨的形成，促进骨愈合，防止颞颌关节强直，使患者面部形态、咬合关系及口腔功能恢复良好。

3. 出院宣教

（1）告知患者出院后一个月内以软食为主，避免咬硬物时咬合力过大，导致内固定物松动移位。3 个月后进普食。

（2）加强营养增强体质，术后 4 周来院复查。

第四节　颧骨、颧弓骨折的诊治与护理

颧骨、颧弓是面中部两侧较为突出的骨性支架，易遭直接暴力的打击而发生折断。颧弓细长而呈弓状,颧骨结实而宽大,两者相比,颧弓骨折尤为多见。

【病因】 颧骨和颧弓是面部较突出的部分,易遭受直接暴力的打击而发生骨折。颧弓细长而呈弓状,颧骨结实而宽大,两者相比,颧弓骨折更多见。多见于工伤、交通事故、火器伤、灼伤和核爆炸等。

【临床表现及检查要点】

(1) 骨折移位颧弓骨折段由于打击力的方向而向内移位,亦可因咬肌的牵拉而向下移位,局部呈现塌陷畸形。但在受伤数小时后,由于局部反应性肿胀,塌陷畸形变得不明显,此时容易造成漏诊。颧骨的骨折移位可造成面中部侧方塌陷或增宽。

(2) 张口受限因内陷的骨折段压迫颞肌并阻碍冠突运动而出现张口受限。内陷不明显的伤员,则可出现轻微张口受限或无张口受限。

(3) 复视颧骨构成眶外侧壁和眶下缘的大部分,颧骨骨折移位后,眼球可因失去支持,眼肌撕裂及外侧韧带随之下移,而发生移位性复视。移位 2 mm 以内者可自行调整恢复,重者可发生持久性复视。

(4) 出血和淤血颧骨眶壁损伤后局部出血,可浸入眶周皮下、眼睑和结膜下。眶周皮下组织疏松,在眶周可形成明显淤斑。如骨折伴有上颌窦黏膜破裂出血,血液可由患侧鼻腔流出。

(5) 神经症状如伤及眶下神经,可出现眶下区皮肤麻木。如面神经颧支受损,可出现患侧眼睑闭合不全。

(6) 影像学检查常采取鼻颏位和颧弓切线位平片和 CT 片,以明确骨折的部位,以及与眶周、上颌窦、眶下孔的关系。

【诊断】 根据患者典型的临床表现和影像学检查,诊断较明确。值得注意的是,由于颧骨骨折多与邻骨骨折同时发生,包括上颌骨、颞骨颧突、额骨颧突和蝶骨等,故常为颧骨复合体骨折。

【治疗】 有张口受限的伤员,均应进行复位;对塌陷畸形严重者,虽无功能障碍,也应复位。如无张口受限或畸形不明显,可不予特殊治疗。颧骨和颧弓骨折复位后,为防止骨折段再移位,应适当限制张口运动,避免碰撞,睡眠时应采用健侧卧位。

以下简要介绍几种颧骨、颧弓骨折的复位方法:

(1) 口内切开复位:在上颌尖牙至第一磨牙的前庭沟移行处作切口,切开黏骨膜,沿颧牙槽嵴向后上方暴露颧骨体下份的骨折端,并可延伸到颧弓下,然后用骨膜分离器,向上外撬起移位的骨折段使之复位,用微型接骨板在颧牙槽嵴处固定。最后缝合伤口。

(2) 面部小切口切开复位法:在颧额突和颧颞突转折处作弧形切口,注意避开面神经颧支,切开皮肤、皮下组织,直达颧骨、颧弓后上缘,然后用一钩形或杆状器械,将骨折段拉回或撬回原位,在颧额缝或颧弓骨折处用微型接骨板固定。

(3) 颞部切开复位法:在患侧颞部发际内,作长约 2 cm 的切口,切开皮肤、皮下组织及颞筋膜,暴露颞肌,再从颞肌与颞筋膜之间伸入骨膜分离器至颧弓和颧骨下方,利用杠杆原理,将移位的骨折段复位。

(4) 巾钳牵拉法:局麻下,用巾钳刺入皮肤,钳住下陷的颧弓,由后向外上牵拉复位。方法简单易行,不需作切口,使用于单纯颧弓骨折。

(5) 冠状切口切开复位固定：在复杂的颧骨符合体骨折，颧骨由于 4 个突起的断裂，移位比较复杂，需要足够的显露才能充分复位和固定。经单侧冠状切口可充分显露颧额突、颧颌突、颧弓和颧骨体的骨折线，容易实施坚强内固定，切口隐蔽，面部不留瘢痕。常需配合口内切口，作颧牙槽突方向的固定。

【预防】　本病主要是由于外部暴力的因素引起的，故无特殊预防方法，避免生产生活中的损伤是预防本病的关键。另外需注意如发生颧骨颧弓骨折，应及时就诊，诊断明确后按情况进行处理。

【护理】

1. 术前护理

(1) 入院宣教：向患者介绍医院、病区内环境及规章制度，介绍责任护士。介绍时态度热情，语气温和，以消除患者的陌生感和紧张情绪。

(2) 心理护理：关心患者，充分了解、理解患者各自的心理状态，通过讲解手术原理，手术方法，手术过程，麻醉方式，术前、术后注意事项等，消除患者的恐惧心理，可以向患者介绍以往成功病例，增强患者对手术的信心。当患者有疑问时，应及时准确地给予解答，减轻患者的心理负担，使患者有充分的思想准备，积极地配合医护人员的治疗。

(3) 术前准备：

① 术前应完善各项检查。拍摄头颅正侧位、鼻颏位及颧弓 15°位 X 光片，严重者应追加头颅 CT 进行三维重建。术前精确的测量和手术设计是手术成功的保障。

② 监测生命体征，严密观察病情变化，注意有无其他并发症的发生。

③ 由于颧骨颧弓骨折并移位后，常伴有眶下神经受损，术前应检查其支配区是否麻木。

④ 询问有无过敏史、月经等情况。如患者服用了活血药物及抗凝药物，应在术前 1 周停止服用，以防术中出血。

⑤ 术前 1 天沐浴，剪指甲，拆除饰物，义齿。术前应灌肠、排尿。

⑥ 准备好手术用的材料，术前送手术室备用。

⑦ 术前 8 h 禁食，6 h 禁水。

⑧ 术区准备：清洁口腔，超声波洁治、术区备皮。

2. 术后护理

(1) 卧位：全麻清醒后去枕平卧位 6 h 后，床头摇高 30°，呈头高脚底位，有助于静脉回流，减轻头面部水肿。

(2) 严密观察生命体征，保持呼吸道通畅。术后应给予低流量吸氧，雾化吸入 2～3 次／日，防止喉头水肿。分泌物较多时，应及时吸出。

(3) 注意保持敷料包扎稳固，勿松动，以免骨折复位后再次移位。注意观察伤口情况，出血较多时通知医生及时给予止血治疗。

(4) 加强术后口腔护理：采取口内入路切口复位的患者，认真、细致的做好口腔护理，保持口腔清洁，预防感染。

(5) 饮食护理：由于术后 1～3 天只能进流质饮食，4～10 天可进半流质饮食，饮食应给予高蛋白、高热量、高维生素及易于消化的流质或半流质，种类和口味可根据患者的饮食习惯有所不同。维持正氮平衡，促进伤口愈合。

（6）加强眼部护理：颧骨颧弓复位手术后患者骨折侧肿胀，有时可伴发球睑结膜血肿，可采用氯霉素眼药水及红霉素眼药膏点眼，减轻眼部刺激。

（7）心理护理：整形手术效果的判定应从手术的客观结果和受术者的心理状态两方面考虑。应根据患者不同心理和人格特征进行量化评估结果进行具体、客观的形态美学引导和心理疏导，尽可能地使他们的心理需求和手术的客观结果达到统一。颧骨颧弓复位手术后护士应加强与患者的沟通，进行正确的心理辅导，耐心细致的进行心理安慰和指导，使患者平稳地度过此阶段。

3. 出院指导

（1）告知患者出院后1个月内以软食为主，3个月后进普食。

（2）术后4周来院复查。

（丁成梅　高　娜　闫晓会　吕　丽）

第十六章
唾液腺常见疾病的诊治与护理

唾液腺又称涎腺,由腮腺、下颌下腺、舌下腺三对大唾液腺以及位于口腔、咽部、鼻腔和上颌窦黏膜下层的小唾液腺组成。口腔的小唾液腺按其所在解剖部位,分别称为腭腺、唇腺、磨牙后腺及颊腺等。

唾液腺的腺泡分浆液性腺泡、黏液性腺泡以及浆液,黏液混合性腺泡3种。腮腺由浆液性腺泡组成,下颌下腺是以分泌浆液为主的混合腺,舌下腺及多数小唾液腺是以分泌黏液为主的混合腺。

所有腺体均能分泌唾液,后者对于吞咽、消化、味觉、语言、口腔黏膜防护以及龋病的预防有着密切关系。

唾液腺的常见病变有唾液腺炎症、舍格伦综合征(SjÖgren syndrome)、唾液腺肿瘤及瘤样病变等。

第一节 唾液腺炎症的诊治与护理

根据感染性质,唾液腺炎症(sialadenitis)分为化脓性、病毒性及特异性感染3类。腮腺最常见,其次为下颌下腺,而舌下腺及小唾液腺极少见。

一、急性化脓性腮腺炎

急性化脓性腮腺炎以前常见于腹部大手术以后,称之为手术后腮腺炎。由于加强了手术前后处理,加强体液平衡和口腔清洁,以及有效抗菌药物的应用,手术后并发的腮腺炎已很少见,多系慢性腮腺炎基础上的急性发作或邻近组织急性炎症的扩散。

【病因及病原菌】 急性化脓性腮腺炎的病原菌是葡萄球菌,主要是金黄色葡萄球菌,其次为链球菌,而肺炎链球菌、文森螺旋体少见。这些细菌通常存在于口腔内,当罹患严重的全身疾病,如脓毒血症、急性传染病等,患者机体抵抗力及口腔生物学免疫力降低;且因高热、脱水、进食及咀嚼运动减少,唾液分泌也相应减少,机械性冲洗作用降低,口腔内致病菌经导管口逆行侵入腮腺。严重的代谢紊乱,如腹部大手术后,由于禁食、反射性唾液腺功能降低或停止,唾液分泌明显减少,易发生逆行性感染。

腮腺区损伤及邻近组织急性炎症扩散,也可引起急性腮腺炎。腮腺淋巴结的急性化脓性炎症,破溃扩散后波及腺实质,引起继发性急性腮腺炎,但其病情较上述原发性急性腮腺炎轻。

【临床表现】 常为单侧受累,双侧同时发生者少见。炎症早期,症状轻微或不明显,腮腺区轻微疼痛、肿大、压痛。导管口轻度红肿、疼痛。若处理及时,可使炎症消散。若未能及时控制,炎症进一步发展,则可使腺组织化脓、坏死。此时疼痛加剧,呈持续性疼痛或跳痛,腮腺区以耳垂为中心肿胀明显,耳垂被上抬。进一步发展,炎症扩散到腮腺周围组织,伴发蜂窝织炎。皮肤发红、水肿,呈硬性浸润,触痛明显,可出现轻度张口受限,腮腺导管口明显红肿,轻轻按摩腺体,可见脓液自导管口溢出,有时甚至可见脓栓堵塞于导管口。患者全身中毒症状明显,体温可高达 40℃以上,脉搏、呼吸加快,白细胞总数增加,中性粒细胞比例明显上升,核左移,可出现中毒颗粒。

纤维结缔组织将腮腺分隔为很多小叶,腮腺炎形成的脓肿多为散在的多发性脓肿,分散在小叶内。腮腺浅面的腮腺咬肌筋膜非常致密,脓肿未穿破以前不易扪及波动感而呈硬性浸润块。穿破腮腺包膜后,脓液进入邻近组织或间隙,引起其他间隙的蜂窝织炎或脓肿。腮腺深面的包膜薄弱,脓肿穿破后可进入咽旁或咽后间隙,或沿着颈部间隙向下扩散到纵隔,向上可通过颅底扩散到颅内。通过这些途径扩散的机会不多,一旦发生,则病情严重而危险。

【诊断及鉴别诊断】 急性化脓性腮腺炎依靠病史及临床检查,诊断并不困难。急性化脓性腮腺炎不宜行腮腺造影。诊断时需与以下疾病作鉴别:

(1)流行性腮腺炎。大多发生于儿童,有传染接触史,常双侧腮腺同时或先后发生,一般一次感染后可终身免疫。腮腺肿大、充血、疼痛,但腮腺导管口无红肿,唾液分泌清亮无脓液。血液中白细胞计数正常,分类中淋巴细胞比例增高,急性期血液及尿淀粉酶可能升高。

(2)咬肌间隙感染。主要系牙源性感染,如下颌阻生智牙冠周炎,有牙病史。肿胀中心及压痛点位于下颌角部,张口受限明显,腮腺导管口无红肿,分泌清亮。

【治疗】 诊断一经确定,应立即采取积极的治疗措施。

(1)针对发病原因,纠正机体脱水及电解质紊乱,维持体液平衡。必要时输入复方氨基酸等以提高机体抵抗力。

(2)选用有效抗生素。应用大剂量青霉素或适量头孢霉素等抗革兰阳性球菌的抗生素,并从腮腺导管口取脓性分泌物作细菌培养及药敏试验,选用最敏感的抗生素。

(3)其他保守治疗。炎症早期可用热敷、理疗、外敷如意金黄散,饮用酸性饮料或口含维生素 C 片或口服 1‰毛果芸香碱(pilocarpine)3～5 滴(2～3 mg),每天 2～3 次,可增加唾液分泌。温热的硼酸、碳酸氢钠溶液等消毒漱口剂也有助于炎症的控制。

(4)切开引流。已发展至化脓时,必须切开引流。其指征是:局部有明显的凹陷性水肿,局部有跳痛并有局限性压痛点,穿刺抽出脓液;腮腺导管口有脓液排出,全身感染中毒症状明显。切开引流的方法:局部浸润麻醉。耳前及下颌支后缘处从耳屏往下至下颌角作切口,切开皮肤、皮下组织及腮腺咬肌筋膜。脓液积聚于筋膜下者,即可得到引流。如无脓液溢出,可用弯血管钳插入腮腺实质的脓腔中引流脓液。因常为多发性脓肿,应注意向不同方向分离,分开各个腺小叶的脓腔。冲洗后置橡皮引流条,以后每天用生理盐水冲洗,更换引流条。

【预防】　本病主要系脱水及逆行感染所致,故对接受腹部大手术及患严重全身性疾病的患者,应加强护理,保持体液平衡,加强营养及抗感染,同时应加强口腔卫生,食后漱口、刷牙,并可用过氧化氢或氯乙定溶液清洗口腔。

【护理】　(1)保持口腔清洁卫生,每天早晚刷牙,饭后漱口,必要时应做牙周洁治术。

(2)一些体质虚弱、长期卧床、高热或禁食的患者常可发生脱水,更应加强口腔护理(如认真刷牙、常用洗必泰溶液漱口等),保持体液平衡,加强营养及抗感染治疗。

(3)发病期,饮用酸性饮料或口含维生素 C 片,可以增加唾液分泌、硼酸、苏打溶液等温热消毒剂含漱,有助于控制炎症。

二、慢性复发性腮腺炎

慢性复发性腮腺炎以前统称为慢性化脓性腮腺炎(其中包括慢性阻塞性腮腺炎),儿童和成人均可发生,但其转归很不相同。

【病因】　儿童复发性腮腺炎的病因较复杂。腮腺先天性结构异常或免疫缺陷,成为潜在的发病因素。儿童期免疫系统发育不成熟,免疫功能低下,容易发生逆行性感染。上呼吸道感染及口腔内炎性病灶,细菌通过腮腺导管口逆行感染。成人复发性腮腺炎为儿童复发性腮腺炎延期愈合而来。

【临床表现】　儿童复发性腮腺炎可发生于任何儿童期,但以 5 岁左右最为常见。男性多于女性。可突发,也可逐渐发病。腮腺区反复肿胀,伴不适,肿胀不如流行性腮腺炎明显,仅有轻度水肿,皮肤可潮红。挤压腺体可见导管口有脓液或胶冻状液体溢出,少数有脓肿形成。间隔数周或数月发作一次不等。年龄越小,间隔时间越短,越易复发。随着年龄增长,间隙期延长,持续时间缩短。

【诊断及鉴别诊断】　诊断主要根据临床表现及腮腺造影。腮腺造影显示末梢导管呈点状、球状扩张,排空迟缓,主导管及腺内导管无明显异常。

儿童复发性腮腺炎需和流行性腮腺炎相区别。流行性腮腺炎常双侧同时发生,伴发热,肿胀更明显,腮腺导管口分泌正常,罹患后多终身免疫,无反复肿胀史。

成人复发性腮腺炎需与舍格伦综合征相鉴别。后者多见于中年女性,无自幼发病史,常有口干、眼干及结缔组织疾病。腮腺造影显示主导管扩张不整,边缘毛糙,呈葱皮样或花边样改变。

【治疗】　儿童复发性腮腺炎具有自愈性,大多在青春期后痊愈。因此,以增强抵抗力、防止继发感染、减少发作为原则。嘱患儿多饮水,每天按摩腺体帮助排空唾液,用淡盐水漱口,保持口腔卫生。咀嚼无糖口香糖,刺激唾液分泌。若有急性炎症表现,可用抗生素。腮腺造影本身对复发性腮腺炎也有一定的治疗作用。

【预防】　(1)饮食宜清淡,便咀嚼吞咽的流质。如米汤、藕粉、橘子水,新鲜的水果汁,蔬菜汁、西瓜汁、梨汁、蔗汁、胡萝卜汁及牛奶、鸡蛋花汤、豆浆等。多饮水,多饮用酸性饮料,促进唾液分泌。

(2)病情好转尽快改食半流质及软食。但必须细、软、烂易咀嚼吞咽。

（3）忌辛辣发物。避免闻油及吃煎炒食物。

（4）可多食香椿头（嫩芽叶）、马齿苋、芫荽、绿豆、赤豆、丝瓜等，可绞汁服用，也可外敷。

（5）儿童发生复方腮腺炎后，要多饮水，每天按摩腺体帮助排唾，保持口腔卫生，每天可用洗必泰液、浓绿茶或黄芩适量煎水漱口。

【护理】 （1）儿童发生复发腮腺炎后，要多饮水，每天按摩腺体帮助排唾，保持口腔卫生，每天可用洗必泰液，或浓绿茶或黄芩适量煎水漱口。

（2）若有急性炎症表现则可应用抗生素，如青霉素、新诺明等。

（3）成年人慢性复发性腮腺炎的基本治疗原则相同，但治疗效果并不理想。如能发现致病因素，则对症治疗。

三、慢性阻塞性腮腺炎

慢性阻塞性腮腺炎又称腮腺管炎，以前与复发性腮腺炎一起，统称为慢性化脓性腮腺炎。

【病因】 大多数患者由局部原因引起。如智牙萌出时，导管口黏膜被咬伤，瘢痕愈合后引起导管口狭窄。少数由导管结石或异物引起。由于导管狭窄或异物阻塞，使阻塞部位远端导管扩张，唾液淤滞。腮腺导管系统较长、较窄，唾液易于淤滞，也是造成慢性阻塞性腮腺炎的原因之一。

【临床表现】 大多发生于中年。多为单侧受累，也可为双侧。患者常不明确起病时间，多因腮腺反复肿胀而就诊。约半数患者肿胀与进食有关，发作次数变异较大，多者每次进食都肿胀，少者1年内很少发作。大多平均每月发作1次以上。发作时伴有轻微疼痛。有的患者腮腺肿胀与进食无明确关系，晨起感腮腺区发胀，自己稍加按摩后即有"咸味"液体自导管口流出，随之局部感到松快。检查时腮腺稍肿大，中等硬度，轻微压痛。导管口轻微红肿，挤压腮腺可从导管口流出混浊的"雪花样"或黏稠的蛋清样唾液，有时可见黏液栓子。病程久者，可在颊黏膜下扪及粗硬、呈索条状的腮腺导管。

【诊断及鉴别诊断】 主要根据临床表现及腮腺造影。腮腺造影显示主导管、叶间、小叶间导管部分狭窄、部分扩张，呈腊肠样改变。

慢性阻塞性腮腺炎需与以下疾病鉴别：

（1）成人复发性腮腺炎有幼儿发病史，造影片上两者明显不同。成人复发性腮腺炎除非有逆行性感染而使主导管略扩张不规整外，叶间、小叶间导管均无变化，只是末梢导管呈散在点、球状扩张。而阻塞性腮腺炎以导管系统，即主导管、叶间、小叶间导管扩张不规整为特征。

（2）舍格伦综合征继发感染亦可有腮腺反复肿胀流脓史，鉴别在于：①发病多为中年女性；②有口干、眼干及结缔组织疾病；③造影片上以末梢导管点、球状扩张为特征，主导管出现特征性改变。

【治疗】 多由局部原因引起，故以去除病因为主。有涎石者，先去除涎石。导管口狭窄，可用钝头探针扩张导管口。也可向导管内注入药物，如碘化油、抗生素等，具有一定的抑菌和抗菌作用。也可用其他的保守治疗，包括自后向前按摩腮腺，促使分泌物排出。咀嚼无糖口香糖,促使唾液分泌。用温热盐水漱口,有抑菌作用,减少腺体逆行性感染。近年来,一些学者采用唾液腺镜冲洗导管并灌注药物,效果良好。经上述治疗无效者,可考虑手术治疗,行保留面神经的腮腺腺叶切除术。

【预防】　(1) 本病预防的关键是消除病因,减少感染。

(2) 多饮用酸性饮料,促进唾液分泌,有一定疗效。

【护理】　(1) 勤洗手,多喝水,保持良好的室内通风和空气的湿度等。

(2) 保持良好的个人卫生。

(3) 不要过于食用辛辣刺激和过于油腻的食物。

(4) 注意餐具的消毒清洁等。

(5) 保持一个良好积极向上的心态和早睡早起的生活习惯。

四、流行性腮腺炎

流行性腮腺炎简称流腮,亦称痄腮,俗称"猪头疯"、"蛤蟆瘟"、"对耳风"等,是春季常见,也是儿童和青少年中常见的呼吸道传染病,亦可见于成人。它是由腮腺炎病毒侵犯腮腺引起的急性呼吸传染病,并可侵犯各种腺组织或神经系统及肝、肾、心脏、关节等器官,患者是传染源,飞沫的吸入是主要传播途径,接触患者后 2～3 周发病。腮腺炎主要表现为一侧或两侧耳垂下肿大,肿大的腮腺常呈半球形,以耳垂为中心边缘不清,表面发热有角痛,张口或咀嚼时局部感到疼痛。

【病因】　(1) 传染源:早期患者和隐性感染者。病毒存在于患者唾液中的时间较长,腮肿前 6 天至腮肿后 9 天均可自患者唾液中分离出病毒,因此在这两周内有高度传染性。感染腮腺炎病毒后,无腮腺炎表现,而有其他器官如脑或睾丸等症状者,则唾液及尿亦可检出病毒。在大流行时约 30%～40% 患者仅有上呼吸道感染的亚临床感染,是重要传染源。

(2) 传播途径:本病毒在唾液中通过飞沫传播(唾液及污染的衣服亦可传染)其传染力较麻疹、水痘为弱。孕妇感染本病可通过胎盘传染胎儿,而导致胎儿畸形或死亡,流产的发生率也增加。

(3) 易感性:普遍易感,其易感性随年龄的增加而下降。青春期后发病男多于女。病后可有持久免疫力。

【病原学】　腮腺炎病毒与副流感新城、麻疹、呼吸道合胞病毒等病毒同属于副黏液病毒系核糖核酸(RNA)型,1934 年自患者唾液中分离得,并成功地感染猴及"志愿者"病毒直径约为 85～300 nm,平均 140 nm。对物理化学因素的作用均甚敏感 1% 来苏、乙醇、0.2% 甲醛溶液等可于 2～5 min 内将其灭活暴露于紫外线下迅速死亡,在 4℃ 时其活力可保持 2 个月,37℃ 时可保存 24 h 加热至 55～60℃ 时经 10～20 min 即失去活力。−65℃ 可存活数月至数年。该病毒只有人类中发现但可在猴、鸡胚羊膜和各种人和猴的组织培养中增殖。猴对本病最易感该病毒只有一种血清型。腮腺炎病毒的核衣壳蛋白(nucleocapsidprotein)具有可溶性抗原(S 抗原),其外层表面含有神经氨酸酶(neuraminidase)和一种血凝素糖蛋白(hemagglutininglycoprotein)具有病毒抗原(V 抗原)。S 抗原和 V 抗原各有其相应的抗体。S 抗体于起病后第 7 天即出现并于两周内达高峰,以后逐渐降低,可保持 6～12 个月可用补体结合方法测得,S抗体无保护性。V抗体出现较晚起病2~3周时才能测得,1~2周后达高峰,但存在时间长久可用补体结合,血凝抵制和中和抗体法检测,是检测免疫反应的最好指标V抗体有保护作用。感染腮腺炎病毒后无论发病与否都能产生免疫反应,再次感染发病者很少见。于病程早期可自唾液、血液、脑脊液尿或甲状腺等分离出腮腺炎病毒。本病毒很少变异,各毒株间的抗原性均甚接近。

【发病机制】 多认为该病毒首先侵入口腔黏膜和鼻黏膜在上皮组织中大量增殖后进入血循环(第一次病毒血症),经血流累及腮腺及一些组织,并在其中增殖再次进入血循环(第二次病毒血症),并侵犯上次未受波及的一些脏器。病程早期时从口腔、呼吸道分泌物、血尿、乳汁、脑脊液及其他组织中可分离到腮腺炎病毒。有人分别人胎盘和胎儿体内分离出本病毒。根据本病患者在病程中可始终无腮腺肿胀而脑膜脑炎、睾丸炎等可出现于腮腺肿胀之前等事实,也证明腮腺炎病毒首先侵入口鼻黏膜经血流累及各种器官组织的观点。也有人认为病毒对腮腺有特殊亲和性,因此入口腔后即经腮腺导管而侵入腮腺,在腺体内增殖后再进入血循环形成病毒血症,累及其他组织。各种腺组织如睾丸卵巢、胰腺、肠浆液造酶腺胸腺、甲状腺等均有受侵的机会,脑脑膜、肝及心肌也常被累及,因此流行性腮腺炎的临床表现变化多端脑膜脑炎是病毒直接侵犯中枢神经系统的后果,自脑脊液中可能分离出病原体。

腮腺的非化脓性炎症为本病的主要病变。腺体呈肿胀发红,有渗出物,出血性病灶和白细胞浸润腮腺导管有卡他性炎症,导管周围及腺体间质中有浆液纤维蛋白性渗出及淋巴细胞浸润,管内充塞破碎细胞残余及少量中性粒细胞腺上皮水肿、坏死、腺泡间血管有充血现象腮腺思周显著水肿,附近淋巴结充血肿胀。唾液成分的改变不多但分泌量则较正常减少。

由于腮腺导管的部分阻塞使唾液的排出受到阻碍,故摄食酸性饮食时可因唾液分泌增加、唾液潴留而感胀痛唾液中含有淀粉酶可经淋巴系统而进入血循环,导致血中淀粉酶增高,并从尿中排出胰腺和肠浆液造酶含量。本病病毒易侵犯成熟的睾丸,幼年患者很少发生睾丸炎睾丸曲精管的上皮显著充血,有出血斑点及淋巴细胞浸润,在间质中出现水肿及浆液纤维蛋白性渗出物胰腺呈充血、水肿,胰岛有轻度退化及脂肪性坏死。

【临床表现】 潜伏期15~25天,平均为18天。患者大多无前驱期症状,而以耳下部肿大为首发病象,少数病例可有短暂非特异性不适(数小时至两天),可出现肌肉酸痛、食欲不振、倦息、头痛、低热、结膜炎、咽炎等症状。近10多年来我国流腮病情较前加重,表现为热程长,并发症增多,住院患儿占门诊患儿的比例也增高。

起病大多较急,有发热、寒意、头痛、咽痛、食欲不佳、恶心、呕吐、全身疼痛等,数小时至1~2天后,腮腺即显著肿大。发热自38~40℃不等,症状轻重也很不一致,成人患者一般较严重。腮腺肿胀最具特征性,一侧先肿胀,但也有两侧同时肿胀者;一般以耳垂为中心,向前、后、下发展,状如梨形而具坚韧感,边缘不清。当腺体肿大明显时出现胀痛及感觉过敏,张口咀嚼及进酸性饮食时更甚。局部皮肤张紧发亮,表面灼热,但多不红,有轻触痛。腮腺四周的蜂窝组织也可呈水肿,可上达颞部及颧骨弓,下至颌部及颈部,胸锁乳突肌处也可被波及(偶尔水肿可出现于胸骨前),因而使面貌变形。

通常一侧腮腺肿胀后1~4天(偶尔1周后)累及对侧,双侧肿胀者约占75%。颌下腺或舌下腺也可同时被波及，颌下腺肿大时颈部明显肿胀，颌下可扪及柔韧而具轻触痛的椭圆形腺体；舌下腺也可同时被累及，舌下腺肿大时可见舌及颈部肿胀，并出现吞咽困难。

腮腺管口（位于上颌第二磨牙旁的颊黏膜上）在早期常有红肿。唾液分泌初见增加，继因潴留而减少，但口干症状一般不显著。

腮腺肿胀大多于 1～3 天到达高峰，持续 4～5 天逐渐消退而恢复正常。整个病程约10～14 天。

不典型病例可无腮腺肿胀而以单纯睾丸炎或脑膜脑炎的症状出现，也有仅见颌下腺或舌下腺肿胀者。

【诊断】　（1）根据流行情况及接触史，以及腮腺肿大的特征，诊断并不困难。

（2）如遇不典型的可疑病例，可作实验室检查，进一步明确诊断。

① 血象：白细胞计数正常或稍低，后期淋巴细胞相对增多。有并发症时白细胞计数可增高。

② 血清和尿淀粉酶测定：90％患者的血清淀粉酶有轻度和中度增高，有助诊断。淀粉酶增高程度往往与腮腺肿胀程度成正比。

（3）血清学检查：

① 中和抗体试验：低滴度如 1∶2 提示特异免疫反应。中和抗体特异性强，但不作常规应用。

② 补体结合与血凝抑制试验：早期及恢复期双份血清测定补体结合及血凝抑制抗体，有显著增长者可确诊（效价 4 倍以上）。国外采用酶联免疫吸附法及间接荧光免疫检测 IgM 抗体，可作早期诊断。

③ 病毒分离：早期患者可在唾液、尿、血、脑脊液中分离到病毒。

（4）尿：肾脏受累时可出现尿蛋白、红白细胞等，甚至类似肾炎尿的改变。

【鉴别诊断】　（1）化脓性腮腺炎：常为一侧性局部红肿压痛明显，晚期有波动感，挤压时有脓液自腮腺管流出血象中白细胞总数和中性粒细胞明显增高。

（2）颈部及耳前淋巴结炎：肿大不以耳垂为中心局限于颈部或耳前区，为核状体，较坚硬边缘清楚，压痛明显，表浅者活动可发现与颈部或耳前区淋巴结相关的组织有炎症，如咽峡炎、耳部疮疖等白细胞总数及中性粒细胞增高。

（3）症状性腮腺肿大：在糖尿病营养不良、慢性肝病中，或应用某些药物如碘化物羟保泰松、异丙肾上腺素等可引起腮腺肿大，为对称性无肿痛感，触之较软，组织检查主要为脂肪变性。

（4）其他病毒所引起的腮腺炎：已知Ⅰ3 型副流感病毒、甲型流感病毒、A 型柯萨奇病毒单纯疱疹病毒、淋巴脉络膜丛脑膜炎病毒、巨细胞病毒均可引起腮腺肿大和中枢神经系统症状需作病原学诊断。

（5）其他原因所致的腮腺肿大：过敏性腮腺炎腮腺导管阻塞，均有反复发作史，且肿大突然消肿迅速。单纯性腮腺肿多见于青春期男性，系因功能性分泌增多代偿性腮腺肿大无其他症状。

（6）其他病毒所致的脑膜脑炎：腮腺炎脑膜脑炎可发生在腮腺肿大之前（有的始终无腮腺肿大）难与其他病毒所致者相鉴别，可借助于上述血清学检查、病毒分离以及流行病学调查来确诊。

【并发症】 流行性腮腺炎实际上是全身性感染病毒经常累及中枢神经系统或其他腺体或器官而产生相应的症状。甚至某些并发症不仅常见,而且可不伴有腮腺肿大而单独出现。

1. 神经系统并发症

(1) 脑膜炎、脑炎:为常见的并发症,多见于儿童,患者男孩多于女孩。腮腺炎时脑炎的发病率约 $0.3\%\sim8.2\%$。由于不能对所有的腮腺炎患者进行脑脊液检查,以及有的病例始终未见腮腺肿大,因此难以计算其确切的发病率。脑膜炎患者脑脊液中白细胞数增高,系因病毒直接侵入中枢神经系统所引起。脑膜脑炎症状可早在腮腺肿前 6 天或肿后 2 周内出现,一般多在肿后 1 周内出现。脑脊液和症状与其他病毒性脑炎相仿,头痛呕吐等,急性脑水肿表现较明显。脑电图可有改变但不似其他病毒性脑炎明显,结合临床,以脑膜受累为主。预后多良好个别脑炎病例也可导致死亡。中国已有血清学证实的腮腺炎脑炎病例,自始至终无腮腺肿痛者。

(2) 多发性神经炎、脊髓炎:偶有腮腺炎后 $1\sim3$ 周出现多发性神经炎脊髓炎,预后多良好。肿大的腮腺可能压迫而神经引起暂时性面神经麻痹有时出现平衡失调、三叉神经炎、偏瘫截瘫、上升性麻痹等。偶有腮腺炎后因导水管狭窄而并发脑积水者。

(3) 耳聋:为听神经受累所致发,病率虽不高(约 1/15 000),但可成为永久性和完全性耳聋,所幸 75% 为单侧性,故影响不大。

2. 生殖系统并发症

腮腺炎病毒好侵犯成熟的生殖腺体,故多见于青春期后期以后的患者,小儿少见。

(1) 睾丸炎:发病率占男性成人患者的 $14\%\sim35\%$,有报告 9 岁患儿并发此症者。一般 $13\sim14$ 岁以后发病率明显增高。常发生在腮腺肿大 1 周左右开始消退时突发高热、寒战,睾丸胀痛伴剧烈触痛,症状轻重不一,一般约 10 天左右消退阴囊皮肤水肿也显著减轻,鞘膜腔内可有黄色积液。病变大多侵犯一侧,约 $1/3\sim1/2$ 的病例发生不同程度的睾丸萎缩,由于病变常为单侧,即使双侧也仅部分曲精管受累故很少引致不育症。附睾炎常合并发生。

(2) 卵巢炎:约占成人女性患者的 $5\%\sim7\%$,症状较轻,不影响受孕,偶可引起提前闭经、卵巢炎症状,有下腰部酸痛,下腹部轻按痛,月经周期失调,严重者可扪及肿大的卵巢伴压痛。迄今尚未见因此导致不育的报告。

(3) 胰腺炎:约见于 5% 成人患者,儿童中少见。常发生于腮腺肿胀后三四天至 1 周,以中上腹剧痛和触痛为主要症状。伴呕吐、发热腹胀、腹泻或便秘等,有时可扪及肿大的胰腺,胰腺炎症状多在一周内消失。血中淀粉酶不宜作诊断依据,血清脂肪酶值超过 1.5 U/dl(正常为 $0.2\sim0.7$ U/dl)提示最近发生过胰腺炎。脂肪酶通常在发病后 72 h 升高,故早期诊断价值不大。近年来随着儿童患者病情越来越重,胰腺炎的并发症也随之增高。

(4) 肾炎:早期病例尿中绝大多数可分离出腮腺炎病毒,故认为该病毒可直接损害肾脏,轻者尿中有少量蛋白,重者尿常规及临床表现与肾炎相仿,个别严重者可发生急性肾功能衰竭而死亡。但大多数预后良好。

(5) 心肌炎:约 $4\%\sim5\%$ 的患者并发心肌炎,多见于病程 $5\sim10$ 天,可与腮腺肿同时或恢复期发生。表现为面色苍白心率增快或减慢，心音低钝，心律不齐暂时性心脏扩大，收缩期杂音。心电图可见窦性停搏房室传导阻滞、ST 段压低、T 波低平或倒置早搏等。严重者可致死。大多数仅有心电图改变（3％～15％），而无明显临床症状，偶有心包炎。

（6）其他：乳腺炎（15 岁以上女性患者 31％并发此症）、骨髓炎、肝炎、肺炎、前列腺炎、前庭大腺炎、甲状腺炎、胸腺炎、血小板减少、荨麻疹、急性滤泡性结膜炎等均少见。关节炎发病率约为 0.44％，主要累及肘、膝等大关节，可持续 2 天至 3 个月不等，能完全恢复。多发生于腮腺肿后 1～2 周内，也有无腮腺肿者。

【治疗】　（1）隔离患者，使之卧床休息直至腮腺肿胀完全消退。

（2）注意口腔清洁，饮食以流质或软食为宜，避免酸性食物，保证液体摄入量。

（3）抗病毒治疗：使用磺胺药物预防脑炎。一般抗生素和磺胺药物无效时可使用干扰素。

（4）对症治疗：

① 中药治疗：逐瘀解毒、通络散结、消肿定痛。

② 必要时口服去痛片、阿斯匹林等解热镇痛药。

③ 重症并发脑膜脑炎、严重睾丸炎、心肌炎时，可短期使用肾上腺皮质激素。

④ 睾丸炎治疗：成人患者在本病早期应用乙烯雌酚，每次数 1 mg，一日三次，有减轻肿痛之效。可能有预防睾丸炎发生的功效。

⑤ 胰腺炎治疗：禁饮食、输液、反复注射阿托品或山莨菪碱，早期应用皮质激素。

⑥ 氦氖激光局部照射治疗流行性腮腺炎对止痛消肿有一定的效果。

⑦ 脑膜脑炎治疗：可按乙型脑炎疗法处理。高热、头痛、呕吐时给予适量利尿剂脱水。

【预防】　（1）管理传染源：早期隔离患者直至腮腺肿完全消退为止。接触者一般不一定检疫，但在集体儿童机构、部队等应留验 3 周，对可疑者应立即暂时隔离。

（2）被动免疫：一般免疫球蛋白、成人血液或胎盘球蛋白均无预防本病的作用。恢复期患者的血液及免疫球蛋白或特异性高价免疫球蛋白可有一定作用，但来源困难，不易推广。

（3）自动免疫：腮腺炎减毒活疫苗免疫效果好，免疫途径皮内注射、皮下注射，还可采用喷鼻或气雾吸入法，该疫苗不能用于孕妇、先天或获得性免疫低下者以及对鸡蛋白过敏者。近年国外报道使用腮腺炎疫苗（麻疹、腮腺炎和风疹三联疫苗）后，虽然明显降低了腮腺炎的发病率，但疫苗所致腮腺炎病毒的感染问题应引起高度重视。

（4）药物预防：采用板蓝根 30 g 或金银花 9 g 煎服，每日 1 剂，连续 6 天。

【护理】　（1）减轻疼痛，保持口腔清洁，预防继发感染。腮腺肿痛，影响吞咽，口腔内残留食物易致细菌繁殖，应经常用温盐水漱口，不会漱口的幼儿应帮助其多饮水。做好饮食护理，患儿常因张口及咀嚼食物使局部疼痛加重，应给予富有营养、易消化的半流质或软食。不可给予酸、辣、硬而干燥的食物，否则可引起唾液分泌增多，排出受阻，腺体肿痛加剧。腮腺局部冷敷，使血管收缩，可减轻炎症充血程度及疼痛。亦可用如意金黄散调茶水或食醋敷于患处，保持局部药物湿润，以发挥药效，防止干裂引起疼痛。

（2）降温，保证休息，防止过劳。发热伴有并发症者应卧床休息至热退。鼓励患儿多饮水以利汗液蒸发散热。监测体温,高热可采用头部冷敷、温水或醇浴进行物理降温或服用适量退热剂。发热早期可给予利巴韦林、干扰素或板蓝根抗病毒治疗。

(3)病情观察。脑膜脑炎多于腮腺肿大后1周左右发生,患儿出现持续高热、剧烈头痛、呕吐、颈强直、嗜睡、烦躁或惊厥。应密切观察,及时发现。予以相应护理。

(4)预防感染的传播。对患儿应采取呼吸道隔离至腮腺肿大完全消退止。对其呼吸道的分泌物及其污染的物品应进行消毒。在流行期间应加强托幼机构的晨检。对易感儿可接种腮腺炎减毒活疫苗,采用皮内、皮下接种或喷鼻、气雾法,90%可产生抗体。

(5)家庭护理。指导单纯腮腺炎患儿可在家隔离治疗护理,须指导家长作好隔离、用药、饮食、退热等护理,并学会观察病情,一旦出现严重症状,立即就诊。

五、涎石病和下颌下腺炎

涎石病是在腺体或导管内发生钙化性团块而引起的一系列病变。85%左右发生于下颌下腺,其次是腮腺,偶见于上唇及唇颊部的小唾液腺,舌下腺很少见。涎石常使唾液排出受阻,并继发感染,造成腺体急性或反复发作的炎症。

【病因】 涎石形成的原因还不十分清楚,一般认为与某些局部因素有关,如异物、炎症、各种原因造成的唾液滞留等;也可能与机体无机盐新陈代谢紊乱有关,部分涎石病患者可合并全身其他部位结石。

涎石病多发生于下颌下腺,与下列因素有关:①下颌下腺为混合性腺体,分泌的唾液富含黏蛋白,较腮腺分泌液黏滞,钙的含量也高出2倍,钙盐容易沉积;②下颌下腺导管自下向上走行,腺体分泌液逆重力方向流动。导管长,在口底后部有一弯曲部,导管全程较曲折,这些解剖结构均使唾液易于淤滞,导致涎石形成。

【临床表现】 可见于任何年龄,以20~40岁的中青年为多见。病期短者数天,长者数年甚至数十年。

小的涎石一般不造成唾液腺导管阻塞,无任何症状。导管阻塞时则可出现排唾障碍及继发感染的一系列症状及体征:①进食时,腺体肿大,患者自觉胀感及疼痛。停止进食后不久腺体自行复原,疼痛亦随之消失。但有些阻塞严重的病例,腺体肿胀可持续数小时、数天,甚至不能完全消退;②导管口黏膜红肿,挤压腺体可见少量脓性分泌物自导管口溢出;③导管内的结石,双手触诊常可触及硬块,并有压痛;④涎石阻塞引起腺体继发感染,并反复发作。炎症扩散到邻近组织,可引起下颌下间隙感染。慢性下颌下腺炎患者的临床症状较轻,主要表现为进食时反复肿胀,检查腺体呈硬结性肿块。

【诊断及鉴别诊断】 根据进食时下颌下腺肿胀及伴发疼痛的特点,导管口溢脓以及双手触诊可扪及导管内结石等,临床可诊断为下颌下腺涎石并发下颌下腺炎。确诊应作X线检查。下颌下腺涎石应选摄下颌横断殆片及下颌下腺侧位片,前者适用于下颌下腺导管较前部的涎石,后者适用于下颌下腺导管后部及腺体内的涎石。钙化程度低的涎石,即所谓的阴性涎石,在X线平片上难以显示。在急性炎症消退后,可作唾液腺造影检查,涎石所在处表现为圆形、卵圆形或梭形充盈缺损。对于已确诊为涎石病者,不作唾液腺造影,以免将涎石推向导管后部或腺体内。

典型的涎石病诊断不难,有时需与下列疾病鉴别:

（1）舌下腺肿瘤：应与下颌下腺导管涎石鉴别。绝大多数舌下腺肿瘤无导管阻塞症状，X 线检查无阳性结石。

（2）下颌下腺肿瘤呈进行性肿大，无进食肿胀或下颌下腺炎症发作史。

（3）下颌下间隙感染患者有牙病史并能查及病源牙。下颌下区肿胀呈硬性浸润，皮肤潮红并可出现可凹性水肿。下颌下腺导管分泌可能减少，但唾液正常，无涎石阻塞症状。

【治疗】　很小的涎石可用保守治疗，嘱患者口含蘸有柠檬酸的棉签或维生素 C 片，也可进食酸性水果或其他食物，促使唾液分泌，有望自行排出。能扪及相当于下颌第二磨牙以前部位的涎石，可采用口内导管切开取石术。位于下颌下腺内或下颌下腺导管后部、腺门部的涎石，下颌下腺反复感染或继发慢性硬化性下颌下腺炎、腺体萎缩，已失去摄取及分泌功能者，可采用下颌下腺切除术。近年来，一些学者采用碎石机碎石、激光碎石、唾液腺镜导管取石等新的治疗方法，均取得了一定效果，但尚待积累更多的经验。

【预防】　（1）颌下腺炎常与涎石并发，因此，预防的关键是注意口腔卫生，多饮磷化水，防止涎石形成。

（2）慢性颌下腺炎者，如反复发作，疗效不佳，则应考虑手术治疗。

【护理】　（1）多饮水，经常口服磁化水，防止涎石形成。

（2）有涎腺导管阻塞症状时，可试服排石汤，进食酸性水果，促使唾液分泌，可望小的涎石自行排出。有时应用碎石机粉碎颌下腺腺体及导管后段结石，能获得较好的疗效。

（3）已明确为导管结石者，应禁忌作涎腺造影。

（4）避免损伤颌下腺导管，积极治疗颌下腺炎。

第二节　舍格伦综合征的诊治与护理

舍格伦综合征（SS）是一种自身免疫性疾病，其特征表现为外分泌腺的进行性破坏，导致黏膜及结膜干燥，并伴有各种自身免疫性病征。病变限于外分泌腺本身者，称为原发性舍格伦综合征；同时伴有其他自身免疫性疾病，如类风湿性关节炎等，则称为继发性舍格伦综合征。

【病因】　确切的病因及发病机制尚不十分明确，一些研究表明本病为自身免疫性疾病。

【临床表现】　（1）多见于中年以上女性，出现症状至就诊时间长短不一。

（2）患者的主要症状有眼干、口干、唾液腺及泪腺肿大，类风湿性关节炎等结缔组织病症。

（3）严重者言语、咀嚼及吞咽均困难。

（4）检查见口腔黏膜干燥，口底唾液池消失，唇舌黏膜发红。

（5）唾液腺肿大以腮腺为最常见，也可伴下颌下腺、舌下腺及小唾液腺肿大。多为双侧，也可单侧发生。腮腺呈弥漫性肿大，边界不明显。少数病例在腺体内可触及结节状肿块，质地中等偏软，1 个或多个，此为类肿瘤型舍格伦综合征。

（6）由于泪腺受侵，泪液分泌停止或减少，角膜及球结膜上皮破坏，引起干燥性角、结膜炎。患者眼有异物感、摩擦感或烧灼感,畏光、疼痛、视物疲劳。泪腺肿大可致睁眼困难,睑裂缩小,特别是外侧部分肿大明显,因而呈三角眼。

(7) 约半数患者伴有类风湿性关节炎,约 10% 的患者伴系统性红斑狼疮。此外,尚可有硬皮病、多发性肌炎等。

【诊断】 除询问病史及一般体检外,可作下列检查以帮助诊断:施墨(schimer)试验检测泪腺分泌功能;玫瑰红(rose bengal)染色检查角膜病变;唾液流量测定;核素唾液腺功能的测定;唾液腺造影主要表现为末梢导管扩张,排空功能减退;实验室检查显示血沉加快、球蛋白增高,血清 IgG 明显增高,自身抗体如类风湿因子、抗核抗体、抗 SS - A、SS - B 抗体等可能阳性。唇腺活检主要表现为腺小叶内淋巴细胞、浆细胞浸润,腺实质萎缩,导管扩张,导管细胞化生。

【鉴别诊断】 要注意与引起腮腺肿胀的疾病鉴别。

(1) 系统性红斑狼疮:虽然该病与 SS 的共同之处是两者均为自身免疫性风湿病,抗核抗体、抗 RNP 抗体、抗 SSA 抗体和抗 SSB 抗体阳性,但通过检查抗 dsDNA 抗体、抗 Sm 抗体及临床表现不难鉴别。应注意 60% 的患者两病重叠。

(2) 类风湿关节炎:两病的共同特点是均可出现类风湿因子阳性,类风湿关节炎的关节病变是一种侵蚀性关节炎,与 SS 鉴别较易,但应注意有 60%～70% 类风湿关节炎患者与 SS 重叠。

(3) 肾小管酸中毒:对于不明原因的肾小管酸中毒,应高度警惕 SS 继发的可能。

(4) 流行性腮腺炎:多见于儿童,呈流行性,与感染源接触经 2～3 周潜伏期才发病,病情不反复。症状在 1 周左右减轻,有时也可伴有关节炎,关节炎也可在数周内减轻。

(5) 化脓性腮腺炎:多见于成人及糖尿病患者,在机体抵抗力下降时发病,大部分为一侧性,有发热、白细胞增加及局部明显的炎症表现。

(6) 腮腺恶性肿瘤:单侧性缓慢增大,如侵犯面神经,可引起面神经麻痹。

(7) 慢性肉芽肿:由结核、结节病、霉菌引起的腮腺慢性肉芽肿,鉴别较困难,有时需依靠病原学及病理检查加以鉴别。

【治疗】 主要为对症治疗。

(1) 眼干可用 0.5% 甲基纤维素滴眼,以缓解眼干症状。

(2) 口干可用人工唾液湿润口腔,缓解不适感。亦可用舒雅乐等催唾剂,刺激唾液分泌。

(3) 注意口腔卫生,减少逆行性感染的机会。

(4) 伴发急性炎症时可用抗生素治疗。

(5) 中药治疗亦可缓解症状,阻止病变进展,治则为"养阴生津,清热润燥"。

(6) 对于类肿瘤型舍格伦综合征,可采用手术治疗,切除受累腺体,以防止恶性变。

【预防】 (1) 保持病室适宜温度、湿度。

(2) 饮食均衡有营养,避免辛辣油腻之品。

(3) 保持口腔清洁,三餐后刷牙、漱口,减少龋齿发生,咀嚼口香糖,可刺激腺体分泌,忌烟酒,避免使用抗胆碱能药物。

(4) 注意眼部清洁,减少感染机会,每天滴人工泪液或 0.5% 甲基纤维素 2～3 次,风天注意戴眼镜。鼻干燥者用生理盐水滴鼻,避免用油性滴鼻剂,避免吸入性肺炎的发生。

(5)皮肤干者忌用碱性皂液,用中性柔和皂液,擦涂润肤品。瘙痒严重者可外用中药制剂。

(6)肾小管酸化功能障碍患者,应注意血电解质情况,密切观察患者,注意心脏情况,避免心律失常。

(7)有结节性红斑、双下肢皮疹患者,应密切观察患者,注意神经系统血管炎的发生。

【护理】　(1)生活及精神调理:适宜温度、湿度,避免劳逸过度;注意口腔的清洁卫生;保持精神安定,避免情绪过度激动或抑郁所致免疫功能紊乱的加重。关心患者,宣教本病知识,树立信心,正确对待疾病,配合护理、治疗。

(2)饮食调节:多食新鲜水果、新鲜蔬菜,少食或不吃辛辣油炸等刺激性食物,饮食宜清淡,忌过食甘甜油腻。适宜的饮食疗法,对病情恢复有益。

第三节　唾液腺黏液囊肿的诊治与护理

黏液囊肿(mucocele)是最常见的唾液腺瘤样病变,其中包括一般的黏液囊肿和舌下腺囊肿。

【病因病理】　根据病因及病理表现的不同,可分为外渗性黏液囊肿及潴留性黏液囊肿。

(1)外渗性黏液囊肿:占黏液囊肿的80%以上,组织学表现为黏液性肉芽肿或充满黏液的假囊,无上皮衬里。实验研究提示,外渗性黏液囊肿是由创伤引起的。

(2)潴留性黏液囊肿:有上皮衬里、潴留的黏液团块及结缔组织被膜,发病原因主要是导管系统的阻塞,可由微小涎石、分泌物浓缩或导管系统弯曲等原因所致。

【临床表现】　(1)黏液囊肿好发于下唇及舌尖腹侧。囊肿位于黏膜下,表面仅覆盖一薄层黏膜,故呈半透明、浅蓝色小泡,状似水疱。质地软而有弹性。囊肿很容易被咬伤而破裂,流出蛋清样透明黏稠液体,囊肿消失。破裂处愈合后,又被黏液充满,再次形成囊肿。

(2)舌下腺囊肿常见于青少年,可分3类:①单纯型:占大多数。囊肿位于舌下区,呈浅紫蓝色,扪之柔软有波动感。常位于口底一侧。较大的囊肿可将舌抬起,状似"重舌"。囊肿因创伤而破裂后,流出黏稠而略带黄色或蛋清样液体,囊肿暂时消失。数天后创口愈合,囊肿长大如前;②口外型:又称潜突型。主要表现为下颌下区肿物,而口底囊肿表现不明显。触诊柔软,与皮肤无粘连,不可压缩。③哑铃型:为上述两型的混合,即在口内舌下区及口外下颌下区均可见囊性肿物。

【诊断及鉴别诊断】　舌下腺囊肿需与口底皮样囊肿及下颌下区囊性水瘤相鉴别。

(1)口底皮样囊肿:位于口底正中,呈圆形或卵圆形,边界清楚,表面黏膜及囊壁厚,囊腔内含半固体状皮脂性分泌物,因此扪之有面团样柔韧感,无波动感,可有压迫性凹陷。肿物表面颜色与口底黏膜相似而非浅紫蓝色。

(2)下颌下区囊性水瘤:常见于婴幼儿,穿刺检查可见囊腔内容物稀薄,无黏液,淡黄清亮,涂片镜检可见淋巴细胞。

【治疗】 (1)小唾液腺黏液囊肿可在抽净囊液后,向囊腔内注入2%碘酊0.2~0.5 ml,停留2~3 min,再将碘酊抽出。目的是破坏上皮细胞,使其失去分泌功能而不再形成囊肿。但最常用的治疗方法为手术切除。

(2)舌下腺囊肿根治的方法是切除舌下腺,残留部分囊壁不致造成复发。对全身情况不能耐受舌下腺切除的患者及婴儿,可作简单的袋形缝合术,待全身情况好转或婴儿长至4~5岁后再行舌下腺切除术。

【预防】 (1)黏液腺囊肿为一种良性病变,最常见病因为各种原因所致涎腺导管阻塞、涎液潴留。所以本病的预防主要是避免损伤,保持口腔卫生。

(2)本病的治疗以手术治疗效果较好,手术应将发病之腺体同时摘除,因其发病原因就是腺体导管的损伤或阻塞,如果手术后遗留有受损腺体,则难免再次出现涎液潴留,囊肿复发。

【护理】 (1)注意术后嘱患者加强舌前伸及上卷运动的锻炼,防止舌系带过短并发症的发生。

(2)让患者平卧或半卧位,头偏向一侧,给予维生素C、复方维生素B及抗生素。

(3)注意观察伤口出血、水肿情况。

(4)保持呼吸道通畅,及时清除口内分泌物,注意观察舌、口底水肿情况。

(5)术后1周内进全流食,以后改为半流食。

(6)术后3~5天限制患者讲话,减少舌活动。

(7)每日口腔护理2次。给予漱口水含漱。

第四节 唾液腺肿瘤的诊治与护理

肿瘤是唾液腺组织中最常见的疾病,其中绝大多数是上皮性肿瘤,间叶组织来源的肿瘤较少见。唾液腺上皮性肿瘤的病理类型十分复杂,不同类型的肿瘤在临床表现、影像学表现、治疗和预后等方面均不相同。

一、唾液腺良性肿瘤

唾液腺肿瘤中,良性肿瘤占75%左右,其中以多形性腺瘤及沃辛瘤最常见。

(一)多形性腺瘤

又名混合瘤。由肿瘤上皮组织和黏液样或软骨样间质所组成,根据其成分比例,可分为细胞丰富型及间质丰富型。一般认为,细胞丰富型相对较易恶变,间质丰富型相对较易复发。其生物学特性不同于一般良性肿瘤。包膜常不完整,在包膜中有瘤细胞,甚至包膜以外的腺体组织中也可有瘤细胞存在。如采用剜除术或手术中肿瘤破裂,极易造成种植性复发。部分病例可发生恶变,因此该瘤属"交界性肿瘤"。

【临床表现】 (1)最常见于腮腺,其次为下颌下腺,舌下腺极少见。发生于小唾液腺者,以腭部为最常见。

(2)任何年龄均可发生,但以30~50岁为多见,女性多于男性。

(3)肿瘤生长缓慢,常无自觉症状。肿瘤界限清楚,质地中等,扪诊呈结节状,一般可活动。

（4）当肿瘤在缓慢生长一段时期以后，突然出现生长加速，并伴有疼痛、面神经麻痹等症状时，应考虑恶变。

【诊断】 根据病史及临床表现，结合 B 超、CT 等影像学表现可作出大致诊断。细针吸活检有助于诊断，但大唾液腺肿瘤不宜作切取活检，以免造成肿瘤细胞种植。

【治疗】 手术切除，不能作单纯肿瘤摘除，即剜除术，而应在肿瘤包膜外正常腺体组织内切除。腮腺多形性腺瘤手术应保留面神经，下颌下腺多形性腺瘤应包括下颌下腺一并切除。

【注意事项】 （1）术前一般不宜作活检。肿瘤的包膜常不完整，有时瘤细胞可侵入包膜或包膜外组织，若切除不彻底则将复发。

（2）手术时不宜采用剜除肿瘤的方法而应将肿瘤连同其周围的腮腺组织一并切除。

（3）术中要注意保持面神经。如有恶性变，应按恶性肿瘤的治疗原则处理。

【预防】

（1）无特殊预防措施。

（2）将肿瘤连同其周围的腮腺组织一并切除预防复发。

【护理】

1. 术前护理

（1）心理护理。此类患者的心理问题包括：部分患者特别是年轻女性患者由于美观原因术前不愿意多剪头发；担心手术切口瘢痕使很多人出现焦虑不安的情绪；几乎所有的患者都担心手术后出现口角歪斜、眼睛闭合不全等后遗症。针对以上问题，与患者进行交谈，引导他们表达内心的感受，同时向患者讲明手术的必要性及手术方案，介绍如何避免在手术过程中及术后出现并发症，同时还可以让病房内已行手术正在恢复的患者现身讲解，使患者消除焦虑、恐惧心理，主动配合手术、治疗及护理。

（2）术前准备。用口洁素漱口，每日 2 次，保持口腔清洁；有慢性腮腺炎者需要按医嘱给予抗生素，控制炎症；术前严格术区备皮，彻底清洗头发；术前 1 日理发、备皮，备皮范围为以耳垂为中心，半径为 6～8 cm 的圆形区域；术前晚给患者提供安静舒适的环境，对难以入睡的患者给予安定 5 mg 口服，以保证睡眠良好。

2. 术后护理

（1）生命体征监测。床边备好吸引器，协助患者排痰，保持呼吸道畅通；呼吸困难者给予持续低流量氧气吸入，密切观察生命体征，特别是呼吸频率、节律及面色的改变；全麻患者回病房后要进行心电监测。

（2）引流管的护理。术后让患者取半卧位，头扭向患侧，以利于引流。避免低头、弯腰，避免头部向健侧扭转；定时挤压引流管，保持引流管通畅；观察记录引流液的颜色、性质、量，每间隔 24 h 用 50 ml 的注射器抽出负压球内引流液，以便准确测出引流量。在正常情况下，第 1 天引流液（<80 ml）为鲜红色，第 2 天引流液（<20 ml）为淡黄色，引流量少于 20 ml 即可以拔出引流管，发现异常立即通知医生。

（3）并发症的护理：

① 面神经麻痹。面神经麻痹是腮腺手术最常见的并发症,多由手术过程中牵拉面神经所致,故术后要观察患者有无口角歪斜、鼻唇沟变浅、皱眉、闭眼、鼓腮漏气等症状,遵医嘱可采取一系列预防治疗措施如:按医嘱给予维生素 B_{12}、维生素 B_6 肌肉注射;术后前 3 天使用地塞米松 10 mg 静脉注射;必要时手术 2 周后开始局部热敷或以轻柔缓慢的手法进行面部按摩治疗。

② 涎瘘。涎瘘也是腮腺手术比较常见的并发症。开始表现为术区皮下聚集液体,如没有及时妥善处理,则形成瘘。防止涎瘘应做到:术后伤口加压包扎;从手术当日起,餐前 15 min 遵医嘱给予阿托品 0.5 mg 肌肉注射,连续 1 周,抑制腮腺分泌,预防涎瘘形成。观察伤口敷料渗液、渗血情况,发现敷料较湿时应及时更换并加压包扎;观察引流液的性质、量等。嘱患者禁食酸性、油炸及刺激性食物。

③ 耳前区麻木。有部分患者腮腺切除术后,会出现耳前区麻木,故术后用手触摸患者耳前区,询问其有无麻木等异常感觉,并向患者解释引起并发症的原因,随着时间的延长,一方面逐渐适应,另一方面感觉神经末梢可以再生,症状也就随之消失。

(4) 手术切口护理:严密观察伤口敷料松紧情况及有无渗液、渗血,加压包扎有无松动;保持伤口干燥;拔出引流管后继续加压包扎,消灭无效腔;皮肤创口术后 5～7 天拆线。

(5) 饮食护理:术后禁食水 6 h,7 天内半流质饮食,每餐进食前 15 min 肌肉注射阿托品,进食清淡易消化饮食,将食物放在口腔健侧以利吞咽。

3. 出院指导

(1) 常规向患者及家属进行健康教育指导、出院指导。

(2) 需特殊交代的是:术后 3～6 月可出现 Frey's 综合征。当咀嚼饮食或刺激分泌唾液时,术侧局部出汗并伴有发红现象。多数患者感觉不适,这可能与手术中刺激神经、术后局部肿胀压迫神经及瘢痕粘连等因素有关。

(3) 指导患者注意饮食,禁食酸性或刺激性食物,以减少刺激,其肿胀消退即可恢复。

(4) 保持切口皮肤干燥,定期随诊。

(5) 部分患者并发面神经麻痹症状,告诉患者局部热敷或以轻柔缓慢的手法进行面部按摩治疗,绝大多数半年后可以恢复。

(二) 沃辛瘤

又名腺淋巴瘤,其组织发生与淋巴结有关。在胚胎发育时期,腮腺和腮腺内的淋巴组织同时发育,腺体组织可以迷走到淋巴组织中。这种迷走的腺体组织发生肿瘤变,即为沃辛瘤。

【临床表现】 (1) 多见于男性,男女比例约 6∶1。

(2) 好发于年龄在 40～70 岁的中老年。

(3) 患者常有吸烟史,其发病可能与吸烟有关。

(4) 可有肿块时大时小的消长史。

(5) 绝大多数肿瘤位于腮腺后下极。

(6) 扪诊肿瘤呈圆形或卵圆形,表面光滑,质地软,有时有囊性感。

(7) 肿瘤常呈多发性,约 12% 患者为双侧腮腺肿瘤,也可以在一侧腮腺出现多个肿瘤。有些患者术后又出现肿瘤,不是复发而是多发。

（8）术中可见肿瘤呈紫褐色，剖面可见囊腔形成，内含干酪样或黏稠液体。

【诊断】 根据患者病史及临床表现，大多可作出诊断。^{99}Tc核素显像显示肿瘤所在处核素摄取浓聚，即呈"热"结节，具有特征性，有助于诊断。

【治疗】 手术切除。由于肿瘤常位于腮腺后下极，可考虑作连同肿瘤以及周围0.5 cm以上正常腮腺切除的腮腺部分切除术，这种方式不同于剜除术，不会造成复发，但可保留腮腺导管及大部分腮腺的功能。术中应切除腮腺后下极及其周围淋巴结，以免出现新的肿瘤。

【预防】 无特殊预防措施，手术切除能够治愈。

【护理】 同多形性腺瘤。

二、唾液腺恶性肿瘤

恶性肿瘤约占唾液腺肿瘤的25%，其中以黏液表皮样癌和腺样囊性癌为最常见。

（一）黏液表皮样癌

黏液表皮样癌根据黏液细胞的比例、细胞的分化、有丝分裂相的多少，以及肿瘤的生长方式，分为高分化和低分化两类。分化程度不同，肿瘤的生物学行为及预后大不相同。

【临床表现】 （1）女性多于男性，发生于腮腺者居多，其次是腭部和下颌下腺，也可发生于其他小唾液腺，特别是磨牙后腺。

（2）高分化者常呈无痛性肿块，生长缓慢。肿瘤大小不等，边界可清或不清，质地中等偏硬，表面可呈结节状。腮腺肿瘤侵犯面神经时，可出现面瘫症状。术后可以复发，但颈部淋巴结转移率低，血道转移更为少见。

（3）低分化黏液表皮样癌生长较快，可有疼痛，边界不清，与周围组织粘连。腮腺肿瘤常累及面神经，颈淋巴结转移率高，且可出现血道转移。术后易于复发。

（4）高分化黏液表皮样癌属低度恶性肿瘤，而低分化黏液表皮样癌属高度恶性肿瘤。前者较常见，后者少见。

【诊断】 （1）病史、临床表现。

（2）腮腺造影：可见侵蚀性破坏，导管缺损或中断，远端导管出现部分或完全不充盈，管壁不光滑，也可能出现分支导管破坏、碘油外漏等恶性肿瘤表现。

（3）CT检查：可见边界不清楚的肿块，腮腺腺体破坏或被挤压移位。

（4）病理检查后方能确诊。

① 大体形态：黏液表皮样癌高分化者与混合瘤相似，呈圆形，肿瘤较小，直径多为2～3 cm，少数超过5 cm。有的有被膜，但多数不完整，甚至完全无被膜。剖面呈灰白色或浅粉色，偶见分叶，可有多少不等的小囊，内含黏液。低分化者完全缺乏包膜，界限不清，侵犯邻近组织。切面呈灰白色，不分叶，质地均匀，可有散在的小囊及半透明的小灶。

② 镜检：黏液表皮样癌由黏液样细胞、表皮样细胞和中间细胞组成。黏液样细胞分化成熟时呈杯状或柱状，胞质透明，核在基底部；分化不成熟时，似腺癌细胞，胞质内含黏液，胭脂红染色阳性。表皮样细胞类似口腔黏膜的复层鳞状上皮，可见细胞间桥，偶见角化。中间细胞呈立方形，体积较小，大小一致，胞质少，类似上皮的基底细胞。中间细胞可向黏液样细胞和表皮样细胞演变。高分化者，黏液样细胞和表皮样细胞较多，中间细胞较

少,瘤细胞可形成不规则的片状,但常形成大小不等的囊腔,囊壁衬里常见黏液细胞。黏液样细胞可覆盖于表皮样细胞上,也可夹杂在表皮样细胞之间。较大的囊腔可有乳头突入,腔内有红染的黏液。低分化者,主要为表皮样细胞和中间细胞,而黏液样细胞较少,瘤细胞间变明显,可见核分裂,实质性上皮团块多,囊腔少,并可见肿瘤向周围组织侵犯。

【鉴别诊断】 发生于腮腺者,要与腮腺混合瘤、腮腺炎相鉴别。

【治疗】 手术为主,高分化者应尽量保留面神经,除非神经穿入肿瘤或与肿瘤紧密粘连。分离后的神经可加用术中液氮冷冻及术后放疗以杀灭可能残留的肿瘤细胞。高分化者如手术切除彻底,可不加术后放疗,而低分化者宜加用术后放疗。高分化者不必作选择性颈淋巴清扫术,低分化者则应考虑选择性颈淋巴清扫术。

【预防】 (1)对于黏液表皮样癌的预防,膳食纤维是不能被忽略的,在日常食用含有膳食纤维的食物,可以降低患有黏液表皮样癌的概率。

在日常生活中人们普遍注重蛋白质、脂肪、碳水化合物、无机盐、维生素等物质的摄入,却往往忽视了膳食纤维的摄入。以前,营养学家们将纤维看成是没有营养价值的东西,而近十几年来的研究却推翻了这一"理论"。美国癌症研究所提倡人们多吃富含纤维的食物,如麦麸和米糠,认为这些食物是最好的防黏液表皮样癌食物。国内的营养专家也明确提出,每天都应吃不同类型膳食纤维食物,如粗粮、杂粮、豆类、蔬菜和水果等。

(2)局部扩大切除是确保良好疗效的首要因素,是预防复发的关键。病理结果显示为低分化高度恶性时,配合使用放疗可预防复发,提高疗效。

【护理】

1. 入院宣教 主动介绍病区环境及规章制度,让患者知道洗漱间、浴室、开水房、换药室等的位置,知道床头呼叫器的使用方法及作用。了解自己入院后需做的检查项目及注意事项,帮助患者尽快适应住院环境。

2. 心理护理 不是单纯与患者交谈,而是与实施各种治疗、护理措施相结合,同时进行。

(1)建立良好的护患关系,首先要树立以人为本的护理观念,同情、关心患者,耐心倾听患者的倾诉,解答患者提出的问题,建立相互信任的护患关系,用通俗易懂的语言主动真诚地与患者沟通。

(2)帮助患者树立战胜疾病的信心。恶性肿瘤对患者造成极大的恐惧,患者对治疗缺乏信心。主动介绍疾病相关知识、治疗方案、护理措施,帮助患者树立战胜疾病的信心。

(3)解除患者术后缺陷的思想顾虑。患者术后面部外形会发生改变,许多人担心术后会被别人嘲笑、歧视,产生了自卑的心理。通过耐心、细致解释,说明手术的重要性和必要性,鼓励,患者积极配合医疗护理,共同努力,完成治疗。

3. 术前准备 协助做好各项术前检查,全面了解患者的一般情况,如胸片、心电图、生化检查、血型及配血情况,做好备皮,术前留置导尿,准备急救药品,为手术做好充分准备。

4. 口腔护理 指导患者每日进食后必须漱口,最好刷牙,保持口腔清洁,术前3日使用口洁素漱口,每日2次,术前一日做好全口洁齿,清除口内牙结石及牙垢。

5. 术后护理

(1) 一般护理:按全麻术后常规准备好各种物品。患者回到病房后去枕平卧,动态监护重要生命体征:严密监测呼吸、脉搏、血压、心率、血氧饱和度的变化并做好记录。

(2) 保持呼吸道通畅,严密观察伤口出血情况,有无因喉头水肿、舌后坠而引起呼吸困难,及时清除口腔及鼻腔内的痰液及血液,防止窒息。

(3) 引流管护理:随时检查引流管是否受压、扭曲、阻塞,是否固定良好,保持引流管通畅,并观察引流液的颜色、性质及量。更换引流装置时应严格无菌操作,引流管一般放置 24~72 h,若 24 h 引流量 = 30 ml,可报告医生考虑拔管。

(4) 心理护理:术后应保持病室环境安静,减少噪音,利用一切机会,与患者交流,解释术后治疗和护理的目的和意义。

(5) 口腔护理:除指导患者进食后漱口外,护士每天必须做好口腔护理,并用口洁素漱口,每日 4 次,保持口腔清洁,防止伤口感染,促进伤口早日愈合。

6. 出院指导

(1) 为患者制定详细的恢复计划,指导继续流质饮食 1 周,软食 1 周后改为普食。

(2) 养成进食后刷牙或漱口的习惯,保持口腔清洁。

(3) 传授疾病健康教育知识,指导 2 周后行放射治疗。

(4) 做好饮食指导,遵循高蛋白、高维生素、高糖、低脂肪的原则,进食新鲜蔬菜、水果、蕈菇类、乳类、豆类、鸡蛋、瘦肉及海产品。

(5) 注意休息,提高康复能力。

(6) 嘱患者定期来院复诊。

【预后】　许多文献报道,黏液表皮样癌的预后与肿瘤的病理学分型密切相关。黏液表皮样癌的治疗目前仍主要以传统的手术、放疗和化疗为主,尤其是低分化型黏液表皮样癌,患者 5 年生存率很低。因此,许多学者都在探索新的疗法,以期提高对黏液表皮样癌的疗效。

(二) 腺样囊性癌

过去曾称"圆柱瘤",根据其组织学形态,可以分为腺样/管状型及实性型,前者分化较好,后者分化较差。

【临床表现】　(1) 最常见于腭部小唾液腺及腮腺,其次为下颌下腺。

(2) 发生于舌下腺的肿瘤,多为腺样囊性癌。

(3) 肿瘤易沿神经扩散,常出现神经症状,如局部疼痛、面瘫、舌麻木或舌下神经麻痹。

(4) 肿瘤浸润性极强,与周围组织无界限。

(5) 肿瘤易侵入血管,血道转移率高达 40%,转移部位以肺为最多见。

(6) 颈淋巴结转移率低。

【诊断】　(1) 病史、临床表现。

(2) 病理检查。

【治疗】　(1) 手术切除。手术设计时,应比其他恶性肿瘤扩大手术正常边界,术中宜行冷冻切片检查,以确定周围组织是否正常。

（2）术后常需配合放疗，以杀灭可能残留的肿瘤细胞。

（3）术后可选用化疗，以预防血道转移。

【预防】 （1）生活方式的规律及时刻注意涎腺病变的早期症状很重要。早发现、早诊断、早治疗，提高该病的治愈率及生存率。

（2）腺样囊性癌是一种侵袭性较强的肿瘤，通过黏膜下和纤维组织向肿瘤周围逐渐而广泛地播散，同时它又沿神经逐渐扩展，因此，局部复发率较高，尤其是外科切缘阳性者，但该肿瘤生长缓慢，患者可与瘤长时间共存。此类肿瘤术后 1/2～1 年内应定期随访，防止肿瘤复发，避免以后范围较大或侵及颅内，丧失进一步治疗的机会。

【护理】 同黏液表皮样癌。

【预后】 病变部位、肿瘤大小以及外科手术是否切除彻底与预后直接相关。腺样囊性癌局部易复发，多次复发常远处转移。死亡主要原因是局部破坏或远处转移。肿瘤发展慢，即使复发亦可带瘤生存多年。不少学者认为，判断腺样囊性癌预后应以 10 年为限。

（董艳丽　张士水　李　娜　陈圆圆）

第十七章
全身系统疾病在口腔的表现

第一节　造血系统疾病

口腔是机体的组成部分。某些全身疾病可在口腔组织,特别在口腔黏膜及牙周组织显示一些特征,这些特征可作为全身疾病的重要诊断依据。

一、贫血

(一)缺铁性贫血

【病因】　机体对铁的需要增加、摄入不足或丢失过多等造成体内铁的缺乏,影响血红蛋白的合成而导致贫血。本病为贫血中最常见的一种。

【临床表现】　(1)轻者可无任何临床表现,重者可出现皮肤和黏膜苍白,毛发干枯脱落,指甲扁平、脆薄,头晕,乏力,心悸,注意力不集中。

(2)口腔黏膜苍白,以唇、舌、牙龈尤其明显。口腔黏膜对外界刺激的敏感性增高,常有异物感、口干、舌灼痛等。有些患者可出现舌炎,舌背丝状乳头和菌状乳头萎缩消失,导致舌背光滑红绛。还可出现口角炎或口炎,严重者口腔黏膜萎缩,造成吞咽困难。

【诊断】　根据病史、临床表现、典型的低色素贫血形态改变以及缺铁指标的检查结果进行诊断。铁剂治疗试验也是一种确诊方法。

【治疗】　治疗原则:补充足够的铁,直到恢复正常铁贮存,去除引起缺铁的病因。补充铁剂:硫酸亚铁片口服,每片 0.3 g(含铁 60 mg),成人每次 1 片,每天 3 次,可同时口服维生素 C0.1 g 或琥珀酸,增加铁剂吸收。进一步查清引起缺铁性贫血的原因,并进行有针对性的治疗,如治疗胃肠炎、驱虫等。注意口腔卫生,对口腔损害进行对症治疗。

(二)巨幼红细胞贫血

【病因】　是由维生素 B_{12}、叶酸缺乏所致的一种贫血。在我国,以叶酸缺乏所致的巨幼红细胞贫血较为多见,以山西、陕西、河南及山东等地多发。

【临床表现】　(1)皮肤和黏膜苍白,具有消化道症状,如食欲减退、腹胀、腹泻等。维

生素 B_{12} 缺乏患者,常伴有乏力、手足麻木、感觉障碍、行走困难等。叶酸缺乏可引起情感改变。

(2) 常出现明显的舌炎,在急性发作时,舌尖、舌缘或舌背黏膜广泛发红,伴有剧痛,且容易受创伤而出现小血疱、糜烂或浅小溃疡。急性期后,舌背丝状乳头和菌状乳头萎缩消失,舌面光滑,舌质红,俗称牛肉舌。可伴有味觉功能迟钝或丧失。

【诊断】　根据病史、临床表现及血细胞形态学特点进行诊断。周围血象最突出表现为大卵圆形红细胞增多及中性粒细胞核分叶过多;还可进行维生素 B_{12} 或叶酸缺乏的实验室检查。

【治疗】　维生素 B_{12} 100~500 μg,1 次/日。连续 2~3 周。注射后 2~3 天内,舌炎改善,舌乳头 4~7 日内再现,2~3 周后恢复正常。叶酸每日口服 5~10 mg;维生素 C 100 mg,每日 3 次,口服,能促使叶酸变成四氢叶酸而参与核酸代谢。口腔损害对症治疗。

(三) 再生障碍性贫血

【病因】　再生障碍性贫血简称再障,是以骨髓造血功能衰竭为特征的全血细胞减少为主要表现的一组综合征。临床上将原因不明者称为原发性再障,有病因可查者称为继发性再障。

【临床表现】　(1) 主要为贫血、出血和感染。皮肤黏膜淤点、淤斑,鼻出血,月经过多,严重者可有消化道、泌尿道等部位出血。呼吸道感染多见。

(2) 口腔黏膜苍白,可出现黏膜淤点、淤斑或血肿。牙龈容易出血,特别是再生障碍性贫血发生之前已有牙周病者。口腔黏膜对感染的易感性增加,特别是在容易受到刺激或创伤的部位,常发生反复感染,口腔黏膜出现坏死性溃疡。

【诊断】　根据病史、临床表现以及实验室检查进行诊断。全血细胞减少,网织红细胞绝对值减少,骨髓检查显示增生减低。一般无脾肿大。

【治疗】　去除病因,输血应因人而异,提倡成分输血。采取保护性隔离,以免交叉感染,合并感染时给予相应的抗生素。刺激红细胞的生成,可用雄激素等。可用免疫抑制剂,同种异体骨髓移植进行治疗。注意口腔卫生,避免局部损伤,防治继发感染。局部止血,可用牙周塞治剂、吸收性明胶海绵、淀粉酶纱布压迫止血,也可应用肾上腺素、止血粉、云南白药等止血药物。

二、血细胞异常

(一) 粒细胞缺乏症

当外周血中性粒细胞绝对数低于 2×10^9/L 时,称为粒细胞减少症,低于 0.5×10^9/L 时,称为粒细胞缺乏症。

【临床表现】　(1) 大多由药物或化学毒物所致。

(2) 起病多急骤,可突然畏寒、高热。咽部疼痛、红肿、溃疡和坏死。此外,鼻腔、食管、肠道、肛门、阴道等处黏膜可出现坏死性溃疡。

(3) 口腔黏膜和咽喉部出现坏死性溃疡,严重者其坏死表面可呈现灰黑色坏疽的外观。牙龈和口腔黏膜容易继发感染,发生坏死性龈口炎。腐败性口臭为坏死性龈口炎的特异症状,可伴有局部疼痛、流涎、淋巴结肿大、低热等。

【诊断】 根据病史,结合临床表现、血象和骨髓象进行诊断。粒细胞缺乏症的早期损害常发生在口腔,故早期发现本症的口腔损害极为重要。本症要注意与白喉、急性坏死性龈口炎区别。

【治疗】 立即停止有害的药物或化学物质,积极采用抗生素治疗,原则是广谱、高效、足量和联合应用。用促白细胞增生的药物,如利血生、升白胺、碳酸锂、维生素 B_4 等。加强口腔护理,防止感染。

(二)白血病

白血病是造血系统的一种恶性肿瘤,主要表现为异常的白细胞及其幼稚细胞(即白血病细胞)在骨髓或其他造血组织中进行性的异常增生,浸润体内各种组织。其临床表现以贫血、发热、出血,肝、脾、淋巴结的肿大,周围血白细胞有质和量的改变为特征。

【临床表现】 (1)急性白血病,贫血呈进行性发展,约半数以上患者以发热为早期表现,常由感染引起。出血可发生在全身各部位。由于白血病细胞浸润,导致全身淋巴结肿大、肝脾肿大及其他器官病变。

(2)慢性白血病,病程较缓慢,患者常有低热、多汗、体重减轻、贫血、出血、脾肿大。

(3)各型白血病都可以出现口腔表现,最容易受侵犯的部位是牙龈,尤以急性型更为明显,患者常因牙龈自发性出血而首先到口腔科就诊。由于异常的白细胞在牙龈组织内大量浸润,牙龈明显增生肿大。病变波及边缘龈、牙间乳头和附着龈,外形不规则,呈结节状,可覆盖部分牙面,表面光亮,呈中等硬度,龈缘处有坏死。牙龈出血常为自发性,且不易止住,这种不能找到其他原因的出血,可能是白血病的早期症状。口腔黏膜可形成淤点、淤斑或血肿等。牙龈和口腔黏膜颜色苍白,有时可有不规则的表浅溃疡,常不易愈合,易继发感染,发生黏膜坏死,出现牙齿松动、口臭等。

【诊断】 根据临床表现、血象、骨髓象特点进行诊断。应与坏死性龈炎、肥大性龈炎、再生障碍性贫血相鉴别。应特别注意的是:白血病患者常于早期出现口腔表现,或在疾病的发展过程中出现顽固性口腔损害,对常规治疗效果欠佳,口腔医师应特别警惕。

【治疗】 采用联合化疗及其他综合治疗措施。要注意口腔、鼻咽部、软组织及肛周皮肤卫生,防止黏膜溃疡及继发感染。对白血病患者进行口腔治疗时,以保守治疗为主,避免不急需的外科处理,禁用具有刺激性或腐蚀性的药物,尽量避免在操作时引起出血和继发感染,否则给患者带来更大痛苦,甚至可致命。严格保持口腔卫生,对牙周病、牙髓病尽可能姑息治疗。对牙龈出血者,可采用局部或全身应用止血药等方法。

三、出血性疾病

(一)血小板减少性紫癜

血小板减少性紫癜是一组因外周血中血小板减少而导致皮肤、黏膜或内脏出血的疾病。可分为特发性血小板减少性紫癜和继发性血小板减少性紫癜。

【临床表现】 (1)全身皮肤淤点、淤斑,可有血疱、血肿,鼻出血,月经过多,严重者可有内脏出血,如咯血、呕血、血尿等。

(2)牙龈自发性出血,常为本病的早期表现,刷牙、吮吸、洁牙、拔牙或轻微外伤,即可加重出血。口腔黏膜,特别是唇红部、舌缘、腭、口底和颊黏膜容易出现淤点、淤斑、血肿。

血肿可自行溃破或由于食物摩擦而破裂出血,遗留边缘清楚的圆形或椭圆形的糜烂面,若继发感染可发生龈口炎。

【诊断】 根据病史,皮肤黏膜出现紫癜、出血,血小板减少、出血时间长,血块回缩不良等实验室检查可作出诊断。本病需与牙龈炎、过敏性紫癜、再生障碍性贫血相区别。

【治疗】 糖皮质激素为治疗首选,还可采用脾切除、免疫抑制剂进行治疗。保持口腔卫生,用 $1\%\sim3\%$ 过氧化氢液等漱口剂含漱。牙龈出血者,可用牙周塞治剂、吸收性明胶海绵、纱布压迫止血,或应用肾上腺素、凝血酶、云南白药等药物止血。皮肤黏膜出血可缝合止血,或注射维生素 K_1、K_3 等止血剂。口腔黏膜出现糜烂或继发感染者,可局部用消炎防腐剂。

(二) 血友病

血友病是一组因遗传性凝血活酶生成障碍引起的出血性疾病。根据所缺凝血因子的不同可分为血友病甲(Ⅷ因子缺乏)、血友病乙(Ⅸ因子缺乏)和血友病丙(Ⅺ因子缺乏)。它们在先天性出血性疾病中最为常见,其中以血友病甲最多,占 $80\%\sim85\%$。血友病丙最少见(约 1%),且出血症状轻。

【临床表现】 (1)出血轻重与血友病类型及相关因子缺乏程度有关,出血多为自发性或轻度外伤后出血不止。出血症状可从出生时开始,持续终身。皮下和黏膜下组织出血,负重关节如膝、踝关节等反复出血,重症患者可有消化道、泌尿道出血。

(2)牙龈自发性出血,轻微刺激如刷牙或食物的摩擦,即可引起长时间出血或渗血,可持续数小时,甚至数日。血凝块松软,易脱落而再次出血。口腔黏膜特别是舌尖、舌缘、硬软腭交界处、唇颊等部位,在咬伤、擦伤或刺伤后,可迅速出现淤斑或黏膜下血肿,血肿破裂可引起出血。有时在洁治、拔牙、脓肿切开后出血不止,口腔创伤愈合延迟。

【诊断】 根据家族史、反复出血史和实验室检查可进行诊断。关节、肌、深部组织出血,凝血时间(CT)正常或延长,活化的部分凝血活酶时间(APTT)延长,凝血酶原消耗(PCT)不良及简易凝血活酶生成试验(STGT)异常等。

【治疗】 补充凝血因子是治疗血友病最重要的方法。口腔治疗参见血小板减少性紫癜。

第二节 维生素缺乏症

一、维生素 B_2 缺乏症

维生素 B_2 又名核黄素,在体内以游离核黄素、黄素单核苷酸和黄素腺嘌呤二核苷酸 3 种形式存在于组织中。维生素 B_2 缺乏症在临床上主要表现为阴囊炎和口腔黏膜的病损。

【临床表现】 (1)阴囊炎是早期和最常见的表现。阴囊瘙痒为始发症状,尤以夜间为重。阴囊出现红斑、鳞屑、丘疹。

(2)常为该病的早期损害,表现为口角炎、唇炎和舌炎。口角炎:常双侧对称性发生口角湿白糜烂,可出现皲裂、结痂。当过度张口或继发感染时,可发生疼痛。唇炎:唇部从鲜红色、火红色到暗紫色变化。唇微肿胀,干燥脱屑,皲裂,有烧灼感或刺痛。舌炎:早期有舌干燥、烧灼感或刺痛感，舌体呈鲜红色。菌状乳头肿胀、充血。病程长者，丝状乳头、菌状乳头萎缩，舌面光滑、发亮，呈萎缩性舌炎。有时可呈地图状舌。舌面可出现裂纹或溃疡。口腔黏膜其他部位也可发生溃疡。

【诊断】　依据营养史、临床特征及实验室检查进行诊断。实验室检查如尿核黄素/肌酐比值、尿排泄负荷试验及红细胞谷胱甘肽还原酶（EGR）的活性系数测定。治疗性诊断是指维生素 B_2 缺乏症，经维生素 B_2 治疗后疗效迅速。

【治疗】　多食用含核黄素丰富的食物，如牛奶、鸡蛋、动物内脏、瘦肉、豆类等。口服核黄素片，每次 5 mg，每日 3 次。同时服用复合维生素 B，效果更好。口腔局部病损可对症治疗，注意口腔卫生，防止继发感染。

二、烟酸缺乏症

烟酸缺乏症也称糙皮病。烟酸和烟酰胺都是吡啶衍生物，属水溶性维生素。本病的发生与烟酸、烟酰胺、色氨酸的摄入、吸收减少及代谢障碍有关。临床主要表现为皮炎、腹泻和痴呆。

【临床表现】　（1）起病缓慢，一般有食欲减退、倦怠无力、体重下降、腹痛不适、消化不良、注意力不集中、失眠等非特异性表现。当病情进展时，出现皮炎、腹泻、痴呆等典型症状。

（2）早期舌尖、舌缘充血发红，菌状乳头红肿。其后全舌、口腔黏膜、咽部发红，有灼热痛，可发生表浅溃疡。病程较长者，舌丝状乳头和菌状乳头萎缩，舌面发红、光亮，呈牛肉红色，对创伤或其他刺激特别敏感，容易发生溃疡。可有舌灼痛、触痛，甚至自发性痛。本病常合并核黄素缺乏症，称烟酸、核黄素联合缺乏症，可早期出现口角炎、唇炎和舌炎等症状。

【诊断】　根据营养史和临床特征作出诊断。在疾病早期，需结合实验室检查结果作出判断。实验室检查包括烟酸尿代谢产物 N'-甲基烟酰胺（$N'MN$）、血浆 2-吡啶酮、红细胞烟酸脱氢酶（NAD）含量测定。

【治疗】　调整饮食，多食用含有丰富烟酸和色氨酸的食物，如动物肝、肾，牛、羊、猪肉、鱼、花生、黄豆、米、糠等。可口服烟酰胺 50～100 mg，每日 3 次。口腔局部主要应防止继发感染，对症治疗。

三、维生素 C 缺乏症

维生素 C 缺乏症又称坏血病，临床特征为出血和骨骼病变。

【临床表现】　（1）全身乏力、精神抑郁、虚弱、厌食、营养不良、面色苍白，皮肤淤点、淤斑，内脏也可有出血现象如血尿、便血、月经过多，伤口愈合延迟。骨关节肌肉疼痛，可有髋关节外展、膝关节半屈、足外旋，蛙样姿势。

（2）牙龈炎、牙龈出血是早期出现的突出表现，以龈缘和龈乳头尤为明显。牙龈肿胀肥大、松软，呈暗紫色，有时肿大的牙龈可覆盖牙冠，轻探牙龈易出血。牙龈表面可出现糜烂、溃疡，易继发感染，常伴有疼痛和血腥样口臭。若存在局部刺激因素或口腔卫生不良，可使症状加剧，逐渐发展成牙周炎，特别是原已有牙龈炎或牙周炎的患者，在短期内牙齿可松动脱落。患者偶尔有腭部、颊、舌缘淤点或淤斑。伤口愈合延迟,对感染的易感性增加,可并发坏死性龈炎、坏死性口炎。

【诊断】　诊断依据为:长期不吃新鲜水果蔬菜,或有不适当烹调习惯,或为人工喂养婴儿,有典型症状及 X 线检查、毛细血管脆性试验阳性,凝血酶时间延长。白细胞维生素 C 含量、血清维生素 C 浓度降低。治疗性试验:经维生素 C 治疗后见效迅速。本病需与牙龈炎、血小板减少性紫癜、血友病等进行鉴别。

【治疗】　选择维生素 C 丰富的水果、蔬菜和肉类食物,如桔、柚、柠檬、番茄、山楂、豆芽、辣椒、动物肝肾等,改进烹调方法。口服维生素 C,每日 200～500 mg,分 3 次口服。口腔治疗参见再生障碍性贫血。

第三节　内分泌及代谢疾病

一、垂体病

(一) 肢端肥大症

肢端肥大症是由于垂体细胞腺瘤或增生而分泌过量的生长激素所引起的软组织、骨骼、内脏的增生肥大及内分泌代谢紊乱。

【临床表现】　(1) 20～30 岁开始发病,表现为手足肥大粗厚,额部皮肤皱褶,鼻增宽,头围增大。可有头痛疲乏,糖尿病症候群,心脏增大,肝脾肿大,基础代谢率增高。

(2)双唇增厚,下颌骨增大而牙体大小正常,使下颌牙列稀疏,上颌骨增大不明显,导致反𬌗、开𬌗、错𬌗,严重者可有颞下颌关节紊乱病。舌体增大成巨舌,舌缘齿痕明显。X 线示骨组织增生。

【诊断】　根据典型面貌、肢端肥大等全身征象,X 片骨骼检查及内分泌检查、蝶鞍区压迫症状作出诊断。

【治疗】　全身治疗:放射治疗最为有效。药物治疗可选溴隐亭和赛庚啶等。手术切除垂体瘤。局部治疗:保持口腔卫生,常用 3% 过氧化氢溶液、0.2% 氯己定液交替含漱,防止牙周病的发生。

(二) 垂体性侏儒症

垂体性侏儒症是由于儿童生长期生长激素分泌减少导致骨骼发育迟缓,身材矮小,外生殖器发育延迟。

【临床表现】　(1)婴儿或儿童期开始发病,身材矮小,上身长下身短,毛发稀少,骨骼发育不全,性器官不发育及第二性征缺乏,但智力正常。

(2)上下颌骨体积小,牙齿萌出迟缓,乳牙脱失延缓,造成牙列拥挤等错𬌗。X 线显示根尖孔闭锁不全。

【诊断】　根据临床特征,血清生长激素基质明显降低或测不出,结合兴奋试验以及生长激素介质测定等作出诊断。

【治疗】　应用生长激素、同化激素、绒毛膜性腺激素进行治疗。保持口腔卫生,矫正错𬌗畸形。

二、甲状腺及甲状旁腺病

(一)甲状腺功能亢进症

甲状腺功能亢进症简称甲亢,是由于甲状腺激素分泌过多所引起的一系列临床表现。

【临床表现】 (1)多发于中青年女性。基础代谢率增高,怕热多汗,食欲亢进但体重明显减轻,乏力。精神紧张,易激动,注意力不集中。甲状腺肿大,突眼。

(2)牙齿萌出较早,患龋率增高。舌出现纤细震颤,伴有麻木或灼痛感。舌正常动度也可能丧失。

【诊断】 根据临床表现及甲状腺功能试验进行诊断。如血清总甲状腺素(TT_4)、血清总 T_3、游离 T_4 和游离 T_3、甲状腺摄 I^{131} 率增高等。

【治疗】 主要有抗甲状腺药物、放射性 I^{131} 和手术治疗。药物有硫脲类和咪唑类,目前临床上常用者为丙基硫氧嘧啶、他巴唑和卡比马唑。局部治疗:注意口腔卫生,积极治疗牙体病和牙周病。

(二)呆小病

甲状腺功能减退症简称甲减,是由于甲状腺激素合成、分泌或生物效应不足所引起的疾病。起病于胎儿或新生儿者,称呆小病,又称克汀病。

【临床表现】 (1)出生后数日内出现症状。皮肤苍白、增厚、起皱、多鳞屑。颜面发育畸形,鼻短且上翘,鼻梁塌陷,眼距增宽。身材矮小,四肢粗短。心率缓慢,体温偏低。发育迟缓,智力差。

(2)双唇肥厚,舌大,舌常伸出口外,言语不清,口常张开多流涎。牙萌出迟缓,引起牙列拥挤等错𬌗,严重错𬌗可造成牙周损害。口腔易发生念珠菌感染。

【诊断】 根据临床表现及实验室检查如血清甲状腺激素、促甲状腺激素(TSH)、血清 T_3、T_4 等进行诊断。

【治疗】 治疗愈早,疗效愈好。初生期最初口服三碘甲状腺原氨酸及 L-甲状腺素钠($L T_4$)。局部治疗:用 2%～4%碳酸氢钠液和制霉菌素糊剂治疗口腔念珠菌感染。

(三)甲状旁腺功能减退症

甲状旁腺功能减退症是由于甲状旁腺素分泌减少或生物效应不足而引起的一系列临床症状。

【临床表现】 (1)神经肌肉应激性增加。轻症感受异常,四肢发麻,手足痉挛僵直。当血钙降低到一定水平时,常出现手足搐搦,呈鹰爪状,小儿多出现惊厥。常伴焦虑、记忆减退等。皮肤粗糙、色素沉着,指甲、趾甲脆弱、萎缩,甚至脱落。

(2)小儿出现牙釉质发育不全。口腔黏膜易发生念珠菌感染,出现弥散的、可拭去的白色小点或斑片。

【诊断】 根据典型的临床表现如手足搐搦反复发作史,实验室检查如血清钙降低到 2.0 mmol/L 以下、血磷增高到 2.0 mmol/L 以上可进行诊断。

【治疗】 全身治疗:主要是补充钙剂和维生素 D,维持血清钙在正常浓度,降低血磷,防止手足搐搦的发生。局部治疗参见呆小病。

三、肾上腺皮质病

(一) 皮质醇增多症

皮质醇增多症是由于肾上腺皮质分泌过多的糖皮质激素(主要是皮质醇)而引起的一组症状,又称库欣综合征,是肾上腺皮质疾病中最常见的一种。

【临床表现】 (1)20～40 岁女性多发。向心性肥胖,满月脸,水牛背,四肢相对瘦小。皮肤变薄,易出现皮下淤斑,色素沉着。骨质疏松,多毛。有精神症状、糖尿病倾向及高血压。

(2)舌和咀嚼肌活动度减退,口腔黏膜可出现棕褐色色素沉着。口腔易发生念珠菌感染。

【诊断】 根据典型的临床表现进行诊断。实验室检查如 24 h 尿中 17－羟皮质类固醇(17－OHCS)、血清促肾上腺皮质激素(ACTH)测定可辅助诊断。

【治疗】 取决于病变性质、病变部位和是否依赖于促肾上腺皮质激素。治疗方法有手术、放疗或同位素治疗、药物治疗。保持口腔卫生,防止念珠菌感染。

(二) 慢性肾上腺皮质功能减退症

慢性肾上腺皮质功能减退症,分为原发性和继发性。原发性者又称艾迪生病,是由于各种原因破坏双侧肾上腺的绝大部分,引起肾上腺皮质激素分泌不足所致。继发性是指下丘脑、垂体病变引起促肾上腺皮质激素分泌不足所致。本症临床上表现为衰弱无力、体重减轻、色素沉着、血压下降等症状。该病多见于成年人,老年和幼儿较少见。结合性患者男多于女,自身免疫所致特发性者女性多于男性。

【病因】 常见病因有肾上腺结核、自身免疫反应、恶性肿瘤转移、淋巴癌、白血病及真菌感染等。其发病机制:黑素细胞产生黑色素的功能受到垂体分泌的黑素细胞刺激素的调节,而黑素细胞刺激素的分泌又受到肾上腺皮质激素的控制。当肾上腺皮质遭到破坏而功能降低时,对垂体黑素细胞刺激素的反馈抑制作用减弱,从而引起黑素细胞大量产生黑色素,出现黏膜和皮肤的色素沉着。

【临床表现】 起病缓慢,症状在数月或数年中逐渐发生。

色素沉着是本病早期症状之一,也是最具特征性的表现。色素沉着散见于皮肤和黏膜内,为青铜色、褐色或黑褐色,全身皮肤弥漫性色素沉着。色素沉着最明显的是暴露部位和易受摩擦之处,如面、颈、前胸、四肢、关节伸曲面和手足背等处,正常色素沉着较深部位如乳头、乳晕、腋下、外生殖器和肛周更明显,指甲、趾甲根部也有色素沉着。

口腔黏膜色素沉着的出现一般早于皮肤,常发生在唇红、颊、牙龈、舌缘和舌尖等部位。色泽为蓝黑色或暗棕色,形状为斑块、斑点或斑纹。色素沉着区无自觉症状。

本病除皮肤、黏膜色素沉着外,还可出现许多全身系统症状,如全身乏力、虚弱、消瘦、血压降低、食欲减退、精神失常,对感染、外伤等各种应激的抵抗力减弱等,严重时可发生昏厥、休克和出现肾上腺危象。

【病理】 色素沉着是黑素细胞活性增加的结果,而细胞数目并不增多。黑素主要在基底细胞内,也可见于基底层以上。在真皮的上部有中等量吞噬黑素的巨噬细胞。

【诊断】 对于黏膜皮肤色素沉着,有乏力、食欲减退、体重减轻、血压降低者要考虑本病的可能。血液生化检查可发现低血钠、高血钾。常有正细胞型正色素贫血、中性粒细胞减少、淋巴细胞和嗜酸性粒细胞增多。该病最具有诊断兼职的方法为 ACTH 兴奋实验。患有慢性嗜酸性皮质功能减退症的患者，显示嗜酸性皮质储备功能低下。

【治疗】　除病因治疗外，还要行基础治疗，即终身使用肾上腺皮质激素替代补充，一般患者口服泼尼松或其他皮质类固醇药物。黏膜皮肤色素沉着目前尚无有效治疗方法，由于患者抗感染能力低，所以应保持口腔卫生。

四、卵巢疾病

性腺功能的状态与口腔软组织的变化密切相关，卵巢功能减退是常见病症之一，可能由遗传性疾病和绝经期激素水平降低所致。

【临床表现】　（1）月经量稀少、不规则甚至绝经。阵发性潮红，皮肤干燥、弹性减弱或消失。有一定的精神及心理症状。

（2）口腔黏膜常有烧灼感，以舌灼痛最为明显，对外界刺激的敏感度增高，舌乳头萎缩，味觉异常，感口干、口苦或有金属味。

【诊断】　根据临床表现及实验室检查如雌激素试验进行诊断。

【治疗】　可选用雌激素如尼尔雌醇、炔雌醇等。应加强随访，及时调整用药剂量及适当停用。

五、糖尿病

糖尿病是一种以血糖升高为特征的最常见的内分泌代谢综合征，分原发性与继发性两大类，以前者居多。

【临床表现】　（1）出现多尿、多饮、多食和体重减轻的"三多一少"症状。久病者常伴发心脑血管、肾、眼及神经等病变。严重病例或应激时，可发生酮症酸中毒，高渗昏迷、乳酸酸中毒。常发生化脓性感染、尿路感染、肺结核等并发症。

（2）牙龈炎症明显，易出血，反复出现牙周脓肿，牙槽骨吸收迅速，以致牙松动脱落。龋齿、牙髓炎、根尖周炎的发生率增高。口内唾液少而黏稠，口腔黏膜干燥，舌体肿大，丝状乳头萎缩，菌状乳头充血，患者常感黏膜灼痛、口干及味觉异常。常伴发细菌和真菌感染，并有组织坏死倾向。创口愈合迟缓，即使轻微创伤，也可导致炎症扩散及广泛的组织坏死。

【诊断】　根据典型的临床表现及实验室检查，如血糖升高、尿糖及糖耐量试验等进行诊断。

【治疗】　饮食治疗是糖尿病的基础治疗。药物治疗有两类：口服降糖药和胰岛素。局部治疗：注意保持口腔卫生，用 3％过氧化氢溶液、0.2％氯己定液交替含漱，防止细菌感染；用 2％～4％碳酸氢钠液和制霉菌素糊剂防治口腔真菌感染。治疗牙体牙髓病和牙周疾病，手术操作应细致，并于术前给予抗生素、维生素，以防止术后感染或组织坏死。血糖未控制时不宜手术。

第四节　传染性疾病

一、猩红热

猩红热是由 A 组 B 型溶血性链球菌所致的急性呼吸道传染病。

【临床表现】 (1) 5~15 岁为好发年龄。起病急,发热,多为持续性。咽峡炎。发热后第 2 天开始发疹,典型皮疹是在弥漫性充血的皮肤上出现分布均匀的针尖大小的丘疹,压之褪色,伴有痒感。皮疹退后,皮肤有脱屑。

(2) 颜面部皮肤仅有充血潮红而无皮疹,口鼻周围充血不明显,与面部充血相比显得发白,称为口周苍白圈。在发疹的同时出现舌菌状乳头肿大,初期舌苔发白,肿胀的舌乳头凸出覆盖白苔的舌面,称为草莓舌。2~3 天后舌苔脱落,舌面光滑呈绛红色,舌乳头凸起,称为杨梅舌,此可作为猩红热的辅助诊断条件。口腔和咽喉黏膜充血发红。

【诊断】 根据典型的临床表现及咽拭子或脓液培养分离出 A 组溶血性链球菌即可确诊。

【治疗】 隔离患儿。全身支持疗法,卧床休息,予以易消化、营养丰富的食物;早期给予抗生素,首选青霉素,对重症病例应加大用药剂量。口腔局部保持清洁及对症治疗。

二、白喉

白喉是由白喉杆菌引起的急性呼吸道传染病。

【临床表现】 (1) 咽、喉、鼻等处假膜形成,全身中毒症状如发热、乏力、恶心、呕吐、头痛等,严重者可并发心肌炎和神经瘫痪。

(2) 咽、喉、悬雍垂、扁桃体区及口腔黏膜出现程度不同的点状、片状灰白色假膜,边缘清晰,不易拭去,若用镊子强行撕去假膜,则留下出血创面。伴有颌下淋巴结肿大及压痛。

【诊断】 根据流行病学资料和临床表现可作出诊断。鼻、咽等拭子培养及涂片染色检查可帮助确诊。咽白喉应与急性扁桃体炎、奋森咽峡炎、鹅口疮相区别。

【治疗】 患者应进行隔离;卧床休息 3 周以上。给予高热量易消化饮食。注射白喉抗毒素;及早足量给予青霉素,80 万~160 万 U,每日 2~4 次,连用 7~10 日。喉白喉有梗阻或应用抗毒素后喉假膜脱落堵塞气道者,应行气管切开。保持口腔卫生,局部对症处理。

三、麻疹

麻疹是由麻疹病毒引起的急性呼吸道传染病,传染性极强。

【临床表现】 (1) 儿童多发,出现发热、咳嗽、流涕,眼结膜充血,2~3 天口腔出现损害,再经 1~2 天,皮肤出现淡红色斑丘疹。常见并发症为肺炎、喉炎、中耳炎,2 岁以下儿童可出现心肌炎。

(2) 90% 以上的患者,在病程的 2~3 天,与双侧第二磨牙相对应的颊黏膜上出现 0.5~

1 mm 针头大小的灰白色小点,周围有红晕环绕,此为麻疹黏膜斑即 Koplik spots,为本病早期特征之一,具有早期诊断价值。12 h 内此斑可逐渐增多,互相融合,有时扩大成片,似鹅口疮。也可见于下唇内侧及牙龈黏膜,大多数于出疹后 1～2 天内消失。

【诊断】　根据流行病学资料及临床表现进行诊断。非典型患者可分离病毒及测定病毒抗原或血清特异性抗体。

【治疗】　隔离患儿,卧床休息;给予易消化和营养丰富的饮食。对症治疗,预防并发症;中医辨证施治;口腔局部保持清洁及对症处理。

第五节　重金属及非金属中毒

一、铅中毒

铅中毒以无机铅中毒多见,主要损害神经系统、消化系统、造血系统和肾。接触铅的行业有铅矿开采、铅冶炼、铸件、浇版、焊接、喷涂、蓄电池制造、釉彩等。铅以铅烟、铅尘两种形态存在。汽车废气中含有铅,服用过量含铅的药物如黑锡丹、樟丹,长期使用含铅容器贮存的食物、饮料,可导致铅中毒。铅及其化合物可经呼吸道、皮肤、消化道吸收,进入血液循环,最后约有 95％的铅以不溶性磷酸铅[$Pb_3(PO_4)_2$]沉积于骨骼系统,其中以长骨小梁最多。吸收的铅主要通过肾排出。

【临床表现】　(1) 慢性铅中毒时,神经衰弱是早期和较常见的症状,有头痛、头晕、疲倦乏力、消化不良,还可出现腹绞痛、贫血、周围神经炎。

(2) 慢性铅中毒的患者口内有金属味,牙龈上可出现铅线,常位于前牙至第一磨牙颊侧牙龈,由距龈缘约 1 mm、宽约 1 mm 的蓝黑色的硫化铅点状颗粒组成,呈带状或不规则斑块状。有时在黏膜表面也可有棕黑色或墨绿色色素沉着。铅线只能说明铅的吸收,不能视为铅中毒的根据。

【诊断】　根据职业史、临床表现和实验室检查结果进行诊断。血铅、尿铅增高提示体内吸收了过量的铅。血锌原卟啉(ZPP)、游离原卟啉(FEP)和尿 8 -氨基—乙酰丙酸(ALA)增加以及粪卟啉含量增加,均说明有铅过量吸收。

【治疗】　驱铅治疗,多采用螯合剂,如钙促排灵(DTPA - $CaNa_3$)、EDTA - $CaNa_2$等。牙龈上的铅线无须特殊处理,但应特别注意口腔卫生,清除牙结石,治疗牙周病。

二、汞中毒

汞中毒以慢性中毒多见。主要是由于长期吸入汞蒸气或汞化合物粉尘,见于汞矿开采、汞合金冶炼、金银提取、真空汞、照明灯、仪表、温度计、雷汞、颜料、制药、核反应堆冷却剂和防原子辐射材料、牙科医师等作业人员中。汞蒸气经呼吸道进入机体,与血液中的脂质结合,分布到全身各组织。汞的排出主要经肾,还可由头发、粪便、乳汁、汗液、唾液等排出少量。

【临床表现】　(1) 慢性汞中毒时,首先出现神经衰弱症状,如头昏、健忘、多梦、多汗、情绪不稳定。病情发展到一定程度时,出现三大典型表现:易兴奋症、意向性震颤和口腔炎。

（2）口腔炎是慢性汞中毒的早期症状之一，口中有金属味，唾液量多而黏稠，口腔黏膜充血，可出现溃疡。牙龈红肿、出血，之后可出现牙槽骨吸收、牙松动脱落，后期可发生骨坏死。少数病例牙龈上出现灰蓝色的汞线。舌尖震颤明显。

【诊断】　根据接触史、临床表现进行诊断。尿汞和血汞测定在一定程度上反映体内汞的吸收量，但与汞中毒的临床症状和严重程度无平行关系。

【治疗】　慢性汞中毒驱汞原则：小剂量、间歇用药。5%二巯磺钠2.5～5.0 ml，肌内注射，每日1次，连续3天，停药4天，为一疗程，一般用药2～3个疗程。此外，二巯丁二钠和毒霉胺亦为常用驱汞药物。口腔局部对症治疗。

三、铋中毒

铋中毒主要是由于应用过量含铋的药物，如次硝酸铋、次水杨酸铋等所引起，职业性中毒少见。主要表现为肾损害、口腔炎和皮肤过敏。

【临床表现】　（1）铋吸收铋线是铋吸收的主要特征，出现较早。铋线界限清晰，呈黑色，约1 mm宽，上下前牙牙龈为好发部位。有时在舌、唇、颊可出现灰黑色晕斑。

（2）铋中毒主要表现为口炎、龈炎和龈脓肿，严重者出现坏死性龈炎。常伴有口腔灼痛、唾液增多，淋巴结肿大压痛。

【诊断】　根据接触史、临床表现进行诊断。

【治疗】　出现铋线时即应考虑停药或换用其他药物。注意口腔卫生，局部对症治疗。

四、磷中毒

磷中毒主要侵犯骨组织和肝，特别是颌骨。磷进入机体的主要途径为呼吸道、消化道及皮肤。

【临床表现】　（1）肝损害可导致中毒性肝炎，患者有吸收不良、腹痛、黄疸及神经衰弱综合征。

（2）牙龈红肿糜烂，牙槽骨吸收，牙齿松动。可发生化脓性和溃疡性骨膜炎，继而出现骨坏死和严重的下颌骨畸形（磷毒性颌骨坏死），但上颌骨较少发生。由于颌骨坏死，并继发感染可形成窦道。

【诊断】　根据接触史、临床表现进行诊断。

【治疗】　治疗时应注意磷毒性颌骨骨髓炎的早期症状，及早治疗牙龈炎、牙周炎，拔除松动的患牙，应用抗菌药物，防止继发感染。已发生颌骨坏死者，应外科治疗。

第六节　皮肤黏膜淋巴结综合征

皮肤黏膜淋巴结综合征又称川崎病，是一种病因不明的血管炎综合征，幼儿高发。临床特点为急性发热，皮肤黏膜病损和淋巴结肿大。多数自然康复，心肌梗死是主要死因。

【病因】　尚不清楚。感染、免疫反应和其他因素如环境污染、药物、化学试剂等可能与本病的发生有关。

【临床表现】　本病好发于婴幼儿,80%以上患者小于5岁,男多于女。发病无明显季节性。系统疾病的口腔表征一般为自限性,病程多为6~8周,有心血管症状时可持续数月至数年。

1. 主要症状和体征

(1)发热:为最早出现的症状,体温达38~40℃以上,可持续1~2周,呈稽留热或弛张热。

(2)皮肤黏膜表现:

① 皮疹:于发热同时或发热后不久发生,呈向心性、多形性,最常见为遍布全身的荨麻疹样皮疹,其次为深红麻疹斑丘疹,还可见到猩红热样皮疹,无水疱或结痂。

② 肢端变化:肢端变化为本病特点,在急性发热早期,手足皮肤广泛硬性水肿,指、趾关节呈梭形肿胀,并有疼痛和强直,与急性类风湿性关节炎相似,继之手掌、脚底弥漫性红斑,体温渐降时手足硬性水肿和皮疹亦随之消退,同时出现膜样脱屑,即在指、趾端和甲床交界处,沿甲床呈膜状或薄片脱皮,重者指、趾甲亦可脱落。

③ 黏膜表现:口腔、咽部黏膜呈弥漫性充血,唇红干燥、皲裂、出血或结痂,舌菌状乳头突起呈杨梅舌。双眼球结膜充血,但无脓性分泌物或流泪,持续于整个发热期或更长。

(3)淋巴结肿大:一般在发热同时或发热后3天内出现,质硬、不化脓、不发热。常位于单侧颈部,少数为双侧,有时枕后或耳后淋巴结亦可受累。

2. 心血管症状和体征　远较上述症状少见,可因冠状动脉炎伴有动脉瘤和血栓梗死而引起猝死。症状常于发病1~6周出现,也可以迟至急性期后数月,甚至数年才发生。在急性发热期,如心尖部出现收缩期杂音、心音遥远、心律不齐和心脏扩大,即提示冠状动脉损害。发热末期可出现充血性心力衰竭、心包炎和二尖瓣关闭不全等,亦可发生高血压或心源性休克。在亚急性期和恢复期,可因冠状动脉和动脉瘤而发生心肌梗死,其中约半数患者的动脉瘤可在一年内消失。

3. 其他伴随症状　患者可能出现脓尿和尿道炎,或腹泻、呕吐、腹痛,少数患儿可发生肝大、轻度黄疸和血清转氨酶活性升高。少见肺部感染,偶有无菌性脑膜炎。

【病理】　基本病理变化为血管周围炎、血管内膜炎或全层血管炎,涉及动脉、静脉和毛细血管。皮疹活检可见到毛细血管周围炎性改变,单个核细胞浸润,皮肤水肿。淋巴结活检呈现类似急性淋巴炎的病变。

【实验室检查】　(1)血液改变轻度贫血,白细胞计数升高,且以中性粒细胞占优势;早期血小板数正常,以后升高。发热期血沉明显增快,C反应蛋白增高。激活的CIN+T细胞增多,CD8+T细胞减少,病初IgE增高,恢复期IgA和IgM增高,总补体和C3正常或降低。

(2)尿与脑脊液等检查尿中白细胞可能增多或有脓尿,脑脊液也可出现以淋巴细胞为主的白细胞增高。

(3)心血管系统检查少数患儿心电图有改变,主要为ST段和T波改变、P-R间期和Q-T间期延长、低电压、心律失常等。R波和T波下降是预测冠状动脉病变的主要线索。二维超声为诊断冠状动脉瘤最可靠的无创伤方法。

【诊断和鉴别诊断】　本病的诊断主要依靠临床表现和排除其他类似的发疹性热病,

实验室检查仅作参考。日本 MCLS 研究会的诊断标准为：①持续发热 5 天以上；②结合膜充血；③口唇鲜红、皲裂和杨梅舌；④手足硬肿、掌趾红斑、指趾脱皮；⑤多形性红斑样皮疹；⑥颈淋巴结肿大。6 条中具备包括发热在内的 5 条即可确诊。一旦作出 MCLS 的诊断即应进行各种心血管检查，以便及时评估心血管病变。

在鉴别诊断方面需排除猩红热、败血症、儿童类风湿病和渗出性多形红斑等。

【治疗】 主要是对症与支持疗法，包括减轻血管炎症和对抗血小板凝集。

(1) 阿司匹林为首选药物，具有抗炎、抗凝作用。主张大剂量应用，每天 30～50 mg/kg，退热后可减为每天 3～5 mg/kg，持续用药到症状消失，血沉正常，共约 1～3 个月。有冠状动脉扩张(CAD)者需延长用药时间并加用维生素 E 每天 20～30 mg/kg，或双嘧达莫(潘生丁)每天 3～5 mg/kg，直至冠状动脉内径缩到小于 3 mm。

(2) 大剂量丙种球蛋白静脉滴注(HDIVIG)。早期(病程 10 天以内)应用可明显减少冠状动脉病变发生，尤其适用于具有发生动脉瘤高危因素者(男性婴儿，C 反应蛋白明显增高者，早期血小板数小于 $20 \times 10^9/L$)。每天 400 mg/kg，连用 5 天；对发病 5～7 天内的患者采用 2 g/kg 单剂量 IVIG 可迅速控制急性期炎症。

(3) 其他根据病情给予对症和支持治疗，有心肌损害者给予 ATP、辅酶 A 等；若发生心肌梗死、心源性休克等应及时进行心肺复苏术；抗生素仅用于控制继发感染；一般禁用肾上腺皮质激素。本症患儿须随访半年至 1 年，有冠状动脉扩张者须长期随访，至少每半年作一次超声心动检查，直至冠状动脉扩张消失。

(张庆峰　张晓培　董艳丽)

第十八章
计算机技术在口腔中的应用

第一节　口腔医学信息学的基本概念

在国际上,牙医学(dentistry)和口腔颌面外科学(oral and maxillofacial surgery)所涵盖的学科范畴与国内通常称谓的口腔医学(stomatology)的学科范畴相同。国外通常将计算机及信息技术在牙医学领域的研究与应用表达为牙医学信息学(denatl informatics,DI)。国内,计算机及信息通讯等技术在口腔医学领域的研究与应用被称为口腔医学信息学。但由于口腔医学信息学无准确的英文名称,为便于记忆与理解,口腔医学信息学的英文名称仍沿用 dental informatics,因此口腔医学信息学即为牙医学信息学。

从学科概念的角度来讲,口腔医学信息学是现代口腔医学与计算机科学、信息科学及其相关技术相互整合、相互渗透而形成的极有前途的一门新兴交叉学科。作为医学信息学(medical informatics,MI)的一个重要组成部分或分支学科,毫无疑问,口腔医学信息学是建立在已发展 20 余年的医学信息学经验和成果基础上的一门学科。它的主要内容涉及口腔医学临床、教学、科研及管理等方面,应用计算机科学、信息科学的理论和技术,以及认知科学、决策科学、逻辑学、统计学等的方法和思维的相互整合,相互渗透和相互促进。其学科范畴涉及口腔医学领域内各种信息、数据、信号以及知识的获取、表达、处理、储存、检索、传播、管理以及应用等各个方面。如何把信息技术、远程通讯技术等运用于口腔疾病患者临床数据、疾病临床诊断和治疗知识的获取、处理和传播等,利用 Internet 技术及其网络实现疾病的远程诊断、治疗指导,以及远程教学等。

就信息学研究的角度而言,口腔医学信息学的核心是以口腔医学实践中的各种信息为主要研究对象,以口腔医学信息的运动规律和应用方法为主要研究内容,以计算机科学、信息科学的先进知识和技术为手段,以提高、扩展口腔医学工作者在口腔医学临床、教学、科研等方面的智能及技能为主要研究目的学科。狭义地讲,口腔医学信息学即是指计算机科学、信息科学及其技术在口腔医学教育、临床、科研以及信息管理等方面的应用研究。

第二节 口腔医学信息学的发展简史

由于国内计算机在口腔医学中的研究与应用相对滞后于国际水平,因此,口腔医学信息学的发展史主要为牙医学信息学的发展史。

从计算机在口腔医学领域中开始应用,到口腔医学信息学作为一门学科的形成与确立,伴随了计算机发展的各个阶段与历程,经历了由简单应用计算机的科学计算功能、图形、图像处理与分析功能于口腔医学临床和科研,到应用人工智能专家系统技术、科学可视化及虚拟现实技术、多媒体技术、互联网技术等,并将计算机科学、信息科学与口腔医学临床、教学、科研相互整合,形成一门独特的专业学科的过程。与已发展了 20 余年的医学信息学相比,口腔医学信息学的发展历史非常短,可以说是一门非常年轻的学科。

口腔医学信息学的一个重要特点是虽然发展时间短,但起点高。它成功构建于医学信息学发展的经验与成果基础上,并构成了医学信息学的一个不可缺少的重要组成部分。Dental Informatics 一词最早见于 1986 年。在此之前,包括计算机、软件、信息学、信息系统等信息技术在口腔医学领域的应用发展可追溯到 20 世纪六七十年代,在 80 年代获得较为可喜的稳步发展。特别是到了 80 年代后期,牙医学信息学开始进入萌芽阶段。国际医学信息学会(International Association of Medical Informatics,IAMI)、美国牙医学院学会(American Association of Dental School,AADS)等组织,在 20 世纪 80 年代后期和 90 年代初期为牙医学信息学的产生做了大量的准备工作。AADS 于 1985～1987 年间开始筹备,并于 1988 年成立了 AADS 信息技术委员会;在 1988 年 3 月的 AADS 年会上,牙医学信息学创立、研究者首次进行了非正式的牙医学信息学学术交流;AADS 于 1989 年 7 月提出建立和发展牙医学信息学的 10 项策略与计划。几乎与此同时,IAMI 于 1989 年筹备组织了 IAMI 牙医学信息学工作组,该工作组在 1990 年召开的 IAMI 国际医学信息学会议上,举行了首次牙医学信息学工作组正式会议。到了 20 世纪 90 年代,尤其是 90 年代中、后期,牙医学信息学得到了前所未有的发展。国际知名口腔医学计算机应用专家 Eisner、Cameron、Salley、Zimmerman 及 Abbey 等先后对牙医学信息学的发展提出建议,并指出了在牙医学专业开设牙医学信息学课程的重要意义;AADS 在其牙医学信息学发展计划中,提出在牙医学院中创办牙医学信息学系部的目标,并指出应将牙医学信息学列为学院课程之一。此后,一些牙医学院开始开设牙医学计算机应用(computer use in dentistry)的选修课程。由 Abbey、Zimmerman 于 1992 年编辑出版的第一本牙医学信息学专著《牙医学信息学》成为牙医学信息学发展历史上的一个重要里程碑。

Missouri 大学于 1994 年进行了一次信息技术在牙医学院应用的调查,结果显示,在 30 所表示支持信息技术的学校中,有 11 所已投入信息技术应用与研究,并表现出在牙医学领域应用计算机、信息技术的强烈兴趣。

虽然 AADS 等学会或组织通过其设立的信息技术委员会和各种信息技术公会的积极工作促进了牙医学信息学的发展。但是,作为一门学科正式确立是在 20 世纪 90 年代中期。1996 年美国 Temple 大学牙医学院牙医学信息学系的建立标志着牙医学信息学专业的正式诞生。1996 年 7 月 1 日,Temple 大学牙医学院在信息技术方面经过长达 6 年的投资准备之后,创办了全世界第一个牙医学信息学专业,国际著名牙医学信息学专家 Schyler 被任命为新专业的系主任。Temple 大学牙医学院建立牙医学信息学专业的目的,是为了增进计算机技术在牙医学领域的应用与发展,培养牙医学专业人员成为牙医学计算机应用研究专家。该系的任务是在牙医学博士前、博士后及继续教育层面上提供广泛的牙医学信息学教育,在应用计算机科学理论及信息技术于牙医学方面,从事更广泛的研究。

第三节　口腔医学信息学形成的重要意义

计算机科学与信息技术在口腔医学领域的飞速发展,已使其成为口腔医学教育、临床、科研以及基础建设的一个重要组成部分。计算机硬件的改进、功能的提升、应用软件的开发,以及网络系统的建设,使计算机从办公桌转移到口腔医生椅旁而成为一种不可缺少的临床辅助工具。口腔疾病患者临床资料的计算机化储存及相关临床辅助诊断技术,如数码 X 线摄影、数字影像传输与储存、口腔内照相设备、牙周电子探针、数字化综合治疗台,以及口腔综合数字平台的建立与各种应用软件,如辅助诊断软件、影像传输与分析处理软件、电子病历系统等的出现,加速了替代传统的以纸为载体的资料记录方式,替代传统 X 胶片摄影等的进程。然而,这些新的、不断出现的计算机辅助工具及计算机系统的使用及其价值评估,需要经过适当培训的专业技术人员。

资料表明,在美国等发达国家,许多牙医学校在应用信息技术方面经历了一个快速扩张时期之后,计算机及信息技术在牙医学临床、教育、科研,以及基础设施建设如网络、培训、终端用户支持等方面的应用已渗透到传统的中央管理模式中。他们的实践经验表明,有关这些系统的设计、实现以及维护,需要既懂得牙医学又通晓计算机信息技术的专业技术人员来完成。

因此,在信息学时代,口腔医学生的教育应该从计算机信息技术在口腔医学应用中获益。然而遗憾的是,目前大多数学生还没有机会接受有关知识及技术的教育与培训,而要突然面对工作中的计算机设备、技术和系统等。因此,口腔医学生应该在毕业之前,学习有关的计算机知识和信息技术,以便在今后的工作中能应用自如,融会贯通。然而,在口腔医学教育中开设口腔医学信息学课程,则需要有能将学生领入计算机信息技术及其在口腔医学领域中应用的信息学专业教学人员,因此,培养牙医学信息学专业人才,特别是在研究生层面培养,成为当前牙医学信息学发展必须考虑的问题。

第四节　与其他相关学科的关系

一、口腔医学信息学与口腔医学美学

口腔医学美学是在 20 世纪 80 年代后期发展起来的一门以口腔医学和美学为主,多种学科交叉、渗透而形成的实用学科,是医学美学的一个重要分支。口腔医学美学以维护、修复和塑造人体形态美、健康美,增进人的生命活力和提高人的生命质量为目标。口

腔医学美学主要涉及的范畴及口腔组织器官,包括颜面鼻、耳、口唇及牙齿、牙龈等组织器官的形态结构、色泽等。由于人体颜面部形态结构及牙齿形态结构、色泽等异常复杂,利用人体测量方法等分析面形,以及研究牙体形态,牙列五形态参口腔医学美学具有非常重要的临床意义,而这些测量会产生大量的数据、信息,需要利用计算机辅助进行分析处理,同时,根据测量的数据,利用计算机图形图像技术可以实现其形态结构的虚拟重建,对口腔颜面美容效果的预测及方案的制订均有重要价值。这些均是口腔医学信息学研究的内容。因此,口腔医学信息学与口腔医学美学密切相关,互相促进。口腔医学信息学的发展将促进口腔医学美学的发展。

二、医学信息学与口腔医学信息学

医学信息学作为一门学科在美国、德国等发达国家已发展了 20 余年,并形成了巨大的医学信息产业链,在医学的发展中发挥了极其重要的作用。口腔医学信息学虽然也有10 余年历史,但是相对医学信息学,却是一门非常年轻的学科。历史表明,口腔医学信息学的形成与发展是建立在医学信息学经验和成果基础上的,因此它是医学信息学的一个分支学科。根据国际医学信息学会最新的统计报告,提示仅仅在美国就有超过 30 个学校或研究机构提供卫生或医学信息学硕士、博士学位研究生课程,已有大量的医学专业学生或计算机科学专业学生就读医学信息学课程,成为该领域的重要生力军。另外,在欧洲各国,均设立了医学信息学专业,开展了医学信息学专业人才的培养以及牙医学信息学专业人才的培养,在牙医学专业中开设了牙医学信息学课程。

三、口腔医学与口腔医学信息学

口腔医学是口腔医学信息学形成与发展的基础。口腔医学经过长期的发展,已形成拥有临床、基础及多种边缘分支学科的科学。在国内,口腔医学与临床医学、基础医学、中医学处于并列地位。现代口腔医学的发展历史表明,先进的计算机科学和信息技术在口腔医学领域的应用,已对口腔医学的发展发挥了显著的作用。现代口腔医学的发展需要计算机科学及信息技术的辅助,这种需要已成为口腔医学信息学发展的必要前提,而不断发展与更新的计算机科学和信息技术则为口腔医学信息学的发展创造了必要的手段或条件。从这个角度,可以认为口腔医学信息学是现代口腔医学与计算机科学、信息技术相互交叉形成的一门边缘学科,也是现代口腔医学的一门分支学科。可以预言,21 世纪口腔医学信息学的发展进步,将对口腔医学发展起到极其重要的推动作用,21 世纪的口腔医学将随着口腔医学信息学的成熟,进入新的历史发展阶段。

四、计算机科学、信息技术与口腔医学信息学

口腔医学信息学是现代计算机科学、信息技术高度发展后渗入到现代口腔医学领域的必然产物。现代计算机科学、信息技术不断更新,不断发展,为口腔医学信息学的发展创造了良好的条件。口腔医学作为计算机科学、信息技术发展的受体之一,同医学这个大受体一样,其相互作用的结果不仅对计算机科学、信息技术的发展会起到不可忽视的重要作用,而且也会大大促进现代口腔医学的发展。可以预言,口腔医学信息学的发展将随着

计算机科学、信息技术的高速发展而进入一个崭新的历史阶段,并促进口腔医学的发展进入新的历史阶段。

第五节　口腔医学信息学的口腔医学美学应用

一、计算机辅助外科

计算机辅助外科包括影像引导外科、导航外科以及机器人辅助外科等。它是信息科学和生命科学等多学科交叉渗透的产物,是随着计算机技术的不断进步和完善以及影像学的发展应运而生的。最早始于20世纪70年代;之后,全球有超过50家公司及科研机构相继投入研发生产;90年代初,我国的一些著名高校也相继进行了计算机辅助外科的研制与开发,并进入了临床应用。计算机辅助外科可以通过计算机对各种图像数据的处理,设计模拟手术及术中导航,使手术趋于更加精确、微创,开启了外科手术的新篇章。但总体看来,计算机辅助外科在我国尚处于初级阶段。

(一)计算机辅助外科的基本概念和原理

计算机辅助外科是一种基于计算机对大量数据信息的高速处理及控制能力,通过虚拟手术环境为外科医师从技术上提供支援,使手术更安全、更准确的一门新技术。医学影像学技术的不断提升是计算机辅助外科发展的基础,随着CT、MRI等计算机图形以及处理技术的提高,使计算机辅助外科在临床医学中得到了广泛的应用。计算机可将诸如CT、MRI、DSA、PET等所提供的图像信息进行三维图像重建,这些重建后的图像能使外科医师进行直观的手术模拟,精确的手术导航和手术定位,从而制定合理的手术方案。同时,由于这些图像信息准确可靠,因而也常被用于支援机器人在手术中接受指令并进行操作的信息来源。这种基于三维位置信息的精细手术,最大限度地减轻了术区邻近结构的损伤以及患者术后的痛苦,使术后恢复时间缩短。可以说计算机辅助外科同时推动了微创手术的迅速发展,同时也是微创手术不可分割的一部分。

(二)计算机辅助外科的内涵和目标

(1)获取多种影像信息以提高诊断水平。

(2)多模图像配准和定位有利手术的精确性。

(3)制定手术方案和进行手术模拟。

(4)借助导航系统执行预定的手术方案。

(5)能完成手术医师难以触及或无法用肉眼看到的组织器官的手术操作。

(6)在感染或放射情况下,精确复杂的计算机辅助外科对保护医务人员将是十分必要和重要的。

(三)计算机辅助外科的分类及所涵盖的相关技术

计算机辅助外科包括以影像为引导的计算机辅助外科和无需影像为引导的计算机辅助外科两种。以影像为引导的计算机辅助外科大致可分为虚拟手术、手术导航技术、机器人技术三类;无需影像为引导的计算机辅助外科则涉及计算机辅助设计/制造(CAD/CAM)技术、快速成型技术、反求技术等相关技术。计算机三维重建技术是各项技术的基础,计算机辅助外科是诸多技术在外科临床中的综合应用。以下重点介绍这些相关技术在口腔颌面外科领域的应用。

1. 三维重建技术 三维重建技术是将准备用于计算机辅助设备的患者数据,用强大的图形工作站进行可视化处理并进行术前或适时术中显示,外科医师可以将重建后的不同组织分层次、分对比度并标注不同颜色进行动态观察。从而能提高术前诊断、合理设计手术方案、在术中精确操作、为术后疗效和预后进行客观评价提供可靠依据。

三维重建图像或模型可通过轮廓、线框和不同亮度、透明度和反射率的方式加以显示,并可在计算机屏幕上随意进行不同角度旋转和不同切面来显示三维解剖图像或在直视下对三维模型进行多角度的观察;同时可以精确测量重建模型的体积和表面积。三维重建图像不仅可以提供直观的图像,有助于外科医师减少判断错误,也可选择性的对感兴趣的区域进行三维重建,并且可以通过放大和旋转获得局部细节。目前,该技术已经能够对硬组织和软组织进行三维重建,根据三维重建图像或模型所提供的各种信息特征,能够有效地辅助外科手术,在围手术期的各个阶段发挥重要的作用。然而,尽管三维重建的过程十分精确,但用以三维重建的原始信息来源于影像检查扫描的数据本身就存在误差,从而可能导致计算机辅助外科与实际外科手术间存在误差。因此,在三维重建组织和器官时,尽量减少医学影像的误差是提高重建质量的关键。

2. 虚拟手术 虚拟手术是利用各种医学影像数据,利用虚拟现实技术在计算机中建立一个模拟环境。医师借助虚拟环境的信息进行手术计划、训练以及在实际手术过程中引导手术的新兴技术,是计算机辅助外科的一种形式。

虚拟手术是建立在虚拟现实和增强现实基础上的。如果所设想的空间能与现实空间及位置能够正确对应。在手术中就可随时以此作为参考,达到虚拟现实和增强现实的统一。虚拟手术能够在很大程度上弥补传统手术中医师完全依靠主观的临床经验和外科技能进行手术方案的制订和实施手术,从而提高手术质量。

虚拟的现实系统不仅对手术起到极大的辅助作用,还能有助于手术教学训练和进行远程医疗,为培训外科医师的手术操作提供了理想的平台。此外,虚拟的现实系统可用于内镜、血管造影和护理技能的训练。在远程医疗中,专家或顾问医师通过虚拟系统甚至遥控操作仪器,指导和帮助医疗操作以及提供实时支援,突破了以往的时域和空间的限制。促进了医疗效应的最大化,随着这些相关技术的完善,虚拟手术将得到极大的推广。

目前虚拟手术在口腔颌面外科临床应用主要有以下三方面。

(1)计算机辅助种植体种植。常规在种植体植入部位是依靠二维的全景片进行设计,术前无法评价颌骨颊舌向牙槽骨过窄或牙槽突凹陷,从而无法放置种植体。然而,随着基于现代 CT 的牙种植系统的出现,为解决种植术中与术前设计不一致提供了有效方法。该系统可提供三维图像、全景图像和垂直于颌骨长轴的断层图像等三种图像,它不但能直接显示颌骨的解剖外形、大小和余留牙的情况,而且无放大及变形,特别是可用来直接测定骨量、种植体的大小、植入角度等。因此通过软件三维重建所提供的立体影像不存在重叠,并可直接测量牙槽突的厚度和颌骨的高度来选择最佳的种植体植入点和植入轴向,以保证种植体成功正确地就位。

(2)计算机辅助颌骨畸形矫正。计算机通过相关软件对颅颌面骨进行虚拟切割和移动,使各种截骨术在计算机三维图像中得以模拟实施,从而为某些复杂的颅颌面畸形手术提供手术模拟,此不但有助于医师修订合理的手术方案,而且可以在虚拟空间进行手术演练和预测手术效果。针对各类颌骨畸形通过虚拟手术来确定最佳的上下前后左右的移动距离等相关的数据,从而合理精确直观的矫正颌骨畸形;术者也可借助于导航系统完成手术。

(3) 手术效果的评价。计算机通过扫描获得术后器官或组织的三维形态,将其数据与术前模拟手术的数据相比较,检验是否与术前的模拟评价相一致,可以评价手术效果,并为以后的手术提供指导,提高手术结果的预测性。随着计算机技术的不断发展,今后的研发重点应该提高术前由计算机在虚拟环境中的主动设计手术能力,合理地提出最佳的切骨线和骨块的移动方向、角度和距离,为外科医师提供多种选择。并经外科医师检验修改后进行效果平价。

3. **手术导航技术**　手术导航是一个利用解剖影像和定向仪将手术工具脑内特定靶点提取组织标本、损毁病灶和去除病灶的过程。口腔颌面外科则运用其原理,对颅颌面种植和畸形手术矫治、颌面部复杂骨折的复位以及复杂解剖区域高风险肿瘤切除手术、进行立体可视化的术中定位操作,能获得传统手术无法比拟的效果,有效地降低手术创伤,最大限度地保留患者的功能和外伤。

在口腔颌面外科中,手术导航技术可用于:①手术区病变和解剖结构的定位;②设计引导手术进路;③对颅颌面畸形进行精确的三维重现;④术中对重要器官的结构识别和保护;⑤有效控制肿瘤手术的切除边界;⑥种植体位置和轴向的确定。

从口腔颌面外科的角度来看,理想的术中导航应具备以下特征:①应用广泛,容易掌握,便于操作;②术中导航精确应控制在 $1\sim2$ mm;③具备自动校正和调整功能,并对精确度进行监控;④器械位置的实时虚拟化显示,并在虚拟环境中相对应,手术计划和手术模拟相结合;⑤手术台上占据的空间最小,进入手术野没有阻碍,允许随意移动患者和器械;⑥直接与内镜、钻、锯等手术器械耦合;⑦简便、简化计算机操作;⑧具备语音识别功能。

4. **机器人技术**　机器人系统即机器人机臂系统,它是通过精确的定位及计算机运动控制技术代替或帮助外科医生完成相应的高难度,高风险手术,诸如心脏、肝和颅脑等脏器,是目前最具人机交流能力的高智能产品。它可通过机器人手术臂部分替代人手完成许多复杂的外科手术,而且机器人辅助系统还可与内镜连接,将术中实用图像和机器人定位坐标同时提供给外科医师,同时医师也可进行远程控制指导,通过计算机指令驱动机械手在内镜系统以及传感遥控系统下按术前设计好的手术步骤精确完成精确度要求较高的外科手术。

口腔颌面外科的机器人技术主要应用范围包括:①切除和截骨时能智能化的保护邻近组织的重要结构;②根据手术预定方案对颅颌面骨进行切割和成形,并将骨块精确移位和固定;③正确引导种植体的植入部位、轴向和深度;④根据术前三维重建图像预制支架系统,在术中准确自如的放置于预设位置并加以固定。

5. **CAD/CAM 技术**　计算机辅助制作(computer aided manufacturing, CAM)技术是通过对 CT、MRI 图像中不同密度的组织,选择不同的窗位,根据体素(voxel)堆积成像的原理,建立骨骼硬组织或软组织三维图像模型,并通过计算机辅助设计(computer aided

design，CAD)软件驱动计算机数控机床(computer numerical control milling，CNCM)生产出不同材料的三维实体模型。

CAM 技术在口腔颌面外科中的应用主要在肿瘤外科和创伤外科领域,可以直接利用 CAM 技术制作出上下颌骨的切除模板和生物材料的颌骨植入体,并使切除模板和固定板与植入体的连接板完全一致,从而保证手术的精确性。还可以通过 CAM 技术制作非植入的颌骨模板,引导血管化移植骨瓣的塑形、定位和固定等过程,具有个体化、直观、准确的特点,能够减少手术时间,提高修复效果。目前,对于颌骨缺损还可通过 CAD/CAM 技术设计并制作出与缺损颌骨一致的植入体或赝复体,进行上下颌骨缺损的修复。在颅颌面外伤的治疗中,计算机三维成像系统结合 CAD 软件可对外伤病患者的三维图像模型进行分析、测量和手术模拟,并可将所获信息通过 CAM 技术还原为实体模型,进行实体的分析、预制钛板等,在缩短手术时间的同时,也提高了手术成功率。

目前 CAD/CAM 技术在口腔颌面外科已广为开展,但其研究仍在不断深入中。我们相信未来 CAD/CAM 技术的发展方向应为:支持并行工程技术和逆工程技术、实现异地网络传输、支持现场构造、实现虚拟设计和虚拟制造。

6. 快速成型技术　快速成形技术(rapid prototyping，RP)又称快速原形技术(rapid prototyping manufacturing，RPM),是国外 20 世纪 80 年代后期发展起来的一种高新制造技术,是指在计算机的控制下,根据物体的模型或 CT 等数据,不借助其他设备,短时间内通过材料的精确堆积,制造原型的一种基于离散、堆积成形原理的新的数字化成形技术,集中体现了计算机辅助设计、激光加工、数控和新材料开发等多学科、多技术的综合应用,它突破了传统 CAD/CAM 加工技术的局限性。因此,快速成形技术特别适合于复杂结构物件、单件或个体化小批量物件的生产。

快速成形技术应具备以下特点:①不需要任何机械加工工具;②可以 STL 格式文件直接接受三维 CAD 实体模型数据;③采用"分层制造、逐层叠加"的原理;④快速、直接制造任意复杂形状的实体模型;⑤整个制造过程在计算机控制下进行。

快速成型的医学模型对医师以及患者的作用体现在:使目标结构的解剖特征具体化;便于医师之间、医患之间的交流,使医师和患者易于理解和接受手术方案;手术过程的精确模拟和操练,不但能使手术方案细化,还能有效缩短手术时间,减少手术风险,促进愈合;作为移植物的原型,并以此进行适合性检查后制作各种移植物。

外科学是快速成形技术最早应用的医学领域,口腔颌面外科领域的引入则可追溯至 1991 年,奥地利维也纳的口腔颌面外科医师首次将快速成形技术引入手术中。随后其在口腔颌面外科领域的应用,从简单复制模型到复合材料和复杂假体的制作修复中,甚至已应用到组织工程器官制作中,因此,该技术得到了迅速发展,目前部分研究成果已投入临床使用,并取得良好效果。

制定手术方案的模拟手术:尽管快速成形技术在 1991 年已被引入口腔颌面外科领域,但真正意义上用来制定手术计划则是在 1992 年,Soker 等对一位需要行整复手术的腭裂患者在术前建立了一种塑料 SLA 模型。可以显示腭裂的形态和解剖结构,甚至复杂到倒凹结构。因而,外科医生能在 SLA 模型上制定手术计划,并可预见手术的效果。快速成形技术进而在下颌骨畸形矫治和颧骨发育不全的整形手术中得到进一步的应用,医师能从 SLA 模型上直观地获取骨缺损信息,从而可合理选用植入物及植入量。在一定程度上,快速成形技术与前面所提到的虚拟手术有异曲同工的效果,他们之间还能互通有无、互为补充,帮助医师制订更加完善合理的手术方案。

利用快速成形技术可以加工出内、外部三维结构完全仿真的生物模型(biomodel),其线尺寸误差小于 0.05 mm,总体误差不超过 0.1%,这样的精度一方面完全可以满足外科手术的需要,另一方面则能克服获取生理解剖标本的难度及可能面临的伦理道德问题。对于某些复杂特殊的原发病变,外科医师通过仔细研究快速成形技术加工的患者术区仿真模型,可以直观地了解病变状况和临近解剖结构,从而制定出更个性化的手术方案。

医师还可以通过在模型上模拟手术来预演手术过程,估计术中可能发生的情况,并比较不同术式的优劣。另外,医师借助模型更容易对患者及家属讲解相关的手术细节,加强医患间的沟通,使患者对手术形成直观的认识而理解和配合手术。

制作个体化植入假体:依据快速成形技术建模,硬质石膏、硅橡胶等翻模。制作熔模然后熔模铸造的方法,现在已被广泛应用于下颌骨及牙假体、关节假体等的个体化制作,技术已相当成熟。通过快速成形技术制作植入体的优点是植入假体更美观和准确适合,缩短手术时间,减少术后并发症。个体化植入假体的制作,使临床医师更精确地重建骨组织缺损,开辟了颅颌面的整复外科的新阶段。

上下颌骨缺损的重建:上海交通大学医学院附属第九人民医院自 2001 年起就运用 CAD/CAM 系统和快速成形技术,制作出个体化的颌骨原型,并在此基础上设计出一种较为理想的纯钛支架,应用于上、下颌骨缺损和畸形的患者。

颅骨、额骨、颧骨、眼眶缺损重建:根据患者的 CT 图像,通过快速成形技术制作头颅模型,在模型上测量颅骨、额骨及颧骨缺损的大小、缺损边界与邻近组织的关系,并设计和模拟修复手术,制作合适的骨移植物,并确定最佳的固定位置。由于植入物与缺损部分能精确匹配,效果均比以前凭经验操作更为满意。

软组织及气管缺损的重建:快速成形技术除可用于上诉硬组织缺损重建外,在软组织及气管修复中也有其用武之地。例如,对于耳廓缺损根据 MRI 上健侧耳廓数据,运用镜像原理和 SLA 法制作患侧耳模型,所翻制的患耳蜡型在外形、结构及位置匹配上效果均满意,显示了快速成型模型在软组织重建中的精确性。

快速成形技术在组织工程领域的应用:组织工程技术的特征是以细胞为生物材料支架复合物形式复合移植来恢复达到缺损组织修复的目的,其中细胞外支架式种子细胞浸润、营养物质渗透及组织长入等重要环节赖以进行的环境。它不仅影响种子细胞的生物学特性和培养效率。而且决定移植后能否与受体良好适应并结合而修复缺损的最终效果。采用快速成形技术可以设计加工出具有与患者缺损区相匹配的外部轮廓,适于种子细胞生存、组织渗透及血管长入的多孔道结构的骨生物支架,这能解决组织工程中与重建区的复杂轮廓外形及内部构造相仿的生物支架的设计与成形问题。

口腔颌面外科是口腔医学临床应用计算机科学、信息技术最为广泛的领域。从计算机辅助诊断设备如计算机化断层摄影(computer tomography, CT)等到各种计算机软件均成功地应用于口腔颌面外科的各个方面。

二、口腔修复设计

1. 义齿辅助设计与制作 在口腔修复学领域,计算机的应用涉及义齿的辅助设计、嵌体贴面等的辅助设计与制作、义齿修复后的语音评价等方面。所应用的计算机技术包括人工智能专家系统技术(artificial intelligence and expert system,AI & ES)、计算机辅助设计/辅助制作技术以及语音处理技术等。计算机辅助设计与制作技术及光学印模技术的应用,改变了传统的、常规的牙齿修复体制作工艺。

2. 种植义齿 这是一种重要的口腔修复手段,义齿种植技术在 20 世纪 80 年代后期到 90 年代得到空前发展。种植区骨质与骨量的术前检查、种植体的选择、义齿的设计等,对义齿的成功种植具有特别重要的意义。利用 CAD 技术研制口腔种植体计算机辅助设计系统,可对种植手术进行辅助设计及对颌骨 CT 扫描图像进行分析,以辅助对种植区骨质与骨量作详细术前检查,提高种植义齿的成功率。

3. 比色技术研究进展 修复体与天然牙颜色的协调程度直接关系到最终的修复效果,比色是美学修复中颜色再现或复制的一个重要步骤。口腔比色涉及天然牙色、照明条件、比色技术、对比效应和观察者多个环节,只有对各个因素进行深入了解,才能保证临床比色的准确性。视觉比色受到许多因素的影响,如观察角度、视觉疲劳、环境、照明光源等,仪器比色应用牙科色彩学的研究领域,则有可能将以上影响消除并取得良好可重复的比色结果。其操作简单易行,结果定量、客观。这些系统可以为技师提供初始参考。但是不应该单独作为牙齿色型的决定标准。仪器比色结合相应的计算机分析软件以及配套的瓷粉,可以大大提高比色的效率和准确度以及方便程度。目前研究表明,口腔临床的计算机颜色分析,其结果是接近的,但仍处于探索阶段,所得结果的稳定性和可比性尚难以满足临床应用的所有要求。

三、口腔正畸

1. 计算机辅助 X 线头影测量分析 口腔正畸学领域是口腔医学领域中应用计算机技术最早的领域之一。众所周知,X 线头影测量技术是口腔正畸学临床医疗和科学研究的重要辅助手段,它对牙颌畸形的临床诊断、治疗方案的设计,以及对牙颌畸形的机制、颅颌面生长发育机制的研究具有极其重要的意义。国内早在 1983 年就有了计算机辅助 X 线头影测量的报道。

2. 计算机辅助对牙颌模型进行测量、分析与保存 利用计算机对牙颌模型进行测量、分析、保存是口腔正畸学领域中应用计算机技术的另一个重要方面。临床上,石膏记存模型及手工测量分析方法,是正畸医师传统的保存牙颌资料和辅助诊治的基本手段,缺点是速度慢、精度低,且资料难于保存。另外,牙颌模型也是用以研究儿童牙颌生长发育,探讨牙颌畸形的发生因素与机制的基本资料。因此,利用计算机辅助牙颌模型记存与测量、分析,对口腔正畸临床和科研均具有特别重要的意义。

3. 计算机辅助设计制作托槽间接粘接系统 建立计算机辅助设计制作托槽间接粘接系统,以专业工厂制作替代传统的技工室制作,目前国内外已有报道,将数字化托槽定位应用于唇侧托槽的定位粘接,由于唇侧托槽定位较舌侧容易,不需要计算机排牙,因此实施的难度较小；也有利用计算机辅助设计制作和计算机排牙来生产个体化舌侧托槽，但这种金合金托槽成本很高，在临床的广泛应用受到限制。在临床上的实际矫治是否能达到虚拟矫治的理想疗效，准确性还需要进一步的临床验证。

四、口腔内科

1. 数字化口腔医学影像　通过计算机对各类 X 光片的采集。主要包括牙片、全景、断层、CT 等。不需要冲洗环节，方便计算机存储管理、网络传输及进一步的图像处理（如对比、数字减影等）。通常带有简单的计算机管理软件。

2. 口腔内窥镜（口内摄像系统）　通过口腔专用摄像头采集口腔内的实时图像。可直接通过视频传输到普通视频显示器或通过内置/外置图像采集装置输出到计算机。大大方便了各类资料的采集，可显著提高与患者的实时交流，已成为中高档牙椅的标准配置，以后会成为所有牙椅的标准配置。

3. 根管测量仪　采用微处理器技术，数字化显示根管参数。

4. 下颌/髁突运动记录仪　采用微波、红外等三维测量技术，自动记录患者下颌/髁突运动情况，然后在全可调 HE 架上再现患者的下颌运动情况。

五、临床及实验教学

（1）利用先进的仿真教学头模系统与计算机辅助三维测量教学评估系统，内窥镜系统及多媒体教学系统等先进的教学设备，可以模拟临床环境，使学生在临床实习前熟练各类治疗仪器与工具的使用，可以在真实的临床模拟环境下，进行多种口腔修复的基本临床技能训练，为以后的临床实习和工作打下良好的基础。计算机评估系统可以对学生的操作姿势进行实时监控、记录，对学生制备的牙体模型（嵌体、全冠）进行三维测量分析，并按评估标准给予客观的评价。

（2）利用真实的临床病例资料，采用以病例为中心和以问题为中心的方法实施试点教学。学生以多媒体课件讨论的形式或者模拟临床接诊过程，集中汇报答辩，带教教师给予点评。提高学生学习的主观能动性，指导、训练学生的临床分析、诊断、治疗计划的能力。

（3）临床考核：在学生的临床实习中，定期对其操作能力进行计算机辅助三维测量评估和临床考核，对考核结果进行统计分析。

（董艳丽　王　旭　杜　波　张士水）

第十九章
口腔科基本护理常规

第一节 门 诊 护 理

一、初诊室的管理和准备

(1) 每日开诊前,工作人员应做好室内整洁及治疗前一切准备工作,如器械准备、敷料、针筒、药物及一切应用物品(如处方、付款单、各类检验申请单等)。

(2) 进入室内的工作人员,必须穿工作服;接触患者时应戴口罩;检查每一患者前后,必须洗手。

(3) 治疗室内一切应用药物都应有标记;易燃、剧毒药物应分开放置,并有专人负责保管。

(4) 一切有关化验单、X 线摄片单及病理报告单等均应由初诊护士先予以检查,备好,做好患者复诊前的准备工作。

(5) 遇有传染病患者用的器械应另行处理,及时送消毒室,并说明清楚。

(6) 注射或造影的油针头必须加以标记。

(7) 治疗室初诊台抽斗内的各类纸张、化验单、住院单等,每星期应定期检查、整理1 次。

(8) 各种药物应定期更换,严防变质。药瓶标志要明确写清,并经常保持清洁,用后加盖归还原处。

(9) 做好每周 1 次各类盛器的消毒,更换消毒药液,保养器械等工作。

(10) 治疗室内每日清扫 2 次,并定期用含氯消毒剂消毒地面。每日工作结束后,必须检查门、窗、水、电等开关。

(11) 加强医务人员的相互配合,遇有急诊病例,护士应及时与医师联系,及时解决。

(12) 加强对患者的宣传、解说工作,改善候诊条件。

(13) 对急性炎症患者,初诊护士应先给测量体温;并在可能范围内给予照顾优先就诊。

（14）对年老、体弱、重病患者，以及有特殊情况需要照顾的患者，应在取得其他患者的谅解后优先安排就诊。

（15）医护人员应坚守工作岗位，上班时间不得私自离开，如因事离开应与当班护士说明去向。

（16）有关教学或各种临时更动，有关人员均应事先与当班护士联系，做好妥善安排，以免造成工作混乱。

二、治疗室的管理和准备

（1）凡医务人员进治疗室诊治患者时，都应穿工作服，戴帽子及口罩。

（2）每天开诊前必须用含氯消毒液擦拭器械橱、治疗台。

（3）每周定期1次消毒敷料方盒（置各类器械用如拔牙钳、牙挺等用），纱布筒（盛放大、小纱布及棉球用），更换浸泡器械的消毒溶液；油纱布隔周1次，送中心供应室高压消毒；拔牙钳、牙挺、血管钳、持针器等，每2周定期用液状石蜡纱布擦拭1次。

（4）治疗椅头套每周更换2次，揩手毛巾每天更换1～2次（配备擦手纸除外）。

（5）医务人员的手一经接触患者口腔，应洗净后再接触第二患者，以防交叉感染。

（6）对恶性肿瘤、肝炎、肺结核等患者所用的器械均应送消毒室分别消毒。敷料一律用95％酒精焚烧处理。

三、一般拔牙术术前准备及术后护理

（一）术前准备

（1）拔牙前应再次询问有无全身或局部疾患，以便作好术前准备及术后护理。

（2）对待患者态度要和蔼、耐心；并应向患者作必要的解释工作，以消除患者的恐惧、作好配合。

（3）必须做到"五对二看"，即对姓名、对性别、对年龄、对牙位、对麻药；看皮试结果、看收费单。

（4）调节椅位使患者头与躯干应成一直线。拔下颌牙时，下颌牙𬌗面与地面平行；拔上颌后牙时，则头位可略向后仰，上颌牙牙合面与地面成45°角。枕靠应放在头后枕骨下缘正中；椅背应放于两侧肩胛下缘。

（5）胸前铺围巾，并用夹固定。

（6）拔牙前可用漱口液漱口。

（7）器械准备　口镜1把、镊子1把、5毫升注射器1只、牙龈分离器1把、挺子1把（前牙不用）、拔牙钳、副匙1把（前牙直、后牙弯）、0.5％碘伏小棉球2块，小纱布4～5块。如拔2颗牙以上或切开拔牙时，须准备缝针、缝线、持针器、剪刀；如骨尖突出时，必须准备咬骨钳。

（8）做好术前灯光调节，光源要集中在手术野。

（9）做好巡回，主动配合，及时供应医生所需物品；并注意患者在术中的情况。

（二）术后护理

（1）嘱患者轻轻咬住纱布，半小时后吐出，不要多吐口水。

（2）拔牙后 2 h 再进食。

（3）拔牙后 24 h 内不要漱口，切勿用手摸或用舌去舔创口。

（4）拔牙后 24 h 内，口水里带有血丝是正常的现象，告诉患者不必惊慌；若有大量出血，可立即来院治疗。

（5）一般拔牙不须复诊；若手术时间较长，或行缝合者，嘱患者 5～7 天后来院复诊和拆线。

（6）对老、弱患者，必要时协助扶出治疗室。

（7）患者离开前应检查牙与器械。在器械方面，应检查针头、缝针与挺子有无折断，断端是否已取出。若有疑问，应及时与医生取得联系。

四、阻生牙拔除术的术前准备及术后护理

（一）术前准备

与一般牙拔除术相同。术前还应准备好 X 线片。器械准备除一般牙拔除术器械外应加：骨膜分离器 1 把，阻生牙凿及骨凿各 1 把，金属榔头 1 只，11 号尖刀片，以及缝针、缝线、持针器等。

（二）术中护理

下颌第三磨牙阻生牙手术过程中，常需用骨凿凿去部分阻生的骨质或将牙冠劈开，方可将牙取出。手术时震动较大，患者下颌无法固定，因此，凿骨或劈牙时需协助医师将患者下颌骨托起固定，以减少震动。

（三）术后护理

与一般拔牙相同，但因手术较复杂，时间较长，故术后反应也较大：如局部水肿、吞咽疼痛、出血等。这些手术后可能发生的反应都必须在手术前向患者详细地说明，以取得患者谅解与合作。为减轻水肿和疼痛，可嘱患者术后局部冷敷 24 h。

五、牙拔除术中断根的护理

无论一般牙拔除或阻生牙拔除术中均可能发生断根。发生断根时，应根据手术需要供应器械：如根挺、根尖挺、丁字挺、骨膜分离器、骨凿、骨钳、缝针、缝线等。在照明条件不良时，护士应协助增加照明条件，如用特殊装置的冷光灯及电筒等光源，以新洁而灭或酒精消毒照明灯头后置于口内；注意灯光应集中于牙槽窝内。

六、牙槽骨修整术术前准备及术后护理

（一）术前准备

（1）拔牙后 1 月以上可考虑牙槽突修整术。一般准备与拔牙同。

（2）器械准备为口镜 1 把、镊子 1 把、直刮匙 1 把、11 号刀片 1 把、骨膜分离器 1 把、骨钳 1 把、骨凿 1 把、剪刀 1 把、持针器 1 把、骨锉 1 把、榔头 1 把、缝针、缝线、消毒巾等。

（二）术后护理

术毕创口上可涂以复方安息香酸酊，以保护创口，减少渗血；并嘱患者 5～7 天后拆线。

七、唇、舌系带修整术术前准备及术后护理

（一）术前准备

（1）儿童施术时，要事先说服其与医务人员合作，并与家长取得密切配合。

（2）器械：口镜 1 把、镊子 1 把、5 毫升注射器 1 支、血管钳 1～2 把、圆头剪刀 1 把、持针器、缝针、缝线、开口器（必要时）。

（二）术后护理

（1）注意口腔卫生，次日漱口，或用盐水棉球擦洗口腔。

（2）手术后如有创口出血，或肿、痛等现象，可来院复查。

（3）术后 5 天拆线；不合作的儿童可不拆线，任其自脱。

八、其他

如黏液性囊肿摘除术、活组织检查术等。术前准备、术后护理与牙槽外科手术基本相同。活组织检查时，需备盛组织的小瓶，一般可用废青霉素瓶洗净后，盛 1/2 瓶 10％福尔马林备用。

第二节 门诊手术室护理

一、门诊手术室的消毒隔离措施

（1）严格执行消毒隔离制度，除本室人员及参加手术医务人员、参观者外，其他人员一律不得入内。

（2）凡进入手术室，必须戴好手术室内准备的口罩、帽子（不露头发）穿手术衣裤，并换上手术鞋。

（3）手术过程中保持安静，不可大声谈笑。

（4）凡施行手术，应先行无菌手术，后行污染手术；有条件时，感染手术应在固定的手术室内施行。

（5）手术用之器械一般用高压蒸气消毒。

（6）各种器械、敷料盛器，每周应总消毒 1 次。

（7）手术室内空气消毒用紫外线，每天 2～3 h。

（8）每天用含氯消毒剂拖地板，每周大扫除 1 次。

二、门诊手术患者的术前准备及术后护理

（一）术前准备

门诊手术患者进入手术室之前，护理人员应了解手术的性质（病历及手术通知单要看清楚，如发现问题应及时提醒手术者），手术区域（部位、大小、有否急性炎症情况）和患者身体健康状况，必要时要先测量体温。让患者在更衣室内换好拖鞋，脱去外面衣服（脱衣应根据不同手术的需要），然后带患者进入手术室内。检查手术区，清洁皮肤，摆好位置，

根据手术需要将不同的手术包放在手术升降台上。无菌操作下打开手术包,将手术中所需物品准备齐全。一般用的皮肤消毒液是 0.5%碘伏。

(二) 术后护理

患者手术完毕,护士应协助术者包扎好,然后到更衣室穿衣服。若为行面部手术的患者,需用生理盐水将颜色拭净。用过镇静剂的患者,下床时必须扶好,以免头晕、跌跤。若需留院观察者,必须等情况好转后,由家属或工作人员陪送入观察室。

三、婴幼儿门诊手术患者的术前准备及术后护理

(一) 术前准备

(1) 协助手术者检查病历上术前准备是否完备,然后给病孩测量体温;体温正常者请麻醉师、手术者协助检查心、肺,如无异常则可准备手术。

(2) 将病孩抱至手术床,脱去外面衣服,仅留衬衣衬裤;用开刀巾铺成三角形将病孩包好,2 岁以上病儿,用约束带约束双手及双腿(冬天要注意保暖,以免发生术后并发症)。将病孩安排好后,给予双侧鼻孔消毒(用新洁而灭酊),然后准备手术包。由麻醉师进行麻醉后,开始进行消毒,此时,应用双手捧住病儿的头,协助术者进行消毒、铺巾。

(二) 术后护理

手术结束后,给病儿衣服穿好,交给家长,嘱咐家长不能将病儿竖起,要平抱,动作要轻;然后给予测量体温,注射术后用药。若体温升高除给退热处理外,要每小时测量体温1 次,直至下降为止。术后一般观察 4 h,无特殊情况时向家长宣传注意事项后可以回家。如有特殊情况,应继续留察,并给予处理。

四、门诊手术器械准备

为了提高门诊手术工作效率,对各类型手术可事先准备好手术包。包内主要是基本器械,手术中不敷应用时,再临时根据需要予以增加。常用的手术包如下:

(一) 口内手术包

口内手术包适用于颌骨囊肿、牙龈瘤、舌下腺囊肿、舌部肿块、腭部肿块等手术。包内有:皮钳 2 把、中弯血管钳 2 把、小弯血管钳 4 把、有齿镊子 1 把、持针器 1 把、剪线剪刀 1把、药杯 2 只、3"0"线圈 1 只、小及中号缝针各 1 只、海绵钳 1 把、纱布数块、双层洞巾 1块、开刀巾 1 块。

(二) 口外手术包

口外手术包适用于颌下肿块、唇裂等手术。

包内有:巾钳 4 把、皮钳 2 把、中弯血管钳 3 把、小弯血管钳 7 把、外科有齿镊子 1 把、眼科小有齿镊子 1 把、持针器 2 把、剪线剪刀 1 把、药杯 3 只、橡皮条 1 根、3"0"线圈 2 只、玻璃吸管 1 只、砂轮 1 只、1 号线圈 1 只、小及中号圆针各 2 只、小及中号三角缝针各 2 只、药碗 1 只、海绵钳 1 把、纱布数块、开刀巾 6 块。

(三) 整形手术包

适用于疤痕切除植皮、唇颊部成形、皮瓣转移等手术。

包内有:皮钳 2 把、小弯血管钳 8 把、外科有齿镊子 1 把、眼科小有齿镊子 1 把、剪线

剪刀 1 把,持针器 2 把、巾钳 4 把、海绵钳 1 把、药杯 3 只、3"0"线圈 2 只、1 号线圈 1 只、中小三角缝针 4 只、纱布数块、开刀巾 6～10 块。

第三节　病　房　护　理

一、手术前后护理

(一) 手术前护理

(1) 了解患者的思想情况,做好患者思想工作,解释手术的性质及注意事项,解除患者的思想顾虑,加强患者与疾病作斗争的信心;作好计划护理。

(2) 检查患者所有一切化验是否已完成(肝肾功能、血常规、出凝血时间、血小板计数、心电图、胸透等);斜面导板或护板是否已做好。

(3) 手术前 1 天应洗澡、理发,并作皮肤准备。

① 理发;如涉及头皮部或额瓣转移手术须剃光头,下颌骨切除、腮腺部手术等须剃发至耳后上三横指。

② 面部手术时要剃须;鼻唇部手术应剪去鼻毛,眼部手术剪去睫毛时,应与手术者取得联系;眉毛是否剃去应根据需要。

③ 植骨患者手术前 2 天开始作皮肤准备;取肋骨及胸大肌、背阔肌皮瓣等转移时,要剃腋毛;取髂骨及腹股沟皮瓣等时,要剃去阴毛。

④ 除大腿外侧取皮外,腹部及大腿内侧取皮均要剃阴毛。

⑤ 行前臂皮瓣移植以及皮管转移至手腕部等时,应注意剪去指甲,清除甲垢。

准备皮肤时应注意:

① 手术区皮肤准备是避免创口感染的一项重要措施,故准备皮肤范围应大于手术区。

② 注意保暖。

③ 防止剃破皮肤,引起感染。

(4) 术前 1 日应行青霉素或先锋霉素皮试,并记录结果。

(5) 全麻患者术前晚应通大便,可灌肠或用开塞露,或服用番泻叶。

(6) 除局麻手术外,一般手术前晚应通知患者禁食;并保证患者休息及睡眠好,必要时可给服安眠药。

(7) 手术日应检查患者有无贵重物品,可交家属或护理人员代为保管。去手术室前让患者先排尿,给注射术前用药。

(8) 将一切需要物品及药物,例如:唇弓、抗生素等清点交班给手术室工作人员。

(9) 患者去手术室后,对全麻患者要铺好麻醉床,装好吸引器、负压吸引;并检查气管切开用物是否齐备。

(二) 手术后护理

(1) 患者回病房时应了解手术过程中情况,与麻醉及手术室护士交接班清楚;装接好各种引流管。

(2) 患者全麻未醒时,应有专人护理,严密观察病情(如出汗、面色、体温、呼吸、脉搏等）。血压一般每小时测 1 次,稳定或清醒后,可酌情减少测量次数直至平稳。

（3）未清醒患者应平卧,头偏向健侧,防止呕吐物吸入气管,并保持呼吸道通畅,经常吸清口腔内或气管插管内分泌物。

（4）全麻清醒 6 h 后无呕吐,可给少量温开水或流质,以后可根据手术不同情况采用流质鼻饲或进半流质。

（5）注意负压引流管通畅及引流液的颜色,如颜色鲜红,流速过快,应通知医生立即采取措施;一般术后头 12 h 内引流量不应超过 250 ml。

（6）排尿困难常因全麻、腰麻等引起,或因尿道括约肌痉挛,卧位不适等而不能自行排尿。可热敷小腹部;必要时可行导尿。已行留滞导尿者,要注意导尿管是否通畅,并及时倒去瓶内潴尿和记录尿量。

（7）若留置有麻醉时的气管插管或通气道,应待患者完全清醒后,方可拔除。

拔管标志:患者意识清楚,反射活跃,四肢有力,呼吸道通畅,二肺清晰。

准备用物:除照明灯、吸引器外应包括氧气、气管切开包,舌钳、通气道等。

拔管步骤:

① 吸清口腔内及导管内分泌物。

② 拔管后嘱患者用力咳嗽,同时继续吸清分泌物;鼻孔内滴入 1‰麻黄碱溶液,以减少鼻黏膜损伤出血。

③ 倾听患者的咳嗽声音,如为破竹声,表示喉头有水肿,可用地塞米松 5～10 mg 静注,或静脉补液内加氢化可的松 100～200 mg 滴注。

④ 继续严密观察患者的呼吸情况,如口唇青紫、呼吸急促,出现三凹症状及严重缺氧情况时,应立即进行抢救。

二、高热患者护理

高热一般指腋下温度超过 38.5℃,口腔温度超过 39℃而言。此时应作高热处理。

（1）严密观察病情、体温、脉搏、呼吸的变化。发热只是一种症状,应当追查发热的原因,才能从根本上解决问题。

（2）应卧床休息,发热患者代谢增快,消耗大,多活动易增加心脏的负担。

（3）物理降温物理降温常用的方法有以下几种:

① 冰袋法:将冰块打碎装入橡皮袋或塑料袋内,驱气,旋紧,分别放在额、颈、腹股沟、腋下等处。在农村没有冰时,可用井水装在橡皮手套内亦有良效。

② 冷敷法:用毛巾浸湿以冰水或井水,稍稍拧干后敷在额部、腹股沟或腋下。应经常更换,保持一定的冷度,并注意观察受敷部皮肤颜色,如发紫时应暂停使用。

③ 全身冷疗:额部放冷敷或冰敷。用井水、冰水或 25%～50%酒精,浸湿纱布后揉擦四肢、背部、腋部、肘部、腘窝。腹股沟处需多停留片刻,以帮助散热,达到降低体温,保护脑中枢的目的。擦毕后应用毛巾揩干皮肤。物理降温后半小时应测量体温、脉搏、呼吸一次。体温降至 39℃以下,全身冷疗即应停止;体温降至 38℃以下时,额部冰敷及冷敷也应停止使用;同时密切注意观察反应情况,如出现寒战脉搏、呼吸等变化时,又应注意保暖。

（4）药物降温:根据不同情况口服阿司匹林类药物;或用安乃近滴鼻;或用冬眠药物

如氯丙嗪、非那更等也有降温作用。

（5）针刺：取穴曲池、大椎、外关、合谷。

（6）补充水分：高热时患者大量出汗，丧失水分，应鼓励患者多饮水，最好饮淡盐水或果子汁，亦可给静脉输液补充水分。

（7）补充营养：高热时消耗大，应注意营养的补充。

（8）口腔护理：高热患者往往因唾液分泌减少，维生素缺乏，全身抵抗力减退，易使细菌生长繁殖，形成口腔溃疡。应每日早晚进行口腔护理。饮食后均应漱口，如口唇干燥应涂润滑油。

（9）皮肤护理：在退热过程中，患者衣裤、被单常为汗液湿透，应及时给患者用热水揩干，换上清洁干燥衣裤、被单。还应注意皮肤清洁，避免汗腺阻塞。

（10）患者在出汗过多或散热时，应注意可能出现虚脱现象。

（11）保持室内空气新鲜，但不可使患者受凉。

三、昏迷患者护理

（1）昏迷患者神志不清，要注意安全，特别是狂躁及有不自主动作者应当用床栏。手脚用棉垫为衬并用绷带分别固定。

（2）患者口内有义齿或护板、导板等应取下，贵重物品应交家属及组织保管。

（3）患者应仰卧位，头侧向一面，以免呼吸道分泌物流入气管，发生窒息。呼吸道分泌物多及黏稠者，可用吸引器抽吸分泌物；同时经常保持口腔清洁，每天最好做2～3次口腔护理；口唇经常用液状石蜡涂润。

（4）保持呼吸道通畅，吸氧者每天更换鼻导管1次；如发现鼻腔分泌物阻塞时，应及时更换。

（5）注意保暖，经常翻身，防止并发肺炎。

（6）注意保护皮肤，保持皮肤干燥，经常做褥疮护理：臀部、背部及受压迫地方应行按摩，并用滑石粉；如皮肤有破裂处，应用龙胆紫及油膏涂患处。

（7）插置导尿管，留置导尿。导尿袋及接头塑料管每天应予更换；导尿管最好3天更换1次，以预防尿路感染。如有便秘可用开塞露或灌肠通便。

（8）给药时应将药片化成溶液，从胃管内注入。

（9）注意保护眼睛，按时涂金霉素眼膏，用湿纱布遮盖，以预防干燥性角、结膜炎。

（10）注意营养，行鼻饲流质；要注意温度；针筒及皮管应经常消毒；鼻饲管每周要更换1次。

（11）应记录24 h出入量，以便控制水与电解质平衡。

（12）床边应放置抢救用品与设备，以利于急救。

四、输血的护理

（一）输血前的准备

（1）抽取血样标本，与已填写好的输血申请单一起送往血库，备作血型鉴定及交配试验。

（2）输血前认真核对供血者和受血者的姓名、血型、交配试验结果。

（3）血液从血库取出后，切勿剧烈震荡，以免红细胞大量破坏而引起溶血；另外，血液不能加温，以免血浆蛋白凝固变性而引起反应。如输血量较多时，可在室温中放置一段时间后再输入，以免输入血液过冷。

（4）在输血前后，应用等渗盐水或等渗葡萄糖液作静脉滴注。血液应避免与其他溶液相混，如林格氏液，因内含钙剂，可致血凝固；如酸碱度不合，渗透压不合，也会使红细胞破坏。

（二）输血的注意事项

（1）输血前必须严格执行"六对"：对床号、姓名，住院号、血型及有效期，而且一定要经两人核对后方能输入。

（2）血液输完后，应继续滴入少量等渗液，可以把橡皮管内的全部血液输入，而不致浪费。

（3）当输入两袋（瓶）血液时，两袋（瓶）之间也要输入少量等渗液，如此，万一发生反应后，可查明原因。

（4）开始输血时速度不宜过快，观察 15 min 无反应后，可根据病情调节：一般成人 40～60 滴/min，儿童酌减，年老体弱、严重贫血、心脏病患者输血时，更要谨慎，速度要慢；急性大出血，需快速补充血容量时，不在此例。

（5）输血时应密切观察患者的情况，以便及时发现有无不良反应。

（三）输血反应的处理

（1）全身发痒，出现荨麻疹，是轻度的过敏反应，如出现血管神经性水肿，面、睑、球结膜充血、嘴唇增厚，为重度的过敏反应。后者应立即停止输血，并肌肉注射非那更 25 mg，或静注地塞米松 5～10 mg。

（2）出现发冷、寒战、发热、烦躁不安、面部潮红、口唇发绀、脉细时，一般也应停止输血，并肌肉注射非那更 25 mg。

（3）如血液只输入少量，就出现寒战、头痛、恶心呕吐、四肢厥冷、呼吸急促、腰部剧痛，甚至发生严重休克和昏迷者，应首先考虑血型不合而致的溶血反应，此时应立即停止输血，皮下或静脉注射 0.1% 肾上腺素 1.0 ml 及静脉推注地塞米松 10 mg。呼吸困难者，应给氧气吸入；高热者给予降温措施。为使小便碱化，防止血红蛋白沉积，可静脉滴入 5% 碳酸氢钠 250～500 ml。无尿或少尿时可行肾区热敷。

五、婴幼儿患者护理

（1）婴幼儿患口腔疾病时，易发生上呼吸道感染；另一方面；婴幼儿本身因机体抵抗力差，亦易感染流行疾病。因此，在春、秋初期季节，入院时必须了解和检查有无麻疹、猩红热、水痘、流感等传染病接触或表现，如有发现应向家属说明，过传染期后再入院。

（2）术前注意保暖，切勿受凉，以免影响手术。有上呼吸道感染时，应随时与床位医师联系，及时采取措施。

（3）为用药剂量准确，婴幼儿患者应准确测量和记录体重。

（4）术前应使用汤匙或滴管进食，使其适应，为术前进食创造条件。

（5）与鼻腔相通的手术，术前应用呋喃西林-麻黄碱或氯霉素眼药水滴鼻，每日 4 次。

（6）术前备血，采血有困难时，可采用颈静脉抽血。

（7）婴幼儿全麻禁食时间可比成人适当缩短防止发生脱水，一般可在术前 6 h 开始禁食。

（8）术后静脉补液必须固定牢靠，以防外溢。速度不宜太快，以免增加心脏负担，一般每分钟 15 滴左右。

（9）唇裂或面部暴露创口，术后 48 h 内随时用蘸有生理盐水的棉签拭去渗出物，勿使结痂。

（10）唇裂手术要注意唇弓固定，减少创口张力，禁止吸吮奶头，应用汤匙、滴管喂食。适当限制肘关节活动，以防手接触创口。

（11）腭裂术后应吃冷温流质。服用流质后应喂少量温开水，以清洁创口，勿使感染。避免哭吵，防止创口出血及裂开。

（12）婴儿要经常更换尿布，保持干燥，防止红臀发生。

（13）婴幼儿体温调节中枢发育尚未稳定，容易发热；如术后出现高热时，要立即采取降温措施。万一发生惊厥时，应立即给予肌注鲁米那钠或水合氯醛灌肠。

（14）婴幼儿如行气管切开者，特别应注意保持呼吸道通畅。由于婴幼儿用套管口径小，易被痰液阻塞；分泌物黏稠时易结痂脱落，甚至可造成下呼吸道阻塞，因此，应每隔 2～4 h 要作雾化吸入 1 次，并加强清洗内套管。

六、雾化吸入护理

口腔颌面部手术在全麻插管下进行者甚多，由于插管损伤，手术时间较长，术后患者常常发生喉痛、声嘶等症状。蒸气吸入是治疗喉痛、声嘶，以及软化痰液，使易于咳出的重要治疗方法之一。

（一）器械准备

（1）电动式超声雾化吸入器。

（2）电源、弯盘、治疗巾等。

（3）药物，如生理盐水、地塞米松、糜蛋白酶等。

（二）方法

（1）坐式吸入：适用于可以坐起或能起床的患者。熏壶内盛 20～80 ml 生理盐水，同时加入需要的药物。向患者说明治疗目的，然后将电动式超声雾化吸入器加电，使溶液沸腾，产生气雾。患者张开口腔时对准熏壶口，一般以 15～20 min 1 次为宜，每日 2 次。

（2）卧式吸入：适用于气管切开及昏迷患者。熏壶内盛 20～80 ml 生理盐水，同时加入需要的药物，接上长皮管及喇叭式的接头。然后将电动式超声雾化吸入器加电，使溶液沸腾。使蒸气进入口腔或气管内。每次吸入 15～20 min，每日 3～4 次。

（三）注意事项

（1）应由护理人员在旁守护。

（2）雾化毕应擦干口、鼻周围水气。

（3）接触患者口鼻的喇叭口，用后要消毒。

七、气管切开护理

气管切开术是预防和解除呼吸道阻塞的手术。手术后必须做好气管切开护理,防止并发症,使套管能早日拔除。

(一)适应证

(1)预防性气管切开:多应用于舌根部手术、下颌骨切除超过中线等。

(2)紧急切开:多用于全麻拔管后窒息、口腔内大出血,颈部血肿压迫气管等引起的呼吸道阻塞。

(3)大手术后发生肺部并发症(特别是老年),下呼吸道分泌物蓄积,引起的呼吸困难。

(4)昏迷患者利用人工加压呼吸和吸取分泌物。

(二)病房内气管切开术的准备

1. **患者准备** 置患者仰卧位,肩部垫高,头部后仰,显露颈前部;将头扶正,不使偏斜,便于手术者能迅速找到气管。

2. **物品准备** 气管切开包,另加手套1副、解剖刀1把、直弯组织剪刀各1把、小剪刀1把。还应准备2%利多卡因及各种抢救药物,吸引器、氧气、照明插灯等;并根据患者年龄准备适合的套管。

(三)气管切开后的护理

(1)密切观察患者呼吸情况,及时吸出呼吸道分泌物。一切操作均须在无菌条件下进行,防止感染。

(2)应了解气管套管的构造,以免在危急时,因慌乱而造成错误。

(3)每次吸痰时间不宜过长,以不超过15 h为限。二次抽吸时间,应有一定间隙。同时要掌握正确的抽吸方法。吸痰管应在无负压情况下,先插入5~6 cm,以后开放负压,逐渐拔出,并左右移动,使痰顺利被吸出。口腔吸痰管和气管吸痰管应分开使用。

(4)内套管是为了防止痰液凝固,发生阻塞而用的,故需注意按时消毒。一般应每4 h清洗消毒1次(分泌物不多时可每班消毒1次)。每次内套管取出后,立即煮沸,使套管内痰块软化,用小刷子顺着管腔内壁刷清;再煮沸5~10 min后套入使用。

(5)气管套管上的系带,每日应注意调整。最初1~2天,可有颈部软组织肿胀或皮下气肿;肿胀消退后,系带可能变松。此时,必须将带子系紧,否则套管有滑出的危险。

(6)保持适当室温(25~27℃之间)及湿度,如此气管内分泌物不致过于黏稠。必要时可用氯霉素或卡那霉素眼药水、糜蛋白酶滴入内套管,或复方安息香酊蒸气吸入,可使痰液稀释,易于吸出。

(7)保持切口清洁,外套管下垫纱布经常更换保持清洁。

(8)梗阻解除后,病情好转就可以试行堵塞内套管。如堵塞内套管后患者呼吸平稳,痰液可自口内吐出,安睡如常,24 h后即可拔管;如堵管后仍有呼吸道梗阻现象存在,应即拔除堵塞,过几天后再重新堵管。拔管后颈部创口不必缝合(缝合后反使肉芽向内生长入气管),可用大块油纱布或消毒纱布遮盖。一般1周左右创口可完全愈合。

八、饮食护理

口腔患者常因疾病发生在口腔及其附近组织,故往往限制了患者的正常饮食。因此,加强饮食护理,对治疗疾病起着重要的作用。

(一) 饮食的种类

(1) 普食:适用于一般手术前,张口不受限制的患者。

(2) 半流质:适用于张口限制,或口腔有溃疡及手术后咀嚼活动不便者。半流质是口腔大多数患者需要的饮食。因此,在质量、配伍、烹调方法等方面均要不断加强改进。

(3) 流质:口腔患者手术后初期适用较多,尤其是植骨及颌骨骨折的患者可长时间进食流质。因此,在配伍时应正确计算热量及各种维生素。同时在饮食方法上,应较多地采用糊状的流质,以达到耐饥的目的。

(二) 进食的方法

(1) 口服:凡手术后经口服对创口愈合无碍者,均可采用。

(2) 匙喂法:可用调匙喂入口腔,使流质慢慢吞服。婴幼儿食后应给些温开水清洁口腔;成人应漱口,达到清洁口腔的目的。

(3) 流质口腔注入法:适用于口唇部术后有创口的患者。用塑料管或橡皮管置于口腔后部,用注射器慢慢将流质注入。注意注入时应较慢,勿使污染创口,否则不能达到注入的目的。

(4) 管喂法:其原理与口腔注入相同,其不同点是,患者自己利用塑料管或橡皮管或长咀水壶将饮食吸入。

(5) 鼻饲流质:适于手术后口内外贯通的创口、下颌骨切除立即植骨后、口内植皮手术等,以保证创口的正常愈合;也适用于昏迷及喉上神经损伤等患者。鼻饲法是将胃管由鼻腔插入胃内,从管内灌入流质饮食。

鼻饲法介绍如下:

1. 器材准备　胃管 1 根、弯盘及药碗各 1、镊子 1 把、纱布、液状石蜡、50 ml 针筒 1 副、听诊器 1 只、胶布等,另备温开水一壶。

2. 操作方法及步骤

(1) 用湿棉签擦净鼻孔,吸清口腔分泌物,一般以非手术侧鼻腔为插入孔。胃管涂以液状石蜡。

(2) 胃管自鼻孔插入约 45～50 cm 即可。插管时注意勿使胃管插入气管中。如有呛咳、呼吸急促或发绀等症状,应拔出重插。在插管时还应注意胃管是否盘在口中。

(3) 插入后,先将针筒接上胃管,回抽一下,如有胃液抽出,表示管子已入胃中;若不能肯定管子是否在胃中时,可用针筒向管内注入少量空气,同时将听诊器放在胃部听诊,如注气时听到清晰的水泡声音,证明管在胃中。

(4) 胃管插入后用胶布固定于鼻尖及面部。

(5) 接上针筒灌入少量温水,慢慢将食物灌入或用喂食瓶滴注;滴完后再灌入少量温水,清洁胃管。

(6) 管口用纱布包好,夹子夹紧。

（7）记录喂食量，鼻饲饮食患者应注意水及电解质平衡，夏季应多给盐水。

（8）需长期鼻饲者，应每周更换鼻饲管。

（9）拔鼻饲管时，动作要迅速，以免引起恶心；同时胃管须夹紧，以免管内溶液流入气管。拔除后协助患者漱口，擦去鼻部胶布粘贴的痕迹。

3．注意事项

（1）避免胃管插入气管；在昏迷，无反射的患者，尤应注意。

（2）插胃管时如恶心剧烈，应稍等片刻，请患者配合，行吞咽动作，不可强力插入，以免损伤黏膜。

（3）避免空气灌入胃内，注意温度以免灼伤胃黏膜。

（4）灌饮食时速度宜慢，以免引起胃部不适。

（5）有残渣及过厚的流质不宜灌入，以免堵塞胃管；混合奶应加温灌入，不应煮沸，以免结块。

（6）每次灌食后必须用少量温开水冲洗胃管。食具必须每天清洗，喂食瓶应每天更换消毒。

九、负压引流护理

（一）装置

（1）应用壁式的吸引系统，可将吸引管接于患者负压引流瓶上。如同时需作口腔或气管内分泌物吸引者，所用引流瓶应分开。壁式吸引系统，负压常常较大，可在吸引橡皮管上用输液夹绀闭部分管径，以调节压力。

（2）一般可应用电动吸引器，引流瓶管接于吸引器上，开动吸引器即可将创口内渗出物吸出。开始每小时吸引 1 次，以后可视情况延长吸引时间。

（3）在无以上吸引系统情况下，可应用普外科胃肠减压装置，接于负压引流瓶管上，作持续负压引流。

（二）注意事项

（1）装接吸引器时应注意消毒，以免逆行感染。管头位置不可倒接，以免将引流物注入创口，甚或引起皮下气肿。

（2）如非持续负压引流，在吸引后，应将引流瓶通向吸引器之橡皮管钳住，若渗出物甚多时，可考虑改为持续吸引。

（3）凡游离组织瓣移植术后行负压引流者，应特别注意负压压力不能过大，以免回流静脉被压迫闭锁，反之，亦不可过小，致使创口积液。

（4）一般手术后 12 h 内，引流液不超过 250 ml；如吸出物速度较快，且呈鲜红色时，应考虑到有创口出血，要及时与手术者或值班医师联系，采取措施；如引流物为乳白、牛奶状时，应考虑为乳糜漏，也应汇报医师，及时采取措施。

（5）每日应记录吸出量，倒去渗出物时，应将通向创内的橡皮管夹紧，重新接通装置时，注意应将夹子放开。

（6）引流量每 24 h 在 20～30 ml 以下时，可以停止引流，拔去引流管。

十、颈外动脉插管化疗护理

颈外动脉插管化疗用于恶性肿瘤患者,其主要注意事项见第14章第五节。护理应注意:

(1)随时观察塑料管内有无回血,如发生回血现象,应及时与值班医师联系,共同采取措施。

(2)颈部经甲状腺上动脉插管患者,宜多卧床休息;起床活动时,应特别注意插管脱出。进食、上厕所时应多主动协助患者。

(3)换衣服及晨间护理铺床时,要注意勿将固定的导管拉脱。

(4)持续滴注者,要经常注意调整滴速及压力。快注射完毕时,应特别注意勿使空气注入,宜守护在旁,直至拆除加压装置,暂时闭管后,才可离开。

(5)患者如突然出现脑血管意外症状,应及时钳闭导管,立即协助值班医师共同进行抢救。

十一、病房换药室的管理和准备

(1)保持换药室清洁整齐,每日用含氯消毒液擦洗桌面、药车,地板,并用紫外线消毒30 min,换药前后各1次。

(2)医务人员进入换药室必须戴好口罩帽子,陪客、家属不得进入。

(3)每日清晨换药前,应准备好药碗、镊子,并检查消毒的器械与敷料是否已备齐。

(4)将每日换药用过的钳子、器械用消毒药水浸泡,清水洗净,揩干,再送高压消毒。

(5)所有盛器应每周消毒1次;并经常检查消毒物品日期,及时补足各种敷料及外用药物。

(6)换药室宜先换无菌创口,再换污染创口,感染创口最好不进换药室,而应在病室内换药。

(郭海涛　陈圆圆　罗　冲)

第二十章
口腔消毒及灭菌

第一节　口腔的医院感染控制

一、口腔医疗中的医院感染控制

医院感染又称医院获得性感染或院内感染(hospital acquired infection,nosocomial infection)是指发生在医院中的一切感染,目前已成为当前医学发展的一项重大问题,特别是病毒性肝炎及艾滋病日益增多而不易早期诊断,该问题尤为重要。我国卫生部早在1986年已将医院感染控制的检测作为医院分级管理的重要指标。

口腔医学作为医学的重要分支,除了具有医院感染的共性之外,又有其独特性。唾液及血液中可有导致普通感冒、肺炎、结核、疱疹、肝炎及艾滋病等疾病的致病微生物;而口腔门诊医疗需要在狭小的口腔内进行复杂的操作与患者的唾液、血液及口腔黏膜组织有直接或间接接触;高速运转的气动牙钻及超声洁牙机可使唾液及血液以气雾的形式在一定范围内存在。因此,口腔医务人员面临着更加严峻而棘手的控制感染问题。口腔医务人员不仅应有过硬医术,也有责任和义务掌握口腔医疗感染控制的知识及措施,以保证医患双方的健康。

医院感染根据病原体来源,可分为两类,一是外源性感染,也称交叉感染(exogenous infection,cross infection),病原体来自患者以外的地方,如其他患者或外环境等。另一类为内源性感染,也称自身感染(endogenotls infections,autogenous infections),病原体来自患者本身,如患者的正常菌群。口腔临床主要面临的是外源性感染即交叉感染,即感染物在临床环境中患者与医生、患者与患者之间的传播。口腔临床中,感染源可能为有感染疾病的患者、前驱期患者及致病微生物的健康携带者。传播方式可能为直接接触或通过血液、唾液污染的器械、医务人员的手等污染物的间接接触以及空气气雾的传播。国外调查显示,口腔交叉感染最主要的途径是锐器误伤破损的黏膜及皮肤,导致接种感染。口腔科院内感染的疾病以及对口腔医务人员的危险性见表 20-1,表中由Ⅰ级至Ⅴ级对医务人员的危险性依次递增。

从表20-1可以看出,对Ⅰ级疾病的感染控制有赖于良好的免疫措施;对Ⅱ级及第Ⅲ级疾病的预防则应在临床上认识该类疾病的特征,不能直接接触病损,临床上遵循"普遍性预防隔离"的原则;第Ⅳ级疾病是口腔医疗中面临的主要危险,对其的感染控制更应遵

表 20-1　多种感染性疾病对口腔医务人员的危险程度分级

危险程度分级	微生物疾病	分级机制
Ⅰ级	麻疹 流行性腮腺炎 风疹 破伤风 脊髓灰质炎 白喉 流感	① 已具备有效的疫苗及治炎疗方法; ② 无潜伏感染; ③ 无带菌(病毒)状态; ④ 仅短暂菌(病毒)血症; ⑤ 有些感染物来自咽喉组织; ⑥ 公共人群发病率低; ⑦ 对有效的接种了疫苗的口腔医务人员无危险性
Ⅱ级	淋病 梅毒 性病肉芽肿 性病淋巴肉芽肿 念珠菌病 金黄色葡萄球菌 甲型链球菌	① 无有效的疫苗; ② 具备有效的治疗方法; ③ 无潜伏感染; ④ 仅短暂菌血症; ⑤ 多无带菌状态; ⑥ 来自口腔咽喉组织的感染性分泌物; ⑦ 低发病率; ⑧ 对口腔医务人员有较小的危险性
Ⅲ级	带状疱疹 单纯疱疹 巨细胞病毒 EB病毒	① 无有效的疫苗及治疗方法; ② 在特定组织有潜伏感染; ③ 急性感染时才有病毒血症; ④ 多数无带病毒状态; ⑤ 口咽组织分泌物传播; ⑥ 公共人群感染率高; ⑦ 对口腔医务人员有一定危险
Ⅳ级	乙型肝炎 丙型肝炎 丁型肝炎 庚型肝炎 HIV	① 或者无有效的疫苗,或者具备有效的疫苗,但并非对所有人有效; ② 病毒血症高而持久; ③ 有带病毒状态; ④ 无有效的治疗方法; ⑤ 有特定组织中的潜伏感染; ⑥ 在口咽组织中存在,有些尚不清楚; ⑦ 人群中发病因特定人群而异; ⑧ 除丁型肝炎依赖于乙型肝炎外,其他该级微生物对口腔医务人员有较高危险性
Ⅴ级	结核	① 疫苗虽有,但非100%有效; ② 空气传播; ③ 具备有效的治疗方法; ④ 潜伏感染尚不清楚; ⑤ 在口咽组织中存在; ⑥ 人群中发病情况各异; ⑦ 对口腔医务人员有较高的危险性

循"普遍性预防隔离"原则;第Ⅴ级为结核,由于为空气传播,不能借一般的"普遍性预防隔离"措施而奏效,因而还应有呼吸道的特别保护措施及良好的通风。

二、口腔医疗的医院感染控制目的及原则

口腔医疗交叉感染控制的目的可概括为:

(1) 在口腔治疗中,保护患者及口腔医务人员双方防止感染发生。

(2) 减少在口腔治疗中致病微生物的数目,使其在环境中达到可能的最低水平。

(3) 通过对每位患者采取高标准的控制感染措施,即对所有患者的"普遍性预防隔离(universal precaution,UP)"原则(详见下述),预防感染的传播。

(4) 简化控制感染的措施,尽量减少因控制感染而给口腔医务人员带来的不便。

1987 年美国疾病控制中心(Center of Disease Control,CDC)提出,由于从患者的病史及检查中不能可靠地判断是否感染了艾滋病或其他血源性传播性疾病,因此,对血液及体液无论任何患者均应一致对待,进行"普遍性预防隔离",采取严格的控制感染措施。或者说,将所有就诊患者均假定为血源性传播的感染性疾病的患者来对待。比如,口腔医务人员应穿工作服、戴手套、口罩及保护性眼镜等保护性屏障,特别是进行高速手机及超声洁刮治操作时更应注意自身防护;有手指皮肤破损时应及时包扎覆盖并戴手套;在治疗前让患者含漱作用持久的漱口水;治疗中使用强吸引器,调整合适的体位及使用橡皮障以减少治疗过程中气雾的污染程度;以及对口腔医疗器械和材料的合理消毒灭菌等。

三、口腔医疗器械的消毒灭菌原则

所谓灭菌(sterilization)是指杀灭及去除外环境中的一切微生物的过程,包括病毒、顽固的细菌芽孢及真菌孢子。消毒(disinfection)是指杀灭及去除外环境中除芽孢以外的各种病原性微生物的过程。

(一) 口腔医疗器械的分类

1991 年美国 CDC 根据医疗器械潜在的传播疾病危险程度将口腔医疗器械分为高危、中危及低危器材。

所谓高危器材(critical items)是指接触骨组织或穿入软组织的器械,如注射器针头、刀片、缝针、拔牙钳、牙周洁刮治器、外科牵引器、外科钻、剪刀及牙挺等,该类器材有较高的潜在传播疾病的危险,必须严格灭菌。

中危器材(semicritical items)是指仅接触黏膜但未接触骨组织,也未穿过黏膜,如口镜、探针、银汞充填器、镊子、印模托盘、吸唾器、牵舌器、牙钻、磨石类及手机,该类器械有中等程度传播疾病的危险,需采用灭菌或高效消毒法。

低危器材(noncritical iterns)是指仅接触完整的皮肤表面,包括环境表面如三用枪手柄、X 光球管、橡皮障支架、灯光开关、调和刀、保护性眼镜等,该类器材传播疾病的危险性低或无,可选择中、低效消毒剂或简单清洁消毒即可。

(二) 口腔医疗中常用的消毒灭菌方法

根据器械的类型(高危、中危或低危)、耐热与否(金属或塑料)、耐腐蚀性能综合起来选择不同的消毒及灭菌方法。

　　无论选择哪种方法,首先应对污染物品分拣;将注射针头等锐器放于耐刺穿的容器内,防止误伤;由于附于器械上的有机污垢干燥后较难去除,应在器械使用后尽快清洗;清洗器械应戴上氰橡胶的厚手套。一般提倡"双消毒",即器械使用后浸泡于消毒液一定时间,用刷子去除残垢,冷水冲洗后自然干燥或擦干,然后再进行灭菌及消毒。除人工清洗外,有条件者可选用清洗效果好的超声清洗,该法可减少人力、器械损伤小。应选择合适的超声冲洗液,一般超声清洗时间 1~10 min,温水冲洗,干燥。

　　清洗干燥后在灭菌前应合理包装,灭菌后应抗菌保藏。即使是一次性使用的物品也应用消毒液浸泡后再焚烧销毁。

(三) 仪器设备表面的消毒

　　污染的气雾及污染的手接触过的牙科器械及设备表面也应用中效消毒剂(如含氯消毒剂或碘伏)进行表面消毒或覆盖。有学者根据环境被污染的程度将口腔诊室进行了以下分区:

　　(1) 治疗区:主要为治疗工作台及相邻区域,该区被污染的可能性及程度高,须有较高水准的卫生。治疗区的消毒可选用中效消毒剂如含氯消毒剂、碘伏等在每天上班时及两个患者之间进行常规擦拭消毒。有可能被接触的区域最好用一次性保护膜覆盖。

　　(2) 治疗边缘区:此区包括手机及三用气枪座、照明灯手柄及开关、吸引器软管、痰盂及诊椅升降开关处。该区应使用中效消毒剂在治疗每个患者后常规的如前所述的方法进行消毒或覆盖。

　　(3) 治疗外周区:该区是指不会有患者或大量污染物质。如地板、远离治疗区的储藏柜顶部。此区不需在每个患者之间消毒,但应在每天工作结束后消毒及通风有助于减少污染。

(四) 综合治疗台手机及钻针的消毒

　　高低速手机是口腔临床最常用的器械,虽然目前有关疾病传播是否与手机有关尚无可靠证据,但手机从理论上讲仍有潜在的传播疾病的危险。手机属中危器材,应在每位患者之间合理灭菌或采取高效消毒。国外提倡使用高压蒸气灭菌、化学蒸气压力灭菌处理手机,并注意参照手机的生产年代、厂家使用说明进行清洁、保养及选择恰当的灭菌方法。手机不宜用氧化乙烯灭菌。由于治疗边缘区未使用的手机可能在治疗时被气雾污染,因此,不宜在治疗一个患者时放置多个灭菌手机,即治疗区附近的手机越少越好。

　　手机供水系统的冲洗处理也应重视。据报道,1985 年以前生产的手机在脚闸放开时,会使水自冷水管口流入手机内部,特别是治疗结束时更为明显。这种回吸(retract)作用的水滴含有患者的口腔菌丛及残垢,可在手机管内贴附,在进一步进行较深的切割如开髓治疗时,有可能将细菌带入血液,对于那些免疫力低下及衰弱的患者有潜在的危险。近年来,虽然有些手机安装有防回吸阀,但也不能忽视对所有水路系统的冲洗。一般要求在治疗每一患者之后冲洗 20~30 s 以上,每天工作开始时要冲洗数分钟。美国牙医学会及美国食品药物管理局提出的手机供水系统的细菌数分别为小于 200 cfu/ml 及 500 cfu/ml。近年来认为对供水线路的密闭性的消毒比较有效。

　　多数 1985 年以后制造的手机是耐热的、耐高温的,可以选择高压蒸气灭菌。微波灭菌、化学蒸汽压力灭菌也适合于多数手机灭菌。干热灭菌不适合手机的消毒,因为所需时间长,加热温度高对手机损害严重。

对手机进行灭菌时,首先应注意将钻针周围的残垢擦掉,开启水气开关冲洗水气系统,然后再卸下钻针及手机,在流动水下刷洗,并应选择好适当的清洁剂,冲洗及干燥手机。根据生产厂家说明是否能使用润滑剂。注意手机内部应清洁,润滑剂不宜过量,将手机安装上使其运转排出多余的润滑剂,以免高压灭菌后堆积的润滑剂影响转速。当然应注意使用说明,是否手机能无钻针空转。手机的化学纤维部分可用异丙醇擦拭去除过量润滑剂。待手机内部清洁干燥后,将手机密封包装,合理高压灭菌后,干燥冷却。在给患者使用前开启水气冲洗 20～30 s。

如果手机不能耐高温灭菌,可选用化学消毒剂进行消毒,首先也应将手机如前彻底冲洗 20 s,用刷子将手机上的软垢冲掉,用清洁、吸水性好的材料如棉球棉签蘸合适的化学消毒剂擦手机,并保持手机潮湿,根据不同的消毒剂保持一定时间,一般 10 min,然后用水彻底冲掉手机上的化学药品,干燥手机。在给患者使用前同样应冲洗水气系统。

总之,综合治疗台手机的灭菌处理很重要,应考虑最强的灭菌效果及对手机的保护两方面因素,选择灭菌消毒方法。

综合治疗台手机上钻针的种类较多,对其的合理灭菌也很重要。一般来讲,干热灭菌及环氧乙烷灭菌对所有钻针的损害最小,也可采用化学压力蒸气灭菌,高压蒸气灭菌对钻针的损害最大。还需参照厂家说明选择灭菌方法。由于金属与金属密切接触的流电作用对钻针有损害,因此,最好使用将钻针独立分割放置的放钻针装置。此外,国际上已有一次性使用的碳钢、不锈钢及钨钢钻针,能够较好地控制感染。

四、临床各科室感染控制特点

(一) 治疗前的病史采集、准备工作及病历记录

在患者每次就诊时,应常规询问其病史,了解患者的目前全身状况,有无近期感染病史,以便采取必要的措施。为减少环境中气雾的污染,应常规让患者在治疗前含漱抗菌漱口液,特别是作用持久的漱口液。

在病历记录中应注意避免污染病历。最好能有助手帮助记录病史及检查结果。如果医生自己记录,则需在治疗每一个患者之后将笔消毒或用屏障(如一次性纸巾)握笔记录。

(二) 控制感染的临床操作程序

(1) 开始治疗前穿工作服、戴口罩、防护镜及手套。清洁治疗中可能接触的表面。清洁的方法为"喷、擦、喷"的方法。清洁后摘下手套洗手。将灭菌的器械取来。整理工作台,拿走不需要的物品。

(2) 患者坐在诊椅后调整椅子及头托,给患者带前身巾,问病史,讨论治疗及写病历;打开器械包及检查器但不接触器械;洗手,方法为摘下首饰清洁指甲,再用抗菌液洗 10 s,冲洗干燥;戴手套;先将手机的水路冲洗 20～30 s,然后再将灭菌的手机接上,同时将三用枪及吸唾器的头接上。

(3) 对患者的检查治疗中,首先应注意减少微生物的扩散,如使用高速手机及洁治前常规让患者含漱,使用强吸引器等,最好能用橡皮障。

此外还应注意,手指接触的区域越少越好;不能用戴手套的手整理头发、揉眼睛、搔抓

皮肤、调整口罩和眼镜;离开诊室时应脱下手套,回来后洗手再戴新手套;不宜在教室、休息室、图书馆及医院外穿工作服;需要给患者拍口内片时,应摘下手套洗手后再拿照相机;掉在地板及非灭菌的器械不能再使用,需更换新的灭菌器械;选择质量好的手套,如果不慎手套破了,洗手后更换新手套;使用注射器时,应防止误伤手指,提倡用一手拿注射器来套针帽或使用特别的持针帽器;在取银汞、洞衬剂或垫底材料时,应注意需要多少取多少,不宜将容器放在近旁,否则需套上保护膜;在物品器械送出去制作或检修前应对其消毒处理;不能用污染的手触摸病历;在工作中不慎眼、口腔、其他黏膜、皮肤或锐器误伤,或其他意外接触了患者的血液、唾液,应立即请教有关人员处理。

(4) 治疗后摘下手套、口罩丢弃于废物箱内,洗手;填写病历;应保证将一次性使用的锐器包括针头、刀片、一次性钻针、正畸金属丝等放于安全的耐刺穿的容器内;将非锐器的一次性物品放在有塑料衬里的废物容器内。将手机、超声洁治手机及水气枪冲洗 30 s,卸下手机放在污染区。

(三) 各临床科室感染控制的特点及原则

1. **牙体牙髓科**　牙体牙髓治疗中高低速手机使用频繁,应在治疗每一患者之间严格消毒手机及钻针。为减少治疗中气雾的污染及吸入吞咽牙科材料器械的可能,最好使用橡皮障。橡皮障设备的灭菌应根据制造商的建议进行。如无条件使用橡皮障,可在治疗前让患者含漱 0.12% 的洗必泰漱口液或 3% 过氧化氢液 1 min,以减少气雾的污染程度。

绝大多数牙体牙髓治疗的手持器械如挖匙、银汞充填器、调和铲、根管扩大器等为不锈钢制,应在每一患者之间热力灭菌。灭菌前应对手持器械认真清洗,选择对金属无损害的清洁剂,如水门汀去污剂对金属器械有损害。如果使用化学消毒剂,应注意不宜时间过长或浓度过高,否则,即使不锈钢器械也可能变色及生锈。在清洗及消毒碳钢材料的器械时,应将其与不锈钢器械分隔开来。为防生锈,在高压灭菌前可使用 1% 亚硝酸钠处理不锈钢器械。

银汞及树脂输送器的末端可能有大量的唾液链球菌及变型链球菌存在,应在每一患者之间消毒。多数不锈钢输送器可采用高压灭菌、化学蒸气灭菌或干热灭菌。塑料输送器可用化学消毒剂浸泡。应注意输送器不能装过多的材料或作为充填器使用。如果输送器堵塞不畅,可用异丙醇处理 30~60 s。

如果将光敏灯放在治疗椅旁,应将其表面覆盖保护屏障(塑料薄膜)。光敏灯若有可更换的治疗头,则应在治疗患者后更换。否则,可用消毒纱布擦拭。牙髓电活力测定仪中接触患者口腔的部件也应用湿纱布消毒。银汞搅拌器虽属低危器械,但也应戴保护手套防感染。

使用牙科材料时应防止交叉感染。调配各种材料时宜戴一副手套以减少对修复材料容器的污染。单剂量的银汞合金胶囊为较好的预防交叉感染的方法。

2. **牙周科**　牙周治疗中特别应注意的是减少血液及污垢的飞溅,防止锐器误伤皮肤。即使在一般常规的治疗如教患者刷牙及使用牙线的口腔卫生宣教中也有血液和菌斑飞溅的可能。在用牙齿模型进行宣教时,不能用带有污染手套的手接触模型,应摘掉手套或再戴上一副保护性手套。同时,医生应注意自身防护,除手套、口罩外,应戴保护性眼镜。

牙周治疗的手持器械如牙周探针、洁治器等多数为不锈钢制，可高压蒸气灭菌。在使用超声洁治器时，注意尽量减少气雾产生。如北京医科大学口腔医学院牙周科常规在超声洁牙前用1%过氧化氢液鼓漱1 min，经研究显示能显著减少诊椅附近口腔中的细菌。因此，提倡超声洁牙前常规含漱1%过氧化氢液或0.12%洗必泰。超声洁治头应在每一患者之间高压灭菌或高效消毒，超声洁治手机应选择恰当的消毒剂在每一患者之间消毒。北京医科大学口腔医学院牙周科研究显示，用2%碘酊消毒手机，再用酒精脱碘两次，可消除表面的乙型肝炎病毒。因此，提倡超声洁治手机使用后冲洗水路30 s，用2%碘酊消毒，酒精脱碘两次，或用1%碘伏消毒保持5～15 min，再冲洗表面的碘伏。切记，在超声洁治前，应开水闸冲洗洁治器20～30 s，牙周洁治后应如此重复一次。

牙周洁治及刮治器的磨石可高压灭菌。一般认为，最佳的磨器械时间为治疗前使用灭菌的磨石。如果在治疗中需使用磨石，应注意灭菌处理。

龈下冲洗操作时应避免误伤，最好使用一次性冲洗器。用慢速手机对牙面抛光时应尽量减少唾液及血液的飞溅，调整合适的体位并减少软组织损伤。钛金属种植体表面不能用常规的洁治器，应使用塑料洁治器，并注意高压灭菌。

3. 儿童牙科及预防牙科 儿童牙科多数治疗类似于牙体牙髓科的治疗。但儿童的特点是较容易感染多种疾病，可能会成为许多感染的病源。因此，更应强调上述的控制感染措施。

对小儿治疗时为保证儿童的合作及控制感染对医生的防护问题，可选择使用透明的口罩以利于儿童的配合。

进行窝沟封闭时，最好用一次性、单剂量的封闭剂。否则应提前准备好，需要再增加材料时再戴手套触摸封闭剂容器。

4. 黏膜科 口腔黏膜科就诊患者中有相当一部分为口腔黏膜感染性疾病患者，如疱疹病毒感染、细菌感染、真菌感染及一些少见的特殊感染（结核、梅毒、淋球菌口炎及艾滋病）。另一方面，一些非感染性其他口腔黏膜疾患常有糜烂、溃疡等病损，可有出血。因此，黏膜科使用的检查器械如口镜、探针等应严格灭菌，最好使用一次性检查器及指套。进行口腔病损脱落细胞检查的刮片应高压灭菌或一次性使用。

黏膜科医生应注意自身防护，不能用手直接接触病损。在工作中增长经验以便对各种感染早期诊断，怀疑有结核、梅毒、淋病及艾滋病等传染性疾病患者应及时会诊，上报有关卫生防疫部门。

口腔黏膜急性感染期不宜取活检，也不宜进行复杂的牙体牙周治疗。口腔黏膜活检器械均应高压灭菌或一次性使用（刀片及缝针）。

5. 修复科 修复科在对患者的检查及牙体预备操作时，同前所述应注意检查器械、手机的灭菌以及减少气雾污染。

有研究表明，患者的口腔菌丛如细菌和病毒可在印模上生存几小时甚至几天，因此，对印模及修复体的消毒处理早在20世纪80年代中期已引起重视，成为修复体控制感染的重要环节。

（1）口腔用印模及印模托盘的消毒：修复治疗的印模材料表面有患者的唾液甚至有血液的污染显而易见，是最先考虑的控制感染的对象。直至20世纪80年代初才开始有广泛的研究，主要是针对不同消毒方法对不同印模材料的影响，结果尚有不同意见。

印模的消毒方法有多种，如化学消毒剂浸泡、喷雾及短时间浸没等，各有优缺点。但无论哪种方法，传统的用流动水冲洗残留的血液及唾液是必不可少的第一步。一般建议，藻酸钠印模材使用1%碘伏喷雾，然后密闭于塑料袋中10 min冲洗后再灌注石膏模型。藻酸盐印模也可使用1：10稀释的次氯酸钠（每天须新鲜配制）浸泡或喷雾后密闭消毒。硅橡胶印模可选用碘伏浸泡。稀释的氯化物浸泡或戊二醛浸泡等。应特别注意参考制造厂家的意见，并防止托盘与印模在浸泡过程中分离。消毒后清洗也是重要的一步，并通知技工室印模材已消毒，以免重复消毒。

印模托盘若为铝金属或镀铬的，可选用高压灭菌；塑料托盘最好一次性使用或采用化学消毒剂浸泡。

（2）修复体的消毒：修复体无论是来自患者口腔需要修改或者为制作后给患者试戴，均应清洗消毒。先彻底用水冲洗残留的唾液及血液，清洁后浸泡于一定的消毒液达一定时间。

2%碱性戊二醛可进行树脂义齿、活动或固定修复体的消毒，对树脂损害小，但戊二醛有一定组织毒性，刺激性强，因此，修复体应彻底冲洗。碘伏、氯化物虽然对金属有一定腐蚀作用，但如果浓度（1：10）及时间（10 min）合适，碘伏及氯化物对钴铬合金的影响极小。应当注意，无论使用哪种消毒液，绝不能将修复体从消毒液中取出就给患者戴上。树脂修复体经消毒、冲洗后可保存于稀释的漱口液中。

如果在诊椅旁对义齿进行修改，宜选择单剂量的抛光粉、灭菌的布轮、灭菌的手机及钻针进行操作，以免修改后再对义齿消毒，可简化步骤。

（3）咬合蜡、殆堤及模型等的消毒：咬合蜡、殆堤可选用碘伏"喷-擦-喷"的方法，或采用"洗-喷-洗-喷"的方法，第二次喷上消毒液后应将其密封一定时间，冲洗、干燥。进入口腔的器材如面弓等需热力灭菌。石膏代型可采用消毒剂喷雾或用1：10的次氯酸钠或碘伏（1：213）浸泡的方法。

6. 正畸科　正畸治疗中使用的器械大多为锐缘器械，如钢丝、金属贴片等，应小心防误伤，必要时正畸医生可戴较厚的防刺穿手套防护。

正畸治疗用钳为高质不锈钢，可高压灭菌；若为低质不锈钢则需干热灭菌；若为塑料手柄的钳，则可用化学消毒剂消毒。若使用干热灭菌，则应注意在关节处用润滑剂。

印模、托盘及活动矫治器的消毒同修复科。

7. 口腔手术　口腔手术前，患者、医生及助手均应有保护屏障，如用前身将患者的头发、眼覆盖，医生戴口罩、帽子、防护镜、无菌手套及外科手术衣。

外科手术常用器械如镊子、持针器及止血钳应严格热力灭菌，去骨的手机须能灭菌。镊子、钳子若在杀菌液如2%戊二醛中浸泡，取出时应用清洁的手套防污染。装戊二醛的容器应每周清洗灭菌，消毒液应隔日更换。开口器应灭菌后再重复使用。刀片及缝针应一次性使用，持刀器可热力灭菌。作颌间结扎时应小心操作以防误伤。

8. 修复及正畸技工室　技工室的感染控制与临床诊室的感染控制一样重要。由于许多口腔材料及修复体要往返于诊室与技工室之间，有潜在的感染微生物存在及传播的危险。多数口腔修复体、印模、矫治器及相关材料是可以进行消毒处理的。如果消毒剂种类、量及消毒时间选择合理,对材料无害。原则上印模送到技工室后、修复体或矫治器经患者试戴后、仪器设备包括手机送去修理前均应清洁消毒。

应注意工作间清洁,每周清洁技工室抽屉及工作台表面。技工室工作人员应有良好的卫生,穿洁净的工作服并定期更换。在使用高速有喷雾的设备时应戴口罩、手套及防护镜。并经常洗手。工作间应有良好的通风设备,工作间不宜进餐、饮酒及吸烟。技工室应指定技工负责控制交叉感染,设计好临床接待区,除非在临床已经消毒,否则在接收修复时应消毒。

9. 放射科　口腔放射摄影操作包括口内片操作及口外片操作。口内以拍摄牙片、殆翼片为主。由于口内片的拍摄需将胶片放置在患者口腔内,因而有患者之间、患者与操作者之间交叉感染的可能。口外片主要包括曲面断层片、各种平面及断层片,也有一定交叉感染的可能。

一般口内片的操作程序是操作者用手将胶片放入患者口内,让患者用手扶住,或使用胶片夹,再放入患者口内让患者扶住持片夹,操作者再调整球管、按曝光钮,再用手取出胶片,放在某处。显然,从患者口内取出的胶片相互有接触污染。因此,放射科拍片应注意以下几点:

(1) 拍片前的准备工作:如果一个人操作整个过程,应在每个患者之间消毒或覆盖可能污染的表面,如 X 线球管及移动装置、诊椅头托及调整装置、曝光按钮、灯光开关及曝光后的胶片接触的表面。

(2) 拍片时:应戴干净的手套取胶片,给患者拍照。将曝光的胶片放在纸巾或一次性口杯里。将仪器表面的屏障撤掉或表面消毒,摘下手套并洗手后将胶片转送至暗室。

(3) 暗室操作:目的是不污染底片而扔掉污染的包装袋。操作时,戴手套轻轻将胶片包装袋打开,让里面的胶片自行落到一个洁净的纸巾上,扔掉污染的包装袋并摘掉手套,然后洗片。注意洗出后应小心放置,与污染的胶片分开。

(4) 曲面断层机的咬合支托可覆盖保护膜并在每一患者之间更换,否则需在每一患者之间消毒处理。

五、高危患者处理原则及意外误伤的处理

(一) 高危患者处理

高危患者是指那些较一般人群更容易患传染性疾病的人群,如接受输血或使用血制品的患者、肾透析及免疫缺陷的患者等。输血及肾透析患者可能由于血制品污染而患乙型肝炎及丙型肝炎;静脉吸毒者属高危人群,由于共用污染针头而容易有乙型肝炎或 HIV 感染。如前所述,口腔医疗可能传播的疾病较多,但最主要的是乙型肝炎及 HIV 感染这类血源性传染性疾病,也是医患双方控制感染最关注的问题。

正是由于 HIV 感染的危险性及严重性而使口腔医疗感染控制重新引起重视。虽然在 1990～1992 年美国 CDC 曾宣布一位 HIV 感染的牙医可能导致经他治疗的五位患者感染了 HIV,但实际上 HIV 感染传播的危险性远远小于乙型肝炎及丙型肝炎。例如,健康医务人员被针刺误伤皮肤后感染乙型肝炎的危险性为 10%～30%,而同样情况感染

HIV 的危险性仅为 0.4%。目前的状况是有些患者对现有的诊疗环境提出疑问及要求更高的感染控制条件;另一方面,口腔医生对 HIV 及艾滋病的态度多数为惧怕而不知所措,其原因是缺乏对 HIV 及艾滋病的知识及控制感染的措施。由于许多 HIV 感染者并非能被早期诊断,因此,对所有患者"普遍性预防隔离"的控制感染的方法尤为重要。

对已知 HIV 感染的患者的口腔处理主要为两方面:一是治疗地点,另一是治疗 HIV 感染患者对口腔医生的危险性有多大。据美国十几年治疗 HIV 患者的经验表明,在一般的口腔诊所,就可以较安全地治疗 HIV 患者。对 HIV 感染患者口腔治疗(刮治、根面平整、拔牙、牙周及根尖手术等)并未增加其术后并发症。但为了减少术后并发症,应对患者的全身状况及疾病的严重程度进行全面了解,最重要的是感染的时间长短及了解患者刚被诊断有 HIV 感染当时的 T 辅助细胞(CD4)计数水平。正常情况下 CD4 细胞数大于 600 个/mm^3;轻度免疫功能受损时则 CD4 细胞数小于 500 个/mm^3。有研究表明,HIV 感染后每年平均 CD4 细胞数减少 60~80 个/mm^3。但存在个体差异。严重的细胞免疫抑制是指 CD4 细胞数小于 200 个/mm^3,加上临床症状可诊为已发展成艾滋病。

患者感染 HIV 的途径也影响对其的口腔处理。如血友病患者往往有凝血机制障碍,并可能同时患有乙肝、丙肝及丁型肝炎;静脉吸毒者也有较高的乙型肝及丙肝的可能,并容易发生细菌性心内膜炎;同性恋的 HIV 患者往往会有一些其他高危人群不易发生的口腔病变如坏死性龈口炎、牙周炎、毛状白斑及卡波济肉瘤。由于许多 HIV 感染可由口腔医生早期诊断出来,患者属哪类高危人群影响对其的处理及转诊。治疗这些患者,首先要考虑患者的全身情况,如凝血机制、胃肠症状(如恶心)而难以接受口腔处理。CD4 细胞数也是判定 HIV 感染程度的重要指标。如患者 CD4 水平为 300~500 个/mm^3,应积极预防用药。

HIV 感染者均可能出现口腔病变,或者无症状,或者发生口腔黏膜病损如唾液流率下降、口腔念珠菌病、坏死性溃疡性牙周炎、深部真菌病及肿瘤。但上述表现并非 HIV 感染者特有表现,在许多其他免疫功能低下者中也常存在。口腔医生应能够认识这些口腔黏膜及牙周组织的异常表现,如果临床上难以判断,应及时请有关专家会诊。上述病损一般均可在有较好的控制感染措施的口腔门诊进行治疗。特别是一些较常见的疾病如口腔念珠菌病,口腔毛状白斑等。但若需放射治疗及长期静脉药物治疗时需转到相应医疗部门进一步治疗。

(二) 意外误伤的处理

血源性传播的疾病最危险的是通过污染的针头及锐器的直接或皮下接种;其次为通过其他方式即非针刺方式如搔抓、烧伤及皮炎等病损;或者通过感染的血液或血浆进入黏膜(口、鼻腔及眼)表面;再次为其他感染分泌物如唾液进入黏膜表面;通过环境间接将血液感染物传播(撒、溅方式),以及通过感染血清的气雾。

由于口腔医疗的操作特点,有许多有锐缘的及高速的医疗器械,加之口腔操作范围小,患者可在治疗中频繁张闭口活动,因而意外误伤是有可能的。其原因可能为工作中不慎的意外误伤,或没有遵守对所有患者的一致对待的"普遍性预防隔离"原则,或者为保护屏障遭到破坏。

一旦发生了意外误伤使口腔医生接触了可能污染的物质。一般的原则是首先对被误伤的职工及病源患者尽快进行全面评价,确定误伤的过程及原因,并定期对受误伤的医务人员进行随访。

(1)对误伤的记录对所有误伤者,需要填写以下项目,以便于全面了解每次误伤的情况。包括受误伤医生的个人资料(年龄、性别、职业类别、专业类别及专业的程度)、误伤暴露的具体情况、误伤的地点(口腔诊所、急诊室、实验室、消毒区等)、误伤的类型(经皮肤/非肠道、经黏膜)、损伤的深度(表浅、中等深度、较深层;局部出血的量)、造成误伤的器械类型(名称、中空或实心)、误伤与临床操作的关系(工作中、工作后、废弃物)、误伤的情况(与术者有关、与助手有关、患者突然活动有关)、造成误伤流血或其他有潜在危险的材料的量(可见、不可见)、使用器械多久之后造成了误伤。

应记录局部伤口的处理情况,如冲洗、清创、缝合;冲洗、针刺处消毒处理;误伤黏膜给予大量水冲洗。记录误伤暴露时操作者的保护性措施(手套、口罩、眼镜)。

针刺误伤是否造成感染或血清阳性,取决于许多因素。与接种感染物的质与量、刺伤的深度、有无保护性措施如戴手套以及宿主的反应有关。据报告误伤造成 HIV 感染的概率为 0.11%～0.3%不等。针刺误伤含 HBeAg 阳性血液所造成的感染为 40%,而针刺含 HBeAg 阴性的血液造成的感染概率为 2%;针刺造成丙肝病毒(HcV)感染的概率为 3.3%～10%。说明乙型肝炎 e 抗原阳性的血液传染性极强,其次为丙型肝炎病毒,HIV 的传染性低于肝炎病毒。当然,误伤的途径及血清学诊断的敏感性也影响针刺误伤的感染概率。经皮肤误伤造成血液传染性疾病的概率远远大于经黏膜误伤者。

(2)对受误伤的医务人员进行全面评价对受误伤的医务人员应详细了解其健康及免疫状况。包括以下项目:如受误伤医务人员的健康状况(全身疾病、免疫缺陷、妊娠)、了解其乙肝状况(乙肝疫苗的接种史、抗体滴度)、丙肝状况(是否有丙肝抗体及日期)、HIV 状况(抗 HIV 抗体的状况及日期)及破伤风状况(10 年内注射破伤风毒素的情况)。

(3)对病源患者的评价对病源患者应认真询问及记录以下情况,如患者个人资料(年龄、性别等)、乙肝状况(既往患过乙肝,是否痊愈;既往患过乙肝,是否为慢性带病毒状态;不清楚患过乙肝,但为 HBV 高危人群如静脉吸毒者、静脉接受血制品者及与乙肝患者共同生活者;或不清楚患过乙肝、不清楚是否高危人群)、丙肝状况(过去是否患过丙肝或非甲非乙肝炎;抗丙肝抗体是否阳性;不清楚但为高危人群;或不清楚是否高危)及 HIV 状况(是否现在为 HIV 阳性;不知道,但为高危人群;或不知道 HIV 情况及不知道是否高危人群)。

(4)血清学检查对受误伤的医务人员及病源患者的血清学检查十分重要。对受误伤的医务人员应进行 HBsAg 的检测;抗 HIV 的检测(0,4 周,3 个月及 6 个月复查)、抗丙肝病毒的检查(如果病源患者为带病毒者或高危人群),并在 6 个月及 9 个月后复查。对病源患者进行 HBsAg 的检查,征得患者同意后进行抗 HIV 的检查,若为高危人群,需进行抗丙肝病毒的检测。

(董艳丽　郭海涛　李　芳)

第二节　口腔各种清洗消毒流程

(1) 清洗、消毒、灭菌:进入患者口腔所有诊疗器械,应一人一用消毒或灭菌;进入人体无菌组织的各类口腔诊疗器械;机、车针、扩大针、根管器械、拔牙针、钳、手术刀、牙周刮治器、洁牙器等应灭菌接患者黏膜、皮肤口腔诊疗器械;镜、探针、印摸托盘、口杯等应消毒;器械使用后,流动水彻底清洗;多酶液清洗;流动水冲洗干净、擦干;特殊口腔器械注入专用润滑剂;包装(注明消毒日期、有效期);高压蒸汽灭菌(不耐高压2%戊二醛浸泡10 h)。

(2) 监测:口腔器械灭菌每锅进行工艺监测、化学监测,每月生物监测一次,并做好记录。

(3) 空气:治疗室每日常规消毒两次,病房每周常规消毒一次,并记录,消毒每次1小时,紫外线每周清试一次,动态消毒机滤网每月清洗一次,周末空气消毒一次,细菌培养每月监测一次。

(4) 物体表面:抹布分室使用每日常规擦拭两次,500 mg/L含氯消毒剂擦拭一遍,待干,清水擦拭二遍,再清洗抹布,250 mg/L含氯消毒剂浸泡30 min,清洗晾干备用。

(5) 地面:拖把分室使用,一般病室、治疗室、换药室等地面有血液、分泌物、排泄物用1 000 mg/L含氯消毒剂擦拭,待干,(传染病区加倍),500 mg/L含氯消毒剂擦拭一遍,待干(传染病区1 000 mg/L),清水擦拭二遍,再清洗拖把,500 mg/L含氯消毒剂浸泡30 min,清洗晾干备用。

(6) 感染器械:分类,1 000 mg/L含氯消毒液浸泡30 min,复合酶浸泡3~5 min,自来水清洗,干燥,打包,高压灭菌。

(7) 非感染器械:分类清洗,复合酶浸泡3~5 min,自来水清洗,干燥,打包,高压灭菌。

(8) 体温表:用后清洗擦干,500 mg/L含氯消毒剂浸泡30 min,自来水清洗,晾干备用。

(9) 雾化吸入管道:非感染症患者清洗、感染症患者先浸泡消毒,500 mg/L含氯消毒液浸泡消毒30 min(感染症患者使用后1000 mg/L),使用时每日更换蒸馏水,(更换患者时随机更换),流动水清洗,晾干放置橱内备用,周末消毒。

第三节　医务人员手卫生

为加强医疗机构医务人员手卫生工作,预防和控制医院感染,提高医疗质量,保障医疗安全和医务人员的职业安全。

一、手卫生管理与基本要求

(一) 手卫生管理

(1) 各类医疗机构应当制定并落实医务人员手卫生管理制度和手卫生实施规范,配备有效、便捷的手卫生设备和设施,为医务人员执行手卫生措施提供必要条件。

（2）各级各类医疗机构应当开展手卫生工作的全员性培训。使所有医务人员加强无菌观念和预防医院感染的意识，掌握必要的手卫生知识，掌握正确的手卫生方法，保证洗手与手消毒效果。

（3）医院感染管理部门应当加强对本机构医务人员手卫生工作的指导，提高医务人员手卫生的依从性。

（4）在医疗机构不同环境下工作的医务人员，手卫生应达到如下要求：

① Ⅰ类和Ⅱ类区域医务人员的手卫生要求应 = 5 cfu/cm^2。Ⅰ类和Ⅱ类区域包括层流洁净手术室、层流洁净病房、普通手术室、产房、普通保护性隔离室、供应室洁净区、烧伤病房、重症监护病房等。

② Ⅲ类区域医务人员的手卫生要求应 = 10 cfu/cm^2。Ⅲ类区域包括儿科病房、妇产科检查室、注射室、换药室、治疗室、供应室清洁区、急诊室、化验室及各类普通病房和房间等。

③ Ⅳ类区域医务人员的手卫生要求应 = 15 cfu/cm^2。Ⅳ类区域包括感染性疾病科、传染病科及病房。各区域工作的医务人员的手，均不得检出致病微生物。

二、手卫生设施

（一）各级各类医疗机构一般手卫生设施应当遵循以下原则：

（1）采用流动水洗手，医院的手术室、产房、重症监护室等重点部门应当采用非手触式水龙头开关。

（2）用于洗手的肥皂或者皂液应当置于洁净的容器内，容器应当定期清洁和消毒，使用的固体肥皂应保持干燥。

（3）配备洗手后的干手物品或者设施，干手物品或者设施应当避免造成二次污染。

（4）手卫生设施的位置应当方便医务人员使用。

（二）手消毒剂的选择应当遵循的原则

（1）选用的手消毒剂应当符合国家有关规定。

（2）手消毒剂对医务人员皮肤刺激性小、无伤害，有较好的护肤性能。

（3）手消毒剂的包装应当能够避免导致二次污染造成致病微生物的传播。

（三）外科手卫生设施应当遵循的原则

（1）外科洗手池应设置在手术间附近，大小适度，易于清洁。

（2）外科洗手池水龙头的数量应根据手术台的数量设置，不应当少于手术间的数量。

（3）外科洗手可以使用肥皂、皂液，有条件的医疗机构应使用抗菌肥皂或者皂液。

（4）盛装肥皂或者皂液的容器应当每周进行清洁消毒，对容器进行清洁消毒时，容器内剩余的皂液应弃去，使用固体肥皂应当保持干燥。

（5）用于刷手的海绵、毛刷及指甲刀等用具应当一用一灭菌或者一次性使用，洗手池应当每日清洁。

（6）外科手消毒剂应当符合国家有关规定，手消毒剂的出液器应当采用非接触式，手消毒剂放置的位置应当方便医务人员使用。

（7）外科洗手后使用无菌巾擦手，盛装无菌巾的容器应当干燥、灭菌。

（8）洗手区域应当安装钟表。

三、一般手卫生方法

（一）医务人员应当洗手的情况

（1）直接接触患者前后，接触不同患者之间，从同一患者身体的污染部位移动到清洁部位时，接触特殊易感患者前后。

（2）接触患者黏膜、破损皮肤或伤口前后，接触患者的血液、体液、分泌物、排泄物、伤口敷料之后。

（3）穿脱隔离衣前后，摘手套后。

（4）进行无菌操作前后，处理清洁、无菌物品之前，处理污染物品之后。

（5）当医务人员的手有可见的污染物或者被患者的血液、体液污染后。

（二）医务人员洗手的方法

（1）采用流动水洗手，使双手充分浸湿。

（2）取适量肥皂或者皂液，均匀涂抹至整个手掌、手背、手指和指缝。

（3）认真揉搓双手至少 15 s，应注意清洗双手所有皮肤，清洗指背、指尖和指缝，具体揉搓步骤为：

① 掌心相对，手指并拢，相互揉搓。

② 手心对手背沿指缝相互揉搓，交换进行。

③ 掌心相对，双手交叉指缝相互揉搓。

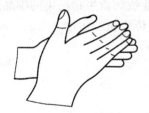 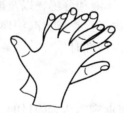 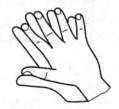

（1）掌心对掌心搓揉　　（2）手指交叉，掌心对手背搓揉　　（3）手指交叉，掌心对掌心搓揉

④ 右手握住左手大拇指旋转揉搓，交换进行。

⑤ 弯曲手指使关节在另一手掌心旋转揉搓，交换进行。

⑥ 将五个手指尖并拢放在另一手掌心旋转揉搓，交换进行。

⑦ 必要时增加对手腕的清洗。

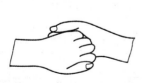 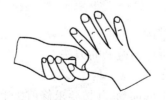 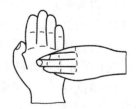

（4）双手互握搓揉手指　　　（5）拇指在掌中搓揉　　　（6）指尖在掌心中搓揉

（4）在流动水下彻底冲净双手，擦干，取适量护手液护肤。

(三) 医务人员洗手时的清洗部位

医务人员洗手时应当彻底清洗容易污染微生物的部位,如指甲、指尖、指甲缝、指关节及佩戴饰物的部位等。

(四) 医务人员洗手时的注意点

(1) 医务人员洗手使用皂液、在更换皂液时,应当在清洁取液器后,重新更换皂液或者最好使用一次性包装的皂液。禁止将皂液直接添加到未使用完的取液器中。

(2) 医务人员手被感染性物质污染以及直接为传染病患者进行检查、治疗、护理或处理传染病患者污染物之后,应当先用流动水冲净,然后使用手消毒剂消毒双手。

(3) 医务人员进行侵入性操作时应当戴无菌手套,戴手套前后应当洗手。一次性无菌手套不得重复使用。

(五) 速干手消毒剂的使用

医务人员手无可见污染物时,可以使用速干手消毒剂消毒双手代替洗手。具体方法是:

(1) 取适量的速干手消毒剂于掌心。

(2) 严格按照洗手的揉搓步骤进行揉搓。

(3) 揉搓时保证手消毒剂完全覆盖手部皮肤,直至手部干燥,使双手达到消毒目的。

(六) 医务人员应当进行手消毒的情况

(1) 检查、治疗、护理免疫功能低下的患者之前。

(2) 出入隔离病房、重症监护病房、烧伤病房、新生儿重症病房和传染病病房等医院感染重点部门前后。

(3) 接触具有传染性的血液、体液和分泌物以及被传染性致病微生物污染的物品后。

(4) 双手直接为传染病患者进行检查、治疗、护理或处理传染患者污物之后。

(5) 需双手保持较长时间抗菌活性时。

四、外科手消毒方法

(一) 医务人员进行外科手消毒应当达到的目的

(1) 清除指甲、手、前臂的污物和暂居菌。

(2) 将常居菌减少到最低程度。

(3) 抑制微生物的快速再生。

(二) 外科手消毒剂的选择应当遵循的原则

(1) 能够显著减少完整皮肤上的菌落数量。

(2) 含有不刺激皮肤的广谱抗菌成分,能够在手术期间内连续发挥杀菌作用。

(3) 作用快速。

(4) 与其他物品不产生拮抗性。

(三) 医务人员外科手消毒应当遵循的方法

(1) 清洗双手、前臂及上臂下 1/3。具体步骤是:

① 洗手之前应当先摘除手部饰物,并按要求修剪指甲。

② 取适量的肥皂或者皂液刷洗双手、前臂和上臂下 1/3,清洁双手时,应清洁指甲下的污垢。

③ 流动水冲洗双手、前臂和上臂下 1/3。

④ 使用清洁毛巾彻底擦干双手、前臂和上臂下 1/3。

（2）进行外科手消毒时，应将适量的手消毒剂认真揉搓至双手的每个部位、前臂和上臂下 1/3，充分揉搓 2～6 min，用洁净流动水冲净双手、前臂和上臂下 1/3，用无菌巾彻底擦干；如果使用免洗手消毒剂，则充分揉搓至消毒剂干燥，即完成外科手消毒。

（3）医务人员进行外科手消毒时禁止佩戴假指甲、戒指，摘除外科手套后应当清洁双手后，再进行其他操作。

（张继萍　张晓培）

第四节　医务人员自身防护

一、口腔科医务人员个人防护

诊疗、器械清洗、消毒、灭菌工作人员，操作时戴口罩、帽子、必要时戴护目镜，每次操作前后，严格洗手或手消毒（戴手套操作时每治疗一个患者更换一副手套）。

二、标准预防

1. 标准预防定义　指认定患者的血液、体液、分泌物、排泄物均具有传染性，需进行隔离，不论是否有明显的血迹污染或是否接触非完整的皮肤与黏膜，接触上述物质者，必须采取防护措施。

2. 基本特点　既要防止血源性疾病的传播，也要防止非血源性疾病的传播。强调双向防护：既要防止疾病从患者传至医务人员，又要防止疾病从医务人员传至患者根据疾病的重要传播途径，采取相应的隔离措施，包括接触隔离、空气隔离和微粒隔离

3. 标准预防的核心内容

（1）所有的患者均被视为具有潜在感染性患者，即认为患者的血液、体液、分泌物、排泄物均具有传染性，必须进行隔离，不论是否有明显的血液或是否接触非完整的皮肤与黏膜，接触上述物质者，必须采取防护措施。

（2）要防止经血传播性疾病的传播，又要防止非经血传播性疾病的传播。

（3）强调双向防护。既要预防疾病从患者传至医务人员，又要防止疾病从医务人员传给患者。

4. 标准预防的具体措施

（1）接触血液、体液、分泌物、排泄物等物质以及被其污染的物品时应当戴手套。

（2）脱去手套后立即洗手。

（3）一旦接触了血液、体液、分泌物、排泄物等物质以及被其污染的物品后应当立即洗手。

（4）医务人员的工作服、脸部及眼睛有可能被血液、体液、分泌物等物质喷溅到时，应当戴一次性外科口罩或者医用防护口罩、防护眼镜或者面罩，穿隔离衣或围裙。

（5）处理所有的锐器时应当特别注意，防止被刺伤。

（6）对患者用后的医疗器械、器具应当采取正确的消毒措施。

第五节　医务人员职业暴露防护措施应急预案

为了维护医护人员的职业安全，有效预防医护人员在工作中发生职业暴露，对所有患者的血液、体液及被血液、体液污染的物品均视为具有传染性的病源物质，医护人员接触这些物质时，必须采取防护措施。结合医院的实际情况，特制定本预案。

一、组织领导

（1）医院职业暴露防护措施组织领导小组。

（2）医院职业暴露防护措施处理专家小组。

二、发生医院职业暴露的防护措施处理程序

（1）启动职业暴露防护应急预案。

（2）医务人员发生职业暴露后处理程序：立即进行局部处理，报告感染管理科，填写报告卡，根据情况报告相关部门，到传染科就诊、随访和咨询（艾滋病病毒职业暴露时立即上报市疾控中心）。

（3）医务人员发生血源传播性疾病职业暴露后，应当立即实施以下局部处理措施（在发生科室完成）：

① 用肥皂液和流动水清洗污染的皮肤，用生理盐水冲洗黏膜。

② 如有伤口，应当在伤口旁端轻轻挤压，尽可能挤出损伤处的血液，再用肥皂液和流动水进行冲洗；禁止进行伤口的局部挤压。

③ 受伤部位的伤口冲洗后，应当用消毒液，如：75%酒精或者 0.5%碘伏进行消毒，并包扎伤口；被暴露的黏膜，应当反复用生理盐水冲洗干净。

三、职业暴露预防控制措施

医务人员预防的防护措施应当遵照标准预防原则，对所有患者的血液、体液及被血液、体液污染的物品均视为具有传染性的病源物质，医务人员接触这些物质时，必须采取防护措施。

（1）医务人员进行有可能接触患者血液、体液的诊疗和护理操作时必须戴手套，操作完毕，脱去手套后立即洗手，必要时进行手消毒。

（2）在诊疗、护理操作过程中，有可能发生血液、体液飞溅到医务人员的面部时，医务人员应当戴手套、具有防渗透性能的口罩、防护眼镜；有可能发生血液、体液大面积飞溅或者有可能污染医务人员的身体时，还应当穿戴具有防渗透性能的隔离衣或者围裙。

（3）医务人员手部皮肤发生破损，在进行有可能接触患者血液、体液的诊疗和护理操作时必须戴双层手套。

（4）医务人员在进行侵袭性诊疗、护理操作过程中，要保证充足的光线，并特别注意

防止被针头、缝合针、刀片等锐器刺伤或者划伤。

（5）使用后的锐器应当直接放入耐刺、防渗漏的利器盒，或者利用针头处理设备进行安全处置，也可以使用具有安全性能的注射器、输液器等医用锐器，以防刺伤。禁止将使用后的一次性针头重新套上针头套。禁止用手直接接触使用后的针头、刀片等锐器。

（6）加强预防和控制职业暴露知识的培训，医务人员正确掌握预防职业暴露和控制艾滋病病毒职业暴露的防护技术。

四、艾滋病病毒职业暴露级别

（1）发生以下情形时，确定为一级暴露：

① 暴露源为体液、血液或者含有体液、血液的医疗器械、物品。

② 暴露类型为暴露源沾染了有损伤的皮肤或者黏膜，暴露量小且暴露时间较短。

（2）发生以下情形时，确定为二级暴露：

① 暴露源为体液、血液或者含有体液、血液的医疗器械、物品。

② 暴露类型为暴露源沾染了有损伤的皮肤或者黏膜，暴露量大且暴露时间较长；或者暴露类型为暴露源刺伤或者割伤皮肤，但损伤程度较轻，为表皮擦伤或者针刺伤。

（3）发生以下情形时，确定为三级暴露：

① 暴露源为体液、血液或者含有体液、血液的医疗器械、物品。

② 暴露类型为暴露源刺伤或者割伤皮肤，但损伤程度较重，为深部伤口或者割伤物有明显可见的血液。

（4）暴露源的病毒载量水平分为轻度、重度和暴露源不明三种类型。

① 经检验，暴露源为艾滋病病毒阳性，但滴度低、艾滋病病毒感染者无临床症状、CD4计数正常者，为轻度类型。

② 经检验，暴露源为艾滋病病毒阳性，但滴度高、艾滋病病毒感染者有临床症状、CD4计数低者，为重度类型。

③ 不能确定暴露源是否为艾滋病病毒阳性者，为暴露源不明型。

（5）医疗卫生机构应当根据暴露级别和暴露源病毒载量水平，对发生艾滋病病毒职业暴露的医务人员实施预防性用药方案。

① 预防性用药方案分为基本用药程序和强化用药程序：

a. 基本用药程序为两种反转录酶制剂，使用常规治疗剂量，连续使用 28 天。

b. 强化用药程序是在基本用药程序的基础上，同时增加一种蛋白酶抑制剂，使用常规治疗剂量，连续使用 28 天。

c. 预防性用药应当在发生艾滋病病毒职业暴露后尽早开始，在 4 h 内实施，最迟不得超过 24 h；即使超过 24 h，也应当实施预防性用药。

② 发生一级暴露且暴露源的病毒载量水平为轻度时，可以不使用预防性用药；发生一级暴露且暴露源的病毒载量水平为重度，或者发生二级暴露且暴露源的病毒载量水平为轻度时，使用基本用药程序。

③ 发生二级暴露且暴露源的病毒载量水平为重度，或者发生三级暴露且暴露源的病毒载量水平为轻度或重度时，使用强化用药程序。

④ 暴露源的病毒载量水平不明时,可以使用基本用药程序。

医务人员发生艾滋病病毒职业暴露后,医疗卫生机构应当给予随访和咨询。随访和咨询的内容包括:在暴露后的第4周、第8周、第12周及6个月时对艾滋病病毒抗体进行检测,对服用药物的毒性进行监控和处理,观察和记录艾滋病病毒感染的早期症状等。

(6) 登记和报告:医疗卫生机构应当对艾滋病病毒职业暴露情况进行登记,登记的内容包括:艾滋病病毒职业暴露发生的时间、地点及经过;暴露方式;暴露的具体部位及损伤程度;暴露源种类和含有艾滋病病毒的情况;处理方法及处理经过,是否实施预防性用药、首次用药时间、药物毒副作用及用药的依从性情况;定期检测及随访情况。每半年应当将本单位发生艾滋病病毒职业暴露情况进行汇总,上报至市级疾病预防控制中心。

五、被 HBV 阳性患者血液、体液污染的锐器刺伤发生的职业暴露

应当立即实施以下局部处理措施,方法同上(在发生科室完成)。

(1) HBV 阳性患者血液、体液污染的锐器刺伤,应在24 h内注射乙肝高价免疫球蛋白,4周加强注射一次。

(2) 血液乙肝标志物检查,0、3月进行血源性传播疾病的检查和随访。

(3) 抗 HBV 阴性者皮下注射乙肝疫苗 $10~\mu g$、$5~\mu g$、$5~\mu g$(按0、1月、6月间隔)。

六、化学治疗的防护措施

(1) 化疗科室医护人员要进行上岗前教育,定期进行防护知识讲课,增强化疗病房医护人员的防护意识及防护知识。

(2) 化疗病房配药室要求配备必要的防护设备。配药室要求能够自然通风。应安装排风扇并有洗手池,有条件的最好安装生物安全柜或由配液室统一配制。

(3) 护理人员在配制化疗药及为患者进行化疗药物的穿刺注射时,应戴口罩、帽子及双层手套;有条件应戴护目镜,穿一次性防护服。

(4) 配制化疗药后的垃圾应按有毒垃圾处理,装入黄色垃圾袋内,盛装垃圾的容器要加盖,防止化疗药物蒸发于空气中污染环境。

(5) 护理人员在配制化疗药、输入化疗药物时,如污染皮肤或黏膜应立即用大量清水冲洗。

(6) 化疗患者的排泄物、分泌物、呕吐物应马上处理或应用加盖容器。

(7) 严格化疗药物的管理,设专人、专柜保管。药瓶有损坏时应及时处理,防止污染环境。

分管院长接到报告,应及时组织相关部门协助医院感染管理科进行调查工作,并从人力、物力和财力方面予以保证。

(董艳丽 郭海涛 李 芳)

参 考 文 献

[1] 曹伟新,李乐之.外科护理学(第4版)[M].北京:人民卫生出版社,2006.

[2] 李小寒,尚少梅.基础护理学(第4版)[M].北京:人民卫生出版社,2008.

[3] 崔焱.儿科护理学(第4版)[M].北京:人民卫生出版社,2006.

[4] 张晓培,董艳丽,张继萍,等.老年病防治与护理[M].北京:北京大学医学出版社,2011.

[5] 孙伯英,吴修荣,于建华.实用医院感染管理与控制[M].北京:科学普及出版社,2006.

[6] 邱蔚六.口腔颌面外科学(第5版)[M].人民卫生出版社,2007.

[7] 刘奇,裘燕.山东省病历书写基本规范(2010年版)[M].北京:军事医学科学出版社,2010.

[8] 邱蔚六.口腔颌面外科学(第6版)[M].北京:人民卫生出版社,2008.

[9] 马遂,于学忠,王仲.北京协和医院医疗诊疗常规-急诊科诊疗常规[M].北京:人民卫生出版社,2007.

[10] 李秉琦.口腔黏膜病学[M].北京:人民卫生出版社,2005.